《新编男性不育与不孕》编委会名单

主　　编：林飞鸿　　郑毅春

编写人员：林飞鸿　　郑毅春　　黄乘光

李月萍　　肖宗辉　　潘明沃

黄健红

新编

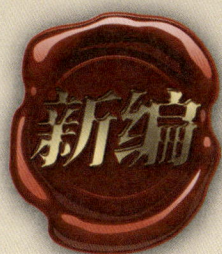

男性
不育与不孕

XINBIAN
NANXING BUYU YU BUYUN

主 编◎林飞鸿 郑毅春

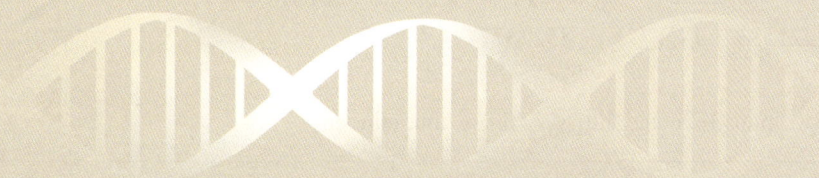

暨南大学出版社
JINAN UNIVERSITY PRESS

中国·广州

图书在版编目（CIP）数据

新编男性不育与不孕/林飞鸿，郑毅春主编．—广州：暨南大学出版社，2014.11
ISBN 978 - 7 - 5668 - 0856 - 1

Ⅰ.①新…　Ⅱ.①林…②郑…　Ⅲ.①男性不育—诊疗 ②不孕症—诊疗　Ⅳ.①R698 ②R711.6

中国版本图书馆 CIP 数据核字（2013）第 275009 号

出版发行：暨南大学出版社

地　　址：中国广州暨南大学
电　　话：总编室（8620）85221601
　　　　　营销部（8620）85225284　85228291　85228292（邮购）
传　　真：（8620）85221583（办公室）　85223774（营销部）
邮　　编：510630
网　　址：http：//www. jnupress. com　http：//press. jnu. edu. cn

排　　版：广州市天河星辰文化发展部照排中心
印　　刷：深圳市新联美术印刷有限公司

开　　本：850mm×1168mm　1/16
印　　张：18.75
字　　数：595 千
版　　次：2014 年 11 月第 1 版
印　　次：2014 年 11 月第 1 次

定　　价：168.00 元

序 一

　　本书初版于 2003 年写成，距今已逾十载。我们已近耄耋之年，本当归隐山林，然而这十年来又积累了诸多相关学术资料，抛弃甚为可惜，且又有暨南大学解剖学系董圻教授热情地提供了一些生殖系统图谱，甚为难得。遂重修旧稿，将这些图谱插入书中。后又尽力将弓形虫、霉菌以及其他一些病症的资料都融入书稿中去，没成想，越做越兴奋，越来越成"四不像"，但却真正体会到"泛舟书海也风流"之乐趣。每天坚持两个小时，虽感精疲力竭、头昏眼花，但仍然乐此不疲。

　　我们在男性不育门诊已坚持了二十几年，实在是舍不得这份工作，奈何岁月不饶人。因此，借此机会，对我们的工作做一次综合总结，对自己也是一种提高和鼓励。我们有时也想，这么辛苦到底为什么？时不时地，我们嘲笑着一直在干傻事的自己。这件傻事究竟是否值得做也只有天知道，只是我们乐于其中而已。

　　我们从 1985 年开始收集资料，所以有些资料也很旧，但是我们不太想丢掉，稍有用的仍然保留，就让过去的时光在纸页上留下那么一丝丝的印记与回忆吧。同时，我们也愿将此书送给曾经听过我们讲课的朋友和亲密学友们，以资纪念。

编 者

2013 年 10 月

序 二

　　2008 年，湛江有个 40 来岁的女病人，时有尿频、尿痛，且性交时常感阴部疼痛，已有数月，期间曾在多家医院治疗过，然而都不见成效，故赴穗求诊。在妇科检查过程中，发现其宫颈里有许多粗细、长短不一的生物体，长度比阴道杆菌长 6～10 倍，肯定不是细菌，但这些东西究竟是什么呢？我留下玻片请教黄乘光主任，他看了后说是一种霉菌，叫毛霉菌。该菌的特征除了无节的菌丝外，还附着生长的一串串孢子。他随后将《临床微生物学检验》一书借与我，我粗粗一翻，便被其中的内容深深吸引。我从医学院毕业已经 50 多年，也做了大半辈子医生，但对真菌真是知之甚少，对真菌的形态、生物特性等更是毫无所知。后来，我仔细阅读这本书，又将自己的理解和在生殖医学方面的体会一并记录下来，经过数月的努力，已有近十万字的笔记。

　　写《新编男性不育与不孕》这本书本来就没有什么目的，写完之后也没有什么要求。但在对资料的整理、筛选、汇编等过程中的确得到了自我的满足，得到了快乐。2005 年，黄乘光先生曾写过一首七言诗《金秋即感》送我，最后一句是"静观五洋风变幻，泛舟学海亦风流"。在书海里我的确得到了很多很多的快乐。

林飞鸿

2013 年 10 月

Contents

目 录

第一部分 男性不育

第二部分 女性不孕

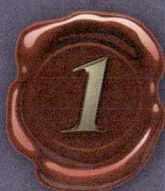

第一部分

男性不育

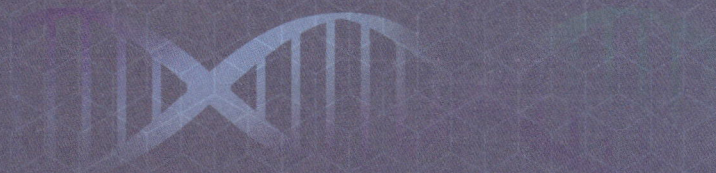

第一章
男性生殖器官的解剖和生理功能

第一节 生殖器官的胚胎发育

在受精时，精子与卵子结合的瞬间就已经决定了动物胚胎的性别。性别的决定虽然很早，性的分化却较晚，以人来说，要在胚胎发育的第七周，睾丸才从原始生殖腺中开始分化；卵巢则更晚，要到第八周才开始分化。

一、原始生殖细胞

原始生殖腺由三部分组成，即生殖上皮、间质细胞和原始生殖细胞。原始生殖细胞来自三胚层之外的卵黄囊。它在人胚发育到 19~21 天时的卵黄囊上出现，约在第 25 天离开卵黄囊向生殖嵴方向移动，约在第六周到达生殖嵴，与生殖嵴细胞和间质细胞组成原始生殖腺。因此，生殖细胞始终具有天然而优质的抗原性。原始生殖腺是怎样分化为睾丸或者卵巢的呢？这取决于胚胎体细胞膜上的一种糖蛋白，称为组织相容性 Y 抗原（简称为 H－Y 抗原，即 SRY 基因）。

二、原始生殖系统

原始生殖系统来自中胚层的尿生殖嵴。在人胚发育到第五周时，尿生殖嵴内侧部分的上皮增厚，称为生殖上皮。不久尿生殖嵴内外侧之间出现一条纵沟，把原来的尿生殖嵴分成两部分：内侧的纵嵴是生殖嵴，这就是生殖腺、附属腺及生殖道的起源；外侧的纵嵴称为尿殖嵴，以后此尿殖嵴在男性则发展为泌尿器官、尿道、阴囊及前列腺等，在女性则发展为尿道和大、小阴唇及阴道外部等。

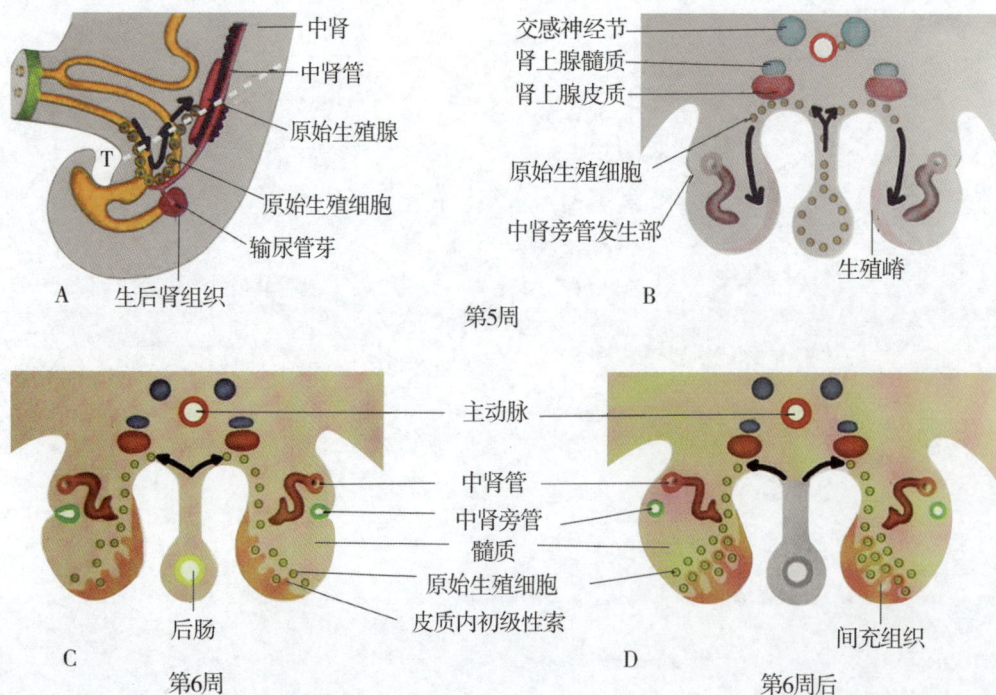

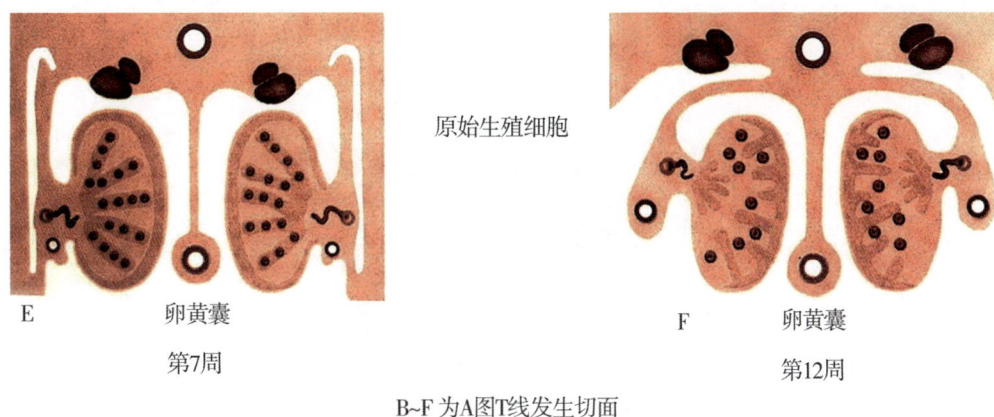

图 1 - 1 来自卵黄囊的原始生殖细胞，向生殖嵴迁移（第 5 ~ 12 周）

正常情况下，哺乳类动物的性染色体如果是 XY，则其体细胞和原始生殖细胞的细胞膜上都具有 H - Y 抗原；若是 XX 性染色体者，则其体细胞和原始生殖细胞的细胞膜上都没有 H - Y 抗原。当原始生殖细胞移行，并和生殖嵴的中胚层细胞相接触时，若原始生殖细胞膜上具有 H - Y 抗原，则由于互相识别、互相作用的结果，原始生殖细胞分化为精原细胞，而生殖嵴的中胚层细胞分化为支持细胞（Sertoli Cell），并和精原细胞共同构成曲细精管。曲细精管间的结缔组织中的成纤维细胞分化为间质细胞，原始生殖腺就形成睾丸。同样，如果原始生殖细胞膜不具有 H - Y 抗原，则原始生殖细胞分化成卵原细胞，生殖嵴的中胚层分化成滤泡细胞，两者共同构成了卵泡，原始生殖腺就形成了卵巢。目前有人认为，在 Y 染色体上存在着两个雄性基因，一个位于短臂接近着丝点处，这个基因将导致原始生殖腺向睾丸方向发展；另一个基因位于长臂接近着丝点处，它将促使曲细精管发育。这些基因的缺陷、异位或丢失都可导致生殖器官畸形发育。

性器官的分化，不仅是生殖腺的分化，也包括了生殖管道和外生殖器的分化。人胚在第六周时，生殖管道和外生殖器都还未分化，这时的生殖导管有一对中肾管（沃尔夫氏管 Wolffian Duct）和一对副中肾管（苗勒氏管 Mullerian Duct），它们的下端连接在尿生殖嵴上。当胚胎性分化后，若为男性则开始分泌雄性激素，雄性激素使苗勒氏管退化而使中肾管发育成附睾、输精管、射精管，并长出精囊腺，而尿生殖嵴的一部分将演变为尿道、阴茎和阴囊，并长出前列腺等组织；若为女性，则由于没有雄性激素支持，中肾管自动萎缩消失，而苗勒氏管则发育成输卵管、子宫和部分阴道。外生殖器官一般还要更晚些才向男性或女性分化。

是什么机制使生殖管道和外生殖器官向男性或女性分化呢？目前认为不论性染色体是 46，XY 还是46，XX，它们的生殖系统都是自动发育为女性的，这种发育的趋向与卵巢的发育无关。但之后，有的之所以会向男性发展，关键在于睾丸的存在以及睾丸分泌的雄性激素发挥正常的功能。睾丸具有正常的功能，才能使胚胎向男性分化和发展，因而胚胎的男性化并非自动进行的，而是受雄性激素分泌的影响。睾丸的间质细胞分泌雄性激素，雄性激素才能使中肾管和尿生殖嵴向男性分化，而副中肾管的退化则需曲精细管的支持细胞分泌一种抑制苗勒氏管的物质，名为 MIS（Mullerian Inhibiting Substance）。苗勒氏管受 MIS 的作用后，其管壁细胞出现溶体酶而发生自溶，苗勒氏管对 MIS 的反应只局限在很短时间内，人类产生该反应约在胚胎发育的 60 天以前。MIS 的结构和性质，目前尚不明确。

雄性激素能使中肾管发育成附睾、输精管和精囊腺，并使尿生殖嵴长出前列腺。这些器官的正常形态和功能都依靠雄性激素，但雄性激素要发挥其作用，则这些器官上必须具有雄性激素受体，如果没有雄性激素受体，雄性激素也不能发挥作用。

临床上表现为睾丸女性综合征（Testicular Ferminization Syndrome）的病人，就是一种有睾丸和雄性激素但缺乏雄性激素受体的先天性疾病病人。这种病人具有女性的体态，外阴亦呈现为女性，如对其进行手术探查，则可发现生殖腺为睾丸，间质细胞发育正常，精子细胞发育不良，既无中肾管发育的输精管道，亦无苗勒氏管发育的子宫和输卵管，阴道很短，但血浆上的雄性激素与男性无异，染色体检查也是46，XY 的正常男性核型。这种病人由于缺乏雄性激素受体，中肾管缺少雄性激素支持而自动向女性转化，苗勒氏管也因其具有正常的睾丸支持细胞分泌的 MIS 而发生退化，虽然雄性激素分泌正常，但由于缺乏受体，外阴呈现女性特征。

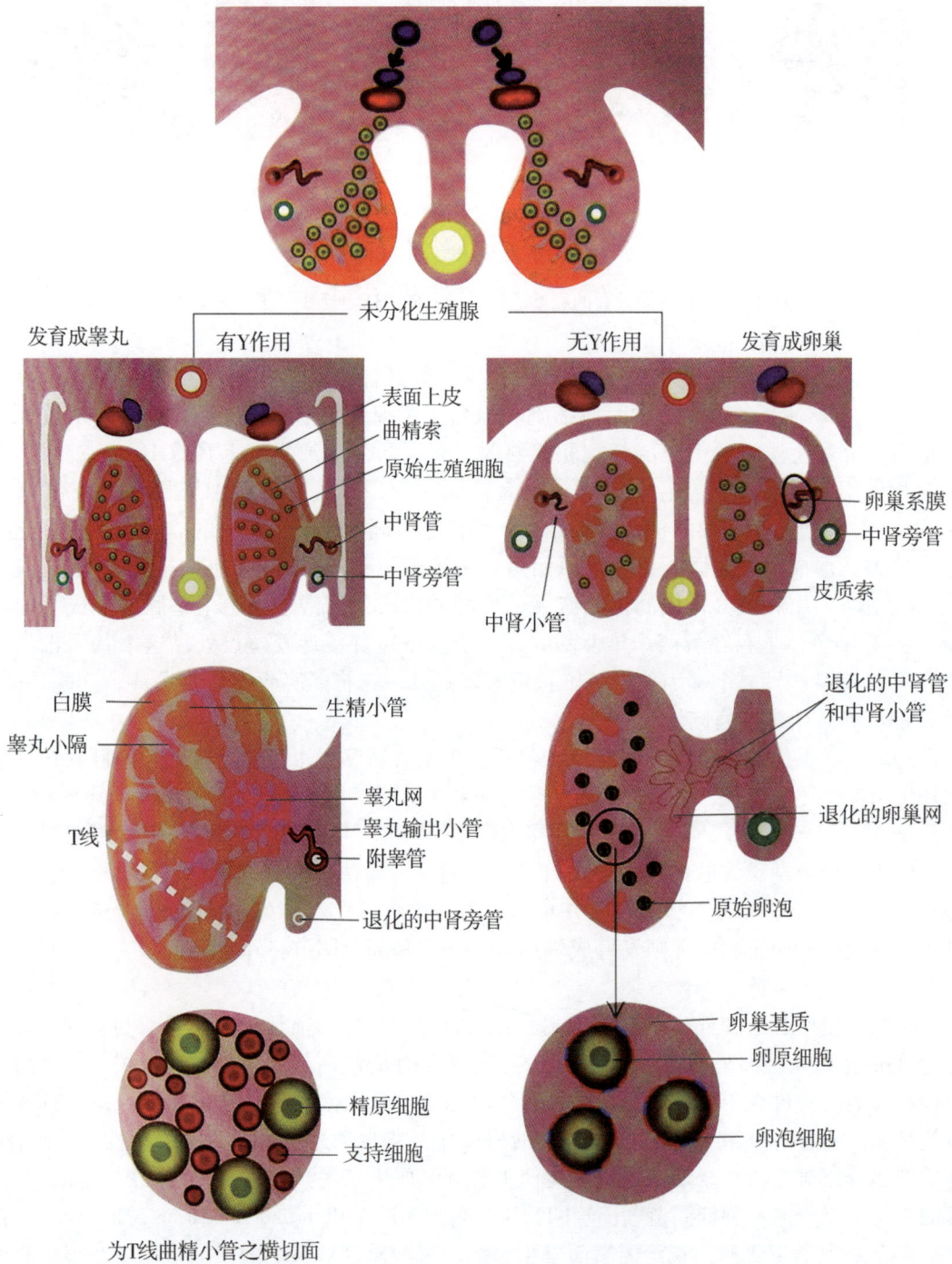

未分化生殖腺

发育成睾丸　　有Y作用　　　　　　　无Y作用　　发育成卵巢

表面上皮
曲精索
原始生殖细胞
中肾管
中肾旁管

卵巢系膜
中肾旁管

中肾小管

皮质索

白膜　　　　　　　　　　生精小管
睾丸小隔

退化的中肾管
和中肾小管

睾丸网
T线　　　　　　　　　　睾丸输出小管
　　　　　　　　　　　附睾管

退化的卵巢网

退化的中肾旁管

原始卵泡

卵巢基质
卵原细胞

精原细胞
支持细胞

卵泡细胞

为T线曲精小管之横切面

图 1-2　睾丸和卵巢的分化（第 6~20 周）

　　雄性激素受体是一种蛋白质，其基因位于 X 染色体上。X 染色体与个体向女性化发展无关，而与个体向男性方向发展有关。在 47，XXY 的雄性哺乳类动物中，个体都是没有生殖能力的，它们的生殖细胞都趋向于萎缩或死亡。这也说明 X 染色体虽然与个体雄性化有关，但一个个体如果多了一条 X 染色体，对雄性生殖细胞功能的破坏也是致命的。

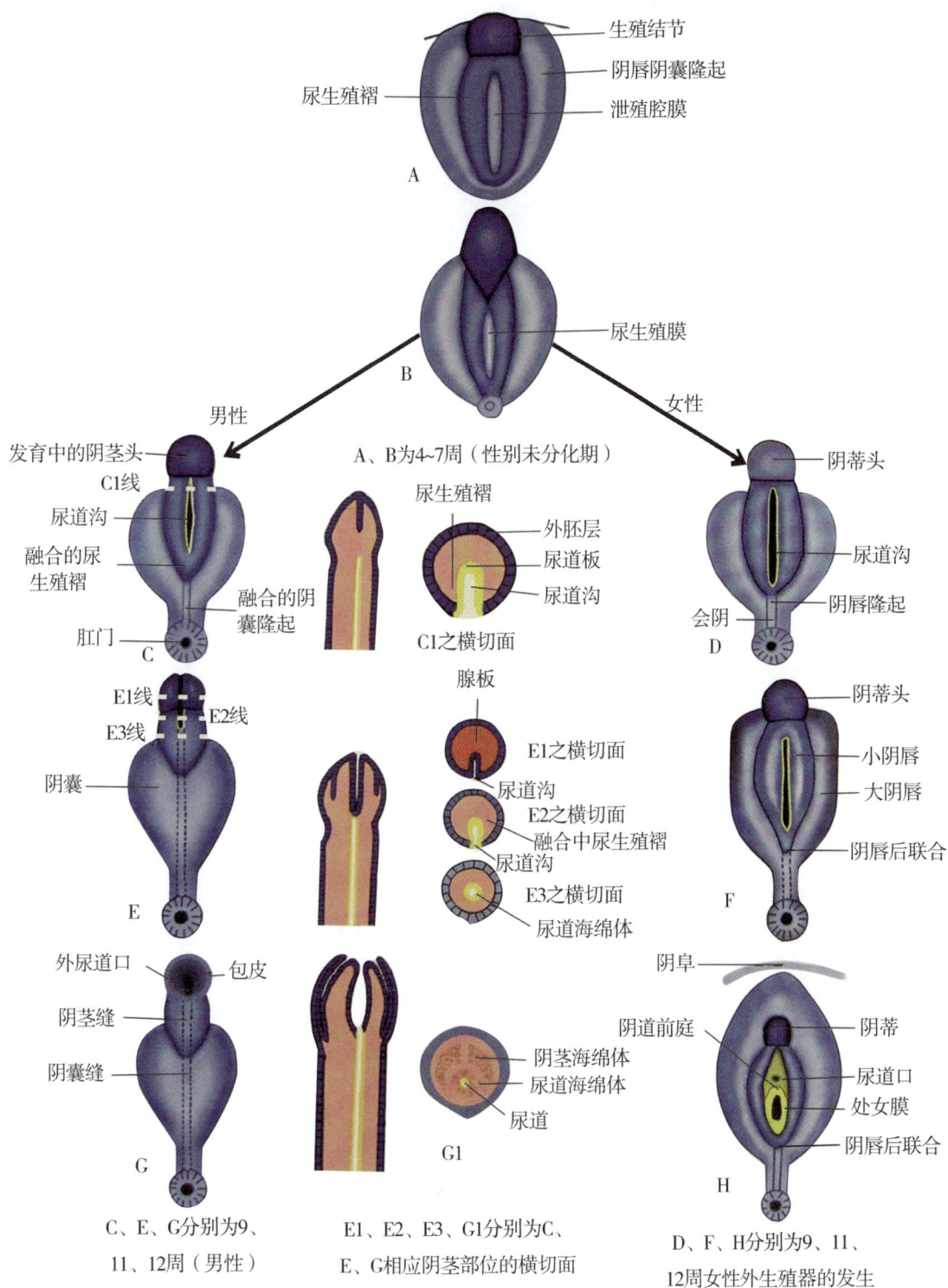

图 1-3 男女外生殖器的发生（第 4~7 周）

（图中标注）

- 生殖结节
- 阴唇阴囊隆起
- 尿生殖褶
- 泄殖腔膜
- A
- 尿生殖膜
- B
- 男性
- 女性
- A、B 为 4~7 周（性别未分化期）
- 发育中的阴茎头
- C1 线
- 尿道沟
- 融合的尿生殖褶
- 肛门
- 融合的阴囊隆起
- C
- 尿生殖褶
- 外胚层
- 尿道板
- 尿道沟
- C1 之横切面
- 阴蒂头
- 尿道沟
- 阴唇隆起
- 会阴
- D
- E1 线
- E3 线
- E2 线
- 阴囊
- E
- 腺板
- E1 之横切面
- 尿道沟
- E2 之横切面
- 融合中尿生殖褶
- 尿道沟
- E3 之横切面
- 尿道海绵体
- 阴蒂头
- 小阴唇
- 大阴唇
- 阴唇后联合
- F
- 外尿道口
- 包皮
- 阴茎缝
- 阴囊缝
- G
- 阴茎海绵体
- 尿道海绵体
- 尿道
- G1
- 阴阜
- 阴道前庭
- 阴蒂
- 尿道口
- 处女膜
- 阴唇后联合
- H
- C、E、G 分别为 9、11、12 周（男性）
- E1、E2、E3、G1 分别为 C、E、G 相应阴茎部位的横切面
- D、F、H 分别为 9、11、12 周女性外生殖器的发生

　　在向男性分化过程中，还有一个重要因素就是 5α-还原酶。睾酮在进入靶细胞后，受靶细胞内的 5α-还原酶的作用，还原成 5α-二氢睾酮。在胚胎时期，生殖管道及外生殖器官各部分中 5α-还原酶活性高低并不同。在中肾管的细胞内，5α-还原酶活性极低，在这里是睾酮本身与其受体相结合而起诱导作用，因此，中肾管分化为附睾、输精管和精囊腺等是依赖睾酮的作用。在外生殖器和前列腺的始基细胞内，5α-还原酶活性很高，在这里睾酮需要转变为 5α-二氢睾酮后，才能再与其受体结合而起诱导作用，使部分尿生殖嵴分化为男性尿道、阴茎和前列腺。外生殖器向男性化发育是依赖 5α-二氢睾酮的作用，但支配产生 5α-还原酶的基因位于常染色体上，这个基因突变可导致 5α-还原酶缺损。5α-还原酶

缺损的个体，可以有睾丸、附睾、输精管和精囊腺，但没有前列腺，而且其外阴部亦呈女性型。在这种个体中，有睾丸（常降至大阴唇或腹股管），而且睾丸能产生睾酮，身体内诸靶细胞也有雄激素受体，故其在青春期后，声带发音、体毛分布和肌肉发育均呈男性型。但由于5α-还原酶缺损，外生殖器的二氢睾酮依赖部分不能向男性分化，故而外生殖器部分呈女性型。这在临床上，是睾丸女性化综合征的另一种表现类型。

此外，下丘脑—垂体—性腺轴及肾上腺的先天异常都可引起性器官的异常发育。

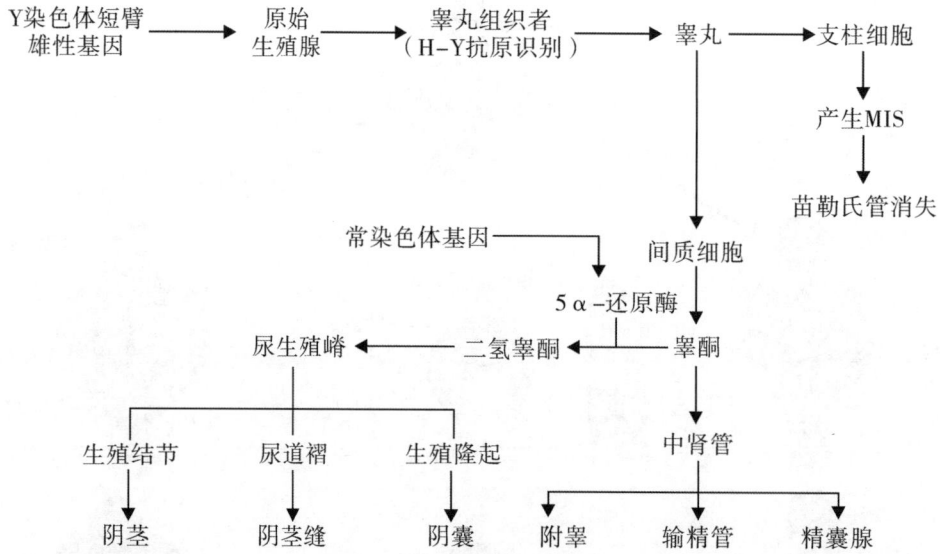

图 1-4　男性性分化简易图示

第二节　男性生殖器官的解剖和生理功能

　　男性生殖器官可分为内生殖器官和外生殖器官两部分。内生殖器官包括睾丸、生殖管道和附属性腺。睾丸是产生精子及分泌雄性激素的器官，生殖管道包括曲细精管、睾网、附睾、输精管、射精管以及尿道。生殖管道中，附睾不仅是运输精子的通道，还具有吸收和分泌腺体的功能，促进精子进一步成熟。而附属性腺包括精囊腺、前列腺及尿道球腺，它们的分泌物是构成精液的主要部分，当精子排出时，它们具有保护精子并增强和维持精子在女性生殖道内活动能力的作用。而外生殖器官包括阴阜、阴囊和阴茎，阴囊位于阴茎根部与会阴之间，内藏睾丸、附睾和精索的一部分，阴茎是男性泌尿与生殖道共用的终末排出器官，也是男性的性交器官，这些都是男性外生殖器官的主要组成部分。

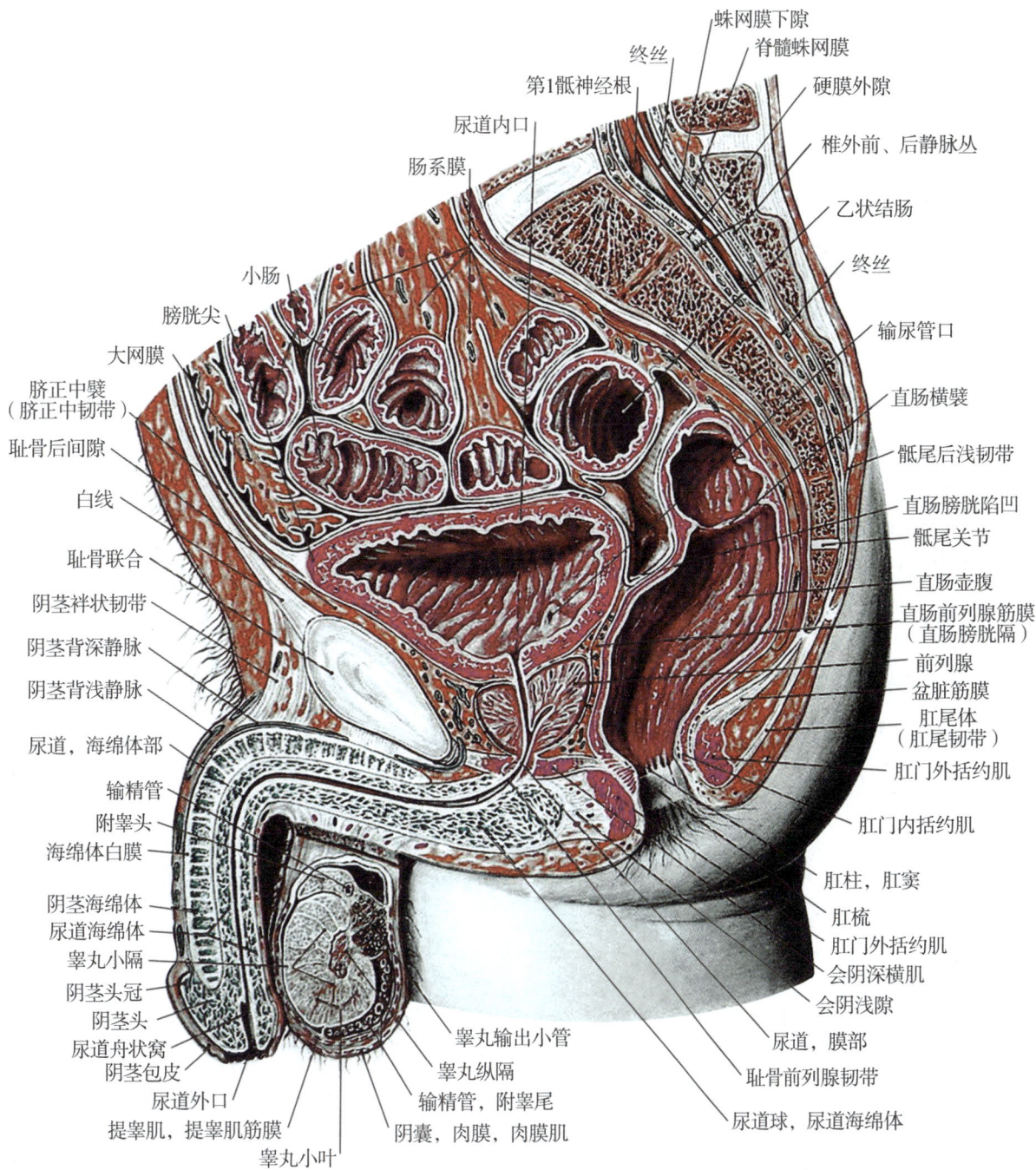

图 1-5　男性盆腔纵切面

一、睾丸

（一）睾丸的组织解剖及生理功能

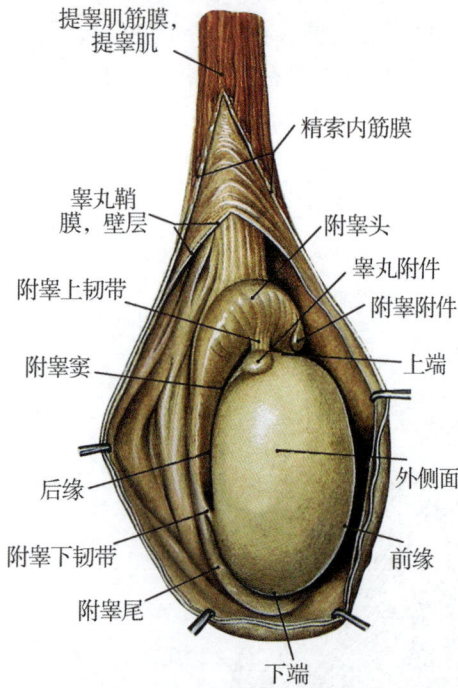

图1-6　右侧睾丸和附睾，阴囊各层全打开，侧面观

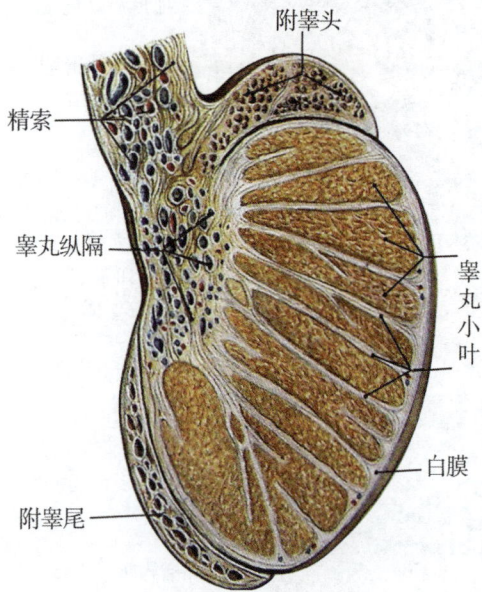

图1-7　右侧睾丸和附睾，矢状切面

睾丸是产生精子和分泌雄性激素的器官。它位于阴囊内，呈卵圆形，左右各一，表面光滑，前缘游离，后缘附有系膜，由两侧精索悬垂于阴囊内。成人的睾丸平均长4~5cm，宽约2.5cm，前后径约3cm，重11~14g。睾丸结构包括被膜、曲细精管与间质三部分。睾丸被膜覆盖在睾丸表面，分成脏、壁两层。脏层覆盖在睾丸表面，壁层贴附于阴囊里侧，两层之间形成一个腔隙，即鞘膜腔。腔内含有少量浆液，可以减少睾丸在阴囊内移动时的阻力。鞘膜具有分泌与吸收的功能，一般情况下分泌与吸收处于平衡状态，如果分泌功能增强或有吸收障碍，则导致鞘膜内积液增多，临床上称为睾丸鞘膜积液。

脏层鞘膜下有一层较厚的致密结缔组织包围着睾丸实质，称为白膜。在睾丸纵切面处肉眼可见白膜在睾丸后缘增厚成为纵隔，纵隔的结缔组织伸入睾丸间质，形成一些结缔组织小叶，称为睾丸小隔，每个睾丸都有200多个锥形小隔，每个睾丸小隔内含有1~4条曲细精管，每条曲细精管长20~70cm，其形状弯曲，若把所有曲细精管连接起来，总长度约有255m。每一个睾丸小隔内的曲细精管汇成一条直细精管，各个小隔的直细精管在睾丸互相交织成网，称为睾网，由睾网汇集成10~15条睾丸输出管，穿过白膜进入附睾头部。曲细精管是睾丸的基本组织，曲细精管之间的组织称为间质组织。曲细精管中包含生精细胞和支持细胞，而间质组织中包含间质细胞、肥大细胞和吞噬细胞等，其中生精细胞、支持细胞和间质细胞是睾丸中的主要细胞。

1. 睾丸间质结构及功能

（1）间质组织的结构和分泌物。

睾丸的间质组织内是一层含有丰富血管的疏松结缔组织，这层结缔组织分布在曲细精管之间，其内除了含有血管及成纤维细胞外，还有成群的上皮样细胞，称为睾丸间质细胞（Leydig Cell），分泌雄性激素。脑垂体分泌黄体生成素，调节和控制间质细胞以产生雄性激素（睾酮）。所以，这些细胞的特征是细胞内富含胆固醇的脂滴，这些胆固醇进一步分解为17-羟酮，提供间质细胞以产生睾酮以及支持细胞产生雌二醇。目前对间质细胞功能和睾酮的生物合成、分泌及间质细胞对靶细胞的作用等比较清楚。但近年来发现间质细胞除分泌睾酮外，还分泌促肾上腺皮质激素（ACTH）、内啡呔、加压素、催产素、微清蛋白等。睾丸间质内其他成分如巨噬细胞、肥大细胞、毛细血管等也受到人们注意，它们在男性生殖活动中可能起到一定作用。间质细胞主要分泌：

① 睾酮。正常男性每天分泌睾酮约7mg。睾酮的主要生理功能：

a. 促使内、外生殖器官的成熟，并使其维持在成熟状态。在正常情况下，精子的生成、分裂、分化都需要睾酮的支持；附睾的吸收和分泌作用，精囊腺和前列腺的分泌和维持作用也都需要睾酮的支持。

b. 保持血液中睾酮的浓度水平，促使第二性征的出现并维持其正常状态。

c. 维持正常男性的性功能。当体内睾酮水平下降时，男性性功能下降。

d. 血清睾酮浓度对丘脑下部和垂体起着反馈作用，借以调节体内性激素的平衡。经研究发现，血清睾酮水平提高一倍，垂体促性腺激素分泌减少一半。因此，外源性的睾酮并无刺激精子生成的作用，反而会抑制垂体的促性腺激素分泌，从而使内源性雄性激素分泌减少。

e. 睾酮有明显的促进蛋白质合成作用，能使肌纤维增粗、体重增加，同时亦可减少蛋白分解，使氮血症得到改善。

f. 当骨髓功能低下时，较大量的睾酮可刺激造血功能。

g. 睾酮还可促进肾小管对水和钠的重吸收，具有保留钙和磷的作用。

h. 睾酮还有拮抗雌性激素的作用。

② ACTH 与内啡呔。ACTH 与内啡呔来自同一前体阿黑皮素原（Pro - opiomelanocortin，简称 POMC）。在鼠、猴及人的睾丸内发现翻译 POMC 的 mRNA，但其量仅为垂体前叶的 1/500～1/100。这些睾丸内的内源性鸦片类物质究竟有何作用，目前尚在研究中。根据对大鼠的实验研究结果，支持细胞上的鸦片肽受体，有抑制 FSH 对支持细胞的作用，使分泌雄激素结合蛋白（ABP）能力下降，细胞内出现了促性腺激素释放激素（GnRH）免疫活性。间质细胞上的鸦片肽受体尚未得到证实，鸦片肽对间质细胞的作用可能是通过支持细胞分泌的 GnRH 来进行调控的。

③催产素与加压素。Guldenaar 等（1985）用免疫组化方法发现大鼠间质细胞内有催产素阳性物质，故认为睾丸内存在一种神经垂体蛋白，它与下丘脑内神经元产生的神经垂体蛋白不同，这些催产素可刺激附睾与输精管收缩，促进精子运送。Kasson 等在大鼠睾丸内发现高浓度的精氨酸加压素（Arginineva-sopressin，简称 AVP）和 AVP 受体。间质细胞产生 AVP，又作用于间质细胞本身，这是一种自分泌作用。AVP 与受体结合后，增加孕酮合成而抑制睾酮合成。这一作用刚好与促黄体素（LH）作用相反，是一种自身微调节。

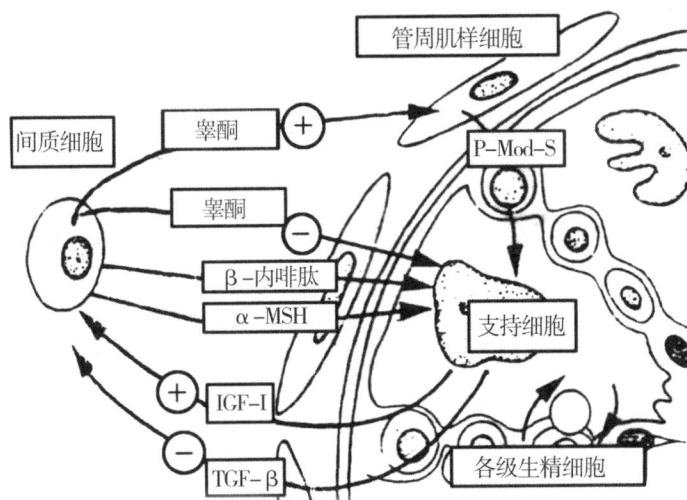

图 1 - 8 睾丸局部功能调节示意图

④ 微清蛋白（Parralbumin）。微清蛋白是肌肉和大脑内一种与钙离子结合的蛋白，现已证实睾丸间质细胞可产生微清蛋白，微清蛋白可能与间质细胞合成睾酮有关。

（2）睾丸间质细胞的调节。

丘脑下部与垂体激素通过分泌 LH，对睾丸间质细胞的功能进行调节，这一过程已经比较清楚。而目前发现间质细胞的分泌调节异常复杂，睾丸内部一些因素对间质细胞功能也有调节作用。这些因素包括：

① 支持细胞与间质细胞的相互关系。已知支持细胞分泌雌二醇和类 GnRH 物质。雌二醇在局部作用于间质细胞，抑制其生物合成。睾丸 GnRH 与下丘脑 GnRH 的免疫活性不同，生物活性却非常相似。睾丸 GnRH 很不稳定，极易被酶破坏，能与间质细胞的 GnRH 受体结合。在大鼠的试验中发现，GnRH 最初的作用是刺激间质细胞分泌睾酮，若在体内连续使用 GnRH 两天以上，GnRH 对间质细胞的作用转为抑制，表现为睾丸重量减轻，间质细胞的 LH 受体减少，以及睾丸受 LH 和 hCG 刺激后分泌睾酮能力降低。然而支持细胞也受间质细胞的影响，间质细胞分泌的内啡呔与 ACTH 则作用于支持细胞而使其分泌类 GnRH 物质。所以支持细胞与间质细胞之间形成一个内部环路。

② 曲细精管与间质细胞的关系。Bergh 观察大鼠曲细精管对其周围间质细胞产生的不同影响，发现精子发育至Ⅶ—Ⅷ期，曲细精管附近的间质细胞大于血管周围的间质细胞，Seyed 等将大鼠的隐睾模型取出

曲细精管在体外培养，然后将培养液加到正常大鼠间质液中，结果发现隐睾后 7、14、28 天的曲细精管能分泌一种热稳定的物质，对胰蛋白酶有拮抗性，能刺激间质细胞分泌睾酮，但它不是 GnRH 类似物，其作用也不被 GnRH 拮抗剂阻断。

③ 睾丸间质内毛细血管通透性研究。睾丸间质内毛细血管通透性是受性激素控制的。毛细血管的通透性决定间质液的多少与形成的速度，而间质液内含有的营养物质进入支持细胞，促进精原细胞的分化。LH 与 hCG 能增加毛细血管的通透性，使间质液体积增加。最近，GnRH 对睾丸间质毛细血管的作用受到人们的关注。正常间质内毛细血管是连续的，内皮细胞间有各种连接，无间隙，毛细血管壁无孔。Meyer-hofer 与 Dube 曾持续 3 个月每天注射 GnRH 类似物于雄性大鼠，结果发现曲细精管直径变小，管壁只剩精原细胞与少数精母细胞，支持细胞内吞噬体与脂滴增加。间质内毛细血管内皮细胞出现间隙，管壁出现微孔，基膜增厚并分层。停药 4 个月后，毛细血管结构恢复正常，管壁间隙及微孔均消失。有人认为支持细胞分泌 GnRH 类似物与 LH 相互作用并调节睾丸间质液的形成。

现在研究发现，Ethane Dimethane Sulphonate（简称 EDS）原是一种抗肿瘤药物，它能于 48 小时内破坏大鼠体内所有的间质细胞，使睾酮浓度急剧降低，直至无法测出，因而使用 EDS 是研究间质细胞再生的一个很好的实验方法。

Richart 曾用 EDS 注射于大鼠，3 天后曲细精管损伤不多，第 4～14 天精子发生进行性损伤，3～10 周后大部分曲细精管恢复。Jackson 等用 EDS 75mg/kg 一次腹腔注射，注射后 6 小时少数间质细胞呈块状，线粒体内部结构消失，注射后 3 天已无间质细胞可见。21 天发现胚胎型间质细胞，49 天转变为成年型，间质细胞再生后血清睾酮亦趋正常，促黄体素（LH）与促滤泡素（FSH）于 28 天后恢复正常功能。因此，许多学者利用这个方法进一步研究睾丸间质的性质和功能。

（3）间质组织的其他细胞。

睾丸间质内除了间质细胞外，其他细胞的作用也日益受到重视。

① 巨噬细胞。睾丸间质内巨噬细胞非常多，与间质细胞比例为 1∶4。形态上与其他器官的巨噬细胞并无两样，目前已知其有贴壁功能，而且分离出来的巨噬细胞对 FSH 发生反应是它的特异性，不过它对胰岛素、睾酮、雌二醇都不发生作用，因而被认为是一种"常驻巨噬细胞"。最近的研究也证明了白介素－Ⅰ是由巨噬细胞产生。Bart 等所做的大鼠实验发现了 hCG 可促进睾酮生成，而白介素－Ⅰ则抑制 hCG 睾酮生成，而且这可能与可抑制外源性孕酮和 17－α 羟孕酮转换为睾酮有关。以上结果说明睾丸巨噬细胞通过分泌白介素－Ⅰ的方式来调节睾酮的生成。

② 肥大细胞。在不育症的睾丸活检观察中，睾丸间质中的肥大细胞较正常人多，因而间质中的肥大细胞功能已引起人们注意。

Agarwal 等曾对 91 例男性不育患者进行睾丸活检，并以 8 例正常人活检作为对照，结果发现睾丸间质中的肥大细胞增加的数量与生精障碍程度呈明显正相关。肥大细胞增加的原因不明，有人认为某些不明因素作用后可以使局部产生抗体。抗体与肥大细胞结合后可引起组织胺和羟色胺的释放，胺类可以使曲细精管壁增厚并造成生精细胞损伤。不过到目前为止，间质肥大细胞有何功能尚不清楚。

2. 曲细精管

曲细精管主要由生精细胞和支持细胞组成。精子整个发生过程大部分是在曲细精管内完成的，曲细精管是由一种特殊的复层上皮构成的，这种上皮称为生殖上皮。生殖上皮细胞可分两种：一种是产生精子的生精细胞，另一种是起支持、营养生殖细胞作用并具有分泌功能的支持细胞。

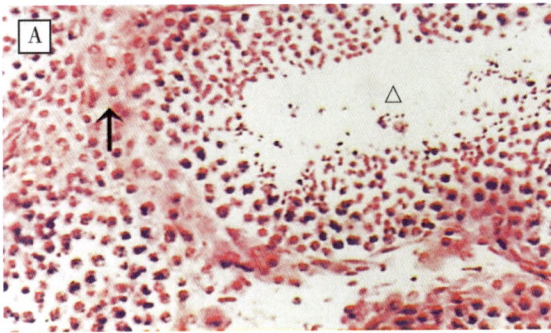

A.低倍：生精小管（△）及其间的睾丸间质（↑）。

图 1-9　生精小管与睾丸间质

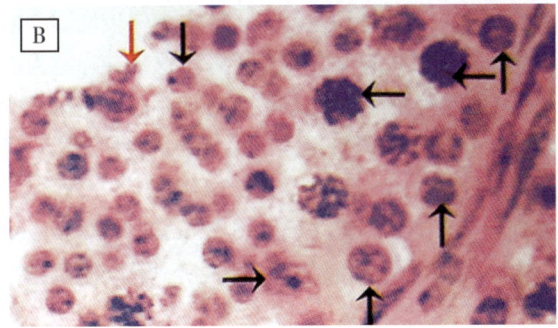

B.高倍：精原细胞（↑）位于基膜上；初级精母细胞（←）可见有丝分裂；精子细胞（↓）核着色深；精子（↓）靠近管腔，呈蝌蚪形；支持细胞（→）。

图 1-10　高倍镜观察生精细胞

（1）支持细胞（Sertoli Cell）。

在曲细精管中，支持细胞分布在各层生殖细胞之间，其底部居于基膜上，顶端伸向管腔，紧密排列而构成了血睾屏障。支持细胞是启动青春期发育和维持成年精子发生的上皮细胞。它对精子的发生、成熟、获能和受精能力等许多方面均有重要作用。

① 精子的发生和发育以及成熟过程都需要睾酮，实验已证明在曲细精管中只有支持细胞具有睾酮受体，生精细胞并不具有睾酮受体。睾酮只有与支持细胞分泌的雄性结合蛋白结合，通过分泌睾网液才能作用于生精细胞，以维持生精细胞的发育，如果睾酮供应不足，则会引起生精细胞的凋亡。

② 支持细胞分泌睾网液，一些实验报告称，一只公山羊每天分泌的睾网液可达 90mL，离开曲细精管的精子就是依靠这些睾网液得到营养并逐步漂移至附睾的。90% 的睾网液在附睾头部被重吸收，这使睾网液中的钾离子高度浓缩成高渗的附睾液，有利于精子核进一步浓缩并排除胞浆而逐渐成熟。

③ 近年来的研究发现，支持细胞还可以分泌各种细胞因子，如 IL-1、IL-6、TGW-B、ACTH、类 GnRH 和雌二醇等物质，它们在维持和调节睾丸的局部微环境及生殖功能方面发挥着重要作用。

④ 支持细胞的胞质能产生微丝，形成小格，紧密地包绕着生精细胞，使生精细胞的生长发育与机体的沟通完全隔绝。因为生精细胞是天然的优质抗原，只有完全隔绝它们，使它们的新陈代谢不与机体混淆，才能避免机体对生殖细胞产生免疫反应。血液中的营养及各种物质必须通过间质毛细血管分泌的间质液给支持细胞供应营养，支持细胞再通过分泌睾网液的形式供应生精细胞。生精细胞在发育过程中的代谢产物和残余碎片也必须通过支持细胞的自溶酶消化后，再通过间质中的常驻吞

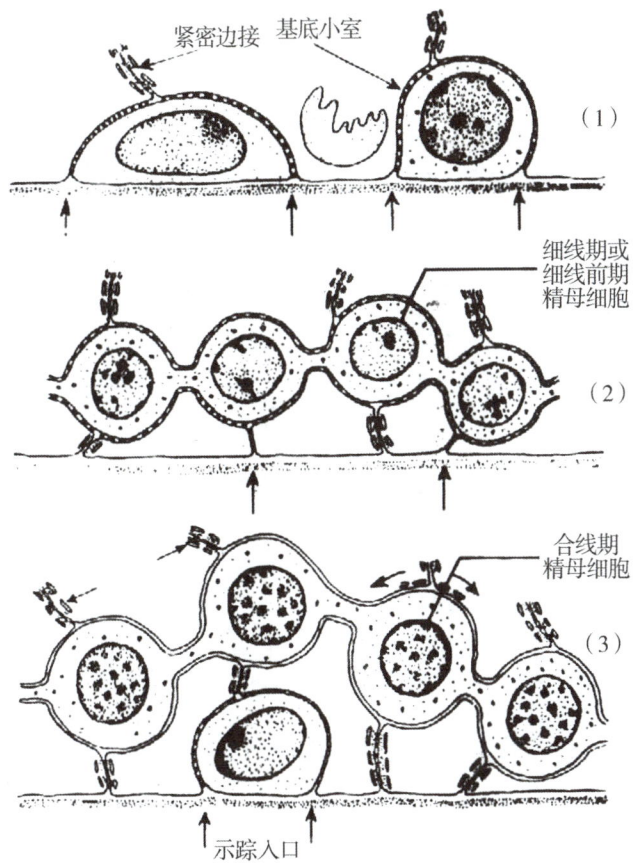

图 1-11　血睾屏障示意图

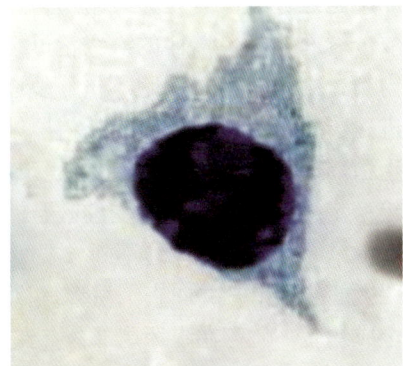

图 1-12　支持细胞

噬细胞进一步处理后才能进入体内进一步代谢。精子形成后在支持细胞的间隙中被挤出，而支持细胞的特殊结构就是避免产生自身免疫的屏障。这种屏障称为血睾屏障，血睾屏障除了支持细胞外，还包括生殖道中体液的免疫细胞和前列腺分泌物的免疫抑制因子所构成的免疫屏障，这将在生殖免疫系统中进行介绍。

支持细胞的调控因素也很复杂，包括激素、细胞因子、细胞黏附分子以及支持细胞与睾丸内其他细胞的相互接触等。这些因素之间也会相互作用，进而构成一个非常复杂的调节网络。其中影响支持细胞功能及分化的主要激素有促滤泡素（Follicule Stimulating Hormone，FSH）和甲状腺素（T_3）。促滤泡素（FSH）是雄性性成熟前支持细胞分化和维持成年睾丸分化的主要激素，可以激发支持细胞分泌雄激素结合蛋白（Androgen Binding Protein，ABP）和多种细胞黏附分子。FSH 受体（FSH Receptor，FSHR）只位于睾丸的支持细胞和卵巢的颗粒细胞中，并且其表达具有极性，支持细胞只分布在基底部的细胞膜中。不同年龄段的支持细胞对 FSH 的反应并不相同。Kumar 等建立了 FSH β-亚单位缺陷的小鼠模型，结果，雌性小鼠在窦状卵泡（Antral Follicle）形成之前，卵泡发育停滞，雄性小鼠则具有生育力，但睾丸发育不良并有部分精子发生障碍。Dierich 等建立缺少 FSHR 的小鼠模型，得到同样结果。由此可知，FSH 为雌性卵泡发育所必需，而非启动精子发生所必需，但它是精子保持足够活率和活力的基础。FSH 与支持细胞表面的 FSHR 结合要通过 G 蛋白转导激活腺苷酸环化酶催化 ATP 生成 cAMP。FSH 除了使 cAMP 增加外，还可以使钙离子内流增加。蛋白是支持细胞的主要分泌物，不过它对支持细胞和 FSH 的调控还有待进一步研究。

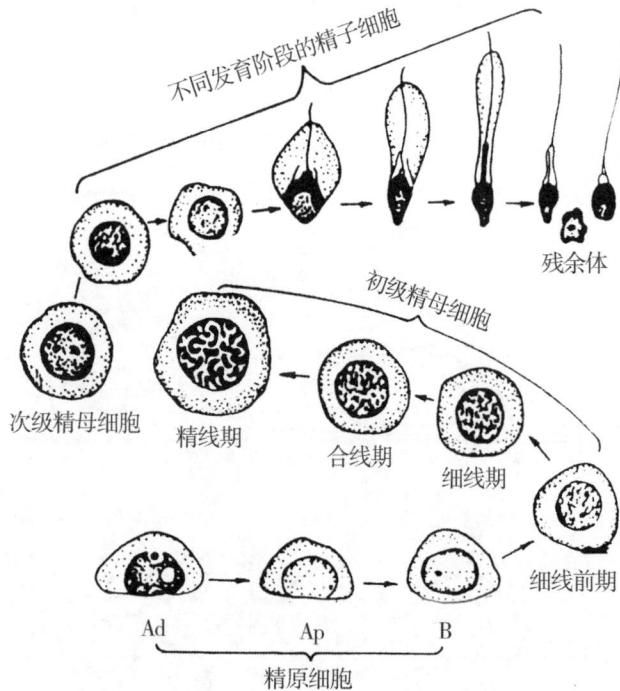

图 1-13　精子发生示意图

甲状腺素（Thyroid Hormone，T_3）可调节支持细胞增殖过程，影响成熟支持细胞数量以及睾丸产生精子的能力。支持细胞与生精干细胞之间接触介导的相互作用对于睾丸的发育非常重要。其中主要是神经细胞黏附分子（Neural Cell Adhesion Molecule，NCAM）为基础的细胞间黏附表达。Laslett 等证实 T_3 可调控这种表达。

（2）生精细胞。

生精细胞包括精原细胞、初级精母细胞、次级精母细胞和精子细胞。精子细胞不再分裂，而逐渐演化成为精子。精子发生是指男性生殖细胞从未分化的干细胞即精原细胞发育成成熟精子的整个过程。精原细胞经过五次有丝分裂增殖，发育成初级精母细胞，然后再进行减数分裂而成为单倍体的次级精母细胞，最后再经过几次分裂增殖而成为精子细胞，精子细胞不再分裂逐渐发育成精子，精子排出至附睾后进一步发育成成熟精子。从精原细胞发育至成熟精子的整个过程称为生精周期。人类生精周期约为 74 天。一般来说，人类的生精周期比较稳定，时间的长短不受性激素的影响。

精原细胞有规律地不断分裂产生精子，当精子形成后，就逐步排出睾丸的曲细精管并向直细精管管腔移行，再经睾网到达附睾，进一步完全成熟后，贮存在附睾尾部，直到射精时排出体外。据研究，一个精原细胞在第一次分裂时，会留下一半作为新的精原细胞，而另一半则继续分裂产生精子，每一个精原细胞在每

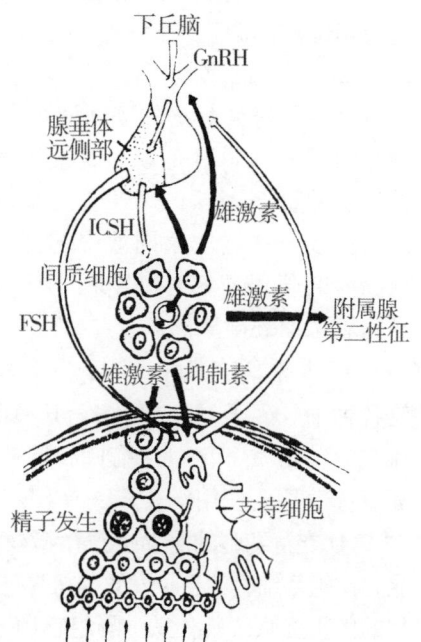

图 1-14　睾丸功能内分泌调节示意图

一个生精周期中可产生近千个精子，即每克睾丸组织每天都可以产生 1 000 万个精子，正常人每个睾丸重 11~14g，就是说一个正常男性每天可以产生 2 亿~3 亿个精子。男性精原细胞具有的这种特性是男性的精子发生能源源不断而且可以持续到老年的原因。

但是男性生殖器官的成熟和衰退与女性相同，都会受年龄的制约。精子发生的多少，与曲细精管的生理状态有着密切关系。幼年时睾丸尚未发育完全，曲细精管较细且没有管腔，管内更无精子；10 岁左右逐渐进入青春期，由于丘脑下部的促性腺激素释放激素开始分泌垂体促性腺激素的影响，曲精细管的间质纤维细胞逐渐分化成间质细胞，雄性激素开始产生，精原细胞开始活跃，睾丸的功能逐渐完善；青春期后睾丸维持着恒定的生精周期和内分泌功能；45 岁以后曲细精管逐渐出现纤维变性和透明变性等退行性改变，精原细胞逐步降低，而支持细胞相对增多，使精子浓度逐步降低，曲细精管退行性改变的程度在个体中差异很大，因而男性精子生成的差异也很大。

（二）男性性激素的中枢调节

整个男性生殖系统活动是一个有规律而又非常协调的生理过程。中框神经系统（CNS）起到重要作用。1971 年 Schally A 和 Guillemin R 分别从猪和羊的下丘脑中成功地分离并纯化了促性腺激素释放激素（GnRH）。此后许多研究者利用 GnRH，进行了大量的动物实验及临床研究，揭示了大脑对生殖调节的奥秘。

人类合成分泌 GnRH 主要位于丘脑下部的弓状核及视前区。GnRH 是一种 10 肽物质，分子量约为 1 000。GnRH 合成后，经垂体门脉系统输送至垂体前叶，促进促滤泡素（FSH）和促黄体素（LH）的合成和释放。GnRH 在体内的半衰期为 2~8 分钟。下丘脑释放 GnRH 是一种节律性脉冲样的释放。

CNS 与丘脑下部有着复杂的神经联系，大脑的边缘系统、新皮质和脑干等均通过内侧前脑束系与丘脑下部联系。因此，内外界的刺激（包括精神刺激）均可通过神经影响下丘脑 GnRH 的分泌。同时脑内的多种神经递质和神经肽亦可影响垂体 GnRH 的分泌，如 β - 内啡肽、多巴胺、促肾上腺皮质激素释放素（CRF）及催产素等可抑制 GnRH 的脉冲幅度，促肾上腺素、乙酰胆碱等有促进 GnRH 分泌的作用，而血液中的睾酮浓度对 GnRH 也有负反馈的抑制作用。

垂体分泌 FSH 和 LH，通过血液分别作用于睾丸的支柱细胞和间质细胞，间质细胞产生睾酮，支柱细胞产生 ABP，ABP 与睾酮结合后，才能作用于曲细精管壁的精原细胞，引起分裂并产生精子。较大量的睾酮进入血液循环，刺激男性生殖器官及第二性征的各靶器官，并反馈于丘脑下部及垂体，调节和控制 GnRH 的分泌，使丘脑—垂体—睾丸轴三者保持一个动态平衡，维系着男性的正常生殖功能。

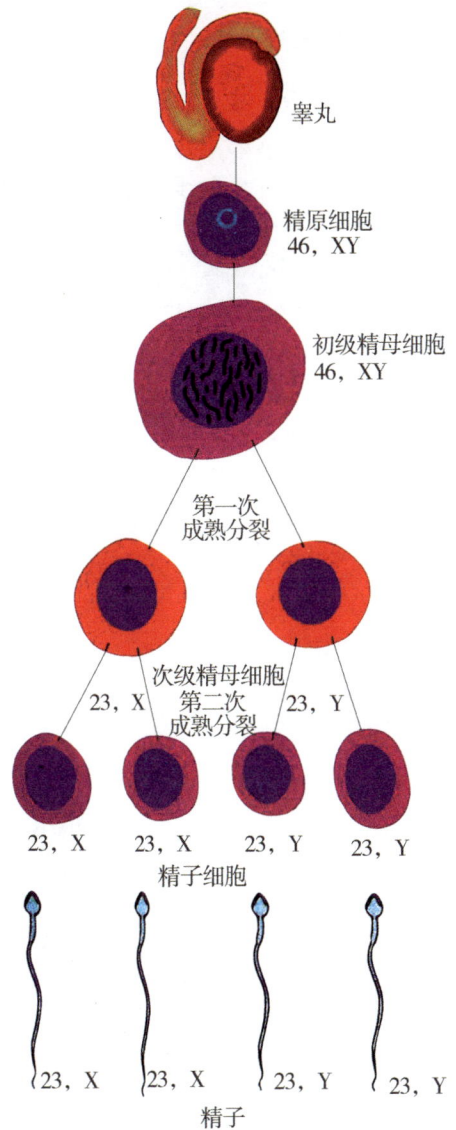

图 1 - 15　精子的发生

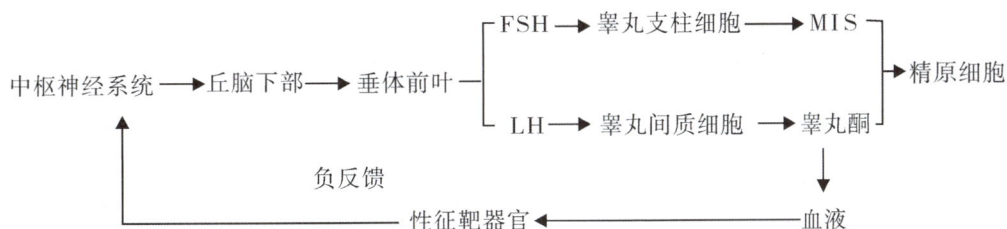

图 1 - 16　男性性激素作用示意图

（三）影响睾丸功能的因素

睾丸功能活动是在下丘脑—垂体—睾丸轴的平衡状态下维持正常运转的，任何破坏这种平衡状态的因素，都会影响睾丸的功能。

（1）睾丸正常的生精过程中，需要有一定的温度条件。阴囊内的温度比腹腔内低 2℃～3℃，最适宜生精细胞正常分裂和发育。阴囊温度过高可引起生精障碍，甚至导致丧失生精能力。

（2）睾丸的炎症，可引起曲精细管的破坏或变性，常见的是腮腺炎并发睾丸炎和结核性睾丸炎，尤其是腮腺炎，青少年在青春期开始后如果得了腮腺炎，有 20% 并发睾丸炎，成年人患有腮腺炎并发睾丸炎的更加普遍。近年来发现一些病毒类病原体都可能损害血睾屏障，使支持细胞受损，从而引起生精细胞凋亡增加。

（3）因为睾丸具有血睾屏障，一般的化学物质和抗原物质不易进入睾丸中，因此血睾屏障具有防卫的作用，但某些重金属如镉、铅以及一些有机物如芳香类、有机氯类以及清洁剂等都有可能选择性地破坏血睾屏障，也可能直接损害睾丸功能。

（4）成年人尤其是正处于青春期的青少年若因疾病或摄入营养不足，如一些必需氨基酸或锌、铁等微量元素摄入不足时，也可造成生精功能障碍。

（5）睾丸接受较大剂量的放射线辐射，或某些疾病、手术等影响了睾丸的血流供应时，也可能造成睾丸功能减退。

二、附睾

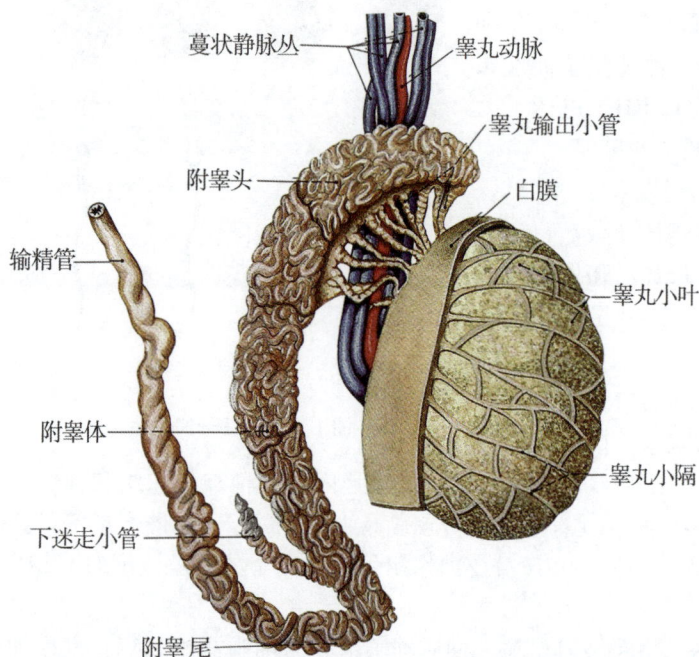

大范围切除睾丸白膜显示睾丸小隔，从睾丸处拉开附睾并解剖附睾管以显示它的弯曲行程（长5~6m）

图 1-17　睾丸、附睾和输精管侧面观

（一）附睾的解剖

附睾是由睾丸输出管及附睾管组成，睾网汇集成十几条直细精管，穿过白膜，到达附睾，构成了附睾头部，然后再汇集成为一条附睾管。附睾管长 4～5m，高度弯曲攀延形成了附睾的体部和尾部。尾部末端延续与输精管相连。附睾系由胚胎的中肾管发育形成的，因而其顶端常残留形如囊状的盲端。

附睾管壁上皮是由假复层柱状上皮构成，高柱状纤毛细胞和低柱状无纤毛细胞相间排列，故上皮呈高低不平状。低柱状上皮细胞具有分泌附睾液功能，而高柱状纤毛细胞的游离面有可摆动的纤毛，附睾管内的精子就是通过纤毛的摆动，加上附睾管壁平滑肌的节律性收缩，使附睾液流动，并使精子不断地向前移动。

（二）精子在附睾管中的成熟与输送

在生物进化过程中，所有的哺乳类动物包括人类的精子都必须通过附睾发育阶段，才能使精子进一步发育成熟，从曲细精管发生出来的精子都缺乏活动力，也基本没有生育力。随精子排出的睾网液在附睾头部被选择性地吸收，使附睾管中的液体钾离子浓度和谷氨酸盐的浓度逐渐升高，加上附睾分泌液使附睾内环境酸碱度降低（pH 值为 6.48～6.61），形成了附睾管中液体高渗、微酸性、低糖、低氧且二氧化碳浓度高的环境，这种环境使精子处于一种相对静息状态。此时，精子一方面不断地改变其外表形态，核及胞浆进一步浓缩，超微结构发生改变，膜的通透性以及耐寒和抗热能力增加，同时又逐步积贮能量，完全成熟，等待射精。精子成熟后通常存在附睾尾部中，可等待 12～25 天左右；未排出的精子自行溶解或随尿液排出，估计精子被射出而且被激活后只能生存十几个小时或1~2天。故附睾中的环境对精子的存活具有重要的意义。如果机体内雄性激素不足，可导致附睾环境改变，贮存于附睾中的精子也会丧失其受精能力。英国一些学者在用放射性物标记猩猩的精子时，发现已成熟的在附睾中停留了7天的精子的受孕率下降了75%，人类情况如何，尚未见报道，估计不会超过猩猩的水平。

在男性生殖道中约有90%以上的精子贮存在附睾中，约有2%~5%贮存在输精管中，当性交激发射精时，通过附睾管和输精管平滑肌节律性的收缩，将部分精子输送到射精管和尿道，随着盆底肌群的收缩，精子伴随副性腺和精囊腺的分泌物，经前尿道排出体外。

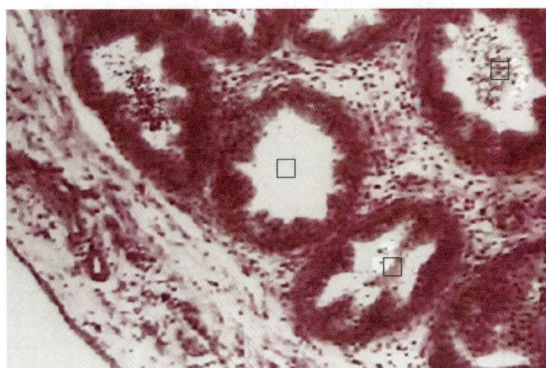

A.低倍：睾丸输出小管（□）管腔面高低不平，由高柱状纤毛细胞和低柱状无纤毛细胞相间排列而成。

图 1 - 18　附睾

（三）附睾的生理功能

附睾上皮具有分泌与吸收两种功能。吸收功能主要表现为对睾网液的吸收，90%的睾网液在附睾头部被重吸收而进一步浓缩。附睾本身也分泌大量物质，如甘油磷酸胆碱、各种蛋白质和酶。这些物质在精子成熟过程中有着极重要的作用。此外，附睾还有高浓度的肉毒碱、钾和锌，其在附睾液中的浓度明显高于血浆浓度。肉毒碱原产生于肝脏，通过血循环汇集于附睾。总之，附睾通过上述功能，构成一个有利于精子成熟的微环境，促进精子成熟改变。

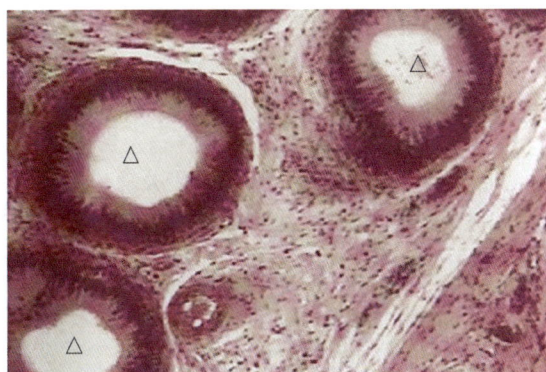

B.低倍：附睾管（△）管腔面规则，由假复层柱装上皮构成，细胞游离面有成束的静纤毛。

图 1 - 19　附睾 Epididymis（人附睾）

1. 附睾的重吸收功能

附睾上皮吸收功能主要表现在对睾网液的重吸收上，90%以上的睾网液在附睾头部被吸收。睾丸的支持细胞产生大量的睾网液，流入附睾，在实验中发现，一只公羊每天约可产生 40mL 的睾网液，但从附睾中段开始仅存 0.4mL，可见有99%左右的睾网液被重吸收。重吸收的主要部位在附睾头部，其所造成的结果是使精子处于高渗环境，精子的胞浆和核内水分集中在精子颈部，形成中段小滴而被排出，精子核的紧密浓缩有利于精子在长途转送过程中保护遗传基因，使之不易丢失。如果附睾重吸收的功能受干扰，附睾液浓缩不足，则会导致附睾液的渗透压过低，不能促使精子中的核质进一步浓缩，胞浆不能进一步排出，亦可影响精子的正常成熟，这时常可见头部和颈部畸形增加。

2. 附睾的分泌机能

附睾中的分泌物有很多，主要包括：

（1）甘油磷酸胆碱（GPC）。一般认为GPC与附睾管内渗透压有关，有人认为GPC是精子在女性生殖道中存活的能源。

（2）肉毒碱。这是一种脂肪酸和辅酶 A 代谢中的重要辅助因子。肉毒碱在肝脏中产生，在附睾中进行浓缩。肉毒碱在附睾液中的浓度为血液中的 500 倍。有人认为肉毒碱可促进附睾精子核的进一步浓缩和顶体形成，促进精子的代谢和进一步成熟。肉毒碱在附睾中的浓度与血液中雄性激素浓度成正比，阉割后的动物的肉毒碱浓度则下降。

（3）附睾的其他分泌功能。附睾中雄性激素浓度较高，其来源于血循环和睾网液，有人认为附睾本身也可分泌雄性激素，该处的雄性激素对于精子成熟和获得受精能力是必需的。

在附睾分泌因子中，顶体稳定因子、抗黏附因子以及制动素，分别起到稳定精子顶体、防止精子相互黏着和维持精子在附睾内的静止状态的作用。附睾分泌的 γ - 谷氨酰转肽酶（γ - GT）以及肾素—血管紧张素系统，可调节附睾内液的酸碱度和水、电解质的平衡。皮质酮可维持附睾分泌蛋白的功能。精子在附睾成熟过程中，尾部变直，胆固醇/磷脂和脂肪酸/不饱和脂肪酸比值增高，大量巯基氧化成二硫键，使膜稳定性增加；二氧化碳运转能力下降，有利于保持精子在附睾尾的静止状态。

顶体稳定因子（ASF）是近年来研究的一种附睾分泌蛋白因子。ASF 是一种 26KDa 糖蛋白，Thomas 等利用免疫细胞标记技术，证明了 ASF 主要在附睾中段上皮内合成，尾及输精管只有少量上皮参加。因此，ASF 浓度在头部不能被测得，而体部、尾部和输精管中 ASF 浓度分别为 $880\mu g/mL$、$3\,363\mu g/mL$、$3\,236\mu g/mL$。尾部高浓度的 ASF 保证了精子顶体的稳定，以利于精子的贮存。

Roy N 等在山羊附睾液中发现抗黏附因子，抗黏附因子是一种单链蛋白，可抑制附睾体部高浓度精子的相互凝聚。

Hermo 和 Robaire 利用免疫细胞标记技术发现大鼠附睾起始部分可以分泌一种大分子糖蛋白，抑制精子的运动，称为"制动素"（Immobilin）。制动素的作用是在附睾尾部腔管内制造一个高浓度环境，抑制精子机械运动，以保存精子能量，延长精子寿命，从而有利于精子在附睾中贮存。

除此之外，附睾还分泌多种酶。这些酶的活性为附睾打造出一个适合精子成熟的环境。Wong 等用大鼠附睾尾上皮作单层细胞培养，测定肾素样活性和血管紧张素转换酶活性。这些分泌酶目前被认为是参与了附睾上皮的水和电解质的调节的。成年雄性大鼠附睾出现 γ - 谷氨酰转肽酶（γ - GT），γ - GT 可水解谷胱甘肽，形成 L - 谷氨酸，高谷氨基酸环境对维持附睾的酸性 pH 环境具有重要作用。

附睾的蛋白分泌功能受雄性激素调节，同时皮质酮也参与了调节过程。皮质酮不能直接诱导附睾上皮的储备细胞分化为主细胞，只有在先经睾酮作用后，皮质酮才可维持附睾组织的分泌。

近年来，研究重点放在附睾蛋白质、酶及多种分泌因子上。Rankin 等在小鼠附睾尾液研究中发现，11 种蛋白质中有 3 种蛋白质与精子结合，它们是 MEP_7、MEP_9、MEP_{10}。利用多克隆抗血清和免疫组化方法，可以显示这 3 种蛋白质的合成部位与精子组织定位。MEP_7 和 MEP_{10} 分别为大鼠蛋白 D、E 和 B、C 的同类物。因此，其功能也相似。大鼠附睾蛋白 B、C 与小鼠 MEP_{10} 都具有视黄酸结合能力，并具有高度的亚基特异性，因此，可以认为此类蛋白质在精子成熟过程中，参与了精子视黄酸的运转，促进精子成熟。

HE1 人附睾蛋白为分泌性糖蛋白，在附睾尾部积累，也大量出现在精液中。这种蛋白质的功能主要涉及胆固醇的转移，被认为是一种"去能因子"。它帮助精子在附睾中运行和储存时维持精子膜的胆固醇量，而在进入女性生殖道的获能过程中，胆固醇又从精子膜上漏出，进而被稀释并散失。

HE2 是起源于精子头部的表面抗原，是一种小分子量的糖基多肽，它的 mRNA 具有高度附睾特异性，尚未在人类其他组织中发现。推测 HE2 是一种新颖的人类表面抗原，可能与配子的融合有关。

HE4 是一种小分子量的酸性蛋白，来自人远端附睾上皮。HE4 的二级结构与精子膜上的麦芽凝集素的结构很相似，精子获能的一个重要过程就是去除精子膜上这层保护衣。精子膜上这层保护衣就是精子在附睾中运行和成熟过程中或射精时沉积上去的，因此认为 HE4 可能与精子获能和受精过程有关。

HE5 与淋巴细胞 CD52 的 cDNA 相一致，是一种小分子糖磷脂酰肌醇（GPI）。现已知大鼠 CD52 是一种成熟精子膜糖蛋白抗原，它由睾丸后生殖道上皮产生，与 GPI 结合完整地分布在管腔面上，并且通过 GPI 结合到精子膜上。这与人们已知的人附睾精子获得成熟的生理特征吻合。至今人们已知，附睾远端精子膜有一层碳水化合物结构的"糖衣"，而这类碳水化合物的许多单克隆抗体能和精子结合，并抑制受精。一些不育妇女也能分离出这种抗体。

3. 附睾中精子成熟的改变

作为雄性配子的精子是在睾丸曲细精管中产生的，并经直细精管、睾网及睾丸输出小管，进入一个由高度盘曲的管道系统组成的器官——附睾，循附睾头、体、尾运行，到达附睾后精子成熟，并暂时储存于附睾尾部。当射精时，精子进入阴道，通过宫颈、宫腔到达输卵管壶腹部，与卵子相遇并结合，最终完成受精过程。这一过程的完成需要精子具有运动能力（特别是快速向前运动的能力）、精卵识别能力以及与卵子结合能力。

睾丸中产生的精子从其形态结构和染色质角度看已基本成熟，但还不具备运动能力，还不能识别卵子并与之结合，只有进入附睾后遵循附睾头、体、尾的运行过程，进一步发生形态结构、物质代谢能力、精子膜的变化，才能在此过程中获得运动能力，并获得固着于透明带、精卵识别以及与卵子结合的能力。

总之精子必须通过附睾的头、体、尾运行，最终获得成熟，而在此期间发生的变化统称为附睾精子的成熟变化。

附睾精子成熟的概念是20世纪二三十年代Benoit（1921）和Young（1931）提出的，不过当时并没有引起很大反响，并且在随后的一段时间总是有人提出不同意见。直到60年代Bedford和Orgebin Crist（1967）根据自己的实验结论，再次明确提出附睾和附睾精子成熟的理论，这时才得到重视。之后的20年间，附睾和附睾精子的研究得到很快的发展。1992年在香港召开的第一次关于附睾研究的国际会议"Epididymis and male fertility"和1998年在澳大利亚召开的第二次附睾研究的国际会议"The epididymis cellcular and molecular aspects"集中展示了附睾和附睾精子成熟研究的新进展，同时也把人们对附睾的认识推向深入。包括人类在内的绝大多数哺乳动物都处在一个自然的生殖过程中，都是在自然生理情况下进行生殖活动的，精子必须在附睾中达到结构和功能上的成熟，必须获得运动、精卵识别和结合能力。因此当前应进一步加强附睾与精子的成熟研究，以取得突破性进展。

精子成熟过程中总的变化有：

（1）活动率是活精子最明显的特征。

活精子必须通过宫颈黏液，并穿过卵丘和透明带。几项研究表明，不论是在IUI还是IVF，只有运动速度大于$25\mu m/s$的精子才与受精率相关。在近10年里，已经证实了精子是在通过附睾时获得其运动能力的。从前列腺肿瘤病人的附睾的不同区域分别取出精子，从附睾头部获得的精子基本上没有活动，近体部的精子平均直线速度为$15\mu m/s$，而取自附睾尾部和输精管中的精子却是运动的，速度达到$50\mu m/s$。精子的活动能力是随着取样远离附睾头部的距离增加而增强的。不管患者的年龄大小，这些尾部精子运动的速度与健康志愿者射出的精子并没有什么差别。

成熟的附睾精子对cAMP磷酸二酯酶抑制剂（Phosphodiesteras）应答的结果是增加其鞭打频率。但不成熟的精子不对这种刺激作出应答，提示精子内还有第二信号系统在发育。虽然尚未在人类身上作过研究，但与成熟精子相比，猴类未成熟精子的蛋白酪氨酸磷酸化程度降低，已经证明这与它们低速度的原因类似，蛋白激酶A和C信号途径产生的刺激反应减弱。

在电镜下，精子的运动与精子尾部线粒体的结构有明显关系。在附睾中，集中于精子尾部的线粒体形成精子尾部周围的9条纵轴及横肋以增加尾部摆动的刚性，中央两条运动轴交替收缩，使精子尾部摆动。线粒体发育障碍，可致使线粒体的结构大小不一或有部分缺失，这些都可造成精子折颈、粗尾、卷尾或断尾等畸形而影响精子的正常运动。

（2）正常精子形态比率。

正常精子形态比率与IVF的成功率有显著的相关关系，许多研究提示，精子形态正常同样是生育的必需条件。

非肿胀精子头部的缩小可能是因为附睾液的高渗透压，目前尚未获得人附睾液的渗透压数据，但已知人输精管含有$342mmol/kg$的体液。头部缩小和尾部中段的残余胞浆小滴的后移、排出和卷曲的尾部变直，均与此渗透压有关。头部肿胀的细胞群仅见于附睾近端区域。不过这是一种人为的假象，因为它们并未在涂片前固定的精子上被发现。这提示存在一个成熟的过程，即精子发育有一种耐受涂片和空气干燥的应激能力。用计算机辅助精子形态分析仪（CASMA）研究非肿胀精子，提示成熟后的精子头的形态缩小。取自附睾的成熟精子具有与健康志愿者射出的精子相同的形态，提示附睾的正常功能是成熟的必需条件。

（3）顶体的形成与透明带结合能力的改变。

精子与卵子透明带（ZP）最初的结合发生在透明带表面，其暴露的ZP_3蛋白结合至顶体浆膜上。这种结合启动了顶体反应，引发了一个更紧密的次级结合状态的开始；发生顶体反应的精子结合ZP_2。ZP_2是一种由顶体素引起的透明带物质部分消化后暴露的蛋白。

目前已用原位杂交、DNA探针、免疫细胞化学及免疫印迹等技术测定了与精子—透明带结合相关的几种在人体睾丸生殖细胞或附睾中获得的附睾蛋白。睾丸产物包括FA-1、PH-20、顶体素和丝氨酸蛋白酶抑制剂。精液糖苷酶活性与透明带结合能力间的关系可能说明了这种特别的附睾分泌物的高产量能够保证在成熟过程中有足够的透明带受体包被所有精子。从正常男性精子中提取的蛋白的确能促进弱结合能力精子结合透明带的能力。

附睾单独提供参与精子—透明带识别的其他蛋白质（p34H、2C6、3B2F7、H6-3C4 抗原和 SOB3），其中之一的 C 蛋白（丝氨酸蛋白酶抑制剂）也在睾丸中产生。

这些酶集中在精子的顶体上，又称为识别酶，各个种属之间识别酶的成分和组成具有特异性，这保证了只有同种属的精子和卵子才可以发生一系列的顶体反应，完成受精过程。

（4）精子表面成分的改变。

精子表面成分十分复杂。目前较为受重视的是表面糖蛋白、磷脂、唾液酸以及植物凝集素受体等。这些成分在附睾成熟过程中变化很大，且与附睾中精子的成熟有密切关系。这些改变可能来源于精子与附睾液的相互作用，这些作用包括精子表面成分的去除、暴露以及被附睾成分所覆盖。大多数睾丸精子表面蛋白在附睾起始部分很快就被水解消失或被修饰，在附睾转输过程中精子膜表面出现新生复合物，其特点为低分子并含大量糖基侧链。这些改变对精子成熟有何意义尚待研究。

精子细胞膜脂质主要成分为磷脂、糖脂和中性脂。Rana 等研究了山羊精子膜脂质在成熟过程中的改变：总脂、磷脂和糖脂含量显著下降，而中性脂含量增加。磷脂下降有助于增加细胞膜稳定性，同时胆固醇/磷脂比率和脂肪酸/不饱和脂肪酸比率增加，使细胞膜脂质流动性降低，从而增加细胞膜刚性。

在附睾成熟过程中，精子蛋白质的巯基被氧化而含量降低，二硫链增加，这也有助于保证精子核的稳定性，防止在受精过程中染色质发生自溶。另外，二硫链的增加，也加强了连接段、外致密纤维和纤维鞘的稳定性，保护精子尾的中心轴不受外来的损伤，维持精子运动力。

（5）代谢改变。

Okamura 等首先报道了哺乳类动物精子膜上存在碳酸盐系统。在附睾运行过程中，精子碳酸盐转运活性逐渐下降。已知二氧化碳可激活腺苷酸环化酶，而 cAMP 可激活精子的前向运动。腺苷酸环化酶位于细胞膜的胞浆面，二氧化碳必须进入细胞才能激活该酶。因此，成熟精子二氧化碳转运活性下降有利于保持精子的静止状态，从而有利于成熟精子在尾部的贮存。

（6）顶体反应的改变。

获能过程通过丢失一些蛋白或类固醇而整合暴露在膜上的透明带受体，因此顶体反应发生在透明带表面。溶解的透明带或重组 ZP₃ 能诱导顶体反应，体外授精率与自发的顶体反应及有 A23187 新糖蛋白诱导的顶体反应之间存在正相关关系。

未成熟精子不能对顶体反应刺激剂作出应答的原因仍不明了，但它们与钙离子诱导的活率变化比顶体反应诱导的相关性更大。因为顶体反应被第二信号系统的胆固醇所抑制，胆固醇在人精子成熟过程中降低。因此，附睾的一种功能可能是去除精子类固醇。这可能由结合类固醇的人附睾分泌物 HE1 来实现。

（7）精卵结合与融合的能力改变。

配子膜的融合允许精子进入卵胞浆，仅能在顶体反应发生后发生。此时顶体的赤道板发生改变，卵膜与精膜在赤道板处融合，形成一个嵌合膜后，精子头、中部和尾部先后进入卵泡。精子入卵后，导致钙离子从卵泡内释放，阻止多个精子进入卵泡和透明带。

a. 附睾运转中精卵融合能力的变化。无透明带的仓鼠卵母细胞已被用作人卵母细胞的代用品，因为它的卵细胞可以被不同种属的精子包括人的精子所穿透，一般称为穿卵试验（SPA）。由于只有获能的、有顶体反应的精子才能与卵细胞融合，因此，精子经历获能和顶体反应这两个过程的发育，使结果更加复杂。故更能说明能穿卵的精子已经完全成熟。

b. 附睾参与精卵接触前的发育。附睾依赖的精子膜改变可能是融合性的赤道板顶体区域增大的原因。几种精子相关蛋白的出现与精卵接触有关，这些蛋白可能来自睾丸或附睾，与 PH－30（受精素）相当的人蛋白被认为是一种非功能蛋白，因为 α－亚单位是一种假基因。但睾丸中存在的 FA－2 抗原可认为是它作用的结果。纤维连接蛋白和 CD59 产生于睾丸和附睾，而针对它们的抗体，阻止了经历顶体反应的精子与卵细胞的结合，而只针对附睾的蛋白抗体也阻止或减弱了对卵细胞的识别（SOB1、SOB2、CD52、gp20、ZGS－1、H6－3C4）。

睾丸丝氨酸蛋白酶抑制剂和附睾 2C6 抗原参与卵细胞作用，并和透明带结合，所有这些蛋白分布在精子赤道板的顶体后区和颈部区域，尽管还没有直接证据说明 HF2 和 ARP 可能参与精卵融合，因为它们位于赤道板的区域，并且它们跟参与精卵融合的一种噬齿动物蛋白相似（AEG），不过这些蛋白适应了获能和顶体反应的变化。例如在顶体前端也发现了用高浓度盐洗脱下来的精子包被蛋白，针对这种蛋白的抗体能阻止精卵融合的作用，这些也被称为识别酶和核溶解酶。人类卵子排出时仍然是双倍体，当穿卵后由精子顶体的核溶解酶诱发卵子产生减数分裂时，一半与精子融合成胚卵，另一半被排出细胞外，称为第二极体。

（8）染色质在附睾中的浓缩与在卵泡中的疏松。

睾丸中与减数分裂前生殖细胞相关的组蛋白被过渡蛋白置换后，再被鱼精蛋白所置换。后者带有较多的电荷并富含巯基，这些巯基可使基因和染色体排列更加紧密，可以在精子通过男性和女性生殖道及穿卵过程时起到保护作用，使基因不至于丢失。若在男性体内这种置换尚未完成，所射出的精子中就仍存在组蛋白。由于组蛋白可被苯胺兰染色，所以这种染色细胞的百分率就可以反映出精子中染色质的异常程度。组蛋白在形态异常的精子中比例很高，并与 IVF 成功率呈负相关。丫啶橙是一种能与核酸碱基作用的荧光染料，故丫啶橙染色程度也可以被认为是生育的标志。

a. 附睾运转中染色质浓缩的变化。取自附睾远端的精子中，苯胺兰染色精子的百分率下降，说明巯基氧化后使组蛋白被置换，导致染料着色减弱。丫啶橙细胞染色程度也同样下降，表明成熟过程中构象的变化降低了染色质的染色。在附睾头部精子中已证实有20%的精子有成熟的核，而在尾部上升至80%。

b. 附睾参与染色质的浓缩的发育。附睾中控制染色质的浓缩的因素包括时间依赖、独立于附睾物质的氧化（在体外储存中已显示出）及限制体内氧化程度的未暴露酶的还原活性。这也与二硫键有关，能使二硫键稳定，以限制全部巯基氧化。

（9）融合反应后与在附睾转运中的关系。

进入卵细胞后，精子启动至少 3 个供应非遗传物质的非参与生殖过程，但它们是受精所必需的。包括：①精子组分（精子相关的卵细胞活化因子 SOAF），它是启动后续的卵子中钙离子波动所必需的，钙离子增加可以阻止多精子进入卵细胞。它诱导卵细胞皮质腺酶释放，以产生透明带蛋白的修饰，使透明带固化，不再结合精子。融合皮质腺酶产生的卵细胞的自发变化阻止卵子周围的其他精子再与卵子融合。②减数分裂活化因子的传递（可能是类固醇）克服了卵子的有丝分裂抑制因子，并允许第二极体的排出，形成雌性原核。③精子中心粒细胞架结构的组织是两个新核形成的新个体第一次有丝分裂形成纺锤体所必需的。

在附睾远端手术获得的精子在体内有较高的存活率，也反映了精子在女性生殖道内有更好的生存能力。辅助生育技术提供的大量证据表明，虽然近附睾与睾丸内未成熟精子接近或进入卵细胞时都能使卵细胞受精，但与发生受精的机会及受精卵发育至妊娠时随着精子通过附睾的路径呈正相关。这就是说，取自附睾远端的精子其受孕率会更高，也就是说，配子反应的前后的事件仍受附睾的影响，但目前我们对这些过程的了解仍然甚少。

概括起来，精子在附睾中的变化有三种：

① 精子核进一步紧密浓缩。这有助于精子在长距离运转过程中，染色体的基因不至于丢失。在浓缩过程中，残余胞浆在颈部形成胞浆小滴，然后排出胞外。

② 顶体形成。精子细胞中的高尔基体在形成精子时集中在头部顶端，在附睾中始形成顶体素，覆盖在精子顶部，形成顶体。顶体素包括十几种蛋白酶，大体可分为三个系统。

a. 水解酶。当精子接近卵泡时，这些酶可以驱散卵子周围的滤泡细胞而暴露出透明带。

b. 识别酶。当精子贴近透明带时，识别酶与卵子透明带上受体结合，若是相同种属，则透明带松开，精子头进入透明带，若不是相同种属，则精子不能进入透明带。精子头部进入透明带后，识别酶也同时激活钙离子的通透性，使透明带固化，阻止其他精子再穿透透明带。

c. 核融合酶。当精子进入透明带后，这些酶使精子核从浓缩状态松解开来，同时诱导卵子开始减数分裂成两个单倍体，其中一个与精子结合形成胚卵，另一个作为第二极体，被排出细胞外，而胚卵开始分裂，这时才完成了整个受精过程。

③尾器的形成。当精子细胞分化成精子时，胞浆内的着丝体集中在核的另一侧。在附睾的环境中，着丝体在尾部周围形成 9 条直肋，各肋之间还有横肋相连，这样可以增加尾的刚性，中央还有两条运动

轴，当这两条运动轴交替收缩时，尾部就可以像船橹一样摆动，推动精子前进。

　　4. 附睾功能异常导致精子功能异常

　　附睾功能异常可致精子畸形增加：重吸收功能障碍可使颈部粗大，胞浆小滴没有完全排出，引起大头精子等畸形；顶体形成障碍可出现小顶体、无顶体精子或尖头精子；尾器发育障碍可见各种尾部畸形精子，如卷尾、断尾、折尾、粗细不一等。除了这些可见的畸形外，还有一些不能用肉眼发现的障碍。Cooper 和 Yeung 列举了若干因精子功能异常引起的不育病症。它们包括下列紊乱：活动精子丧失穿透透明带和降低对 ATP 及 cAMP 应答的能力；体外授精及异常精子体内穿透宫颈黏液时遇到水合动力学阻力；精子不能与透明带结合；精子不能发生顶体反应或已发生顶体反应的精子不能插入透明带或穿透透明带，或非功能的非生殖孕酮受体不能诱导顶体反应；精子不能与卵子融合；染色质只浓缩有限的程度；不能活化卵母细胞或不能组织孕卵有丝分裂形成纺锤体。

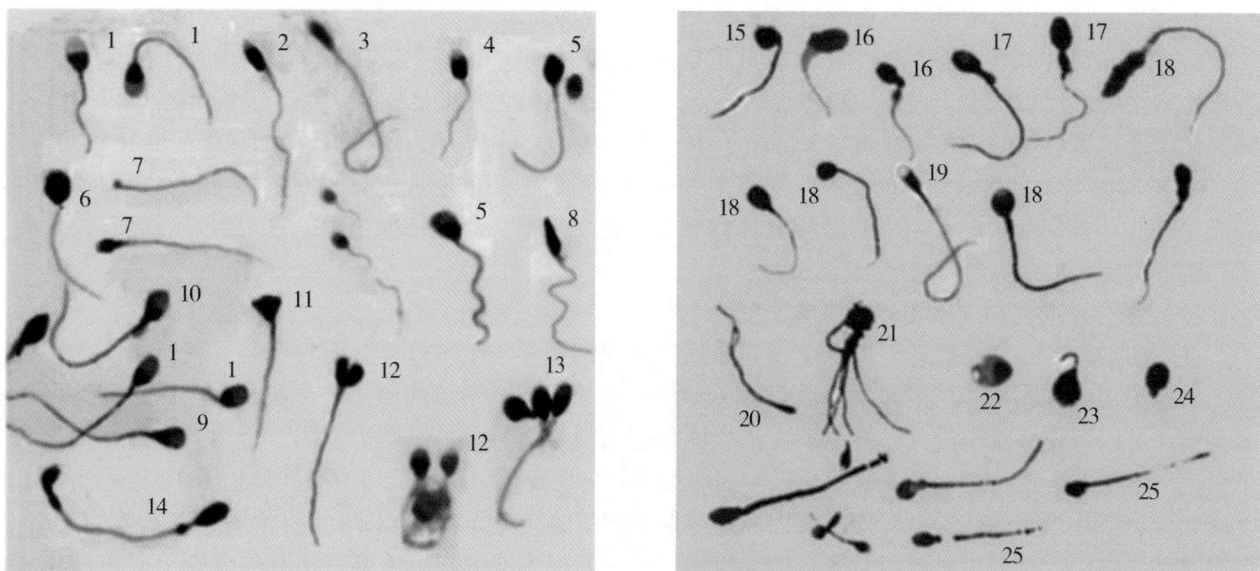

1.正常精子；	2.小顶体尖头精子；	3.长头精子；
4.小顶体精子；	5.不均称头精子；	6.圆头无顶体精子；
7.小头精子；	8.无顶体尖头精子；	9.梨形头精子；
10.带胞浆小滴精子；	11.不整形头精子；	12.双头精子；
13.三头精子；	14.联体精子；	

15.折颈圆头精子；	16.粗颈精子；	17.带胞浆小滴精子；
18.折尾精子；	19.卷尾精子；	20.双尾精子；
21.多尾精子；	22.无尾精子；	23.短尾精子；
24.精尾精子；	25.尾轴中断精子	

图 1 - 20　精子形态

　　上述精子功能异常可能起因于睾丸紊乱或附睾功能障碍而导致。大多数情况下，干扰的原因仍是不清楚的。在丧失卵子活化的例子中，缺失 SOAF 很可能是反映睾丸而不是附睾功能障碍。在人射出精子中观察到异常精子头的病例中，通常不是未成熟的附睾精子的形态特征，这再次提示了睾丸水平上的畸形。

　　另一方面，Blaquier 等首先证明了不育可能与附睾精子包被蛋白的异常定位有关。根据对病人的检查，该蛋白位于顶体后，而不是像正常生育男性的精子，定位于顶体区域。显然，附睾没有丧失分泌该蛋白的功能，但是它插错了位置。尚未查明它是否反映了受干扰的精子膜的组成，或产生了异常附睾蛋白。其他不育原因与精子不能接触透明带及亚正常的精子 P34H 量有关，预示附睾分泌物下降。

　　受精过程是精卵相互作用最终形成受精卵的复杂过程，包括对透明带的黏附、识别和穿透及精卵融合等。研究表明，精子受精能力是在附睾中运行和储存过程中获得和发育的，附睾是精子成熟的核心。

　　许多学者采用附睾结扎的方法，使精子停留在附睾中段，精子能够存活，但没有受精能力。他们对兔、猴、猪、羊、小鼠、大鼠、田鼠等都进行了研究，发现人也是如此，大部分精子是在进入附睾体尾时才获得受精能力的。

为了使卵子受精，精子必须具有运动能力，从而能够在女性生殖道内运行。在女性生殖道中，精子再进行获能、识别、黏附、穿透透明带、精卵融合而形成受精卵。受精的过程是一系列十分复杂的过程，因此，附睾精子的受精能力发育也绝不会是单一的变化。

精子受精能力的获得和发育首先表现在精子对卵丘细胞的穿越作用。长期以来人们忽视了精子对卵丘的细胞层的作用。近年来研究发现，精子膜表面的蛋白 PH-20 具有透明质酸酶的活性，可使卵丘细胞很快散开。如果蛋白 PH-20 被透明质酸酶抑制剂和抗氨基端活性部位的抗体封闭，精子就无法穿过卵丘细胞层。虽然蛋白 PH-20 是在精子发生过程中形成的，并分布于精子头部，但在附睾精子成熟过程中，蛋白 PH-20 的定位发生了变化，主要定位于精子头后部质膜和顶体内膜，后一部位蛋白 PH-20 的量是前者的两倍。蛋白 PH-20 在精子膜的重新分布和浓度变化在受精起始阶段有着十分重要的作用。

穿越卵丘细胞后所发生的精子对透明带的黏附和识别也很重要。这种黏附和识别主要是精子表面的糖基和透明带的糖基结合蛋白 ZP_3 之间的结合。研究表明，精子对透明带的黏附和识别能力是在附睾中发育的。有人将小鼠和羊的附睾头部精子与同种卵细胞同时孵育，发现精子均不能固定于透明带上，而附睾尾部的精子却能很好地固定于透明带。这可能与附睾头部上皮细胞分泌的酸性糖蛋白有关，将这种蛋白与未成熟的精子一起孵育能增强精子固定于透明带的能力。

精子膜融合蛋白或致育素（Fertilin）在精子膜蛋白与卵细胞膜的融合中起到关键作用。致育素主要位于精子头部质膜或赤道板区，它由 α-亚单位和 β-亚单位构成。α-亚单位在睾丸精子发生过程中被酶切，而 β-亚单位是在附睾运行时成熟的。荧光标记的重组 β-亚单位正好与卵细胞表面的精子结合位点发生作用，体现为整联蛋白配体区顶端的 TDE 三肽结构与卵细胞表面的 α6β1 型整联蛋白结合。一旦去除整联蛋白的配体区，β-亚单位的结合蛋白能力则丢失；另外，发现去除 β-亚单位的第 14 外显子区，子代精子在体外黏附和融合卵细胞的能力明显下降。

（四）附睾和附睾精子成熟的调控

附睾上皮的分泌物直接参与形成附睾管腔内精子成熟所需的微环境。附睾基因对附睾功能和附睾精子成熟起到重要的调控作用。附睾基因的表达是一个高度程序化的过程，因而形成了一个不断变化的管腔微环境。精子在这个微环境中也发生了一系列程序性的变化，逐步成熟并获得了运动能力和受精能力。要弄清楚附睾特异性基因表达和附睾精子成熟之间的关系，目前还需要大量艰苦的工作。

1. 附睾特异性基因研究的总体概况

对附睾特异性基因的研究是近十年的事，主要在德国和美国进行。目前国外研究表明，在附睾中表达并已被克隆的附睾特异性基因不超过 15 种。近年中国科学院上海生化所张永莲和刘强等在猴子身上获得了 11 个未知附睾特异性基因并进行了克隆，对附睾区域分布和雄激素调控进行了研究，发现其中 4 个是与人同源的。

2. 附睾基因表达的特点

附睾基因表达有许多特点，主要表现为：

（1）基因呈高度附睾特异性。主要基因表达在附睾，其他组织不表达或表达很低，如 SC-342、HE2、HE6、GPS5、B/C、EAP1、ESP132、CES、CE9、CE10 等。这种附睾特异性基因揭示它们在附睾功能中起重要作用。

（2）基因表达呈现高度的区域性。有的基因仅在附睾头部表达，而附睾头部已被证明是蛋白合成和分泌最活跃的区域。虽然附睾精子成熟如运动能力和受精能力的发育主要表现在附睾体部，但从调节角度看，附睾头部则起到更重要的作用；也有些基因表达在附睾体部和尾部，而另一些附睾特异性基因则表达于附睾头—体—尾全长，这和附睾精子成熟变化是相一致的，正如前述的附睾精子成熟变化或可起始于头部、体部、尾部或整个附睾，也再次说明附睾特异性基因在附睾中具有重要的调节作用。

（3）基因表达呈现细胞的特异性。许多蛋白及 mRNA 在附睾同一区域表现出交叉排列的表达特征，在有些主细胞上有强烈的表达，而在相邻的主细胞则表达量很低。这就反映了这些上皮细胞尽管形态相似，但可能履行了不同功能或处于不同的功能状态。

（4）附睾基因表达的调控。

雄性激素调控。正常附睾功能依赖雄性激素的调控，但也存在差异，有的仅受雄性激素调控，有的除受雄性激素调控外，还可能受附睾因子的调控。需要指出，有的附睾基因表达可能并不受雄性激素调控，而很大程度上受睾丸因子的调控，如在附睾起始段表达的 CRES 和脑啡肽原基因，在阉割后其水平迅速下降直至测不到，即使使用外源雄性激素后，其仍保持在极低水平。

附睾分泌因子中，顶体稳定因子、抗黏附因子以及制动素分别起到稳定精子顶体、防止精子相互黏着和维持精子在附睾内的静止状态的作用。附睾分泌的 r – GT 以及其所具有的肾素—血管紧张素系统，能够调节附睾内液的酸碱度和水、电解质的平衡。

皮质酮可维持附睾分泌蛋白的功能。精子在附睾成熟过程中，尾部变直，胆固醇/磷脂和脂肪酸/不饱和脂肪酸比值增高，大量巯基氧化成二硫键，使膜稳定性增加，且二氧化碳运转能力下降，有利于保持精子在附睾尾的静止状态。

总之，附睾在生殖功能上具有重要的作用，但目前对附睾的了解仅仅只是个开始，仍有许多问题需要深入探索。

三、精索

精索由提睾肌、输精管、精索内外动脉、输精管动脉、精索蔓状静脉丛、精索神经以及覆盖上述组织的筋膜组成。它起自腹股沟内环，向内下斜行，经腹股沟管和外环进入阴囊，终止于睾丸后缘。睾丸和附睾的血液供应主要来自精索内动脉。精索内动脉直接来自腹主动脉，位于肾动脉下方，随精索下降至阴囊，由阴囊纵隔进入睾丸，供应血液给睾丸头部及附睾。精索外动脉来自腹壁下动脉，主要为提睾肌及其筋膜提供营养。输精管动脉是膀胱下动脉的分支，紧贴输精管，为输精管、附睾尾部和体部以及睾丸下部的主要血管提供营养。三组动脉互相吻合，在吻合点远端都成为终末动脉。

睾丸和附睾的动脉血液供应具有一定的特点。动脉管壁薄而管腔大，进入睾丸的动脉压较高，阴囊的蔓状静脉丛缠绕在动脉周围，因此动脉的搏动可间接推动蔓状静脉丛的血流，同时精索动脉与蔓状静脉丛的血液温度亦可进行交换，以致动脉血流温度下降，有利于睾丸的生精作用。因此损伤精索引起的血肿或感染引起的炎症，都会破坏睾丸血液供应的稳定性，从而影响睾丸和附睾的功能。

精索蔓状静脉丛左侧回流至肾静脉，并与肾静脉成直角，而右侧则回流至下腔静脉，故左侧精索静脉较右侧易发生静脉曲张。静脉曲张使血液回流滞缓，使精索动脉血液供应稳定性受影响，因而导致生精功能障碍。同样，精索的淋巴管直接通向髂淋巴结及腰淋巴结，浅层引流筋膜表面，深层引流附睾和睾丸体，这些淋巴管的阻塞也可以引起睾丸和附睾功能减退。

四、输精管

输精管是附睾的延续，起自附睾尾部，止于射精管，全长约40cm，输精管可分三段：

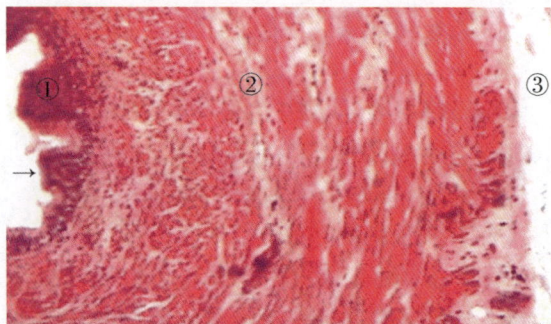

低倍：管腔不规则，黏膜①形成皱襞突入腔肉，上皮（→）为假复层柱状上皮；肌层②为内纵、中环、外纵3层平滑肌组成；外膜③为结缔组织。

图 1 – 21　输精管 Ductus deferens（精索横切面）

（1）睾丸段。此段靠近睾丸后缘，最短，为输精管的起始部，被精索静脉丛所包绕。

（2）精索段。输精管进入精索后，上行经腹股沟管至腹股沟内口，此段位于精索内侧，位置最表浅，最易被触及。

（3）盆腔段。起自腹股沟内口，沿骨盆外侧壁向下，再向后跨越输尿管末端的上方直至膀胱底部，然后呈梭形膨大，称为输精管壶腹部，以后逐渐变细，在前列腺上缘与精囊管汇合而成为射精管，此段最长。

输精管是具有丰富的内、外纵肌层和中间的环状肌层的管状结构，当性兴奋或高潮时，输精管平滑肌的节律性收缩与扩张对附睾起着吸吮作用，促使附睾中精子排出。

五、射精管

射精管是由输精管末端与精囊排出管汇合而成的一对细管，为输精管道最短的一段，长约 2cm。从前列腺底部穿入，行走在前列腺峡部与后叶之间、前列腺小囊的两侧，管径由上而下逐渐变细，末端开口于尿道前列腺部的精阜上。射精管与输精管一样，是男性精子的输送管道，二者配合完成最后的射精动作。

六、附属腺体

男性生殖系统的附属腺体也称副性腺，附属腺体包括精囊腺、前列腺及尿道球腺。附属腺体的分泌物，平时并不与精子接触，只在排精时与富含精子的附睾液依次排出，在体外才混合成精液。附属腺体分泌物是为精子排出后能在女性阴道中存活而保驾护航的。这种在男性中产生，而主要在女性生殖道中发挥作用的分泌方式称为"跨越分泌"（transscretion），即某一个机体产生的分泌物在原机体中并不发生作用，而在另一个不同的机体内才启动了生理学活动。

（一）精囊腺

精囊腺是由胚胎时的中肾管发育而成的。它长 4～5cm，宽 1.5～2cm，呈前后扁平的梭锥形囊体，左右各一，位于膀胱底部后方，腺管盘曲，并有不规则的陷窝。管的近端变细，汇入输精管，形成射精管。精囊腺的内壁含有大量复管泡状腺体，腺腔大。精囊细胞成群分布于精囊腺腔周围，分泌旺盛时，分泌物排入腺腔内。射精时，聚集在腺腔中的分泌物借助腺体平滑肌和盆底肌的收缩，通过射精管排出体外。

精囊腺的分泌物是一种碱性淡黄色黏液，含有丰富的结构蛋白、果糖（315mg/100mL）、钾离子、维生素 C、无机磷和枸橼酸钠等。结构蛋白呈凝胶状，排出时包裹着整个精液的其他成分，使精子不直接接触阴道的酸性环境，避免被杀伤，为精子争取复苏的时间。果糖为精子提供运动的能源，枸橼酸钠与前列腺分泌的枸橼酸构成精液的主要缓冲系统，保证精液排到阴道后有一个稳定的 pH 微环境。另外，精囊腺还分泌一些"抑制因子"，如蛋白酶抑制剂，覆盖在精子头部，可以稳定精子膜的通透性和防止精子顶体酶被过早激活。

精囊分泌物占射精总量的 60% 左右，一次射精约排出总分泌量的一半。因受染于黄素蛋白，分泌物略带黄色，因精子含量不同而呈现不同的染色密度。精囊分泌物 pH 值 7.6～8.0，呈胶状，其他蛋白含量约为 26mg/mL，为血清蛋白值的 50%。精囊分泌物包含离子、低分子量物质、肽以及蛋白质。

分析精浆相互作用的生理学影响时，必须考虑前列腺和精囊分泌物与精子间的相互作用，以及精浆对雌性生殖道的影响。精囊的分泌物在男性生殖道内并不与精子接触，而是排精后在女性阴道中才与精子混合，对精子在女性生殖道中的复苏、运动和保护起到重要作用，而某些蛋白如前列腺素还可诱导子宫

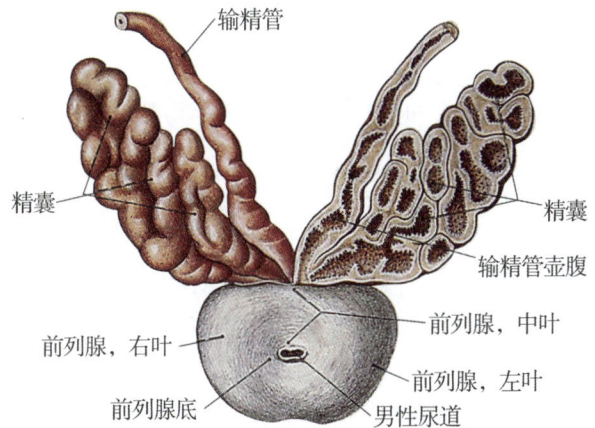

在膀胱下部切断尿道显露前列腺；左侧输精管和精囊被纵行切开；侧面观

图 1-22 输精管、精囊和前列腺

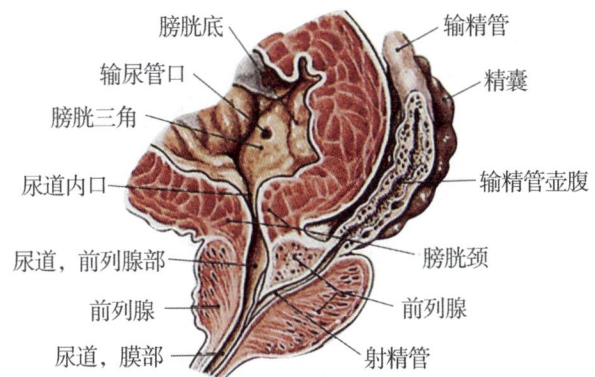

斜切面显示左侧射精管开口于尿道；厚的肌层表示膀胱处于空虚状态；侧面观（右侧）

图 1-23 膀胱、前列腺、输精管和精囊

和输卵管的节律性收缩，促进精子的移动。

1. 精囊腺的其他主要分泌物

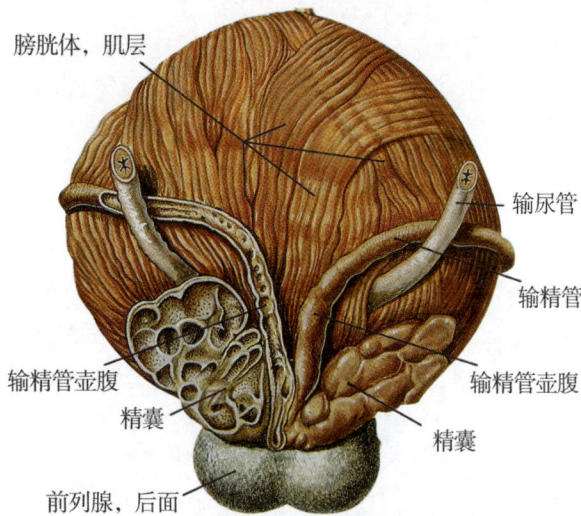

膀胱体，肌层
输尿管
输精管
输精管壶腹
输精管壶腹
精囊
精囊
前列腺，后面

图 1 - 24 膀胱体、输精管和精囊

（1）离子。精浆中钾含量为 $27.2 \pm 5.3 \text{mM}$；钠为 $118 \pm 65 \text{mM}$，钾：钠约为 1：25，以保障足够的精子活动力。钾离子含量增高，可增加精子膜上电荷，提高精子运动性。精囊腺中的钠离子以枸橼酸钠的形式排出，并与前列腺的枸橼酸构成一组缓冲液，以保证精子排出后在阴道局部有稳定酸碱度的微环境，有利于精子在阴道中的复苏和运动。

（2）低分子物质。

①氨基酸。射精后游离氨基酸含量明显增加，氨基酸是精子能量代谢的金属离子或可氧化基质的配基，并有助于提高精浆缓冲能力。游离氨基酸似乎来自前列腺蛋白酶对精囊分泌蛋白的降解。

②前列腺素。人精浆是前列腺素含量最高的体液。精浆中有 20 种不同的前列腺素衍生物。前列腺素在精子运动时的调节作用尚有争议，其浓度与精子活动力之间未见直接相关，可能精子运动力依赖不同的前列腺素间的最适浓度比。一般认为前列腺素的作用主要是引起子宫和输卵管的节律性收缩，促使精子前向运动。

③果糖/葡萄糖比值。果糖是精浆中重要的还原糖。有 3 种理论解释果糖的生物合成：第一，糖原直接分解；第二，由己糖激酶和 ATP 形成葡萄糖的直接磷酸化，异构成果糖 - 6 - 磷酸，并水解成游离果糖；第三，通过醛糖还原酶在 NADPH 作用下使葡萄糖还原为山梨糖醇，在 NAD 作用下山梨糖醇被山梨糖脱氢酶氧化成游离果糖。在新鲜精液中查不到葡萄糖，它仅在液化后 45 分钟时增高，终值不变。精囊中有两种蛋白担负着与果糖结合并参与精液的凝固和液化过程的任务。在该过程中由前列腺分泌物促进果糖转化为葡萄糖，参与精子的能量供应。

④磷脂。Montagnon 等报道精浆中磷脂为精囊分泌，具有膜稳定作用，被视为一种除能因子和获能蛋白的拮抗物。精浆中的磷脂以磷脂酰丝氨酸和鞘氨酸为主，精子中以磷脂酰胆碱和磷脂酰乙醇胺为主。

⑤肽。精浆中若干小肽大多数来自附睾或精囊。

a. 谷胱甘肽：具有保护精子不被多胺杀精子剂中间物降解的作用。Polak 等认为 L - 抗坏血酸与谷胱甘肽及精胺间存在一种复杂的相关性，对精液的液化也有影响。

b. β - 内啡肽：来自其前体分子阿黑皮素原（POMC），在人精液中浓度较高。精囊和前列腺均参与内啡肽生成，由于精子中有 β - 内啡肽受体，主要参与精子运动。

⑥蛋白质。已知精囊蛋白有运输蛋白、血浆蛋白类似物、结构蛋白、精子调节蛋白、免疫调节蛋白、酶和酶的抑制物。

a. 运输蛋白和血浆蛋白类似物。包括：第一，转铁蛋白。精液中的转铁蛋白主要来自支持细胞，而精囊的转铁蛋白与血浆的转铁蛋白密切相关。第二，乳铁蛋白。来源于精囊与前列腺，最初称为"精子包被性抗原"。乳铁蛋白是一种抑菌剂和免疫调节因子，与受孕前后子宫内膜抗精子的免疫耐受性有关。因此，吞噬精子导致精子封隔可能是乳铁蛋白所诱导的。第三，胎盘蛋白。精浆中存在的胎盘蛋白有 pp5、pp14 和 PAPP - A，其作用尚不清楚。

b. 结构蛋白。主要来自精囊的精液凝固蛋白（Semenogelin）和纤维连接蛋白，在精液凝固和液化过程中发挥重要作用。刚排出的精液呈凝胶状，凝胶状的分泌物是由若干二硫键形成的一种高分子复合物，液化时被降解为许多亚单位。

c. 精子调节蛋白。精子调节蛋白包括精子包被抗原（SCA）、精子结合蛋白（SBP）、免疫活动抑制物（SPIM）、顶体蛋白酶抑制物（DF）等，这些物质可抑制去膜精子的活动力。

d. 酶。已知精囊中含有多种不同的碳水化合物酶（CA）、核苷酸酶和酶抑制剂。目前已发现的精囊蛋白质中，只有少数经研究具有临床意义，如 Semenogelin 是精液凝固和液化的重要结构蛋白，其片断也许具有调节运动力的功能。

2. 精囊还具有重吸收作用

Math 等对苍鼠精囊吸收活动进行了实验研究，证明了射精管上皮对反流的前列腺分泌物具有重吸收作用。精囊上皮还可吸收其他蛋白质酶如辣根过氧化酶等。

正常雄性生殖道内对精子的吞噬主要发生在支持细胞和睾网内的吞噬细胞中，它以清除精子碎片和死亡的精子或凋亡生精细胞为主，但在附睾或输精管阻塞后附睾内吞噬活动增强。Riva 等在扫描电镜下发现人精囊壶腹及射精管内也会发生吞噬精子现象，精囊中的吞噬作用是由腺细胞进行的，被吞噬的精子是已退变或未射出的精子。目前认为壶腹、精囊、射精管上皮内的脂褐素源于降解精子或分泌物的残质。精囊吞噬精子为一种生理性的代偿过程。

3. 精囊腺的分泌受到雄性激素的影响和调节

血清睾酮水平降低时，精囊腺的分泌功能下降，在睾丸被阉割后，精囊腺上皮萎缩，腺体分泌也停止。

（二）前列腺

前列腺是男性最大的附属性腺，大如栗子（直径 3.8cm，重 20g），整个包绕着膀胱颈内口以下的尿道。前列腺含有 30～50 条分枝状管泡腺或囊状腺，有 16～32 条导管。管腔和导管平常都扩大，充满分泌物。成人的前列腺呈持续活动状态，每天分泌 0.5～2mL 液体，这些腺液由导管输送，经精阜左右两侧开口直接排入尿道。两条射精管也位于前列腺的中叶和侧叶之间，当它们彼此靠近时，直径变小并开口于前列腺尿道底部。

整个前列腺被平滑肌被膜所包绕。

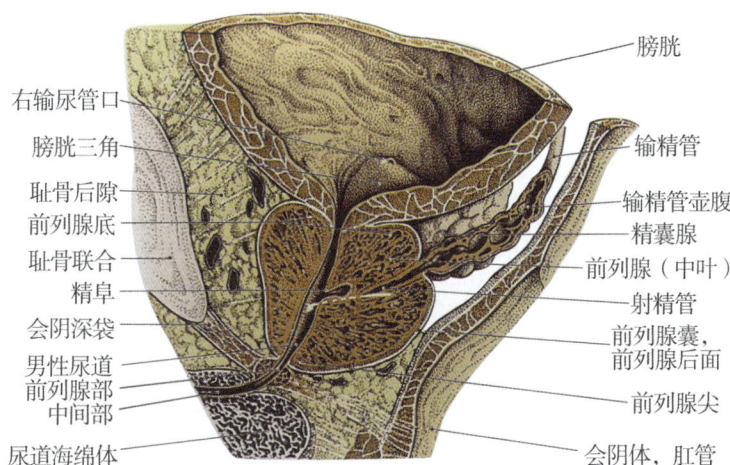

图 1-25　前列腺结构示意图

这些被膜又连接到直肠前列腺筋膜及提肛筋膜上，同时，前列腺也穿过尿道，并由前列腺尿道横纹肌与尿道膜部括约肌连接将其固定。射精时，这些肌群也参与了前列腺液的排泄。

前列腺分泌物是均匀、稀薄的乳状液，它约占精液的 30%。正常时它呈微碱性（pH 值为 7.0）。前列腺液中蛋白质甚少（<1%），而含大量的酶类、胆碱、磷脂和胆固醇。盐类离子中镁、锌、钙及钠含量较高。阴离子主要是枸橼酸。

目前对前列腺的许多主要成分及其功能作用还不能十分明确，但可以肯定的功能有：

（1）前列腺分泌的枸橼酸与精囊分泌的枸橼酸钠组成 pH 缓冲系统，借以

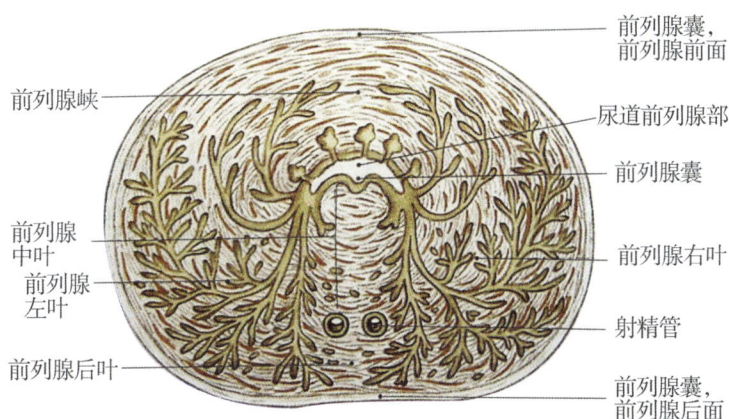

图 1-26　盆腔矢状切面（提示前列腺、精囊腺及尿道关系）

保持精液在阴道中有一个短暂稳定的局部 pH 环境。一般只能维持 30 分钟左右，这样可以保证精子有足够的复苏和离开阴道的时间。

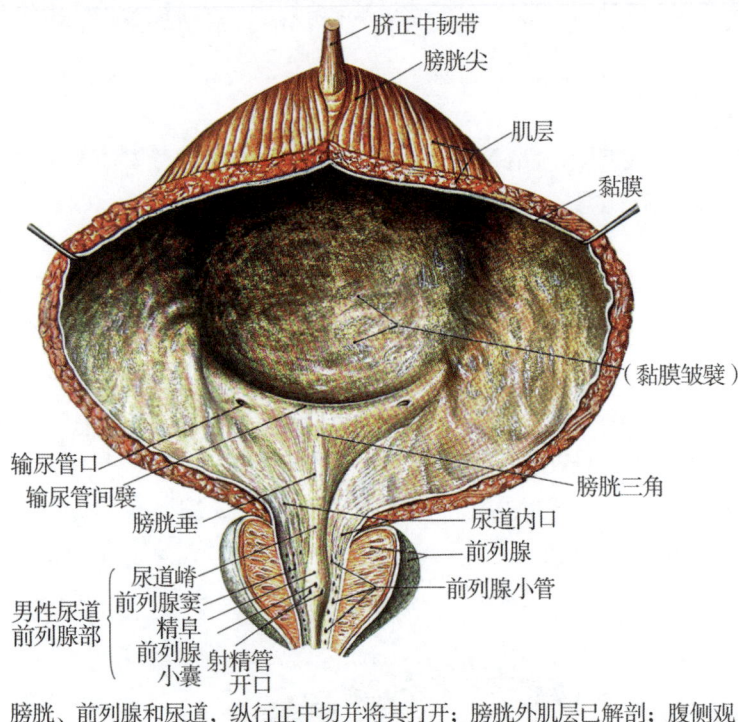

膀胱、前列腺和尿道，纵行正中切并将其打开；膀胱外肌层已解剖；腹侧观

图1-27 膀胱、前列腺和尿道

（2）前列腺分泌的酶主要包括液化凝胶状精液的水解酶系列、抑制免疫物质以及抑制顶体活动的物质。液化精液使复苏的精子解除束缚，从而使精子运动时的流体力学改善而提高活动力；免疫抑制物可抑制男性和女性生殖道中的免疫细胞、补体和抗体对精子的攻击；抑制顶体活动的物质覆盖精子头部，能抑制精子顶体酶被过早激化。

（3）前列腺液中的胆碱和磷脂是为精子提供能量的重要物质。

（4）前列腺液的盐类中的钠、钙与精液的渗透压有关，而且钙还参与液化过程，锌、镁是体内金属酶的主要成分，与精子的运动和免疫有关。

（5）近年来对前列腺的研究颇活跃，发现前列腺除了外分泌功能外还有内分泌功能。

人的前列腺上皮内的神经内分泌细胞是嵌在前列腺上皮内的树突状细胞，具有上皮细胞和神经细胞双重性质。它分布在整个腺体内，但主导管内较多。神经内分泌细胞可能是开放性的，有狭长的顶突伸到管腔面；也可能是关闭性的，顶端不与管腔接触。两种细胞都有突起，伸向上皮细胞下面或细胞之间。这些细胞具有异质性，它们含有不同内容的分泌颗粒。它们的分泌物有：嗜铬粒蛋白（Chromogranin A，CgA）、5-羟色胺（5-HT）、类促甲状腺激素（TSH），有的细胞还含有降钙素（Caldtonin，CT）、降钙素基因相关肽、类蛙皮素、生长抑素与甲状旁腺相关肽等。这些神经内分泌细胞的功能尚不清楚，从形态学的角度来看，开放型细胞顶端有微绒毛，与管腔内容物接触，接受其刺激，刺激信号从树突传播，以旁分泌的方式，调节附近上皮细胞的分泌。开放型细胞可能还具有外分泌的作用，将分泌物排到管腔。精浆中已发现有高浓度的CT、蛙皮素和甲状旁腺相关肽，这些物质与精浆钙相关，可能用于调节精浆钙浓度。

神经内分泌细胞与良性前列腺增生症（BHP）和前列腺癌（PCa）有一定关系。在BHP中5-HT与CT性神经内分泌细胞明显减少，而在PCa中神经内分泌细胞比例较高，大量神经内分泌细胞的出现说明预后不佳。因此测定血清或组织内的神经内分泌细胞的标识物可能对PCa的诊断和治疗有益。

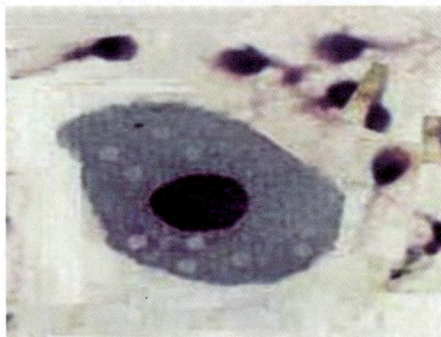

图1-28 前列腺细胞

前列腺特异性抗原（Prostate Specific Antigen，PSA）为前列腺上皮分泌的一种糖蛋白，分子量为3.5KD，含240个氨基酸残基，存在于前列腺腺泡、导管、精液和血清中。PSA是一种丝氨酸蛋白酶，同人类的缓激肽释放酶非常相似。PSA有较高的特异性，只存在于正常前列腺、前列腺增生及前列腺癌的组织中。目前认为PSA是敏感性较高的前列腺肿瘤标识。赵长林等用酶免疫法（EIA）对健康男性成人及前列腺炎、前列腺增生、前列腺癌患者进行血清PSA检测，结果发现患前列腺癌时，PSA显著增高，但血清内的PSA浓度也受到其他一些因素的影响。第一，前列腺体积。血清内的PSA浓度与前列腺体积呈正相关。第二，年龄。目前研究表明，血清PSA值随年龄增大而逐渐增高。Joseph等研究分析了年龄和血清之间的关系，年龄小于60岁者仅10.7%的人血清PSA值高于4ng/mL，大于66岁者这一比例为34.3%。总之，在前列腺的功能方面目前尚有许多问题有待进一步研究。

表1-1　男性主要附属性腺产生的精浆的主要成分

	精囊腺分泌物	前列腺分泌物
占精液体积	60%左右	30%左右
主要成分	果糖、抗坏血酸、乳铁蛋白、无机磷、肌醇、山梨醇、蛋白质、尿酸、磷酰胆碱、前列腺素、蛋白酶抑制剂、钾、枸橼酸盐	胆碱、脑磷脂、胆固醇、白蛋白、磷脂、精浆素、精胺、精脒、肌醇、酸性磷酸酶、淀粉酶、蛋白水解酶、纤维蛋白溶解酶、糜蛋白酶、葡萄糖醛酶、枸橼酸、镁、锌、钙、钠

（三）球尿道腺

球尿道腺是阴茎尿道球背侧的一对黄褐色腺体，位于尿道膜部，离舟状窝很近。它们被包绕在尿道生殖膈肌内，这些腺体为分支的单层管泡状腺体。腺液为透明无色的黏液，分泌物排入到海绵体尿道的起始部，分泌物富含唾液酸蛋白，腺液一般在阴茎勃起时就会排出，也可能在高潮时才排出。一般认为它的主要功能是滑润尿道。目前许多人认为尿液排出时出现分叉就是前列腺炎，这是错误的。尤其是早晨第一次排尿，由于早晨阴茎勃起，所以常见尿路分叉，这并非都是前列腺炎症所致。

七、阴茎

胚胎体表腹侧正中的生殖隆起发育成生殖结节，生殖结节最后分化为前列腺及阴茎等外生殖器官。阴茎包含尿道和三个勃起的柱状海绵体组织，即尿道海绵体和两个侧海绵体，阴茎海绵体构成了阴茎的大部分。两侧的侧海绵体向后分开，附着在骨盆耻骨下支和坐骨上，远端终止于距阴茎顶端2cm处。每个海绵体外部包裹着一层厚的纤维膜，称为白膜，白膜含有纵形及内环两层胶原纤维。两个海绵体之间是一层由坚韧纤维组织形成的梳状膈，膈上有一些缝隙状小孔，使两侧海绵体之间可以互相连通。白膜中伸延出许多结缔组织，它们深入海绵体内，形成许多腔隙，腔隙表面覆盖有一层内皮上皮细胞，形成血窦。

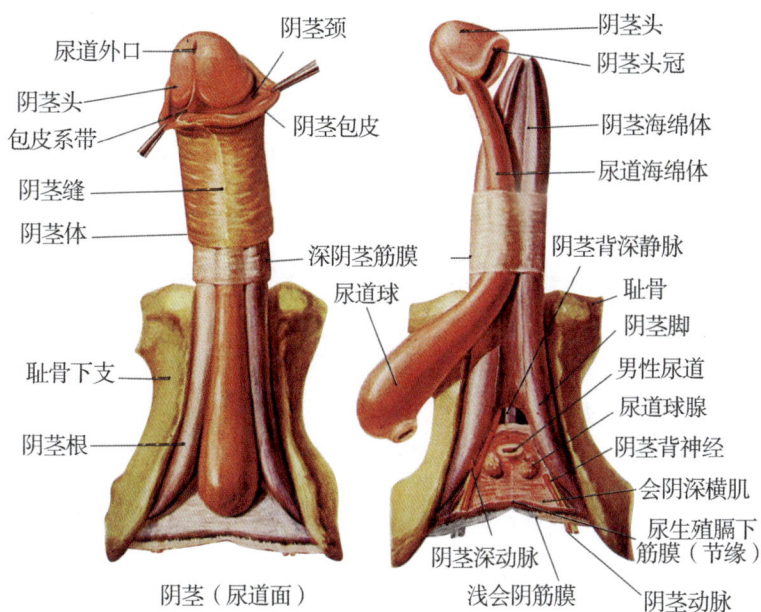

图1-29　阴茎结构示意图

阴茎勃起时，血窦内充盈着血液，使海绵体变得硬实。尿道海绵体包绕着尿道，位于两个侧海绵体下方的尿道沟内，其近端略膨大，形成海绵球，紧贴于三角韧带上，其末端膨大，形成阴茎的龟头，并覆盖了两个侧海绵体的末端。包绕尿道海绵体的白膜较侧海绵体薄得多，伸入腔隙的结缔组织含有丰富的弹性纤维。龟头部分的海绵体没有白膜包绕，而血窦为较致密的静脉窦构成，因而当阴茎勃起时，龟头及尿道海绵体均不像侧海绵体那么坚挺，可充分保证射精通道的畅通。

覆盖阴茎的皮肤较薄且没有皮下脂肪，皮肤在龟头处反褶成双层的包皮，包皮一直延续到尿道外口，包皮的内层皮肤湿润且不角化，像一层黏膜，这层皮肤的毛囊退化，而汗腺和皮脂腺形成了太森氏（Tyson's）腺，其分泌物常积在冠状沟，形成包皮污，若不及时清洁易引起炎症。

阴茎的血液循环很丰富，来自阴部内动脉的阴茎动脉分出阴茎背动脉、阴茎深动脉和尿道动脉等分支。阴茎背动脉行走于阴茎背部，为阴茎皮肤和皮下筋膜提供营养。阴茎深动脉穿出尿生殖膈后，即穿行于海绵体内，通过海绵体小梁发出螺旋形动脉，与海绵窦相连接。螺旋动脉管壁有一个纵形平滑肌束隆起突向管腔，称为动脉内膜嵴，具有瓣膜的功能，平时内膜嵴呈收缩状态，因而隆起闭塞了动脉管腔。当性兴奋时，在植物神经系统控制下，螺旋动脉内膜嵴松弛，螺旋动脉开通，于是大量的血液注入海绵窦，海绵体充盈膨胀，但海绵体的体积受到白膜的限制，所以压力增加。压力增加限制了阴茎静脉的回流，引起压力加大，而致使阴茎勃起。待性兴奋减弱时，螺旋动脉平滑肌恢复原有张力，注入海绵体的血液减少，血液从四周静脉徐徐流出，阴茎海绵体压力降低，阴茎逐渐恢复原来的松软状态。

阴茎的神经感觉支来自会阴神经的阴茎背神经，随行于阴茎背动脉，分布于阴茎皮肤、包皮及系带上，尤其龟头上较密集。运动支来自腹下交感神经节和副交感神经骶 2 ~ 4 条神经丛，这些神经纤维随阴茎深动脉进入海绵体，支配血管平滑肌的运动。

八、阴囊

在胚胎发育过程中，阴囊是腹壁的延续部分。它似一个袋状结构，其中由肉膜形成的阴囊膈将阴囊分成左右两囊，各囊内具有睾丸、附睾和精索的阴囊段。阴囊的皮肤薄而柔软，且富有弹性。阴囊壁组织的层次自外向内分别是皮肤、肉膜、睾丸鞘膜和精索被膜。皮层内有丰富的汗腺、皮脂腺和少量的毛囊，肉膜厚 1 ~ 2mm，含许多平滑肌纤维、致密结缔组织和弹性纤维组织，适应于阴囊壁感受到局部温度时调整阴囊的弛张或收缩。睾丸鞘膜和精索被膜又分为多层，从外向内分别为提睾肌膜、提睾肌、睾丸精索鞘膜、睾丸固有鞘膜和鞘膜腔。

阴囊的血液供应很丰富，动脉来自阴部外动脉、阴囊后动脉和精索外动脉。阴囊的静脉与动脉相平行流入阴囊内静脉和阴囊背静脉中。

阴囊的主要功能是调节睾丸生精活动所需的环境温度，阴囊壁具有良好的调温条件，如皮肤薄，有丰富的汗腺而没有皮下脂肪，利于散热，等等。阴囊壁可以通过肉膜的热胀冷缩来保持一定温度。阴囊又是一个有一定活动余地的软囊，可以缓冲外力对囊内睾丸、附睾和精索的损伤。

九、男性生殖道中免疫活性细胞分布及血睾屏障

精子细胞具有免疫抗原性，并能诱发特异性自身或同种免疫反应。1854 年，Rumke 等首次报道自身免疫可能是男性不育的原因之一。到目前为止，对人类抗精子自身免疫的研究仍限于检测抗精子抗体，而对这些抗体产生的细胞和机制了解甚少。男性生殖道的免疫系统是一组非常特殊的免疫系统，它不仅要防止自身产生抗精子抗体，而且还要承担精子进入女性生殖道后不被吞噬且不会引起女性产生抗精子抗体的任务。T 淋巴细胞、B 淋巴细胞是免疫活性细胞，二者以具有辅助/诱导（Th/I）和抑制/细胞毒（Ts/C）功能的 T 淋巴细胞亚群来调节体液和细胞免疫反应的类型与强度，所以确定男性生殖道组织内淋巴细胞亚群的准确部位对了解自身免疫性不育具有重要意义。

（一）正常男性生殖道组织内免疫细胞分布的特征

1. 正常男性生殖道组织内免疫细胞分布的特征

（1）淋巴细胞亚群的分布。

睾丸：1984 年，Ritchie 等首次应用单克隆抗体及免疫酶技术，对正常人睾丸淋巴细胞亚群进行研究，结果表明，在睾丸组织中仅曲细精管之间的间质内存在少量淋巴细胞，而且几乎全是 T 淋巴细胞，在睾网中除 T 淋巴细胞外，尚可见到 B 淋巴细胞，呈滤泡样聚集于间质中，而 T 淋巴细胞则分布于上皮及间质内。

附睾：正常附睾头、体、尾中均可见到淋巴细胞分布，而且都是 T 淋巴细胞，分布于上皮及间质内，上皮内的淋巴细胞靠近基底膜的上皮基底层。

输精管：阴囊部输精管上皮细胞之间和固有膜内可见 T 淋巴细胞，占上皮细胞的 25%，而且 60% 为 Ts/C 亚群。

输精管壶腹部和精囊：可见少量 T 淋巴细胞位于壶腹和精囊上皮内。

前列腺：淋巴细胞位于上皮、管腔、管周结缔组织及管壁间结缔组织内，上皮中淋巴细胞几乎都是 T 淋巴细胞，大部分为 Ts/C 亚群，趋向于在管壁基底膜部分布。间质内含丰富的 T 淋巴细胞，主要是 Th/I

亚群，呈丛状排列，也可见到大量的 B 淋巴细胞。

综上所述，正常男性生殖道内淋巴细胞几乎都是 T 淋巴细胞，而且趋向集中于附睾、输精管及前列腺，而睾网、输精管壶腹及精囊上含量不多。B 淋巴细胞主要存在于前列腺内。

（2）巨噬细胞及 MHC Ⅰ、Ⅱ类抗原表达。

Pollanen 等用单克隆抗体识别巨噬细胞检测方法检测睾丸组织，结果发现睾丸间质内可见丰富单核/巨噬细胞，这些细胞也见于曲细精管固有膜内，而不存在于曲细精管腔内。其他部位见于间质及血管周围。MCH Ⅰ、Ⅱ类抗原是指 HLA - ABC 及 HLA - DR 抗原。睾丸组织中巨噬细胞的作用尚不十分清楚，有人认为，曲细精管内的精子碎片先通过自身自溶酶进行消化，它的残余物质被支持细胞吸收并进一步消化，不能消化的物质移向基底部，再由间质中的巨噬细胞吞噬并进行处理。因而，它可能通过破坏和清除由于血睾屏障而受损的精子来提供一种辅助性保护措施。睾丸间质内巨噬细胞及其他细胞可表达 HLA - DR 抗原，表明人类睾丸可能可以诱导 T 淋巴细胞呈外来抗原，因而可以保护生精上皮免受 T 淋巴细胞的损害。睾丸组织中的肥大细胞是间质结缔组织中的游离细胞，已经发现这些细胞与结缔组织有功能联系。肥大细胞通过释放各种介质如组织胺、5 - 羟色胺介导速发型 IgE 依赖性超敏反应，并分泌某些酶如透明质酸酶、细胞色素氧化酶、磷酸酶及其他物质如肝素等，这些物质可能在胶原组织中具有重要作用。

Maseki 等发现原发性不育症病人睾丸间质组织中肥大细胞增生与精子发生之间存在密切联系，肥大细胞所分泌的各种酶可能与不育睾丸间质结缔组织合成率增高及纤维化有关。Mathur 等认为在不明原因的不育患者中可能存在睾丸局部抗体反应。男性生殖道黏膜的浆细胞在对精液抗原反应中产生 IgE 抗体，这些抗体对肥大细胞及嗜碱性粒细胞有高度亲和性，诱发这些细胞内物质如组织胺、血清素等的释放，这些物质可引起曲细精管界膜增厚，小管肥大细胞的致敏也可能导致对敏感生精细胞的损伤，从而导致精子发生功能低下。

T 细胞产生的淋巴因子能增加肥大细胞数，而肥大细胞的分泌物又可抑制某些 T 细胞功能，这些提示 T 细胞与肥大细胞之间具有相互关系。因此，Saloman 等认为睾丸发生严重弥漫性小管萎缩和出现异常基底膜时，肥大细胞增多可能是表达免疫介导的生精上皮损害的另一种形式。

（二）生殖道组织内淋巴细胞分布的意义

男性生殖道内 T 淋巴细胞呈分隔化分布，提示男性生殖道上皮和固有膜内的 Ts/C 淋巴球在功能上可能形成一个免疫屏障，正常时制止自身体液或细胞形成抗精子免疫反应。这一抑制屏障的分布形式与每一个器官的结构和功能一致。正常的情况下，睾丸内含极少量或无淋巴细胞，因为此处由 Sertoli 细胞间紧密连接形成了血睾屏障，使曲细精管内生精细胞和精子处于遮蔽状态，与免疫系统隔绝。而睾网处血睾屏障较薄弱甚至缺乏，需要有一种相应的机制来防止精子分化抗原的自身免疫反应产生。在睾网上皮内相当多数量的 Ts/C 淋巴亚群为此提供了基础，其在免疫耐受的产生中起重要作用。Freand 和 Davis（1969）报告正常精液中 60% ~70% 的精子来自附睾及输精管远端，睾网液几乎全部在附睾内被重吸收，因为精子具有抗原性，因此附睾内精子碎片与分解物的吸收表现为一种内源性免疫刺激，可能导致免疫反应产生，但在健康情况下，这种精子内源性免疫刺激能被附睾上皮内免疫屏障 Ts/C 淋巴球所处理。这可以解释为什么附睾内含有大量的 Ts/C 淋巴细胞，说明它在男性生殖道正常免疫自稳中的重要性。同时也可以解释为什么精子肉芽肿、睾丸变性、输精管结扎及梗阻后有大量死亡的精子需要处理，但超过了淋巴系统处理的能力则有可能产生自身免疫的抗精子抗体。

前列腺中这种免疫屏障的重要性在于年轻人常发生感染和炎症，可能导致射精管闭塞及前列腺和精子被吸收，Ts/C 则抑制机体对这些抗原的自身免疫反应。前列腺间质结缔组织内 B 淋巴细胞的存在，可以解释精液中免疫球蛋白的来源和分泌水平。精囊不是精子的贮存部位，精囊分泌物仅在射精时与精子接触，所以精囊上皮仅含少量 Ts/C 细胞。

睾丸内淋巴细胞代表免疫反应过程，免疫反应可能介导各种因素对睾丸产生损害。已知位于血睾屏障内的生精细胞含有能引起自身免疫反应的特异性抗原，当外源性有害因素破坏部分曲细精管上皮及血睾屏障时，含特异性自身抗原的生精细胞与免疫系统接触，其抗原负荷超过抑制细胞能力或使正常免疫耐受状态由于超生理量抗原而被打破，则可导致免疫反应参与睾丸病理损害过程。

调节免疫反应的一系列复杂作用涉及 T 细胞，各种免疫反应的抑制需要 Leu2a + 细胞和 Leu3a + 细胞间的相互作用，而 Leu3a + 细胞则在可溶性抗原的存在下产生、增殖，并诱导 B 细胞分泌免疫球蛋白以及促进前细胞毒细胞转变为细胞毒细胞，这些细胞毒细胞可能损害表达 MHC II 类抗原的各种细胞。不育症患者的睾丸中存在淋巴细胞浸润，而且以 Ts/C 为主，可以进一步增加我们对抗精子抗体及睾丸组织病理改变产生的可能机制的理解。

（三）生殖道的免疫抑制物质

尽管精子对男性而言是一个自身抗原，但男性生殖道内有一组屏障将精子与自身免疫系统相隔，在正确情况下并不发生自身免疫反应。对女性来说，精子是一个同种异体抗原，但在一系列免疫保护机制作用下，女性生殖道也不对精子发动免疫攻击。在这一系列防御、保护机制中包括了近年来发现的人类精液中的免疫抑制物质。已有研究表明，精浆中的免疫抑制物质随精液进入女性生殖道，对抑制全身与局部免疫应答起了重要作用，由此避免了女性发生过敏反应或使受精卵受到排斥。在男性中也很少出现自身免疫情况。但也正是由于这些免疫抑制物质的存在，导致了这些疾病的感染和传播。

精浆中的免疫抑制物质的抑制作用是多方面的，它们能抑制淋巴细胞（T 淋巴细胞、B 淋巴细胞、NK 细胞）、巨噬细胞和多形核白细胞的功能，并同样具有抑制补体和抗体的作用。近年来对精浆免疫抑制物质作了许多研究，综合概括如下。

1. 精浆免疫抑制物质在体外的免疫抑制作用

（1）对 T 细胞的抑制作用。Stites 和 Erikson（1975）首次证实人类精浆能抑制多种致分裂原（PHA、ConA、PWM）、微生物抗原及同种细胞刺激的人外周血淋巴细胞转化。Lord 等（1977）报告人类精浆影响细胞毒性 T 细胞对巨细胞病毒（CMV）感染的靶细胞有杀伤作用。Marcus（1979）和 Saxena（1985）分别证实，人类精浆也能抑制 E 花环形成。Simone 等（1988）报道人外周血淋巴细胞经精浆处理后其抗菌作用受到抑制。

（2）对 B 细胞的抑制作用。Lord（1977）和 Anderson（1982）等证实人类精浆对 B 细胞受抗原刺激后分化为浆细胞并产生抗体的过程起抑制作用。

（3）对 NK 细胞的抑制作用。James 和 Szymaniec 等（1985）发现人类精浆对人外周血淋巴细胞的 NK 活性有抑制作用。Marcus 等（1986）报道人类精浆对红细胞膜有高度亲和力，经精浆预处理的红细胞对 PHA 诱导的人外周血淋巴细胞转化同样有抑制作用。Ress 等（1986）指出人类精浆对干扰素（IFN）和白细胞介素激活的单个核细胞产生细胞毒性具有抑制作用。

（4）对吞噬细胞、多形核白细胞等的抑制作用。人类精浆具有抑制多形核白细胞对革兰氏阴性菌的调理（免疫球蛋白介导的识别和吞噬）的作用，这可能与精浆抑制亲细胞抗体和吞噬细胞上的 Fc 受体有关。精浆中的 Fc 封闭因子也可以封闭多形核白细胞和单核细胞上的 Fc 受体与亲细胞抗体结合部位，以阻止其对外来细胞的识别。

（5）对补体系统的抑制作用。Brooks 等（1981）发现精浆对血清的杀菌与调理活性有抑制作用，而这种作用可能主要是对补体的灭活和抑制。动物实验表明，精浆中的补体抑制因子集中在前列腺，精浆补体抑制因子具有保护精子免遭抗体介导溶解的作用，但另一方面存在于男性和性活跃的女性生殖道中的补体抑制因子能抑制机体体液免疫机制对微生物的清除。

2. 精浆免疫抑制物质在体内的免疫抑制作用

有关精浆免疫抑制物质在体内的研究较少，且主要是动物实验。Anderson 等（1982）和 Harrey（1985）报道小剂量精浆能抑制小鼠对接种低剂量抗原的初级应答。Richard（1984）和 Kuno（1986）分别将精浆经肛门灌注兔和小鼠，抑制机体的免疫应答，结果发现外周血淋巴细胞转化受到明显抑制。王一飞、朱法炳等（1988）模拟同性恋性交方式，给小鼠肛门灌注人类精浆后，发现淋巴细胞 NK 活性受到明显影响。由于结肠的吸收特性，经直肠灌注精浆可能对全身的免疫反应机制有明显影响。

3. 免疫抑制物质的抑制机理

精浆的免疫抑制作用表现在多方面，因此对其作用机制的解释也有多种。目前对免疫抑制作用的机制仍是推测的，还有许多问题需要进一步研究。

一般认为精浆组分结合到精子表面或者是通过内源酶对精子表面抗原进行了修饰，结果影响了免疫活性的细胞对精子的识别。精浆中的免疫抑制物质还可以从精子表面释放，直接作用于免疫活性细胞，影响它们对自身或同种抗原的识别、处理及分化和增殖能力。精浆中的免疫抑制物质还可以阻止被抗体包裹的精子和吞噬细胞的 Fc 受体结合。

4. 精浆中免疫抑制物质的来源组成和特性

通过对正常生育者与输精管结扎者精浆的研究，二者免疫作用无明显差别，所以认为精浆的免疫抑制物质主要来源于附性腺。近年来实验证明其主要来自前列腺的分泌物。

James 等（1984）认为由于精浆中存在多种免疫抑制物质，以及一些小分子和大分子物质可逆地结合，故使分离和鉴定进展缓慢。众多研究结果显示，精浆中的免疫抑制物质可能包括 Zn 组分（和肽或蛋白的结合物）、子宫珠蛋白、妊娠相关蛋白 A、多胺（精胺、精脒等）、PGF2、转谷氨酸酶、乳铁转运蛋白以及其他一些蛋白酶等。精浆中存在多种具有抑制免疫活性的因子，其分子量大小各异，理化性质也有所不同，它们对不同的免疫反应抑制作用也不一样。因此，人类精浆的免疫抑制作用不能简单认为是由某种单一物质所引起的。

5. 精浆中免疫抑制物质的生理、病理意义和临床关系

精浆作为一种介质运送精子，精浆中的一些重要成分如糖、脂、蛋白、酶、有机物及无机离子等有助于精子穿透宫颈黏液、参与精子获能、为精子提供营养、参与精液凝固和液化等，近年来研究表明精浆在生育过程中的作用仍有很多尚未明确。精浆的免疫抑制特性可能是其中一种非常重要的功能。

精浆对精子抗原的遮蔽和改变，及其可溶性免疫抑制因子对机体免疫系统的直接作用，能使雌体对精子免于产生局部或全身免疫应答。精浆中由于免疫抑制物质的存在，能保护受精卵免受母体排斥。从免疫学角度来说，受精卵也是异物，其组织相容性抗原与母体不合，且受精卵具有高度抗原性。但事实上并不发生排斥现象，其重要原因之一就是精浆中的免疫抑制物质抑制了母体免疫应答。若男性精浆中缺乏免疫抑制物质，则可导致其产生抗精子抗体而造成不育，而其配偶既可能出现过敏反应，也可能产生抗精子抗体。自从发现精浆中存在免疫抑制物质，许多研究者将注意力集中到精浆免疫抑制物质在同种和自身免疫不育中的作用。对某些原因不明的不育患者，可考虑是由于其精浆缺乏免疫抑制物质，并可分析其配偶的精浆，观察其是否缺乏免疫抑制物质。Beck 等（1984）发现，某些不育患者如果除去精浆，受孕率可能提高。近年也发现女性在怀孕后，对胎儿能产生封闭因子，以保护胎儿成长，缺乏封闭抗体的妇女反复流产的概率明显较高。

利用精浆免疫抑制物质在生殖医学中的作用，从免疫角度探索一条控制生育的新路，无论在理论和实践中均是一个极为使人感兴趣的课题。

由于精浆免疫抑制物质能抑制抗体、T 细胞和吞噬细胞对性病病原体的识别和杀伤，故利于性病的传播。精浆中免疫抑制物质对宿主防御病毒感染中起决定作用的 NK 细胞和细胞毒性 T 细胞也具有明显的抑制作用。故一些新近发现的和性病传播有关的病毒，如 HIV（人类免疫缺陷病毒）、疱疹病毒、CMV（巨细胞病毒）均能长期存在于生殖道而无明显临床症状。

Kuno（1986）、Richards（1984）和王一飞（1988）等在实验中模拟同性恋性交方式，分别给大鼠、兔和小鼠经直肠灌注 PEG2 和精浆，导致血浆和精浆体内免疫活性细胞受到明显抑制，这是目前证明这一观点的较有力的实验依据。统计数据表明，同性恋男子 AIDS 发病率高达 71%，而异性性交妇女仅 1%。

由于精浆免疫抑制物质能抑制机体免疫监视机制，其结果同样会导致男性和女性泌尿生殖道发生恶变，如前列腺癌、宫颈癌等。

第三节　精子的发生

一、精子的生成

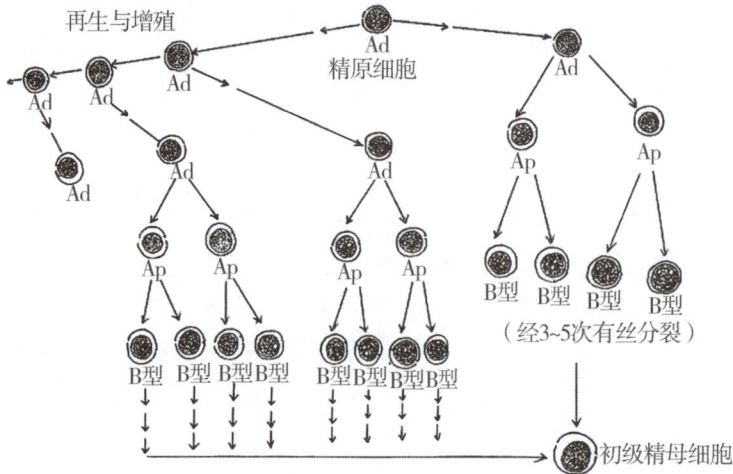

图 1 – 30　精子发生

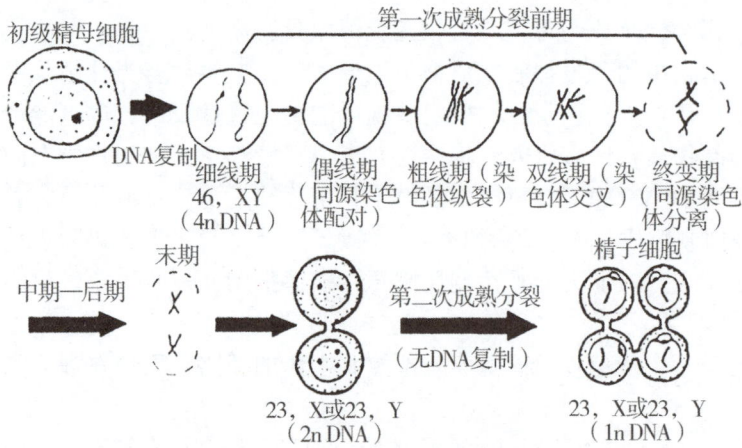

图 1 – 31　生殖细胞成熟分裂示意图

精子的发生是指雄性生殖细胞发育成熟的整个过程。人类精子发生与其他动物主要区别在于人类没有周期性的发情期，即人类从青春期开始直至老年，精子的生成是持续不断地发生着，人类精子并不是在睾丸的所有部分或者某一小叶的所有部分同时发生，而是在每一条曲细精管中都先后地、连续不断地发生着，因而在睾丸小叶的横断面上都可以见到不同发育时期的生精细胞，生殖细胞的分化都有比较恒定的周期，即生精周期，人类的生精周期约为 74 天。

睾丸的曲细精管上皮是一种特殊的复层上皮，由生殖细胞和支持细胞所构成。支持细胞起着支持生殖细胞、为生殖细胞提供营养的作用，不能分裂和增殖。生殖细胞包括精原细胞、精母细胞、精子细胞和成形的精子。精原细胞和精母细胞紧贴在曲细精管的基底部，可以不断地分裂和分化，并逐渐从基底部移向管腔，大部分精子细胞嵌附在支持细胞的细胞质丝网中，支持细胞亦随着生殖细胞的发育和成熟而发生周期性的改变，在接近管腔部分支持细胞间形成紧密的联合，构成了血睾屏障的结构基础。

人类与其他哺乳类动物的精子发生过程十分相似，都可以分为增殖期、减数分裂期及精子形成期。

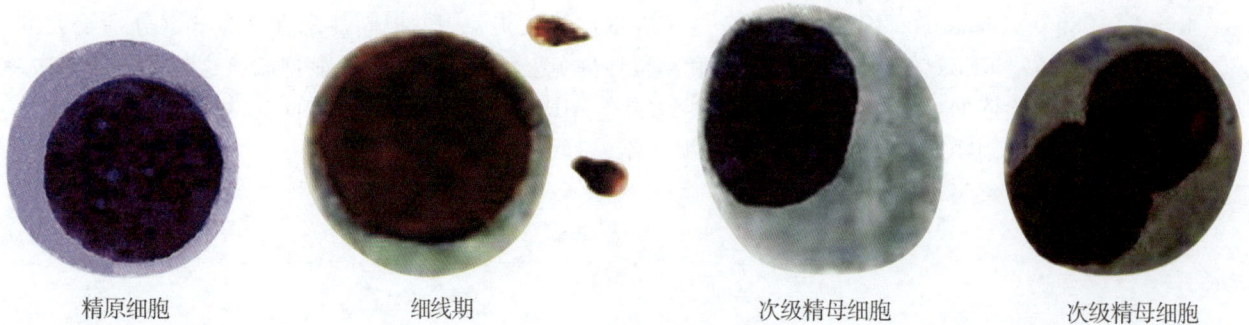

精原细胞　　　　　细线期　　　　　次级精母细胞　　　　　次级精母细胞

图 1 – 32　精原细胞与精母细胞

1. 增殖期

增殖期是指精原细胞相继进行六次有丝分裂并增殖，使精原细胞不断成熟，再进入初级精母细胞阶段。人类的精原细胞分为三种类型：暗 A 型精原细胞（Ad）、亮 A 型精原细胞（Ap）和 B 型精原细胞。三者形态差别基本很小，只不过 Ad 原始生殖细胞具有 3 ~ 4 个核仁和糖原，AP 原始生殖细胞没有核仁但具有糖原成分，到 B 型原始生殖细胞时已无核仁和糖原，细胞核质大而均匀，占细胞的大部分。

多数学者认为，当 Ad 原始生殖细胞首次分裂时，只有一半继续分裂，留下另一半作为以后继续分裂的种源。这就是为什么男性每天都有上亿个精子成熟，直到 50 ~ 60 岁时由于睾丸间质增加、支持细胞减少，精子数量才逐渐减少。

2. 减数分裂期

减数分裂期是指经过增殖后的生殖细胞仍然是具有携带相同遗传信息的二倍体细胞，发育到初级精母细胞阶段就需要进行减数分裂，初级精母细胞的发育就是整个减数分裂的过程，在这个时期可以再细分出细线期、粗线期、双线期（偶线期）和纺锤体期，最后还要进行一次减数分裂，使生殖细胞成为单倍体，即次级精母细胞。次级精母细胞才是单倍体的生殖细胞，在受精时与卵细胞的单倍体重新组合成双倍体，为遗传的特性提供了可改变的机会。因此 B 型精原细胞与初级精母细胞的形态难以区别。

3. 精子形成期

精子形成期是指经过减数分裂后的次级精母细胞再继续分裂 3 ~ 4 次，进入精子细胞阶段。

4. 精子细胞

这个时期精子细胞不再进行分裂，而是发生了形态的改变，逐渐成为成形的精子。在变形的过程中，胞浆和胞核都发生了明显的改变。早期的精子细胞在形态上与其他体细胞相似，具有各种主要的胞浆内容和典型的胞核，但是当精子成熟后，胞核延长，体积缩小，其中的内容物逐渐浓缩为高度密集的 DNA，高尔基体集合到头部形成顶体，线粒体移到后方尾部位置，形成鞭毛。精子发育成形后离开支持细胞，落入睾网液的管道中，随着睾网液移动漂移入附睾，并进一步完成成熟进程。

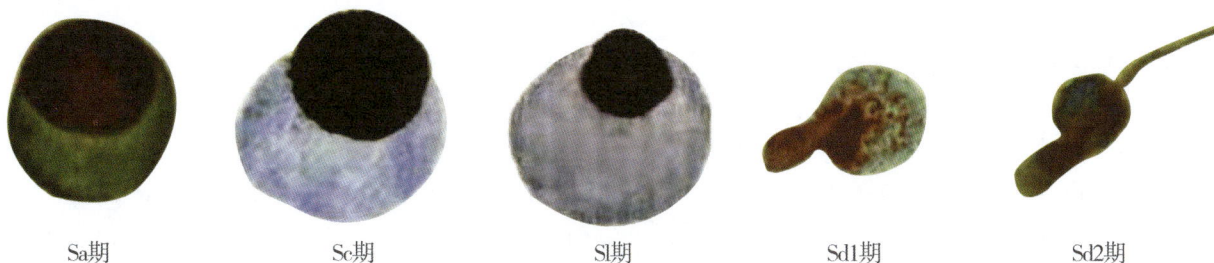

| Sa期 | Sc期 | Sl期 | Sd1期 | Sd2期 |

图 1 - 33　精子细胞

一个精原细胞在经过一系列的分裂后，大约可以产生千余个精子。一些学者研究发现，每克睾丸组织每天可产生 1 000 万个精子，人类睾丸每个重 11 ~ 14g，即每个男性每天都可以产生物 2 亿个精子。人类精子的发生是每天持续进行的，若贮存在附睾的精子无法排出，每天也是以这样的速度自行消亡。

人类为什么从青春期开始就每天产生这么多精子，而且能够源源不断地持续到老年期？这个问题已被研究了 30 多年，可是对其中的一些细节至今仍缺乏了解。目前多数人认可了 Huckins 根据对整段曲细精管的观察结果提出的学说：有一种精原细胞，它有干细胞的作用，定名为 Ad 精原细胞，Ad 精原细胞在分裂时留下一半复原为 Ad 精原细胞，另一半变为 Ap 精原细胞，Ap 精原细胞不断地分裂而形成精母细胞、精子细胞及精子，而 Ad 精原细胞一直不断地维持原有的数量，所以精子可以源源不断地产生。Ad 精原细胞有糖元，而 Ap 精原细胞没有糖元，但二者在形态上并没有差别。

二、精子发生的条件

1. 性激素与精子发生的关系

精子发生与雄激素的密切关系，早已为人们所熟知，但雄激素通过什么机制发生作用，目前尚不甚明了。一般认为垂体卵泡刺激素（FSH）在与支柱细胞结合后，刺激其产生环磷酸腺苷（cAMP），而 cAMP 又促进支柱细胞合成雄激素结合蛋白（ABP）。在曲细精管中 ABP 与睾酮结合成为复合物，通过支持细胞分泌的睾网液进入支持细胞丝网格中，促进生精细胞精子的产生和发育。复合物一旦形成后，可促进 ABP 不断生成，故 FSH 只起到始动作用。垂体另一种促性腺激素黄体生成素（LH）作用于睾丸间质细胞，促其产生睾酮。现已发现间质细胞上有 LH 受体，而曲细精管上并没有 LH 受体，只有 FSH 受体。所以间质细胞产生睾酮，部分睾酮随其代谢产物进入曲细精管，大部分则经血液到达全身各靶细胞。

2. 精子的发生与支持细胞的关系

生精细胞的整个生长发育过程都需要睾酮的支持，但生精细胞本身缺乏睾酮受体，不能直接摄取和应用睾酮，而且支持细胞的细胞间紧密联合，构成了血睾屏障。血睾屏障可隔绝机体与生殖细胞的所有联系，这对避免精子在发生和成熟过程中引起自身免疫反应起着重要的作用。所以支持细胞除分泌睾网液支持生精细胞和为生精细胞提供营养外，还可产生 ABP，并通过 ABP 与睾酮结合的复合物以及睾网液为精子细胞的发生和发育提供所需的睾酮。一些学者在动物试验中观察到支持细胞以 $0.1 \sim 1.0 mL/100g$ 睾重/h 的流速分泌睾网液，估计人类睾网液的分泌不会低于这个速度，睾网液对精子的发育成熟起着重要的作用。据测定，睾网液中，蛋白质主要是白蛋白，睾酮的浓度高于血浆，肌醇浓度为血浆的 100 倍，钾离子浓度比静脉血高三倍，这些条件为精子成熟创造了适宜的环境。

3. 精子发生的温度环境

精子发生的另一个环境条件是适当的温度，即睾丸局部的温度要比体温低 3℃（即 34℃）。若睾丸没能下降到阴囊，如隐睾症或精索静脉曲张等病变，由于睾丸的环境温度较高，致使生殖细胞凋亡，不能产生精子。

4. 精子的成熟与附睾的关系

刚从曲细精管产生的精子尚缺乏活动能力，也无受精能力，还需在附睾中继续发育直至成熟。人类精子一般在附睾中停留三周，此时逐步获得运动能力及具备受精条件，这个过程称为精子成熟过程。精子的成熟，除其本身需具有固有的成熟能力外，还需在附睾中受到局部体液的影响。由睾丸输出管构成的附睾头部血管丰富，流经此处的睾网液 90% 被选择性地重吸收，使钾离子和谷氨酸的浓度大大增加。睾网液呈微酸性（pH 值 6.48 ~ 6.61），含氧量低、含糖量低而渗透压及二氧化碳含量较高，这可抑制精子的代谢，使刚离开曲细精管的精子处于一种脱水浓缩的相对"休眠"状态，有利于精子自身进一步完善并贮存能量。

精子完全发育成熟（即获得正常运动的能力和受精能力），必须具备三个方面细胞结构改变的条件，即精子顶体的改变、核染色质的改变和尾器的改变。

精子在附睾管中运转和继续发育成熟，其外表形态、大小、超微结构、膜的通透性、代谢方式以及耐热性和抗寒性都发生了一系列复杂的变化。在成熟过程中，由于体部胞浆形成小滴，逐渐向后移动直至脱落，期间可发生脱水和一些物质的丢失，使精子体积变小、温度下降。如果胞浆小滴不能排出，精子亦不能成熟。精子在浓缩过程中，核内 DNA 的核组蛋白结合更加紧密，这使核质 DNA 的反应减弱，有利于对 DNA 的保护。如果用附睾头内 DNA 核质尚未浓缩的精子或 DNA 已有损毁的精子进行人工授精，则多不能受精或致胚胎早期死亡。总之，附睾对精子进一步发育成熟有重要作用，精子浓缩对于哺乳类动物是一个必要环节。

附睾壁的低柱状细胞具有分泌功能，目前已知的分泌物质有甘油磷酸胆碱、唾液酸、大量的酶等，这些物质在精子成熟过程中的作用，目前了解得还很不够，但一些实验证明肉毒碱在将脂酰基转运到线粒体的过程中起着重要作用，因而肉毒碱在精子的成熟过程中对膜的通透性的改变和尾部线粒体能量的贮存都具有重要意义。

尾部的结构适合于发挥运动的功能。精子尾部具有胞质和富有脂类的以螺旋形排列在轴丝周围的线粒体所构成的外鞘。轴丝是由中央两条和外周 9 条纤维构成，并一直贯穿到末端，9 条较大的外周纤维构成尾部形态的支架，增加精子尾部摆动时的刚性；而中央一对小纤维专供传递颈部产生的节律性收缩脉冲，当两条纤维依次收缩时，尾部产生摆动。因此，精子的受精能力和运动能力分属两个系统，有运动能力的精子并不一定具有受精能力。一般研究表明，精子排出体外后，在阴道中存活时间 < 12 小时；在宫颈排卵期黏液中则可存活 2 ~ 8 天；在子宫或输卵管中可存活 2 ~ 3 天。但对接近人类的猩猩的精子进行放射性跟踪观察发现，精子顶体的活性在顶体被激活后持续时间不超过 24 小时，估计人类不会超过这个水平。也就是说，尽管在子宫或输卵管中仍有活动的精子，但由于顶体酶失去活性，也会导致精子失去受孕的能力。

表 1 - 2　精子通过附睾时的成熟变化

生 化 变 化	形 态 变 化	生 理 变 化
磷脂↓		
蛋白质（非核蛋白）↓	膜	通透性↑
涎酸/涎蛋白↓	膜	负电荷↑
胆固醇↓		
水和某些电解质↓	？	比重↑
- S - S 键↑	核浓缩	？
- S - S 键↑	外层致密纤维	活动形式改变
cAMP↑	↑	
肉毒碱↑		
体外糖原和果糖酵解酶↑	—	能量基质↑
？	顶体形成	
？	胞浆小滴排出	？

注：↓ 降低；↑ 增加；？ 未知；— 无影响。

三、精子的形态特征

成熟的精子已高度特化和浓缩得不能再继续生长和分裂细胞，一个精子由一个含有亲代遗传信息物质的头部和一条能提供运动工具的尾部所构成。精子头部有一个大核呈扁圆形，占了头部 65%，却没有大多体细胞所持有的大量细胞质。核质是由结合蛋白的 DNA 所构成，核内的染色质很细密，以致看不到清晰的染色体，精子携带的遗传信息就编码在 DNA 分子内，DNA 分子主要由许多核苷酸组成。因为精子是一种单倍体细胞，因此 DNA 的含量只有体细胞的一半。而染色体中的性染色体只携带 X 或者 Y 染色体，也就是说只有雄性配子或雌性配子。不管雄或雌配子，其形态和大小并没有什么不同。核的前部有一个不十分明显的帽状结构的顶体，它覆盖了精子头部的前 2/3，顶体内包含有受精时穿透卵冠和透明带所必需的水解酶、透明质酸酶、种属识别酶和核溶解酶。当顶体酶系统活性衰退时，精子也失去了受精的能力。精子在排出体外后，由于顶体酶系统被激活，其受精能力能维持多长时间，目前尚无确切的研究数据，根据英国一些学者在猩猩的体内用放射性标记精子实验的结果，精子顶体一旦被激活后其受精能力的维持不超过 24 小时。人类

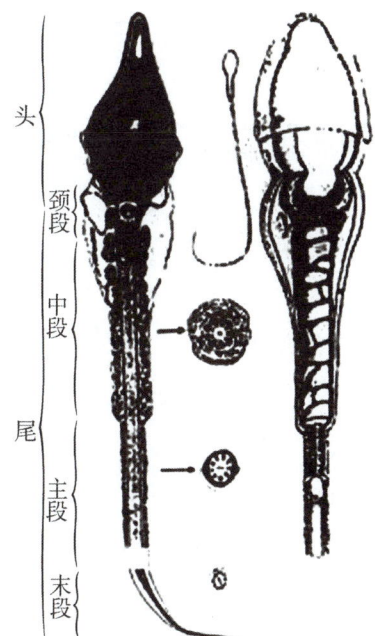

中图示尾部横断面，右图示立体结构

图 1 - 34　精子超微结构模式图

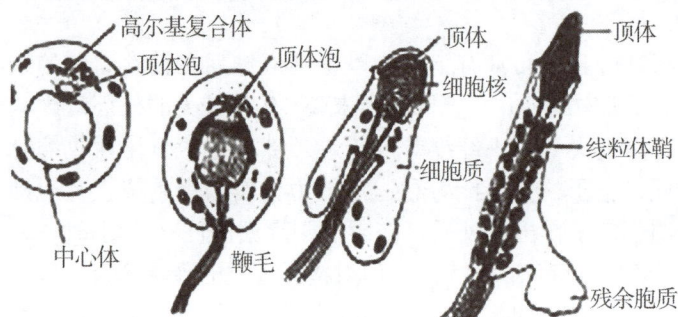

图 1－35　精子形成模式图

精子的受精能力估计不会超过这个范围。

精子尾部产生于精子细胞的一部分，精子发生过程中，中心粒分化为三部分，即中段、主段和尾段。

中段是精子头和主段之间的增厚区段，它为精子运动提供必需的能源。轴丝中央由两组细纤维轴组成，这两条轴的交替收缩形成尾部摆动，其外围有九条较粗的纤维包绕，线粒体呈螺旋样缠绕在轴丝周围，形成线粒体鞘，最外由一层致密纤维构成的外鞘所包绕。

主段是精子尾部最长的一部分，它是精子主要的推进装置。延接中段轴丝的中央细纤维贯穿着主段的全长，而其外周的九条粗纤维逐渐变细，最后消失，线粒体也随着粗纤维的变细而逐渐变细，外围纤维鞘发出许多分支，互相吻合成半圆形的"肋"，加强尾部摆动的刚性，增强鞭打的力量，保证其具有在各种体液中直线运动的能力。

尾段已没有轴丝和线粒体鞘，仅有外纤维鞘的延续，所以非常细小且很短。

四、精子的异常形态

据统计，具有正常生育能力的精子中，异常精子占 20% ～ 30%，因而具有显著不同形态的精子是人类精子的特性。

异常形态精子包括大头、小头、双头、尖头、哑铃头和无定型头，还有卷尾、弯尾、双尾等，有的精子颈段具有大小不等的胞质小泡、颈段弯曲、不规则或线粒体缺段弯曲、不规则或线粒体缺乏等，在同一个精子中偶尔可以发现有两种或两种以上的异常。精子异常增加，可能是睾丸的感染、外伤、应激反应、性激素失调或遗传等原因引起。临床观察，感染可致尖头精子和无定型精子上升，精子前体（如精子细胞、精母细胞和精原细胞）的比例也可增加。精索静脉曲张的患者，可引起尖头精子和颈段缺陷的精子增加。一些形状奇特的精子类型仅出现在某些病人身上，如精子头完全被胞质覆盖、精子顶体内凹、颈段变长、主段缺少外鞘等，这些多与遗传因素有关。

精液中亦可能发现多种类型的不成熟精子细胞，如不成熟精子细胞大于每毫升 100 万个，也就表明精子的发生存在着严重障碍。如精子上有胞质小滴或尾部不能伸直，常提示附睾功能有障碍。下表是世界卫生组织（WHO）1980 年提供的第一版正常人体内异常精子的资料，这些是在无染色情况下统计的。

表 1－3　正常男性精子形态的分类参考资料

精子形态	正常	大头	小头	尖头	梨状头	双头	无定型头	缺尾	胞浆小滴
WHO 资料	80.5	0.3	1.4	0.4	2.0	1.5	6.5	5.2	2.2
首都医院男性学生	76.9	2.0	1.8	2.0	4.5	0.2	5.2	2.3	5.0

经过十几年的实践和不断的总结改进，WHO 在 1995 年发布的第四版正常人体内异常精子的资料中已改为在染色情况下，有 30% 的正常精子可以自然受孕。

第四节 精子的转输和受精

一、精子在男性生殖道中的转输

曲细精管产生的精子在附睾中发育成熟并等待着射精。附睾中的精子可存活十几天之久，若这些精子未被排出，则大部分被分解并经射精管溢入尿道随尿液排出，小部分为附睾尾部或精囊腺所吸收。英国学者在接近人类的猩猩中用放射性标记观察精子的顶体情况，已成熟的精子在附睾中虽然可以存活十几天之久，但5天之后精子的受精能力已开始减弱，7天以后已大部分丧失受精能力，这与顶体酶系统的衰退有着明显的关系，人类精子的受精能力在附睾中能维持多久，尚无人报告，但估计不会超过猩猩的标准。

在性活动中，精子通过一系列复杂的生理反应而被排出，精液排出时各种腺体分泌物是依次分别排出，而不是混合后再排出，首先排出的是尿道旁腺和尿道球腺的分泌物，它们主要起滑润尿道的作用。随后是前列腺液排入尿道，接着附睾尾部和输精管平滑肌收缩，将精子和附睾液送入尿道，在性高潮时会阴部肌群强烈收缩，迫使精囊腺排空，高压下使精囊液推动着尿道中的前列腺液和精子排出体外。

射出的精液是呈灰白或淡黄色的黏性液体，射出后一分钟内在精囊结构蛋白作用下发生固相网络状凝固，陷于网络中的精子被有效地固定着。精囊和前列腺中含有的枸橼酸系列缓冲剂可以缓冲阴道局部酸性环境对精子的影响。精液的缓冲作用一般维持30分钟左右。经2~5分钟后在前列腺的溶纤酶、类糜蛋白酶等系列水解酶作用下，凝固的精液开始液化，一般在10~20分钟内完全液化。在液化过程中需要钙离子参加，且液化程度还与pH值有关，当pH值在6.8~7.8时液化最完全，因为pH值可以影响液化过程中蛋白的降解程度。

精子在附睾中处于高渗脱水和缺氧的"休眠"状态，当排出后，精液在凝胶状这段时间里，充分吸收水分，激活各种酶系列，在有氧状况下，利用精囊的果糖和磷酸基的积累使ATP贮存，为精子的运动储备能源。同时前列腺与精囊液中的一些抑制因子和去能因子也附着在精子头部的膜上，这些因子可以抑制精子的顶体酶不被过早激活。一旦液化完成，精子就开始起动，为完成神圣的繁衍职责而向前，因而精液的凝固和液化对精子复苏提供了必不可少的保护机制。凝固不良，精子不能得到充分的复苏时间，则易受阴道酸性环境的损害；液化延长，精液的pH缓冲系统形成的良好微环境只能维持30分钟左右，精子活动及存活均会受到制约，从而使精子的存活与活动能力减弱。

总之，精液由精子与精浆两个部分组成。精浆是由多种副性腺分泌物所组成的介质，是精子从男性生殖道输送到女性生殖道的载体，并具有维护精子的功能，它既有可被精子直接利用的能源，也具备保护精子的缓冲能力。精浆中各种腺体分泌物都具有一定的比例关系，如果由于先天因素或后天的感染、外伤等情况影响了某些腺体的分泌功能，造成精浆内各腺体分泌比例的失调，同样也会影响精子的运动和受精能力。

二、精子在女性生殖道中的转输

正常男性每次射精可排出2亿~4亿个精子，一般只有少数精子能达到输卵管中。国外有些学者在输卵管结扎志愿者的配合下，通过腹腔镜观察精子在女性生殖道中运转的情况，以人工授精的方式，将已液化的精液置于阴道后穹隆后，5~20分钟左右就可在输卵管中见到精子，45分钟后精子不再增加。在人工授精后45分钟分别冲洗输卵管和宫颈内，计算精子的数量，发现在这两个地方的精子数与授入的精子总数一般都具有一定比例关系。授精总数与宫颈管内精子比例为2 000∶1；宫颈管内精子与输卵管内精子约为7 000∶1。在女性生殖道中滞留过久的精子，即使与卵子受精，也易引起胚胎早期死亡或胚胎畸形。这只是精子快速运动方式的情况，但更多的精子是在宫颈中贮存而后逐步上移。

在女性生殖道中有三处会对精子进行筛选，以保证最优的精子进入受精的位置。

1. 宫颈

宫颈管及其分泌物具有多种功能：

（1）在排卵期时，宫颈黏液在雌激素峰值影响下变稀，此时才允许精子通过，而在其他时期黏液非常稠密，阻止精子的通过。

（2）宫颈在排卵期作为精子的临时贮存地，使精子能迅速离开阴道，进入宫颈的微碱环境，避免阴道酸性环境的不利影响。

（3）为进入宫颈的精子补充能量。

（4）过滤掉有缺陷或活动力差的精子。

宫颈黏膜是一个由裂隙、沟和隐窝混合组合在一起的复杂系统（亦称宫颈活树），宫颈外口、颈管的大小、局部组织血管的分布以及宫颈黏液分泌量与生物物理特性都具有周期性变化。育龄妇女的宫颈每日分泌 20～60mg 的黏液，而在排卵期时分泌物可达到每日 700mg，并且排卵期的宫颈黏液具有多种液体性质，如黏滞性、流动弹性、拉丝性和能变性，pH 值约 7.2 时最适合精子存活，液体稀薄，微胶粒交织成网状，网孔直径最有利于精子通过。排卵期的宫颈黏液由于重力的影响，可以成丝状沿管轴下流至阴道池（后穹隆），形成许多管道状的间隙。精子在后穹隆液化后，就沿着这些间隙迅速转移到或通过宫颈，从而避免阴道酸性环境对其产生的不利影响，并可阻止一些大头、曲颈、卷尾等畸形精子和运动缓慢的精子进入。

精子在宫颈管中运行有三个阶段可被辨认：

（1）快而短的运行。当精液排入阴道并液化后，精子立即沿着宫颈黏液的微胶粒组成的通道，快速通过宫颈到达输卵管，据一些学者观察，在女性性兴奋时，可致子宫肌及输卵管收缩增加，更有利于精子快速通行。一般最快到达输卵管的精子约在性交后的 15～20 分钟。

（2）精子的群集。宫颈隐窝复杂的黏膜皱襞可以存储大量的精子，精子沿着宫颈黏液微胶粒丝组成的通道，定向快速地进入宫颈管内的隐窝中，精子在此聚集可避免阴道酸性环境的伤害和白细胞的吞噬，宫颈管储存的精子越多，到达输卵管的精子也越多。精液液化后 20 分钟左右，未离开阴道的精子由于缓冲物质的耗尽，多受阴道酸性环境的影响而逐渐死亡。

（3）缓慢而较持久的释放和运行。存储在宫颈中的精子，依靠自身的运动以及宫颈和宫体的收缩而逐渐向宫腔移动，这种释放较持久而缓慢。国外有的学者在一些进行输卵管结扎术的志愿人员身上，利用输卵管子宫段外置，并立刻置精液于宫颈口进行定时冲洗输卵管残端，测试到达的精子数，结果显示：人工授精后 15～45 分钟，输卵管中的精子数已恒定；90 分钟后宫腔内已无精子，而 10 小时左右输卵管中的精子又增加；7 天后宫颈黏液中仍有活动的精子被发现。

因此，精子进入宫颈管实际上是进行了一次筛选，无运动力、运动力弱和部分畸形精子多被排斥在宫颈管外。

2. 宫腔

20 世纪 50 年代人们发现刚排出的精子尽管在附睾中已获得受精能力，但也不能使卵子受精，只有再在女性生殖道中孵育一段时间后才能受精。现已证实，精子在附睾成熟时期已获得受精能力，但在附睾液及精浆中有一种叫"去获能因子"（一种含涎酸的糖蛋白）的物质与顶体酶结合，使顶体酶系统失去了活性，抑制了精子的受精能力。而女性生殖道中，主要在子宫中具有由 α 与 β 淀粉酶组成的"获能因子"，这些酶可以水解这些糖蛋白，而使精子的顶体酶活性恢复，使精子穿过卵子外周保护层而得到受精的可能，这就是精子"获能"的生物本质。精子在宫腔开始获能到在输卵管完成获能的全过程约需 6 小时。

精液排至阴道，精子穿越宫颈，精浆中的大量"去获能因子"被阻留过滤在宫颈外部，精子穿过宫腔时，已与顶体结合的"去获能因子"被水解，精子的顶体酶被激活，这个过程就称为"精子获能"。"精子获能"是一种多时相的过程，第一时相是在宫腔中进行，终末时相是在输卵管中完成。因此精子能否获能，宫腔也成为一个筛选精子的场所，未成熟的或顶体酶系未完善的精子均将被淘汰。

有的学者研究发现，当性交引起性兴奋并达到高潮时，可刺激脑垂体释放催产素，催产素与精浆中的前列腺素可引起子宫阵缩，阵缩可加速精子运转速度。心情紧张、惊恐可以引起肾上腺素分泌增加，拮抗子宫肌的反应，抑制精子运行。在一些动物实验中观察到，母羊在人工授精时，同时受到不适光线或惊恐的声音影响，到达输卵管的精子数明显减少。在对许多哺乳类动物的观察中，动物的性生活都要求有较稳定的环境。

3. 输卵管

输卵管与子宫连接处严格地控制着进入输卵管的精子数量，也是一道筛选精子的"关卡"。这道"关卡"是由输卵管平滑肌控制，当排卵时体内雌性激素增加，使平滑肌的兴奋性增加，平滑肌的收缩可使管腔变小甚至消失，从而使大部分的精子被阻挡在输卵管峡部之外。每次排卵期的交媾，只有几十个精子能达到输卵管壶腹部与峡部交界处等待受精，这些精子必须再一次竞争，最终只有一个精子能与卵子结合。

三、受精的过程

成熟的卵子从卵巢排出时，由于输卵管的伞端包绕卵巢，其上皮细胞纤毛摆动，排卵后几分钟卵泡就进入输卵管的腹腔口，随后很快到达了壶腹部，当其到达壶腹部与峡部连接处时，速度立刻减慢，这是由于峡部平滑肌有力的收缩，控制其运行速度，避免卵子过早地经输卵管进入子宫。卵子约在输卵管壶腹部与峡部交界处（受精部位）等待受精。据国外一些研究报道，卵子在输卵管可停留 2 天左右，但真正能受孕时间只有 10 小时。此时卵子外围排列紧密的冠状细胞在输卵管液的碳酸盐作用下，开始松散开来，为精子的到来开启了"门户"。若此时精子已"获能"并亦已到达此部位，则双方都已完成了受精前的准备。

1. 受精的第一阶段（顶体反应）

已"获能"的精子与卵子在受精部位相遇后，精子仍不能立即与卵子结合，因为卵子外围还有滤泡保护层存在。保护层由三道防线组成：卵丘、放射冠和透明带。当精子与卵子相遇时，精子的顶体膜破裂，释放出一系列顶体酶，水解黏多糖和蛋白质，使这些屏障保护层松散，使精子能够穿越过去与卵子结合，这一过程就称为"顶体反应"。

经组织化学研究证明，精子的顶体酶系统中除了有许多水解酶外，还有几种特殊的酶。

（1）透明质酸酶。这是突破第一道防线的"特殊武器"，它可以使透明质酸解聚、卵丘细胞分散。它在酸性环境中活性最高，HCG 可促使其释放，而孕酮却抑制它释放。

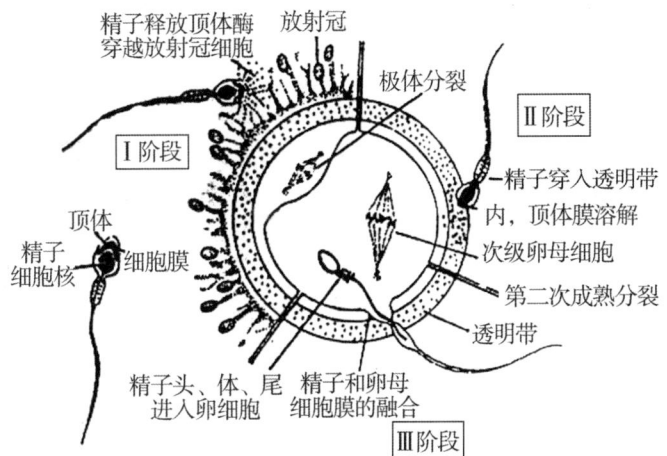

图 1-36　顶体反应及受精过程示意图

（2）放射冠分散酶。它是一种富含糖蛋白的酶，其作用主要是使放射冠解体，从而使精子能够通过第二道防线。

（3）顶体蛋白酶。它具有氨基肽酶、脂酶及蛋白酶的活性，具有类似胰蛋白酶的作用，故亦称为类胰蛋白酶。精子越过放射冠后，便在透明带表面疏松地黏着，透明带表面上的受体便对精子进行专一性识别（这是受精具有物种专一性的关键），受体识别认可后，促使精子释放顶体蛋白酶来分解透明带，最后精子穿过卵子透明带进入卵子。这种酶又称为识别酶，因其存在并发挥作用，可避免不同种属的精子受精。

2. 受精的第二阶段（精子与卵子融合）

精子核与卵子核接触后，开始了融合过程。这一过程大体上可分为四个步骤：

（1）精卵质膜融合。精子与卵子相接触时，卵子膜上形成绒毛样，先将精子抱合，并使之定向地躺在卵膜表面上，然后精子头部部分地被卵膜包裹，顶体后部最先开始与卵膜融合，继而两者的质膜逐渐全部融合，直至精子的头部完全进入卵黄中，这时卵的外形明显突起形成"精锥"。精子与卵子的质膜互相融合时，立刻就发生了皮质颗粒的释放与崩解反应，这些皮质颗粒排出物破坏了透明带的受体，引起钙离子的流动，并使透明带硬化，以阻止其他精子再进入，防止多精子受精的可能。

（2）第二极体的排出。精子进入卵子后，顶体分泌核溶解酶促使卵子进行减数分裂成为两个单倍体，

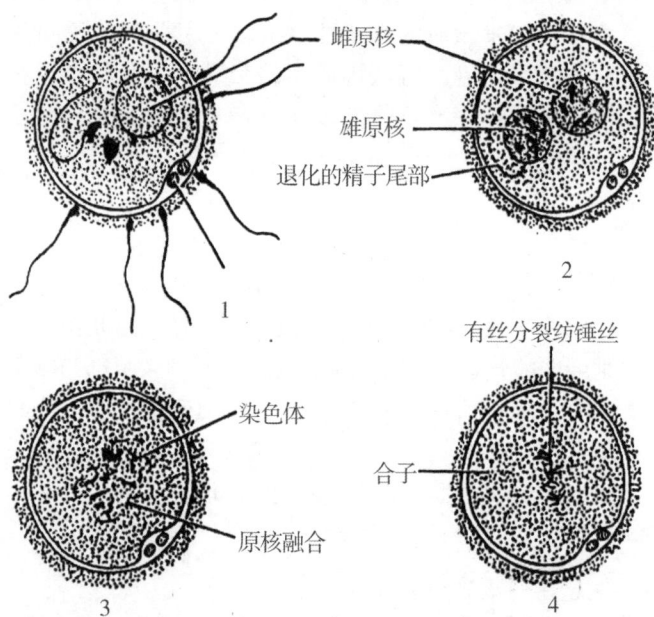

图 1-37 精卵融合过程

其中一个与精子头部结合形成胚卵，另一个形成第二极体。第二极体的染色体只带着少量的胞质，被排挤到卵黄间隙。

（3）两性原核形成。两性原核的形成过程并不相同。

雄性原核形成的步骤是：①精子顶体核膜破裂；②核膜外出现小颗粒集聚；③染色质随之散开；④染色质周围出现许多来自内质网的小囊泡，这些小囊泡最后融合成雄性原核。

雌性原核形成的步骤：①排出第二极体后的染色质散开；②分散的染色质周围出现囊泡，囊泡融合为雌性原核；③原核的形状从不规则形变为球形。

（4）两性原核互相融合。雌、雄两性的原核互相接触后，接触部位的原核膜变为指状，互相交错对插，直至互相融合。随后，染色体开始浓缩，原核膜破裂，继而两者染色体互相融合，产生第一次卵裂，至此，受精才宣告完成。

参考文献

1. ［美］哈费兹主编，袁其晓、孙耘田译：《人类生殖——受孕与避孕》，北京：人民卫生出版社 1985 年版。

2. 吴阶平等编译：《性医学》，北京：科学技术文献出版社 1984 年版。

3. 陆子兰主编：《计划生育理论与实践》，广州：广东科技出版社 1988 年版。

4. 秦达念：《睾酮在生精过程中的作用》，《男性学杂志》1996 年第 2 期。

5. 朱继业：《前列腺研究的几项进展》，《男性学杂志》1996 年第 2 期。

6. 邢俊平：《男性生殖道中免疫活性细胞分布及其意义》，《男性学杂志》1990 年第 2 期。

7. 郑兴隆：《精子顶体素的研究进展》，《男性学杂志》1993 年第 1 期。

8. 贾映辉：《附睾功能及其对精子成熟影响的研究进展》，《国外医学》（计划生育分册）1994 年第 13 卷第 1 期。

9. 吴明章：《附睾精子受精能力的获得和发育及其基因调控》，《中国男科学杂志》2000 年第 4 期。

10. 李飞平：《附睾肿块 150 例临床分析》，《中国男科学杂志》1998 年第 4 期。

11. 库卓华：《人精子在附睾中的成熟》，《中华男科学》2001 年第 1 期。

12. 朱培元等：《支持细胞功能和分化的激素调控》，《中华男科学》2001 年第 1 期。

第二章

性与性功能

　　生物生殖系统的基本功能，就是通过两性间的性行为发挥生殖系统的作用而达到繁衍物种的目的，使物种能够绵延不断地持续发展和昌盛，从而维持物种的延续。而在脊椎动物的机体中，生殖系统是唯一需要两性间的协作才能完成生理功能的系统。

　　生物中生殖系统是一个较古老的系统，在生物的进化过程中，一些原虫类虽然没有性器官，但在适当时候就会分化成性配子进行有性生殖，如疟原虫、弓形虫都是如此。如果没有性配子期，就不可能通过其他动物进行繁衍传播而使种属延续。生物进化到带虫和线虫类就已出现较完整的独立的生殖器官，而且生殖器官在体内还占有较大的位置，带虫类通过自身交配，使受精卵成熟，当受精卵成熟后，连接身体的节片脱落，达到传播繁衍的目的。线虫类已进一步进化到异体交配，异体交配就是通过性活动使遗传物质的信息能不断地重组，不断地改善适应环境的能力，使物种能够不断地适应环境。进化到爬行类动物以后，已是雌雄异体，必须进行异体交配，生殖系统的发育也逐步完善。进化到哺乳动物时，就由卵生进化到胎生，相应的子宫和哺乳器官也进一步发育起来。随着动物对环境适应能力的增强，胚胎数也越来越少。所以生殖系统与消化系统是生物最原始的基本器官系统。我国古代早已明确提出"食、色，性也"，指出饮食与生殖是生物的两种最基本的功能。

　　生殖系统虽然较古老，但所有生物都是一样的，性器官的发育与其他器官有着显著的不同。当生物体出生后，大都可独立生活，但性器官都不会立刻成熟，必须经过一段时间后，性器官才开始发育和成熟。性器官发育后常又引起体形和心理的改变，并产生对异性的追求。当性器官功能完成后，这个系统在体内也是最先衰老和退化的。

　　动物只有在需要完成物种的延续性活动时才受性器官的活动状态所支配，因此，就出现了发情期的变化。而人类的性活动已经完全脱离了生理需要的控制，并且受到社会意识的影响，形成特有的性意识，而性意识使人类的性活动基本脱离了原始性生理控制的影响，因而人类的性活动转化为一种社会行为。人类的性行为已不能完全用动物性行为的模型来阐明并研究其本质，而且人类本身也很难完全表现性心理的状态，所以目前对人类性活动的研究仍很不充分，还有许多问题有待解决。

第一节　人类性活动的特征

　　不论男性还是女性，从生理性成熟开始，就将意识到性欲是一种内在的必然发生的欲望。在动物中，性腺分泌性激素的多少是性欲发生的主要诱导因素。一般说来，不管是雄性还是雌性动物，在大量分泌性激素的时期，它对异性是最具有魅力的，而且本身也最容易产生性冲动。虽然性欲和进食是所有脊椎动物求生存、求繁衍的本能，但性欲对人类来说，已经与动物有着很大的区别。人类性活动的特征表现在：

一、性欲的自我调节性

动物有着固定的周期性的发情期，这是动物性腺周期性分泌性激素所导致的生理周期现象。动物只有在发情期才出现性活动，非发情期动物不会出现性活动。动物不管是摄食或性活动都是因生理本能而产生的自然行为，即在动物身上看到的只有纯粹的本能行为。而人就没有一个性活动频繁的周期性发情期，即人类的性活动与生理性的性激素周期没有相关关系。人类的性活动可以根据情况随时唤起性欲和性兴奋，即使在没有生理必然性时，也可以产生本能的性行为。相反，即使在精力旺盛而且性兴奋激昂时，也可以因有禁欲的意志力而抑制性活动的发生，这表明了人类的生理本能的进化已发展到可以自律的水平。

人类不仅性活动是如此，食欲也是如此。有人并非真正由于饥饿，而是为了追求摄食引起的心理效应而暴饮暴食。酗酒、嗜烟等这些行为都是由心理性改变所引起的。从生理上看，这种无限制地纵欲或过食只有在人类中才会出现，因而也只有人类才能自我抵抗和抑制强烈的生理欲望，有意识地控制自己的行为。这就是人与动物的根本区别。

二、性冲动的心理化

动物的性冲动除了受发情期的内在激素影响外，还需要来自异性的直接刺激，才能成为有方向和有目的的性行为。如果是异性以外或没有一点异性对象的感觉的刺激，则不可能有性的代偿行为。也就是说，动物必须从异性那里得到明显的感觉后，才会进入性行为。

而人类引起性冲动的刺激比较广泛和多样化。当然，受异性的直接刺激能引起强烈的性冲动，不仅如此，凡能使人联想到有关性的象征性的刺激都可以引起人们的性兴奋。从直观显像的视觉，如绘画、照片、电影、雕塑、文字和动作等，到抽象和象征性的听觉的语言、音乐声响等观念性的表现，人们都可以凭其丰富的想象力，充分地感受性兴奋。也就是说，人类引起性兴奋的因素，已从感觉扩大到心理，这些都有激起他们性兴奋的可能。

只有人类才有语言和文字，有了语言和文字就能赋予客观世界各种事物和现象以名称和含义，并加以分类和体系化，从而使人类做到即使客观事物不在眼前，也可以通过语言和文字使大脑联想和思考起各种事物和形象，并确立它们彼此间的关系，而且还可从中引申出新的意义，这就是人类的内心活动。人类就是通过这种活动，从而使思维远远超过从直接经验或者间接经验中掌握的广袤世界。人类不仅生活在感觉世界之中，而且生活在丰富的象征世界中。

人类的性冲动中，与直接感觉的刺激相比，内心意念活动带来的心理刺激显得更为强烈且重要。也就是说，心理刺激带来的性冲动，有时要比异性直接带来的感觉刺激要强烈得多。人类对异性的性魅力往往不仅取决于肉体的魅力，而且常和自己以及对方的社会关系，彼此相遇、交往的场合，经历的环境，接触的气氛等有关。因而，所谓的"性感不足"，绝大部分都是由精神和心理因素所造成的。在动物世界中，唯有人类有许多性异常行为。

尽管每个民族的性概念内容和实质有很大的不同，但不存在不把性概念化的民族。尽管民族之间存在文明和文化程度的差异，且各民族中各个阶层的人群又有社会地位和工作类型的不同，但人类都以不同的方式来修饰服装、语言（唱歌）和动作（舞蹈）等，扩大和表现男女的性别差异，而这些被扩大了的性别差异常被吸收到人类文化之中，就使人类文化更加丰富多彩。描写男女之间爱情的文学名著《红楼梦》和《罗密欧与朱丽叶》，以及显示女性美的雕塑《维纳斯》和油画《蒙娜丽莎》莫不如此。

三、选择异性方面的人格化

在发情期时，动物的两性交配带有很大的偶然性。它们只是偶然相遇而已，并不需要以什么标准进行选择，或者说只取决于哪个体格比较强壮、性兴奋比较强烈。动物的交配一般不是某个个体的行为，而是作为一类动物在一个发情时间的集中的性行为，因而多有乱交的情况。在一个短时期内，一个个体可以连续与几个异性交配，目的只是为了增加繁殖的机会。

而人类则不然，在选择交配对象时，大多数是相当严格的。因为人类必须感受到异性的性魅力时才会引起性冲动，没有性冲动也就没有性行为的发生。在性活动中，女性不论是否有性冲动都可以接受性交媾，而男性则不同，没有性冲动，阴茎不能勃起，就不可能完成性交媾行为。因此，男性对性对象的选择特别明显，选择的第一个标准就是性魅力。性魅力可以体现在体型、体态、语言、表情、态度等多个方面。而女性的性兴奋大多是在对方的关怀和爱抚下被激发的，因此，女性的选择除了体态外，语言、态度和殷勤度是非常重要的条件。人类选择自己性对象的条件还远不止这些，为了维持社会婚姻的美满，诸如职业、学历、门第、财产以及社会关系等要素，都被置于重要地位。甚至可能出现以社会政治需要作为选择标准，譬如文成公主远嫁、昭君出塞等类似的情况，这使对异性的选择标准变得更加复杂。选择特定的性对象后，倾注全部的爱情，这也是人类性行为的一大特征。

四、性生活满足方式的体系化

动物中的性活动多数都是随机和偶然的，尽管有些动物有时也是成双成对、承认异性的占有，但这种占有多数是暂时的，动物中雌性和雄性常在繁殖期里形影不离，这是为了共同繁殖、孵育下一代，保护下一代健康成长到独立生活。在下一个繁殖发情期，它们又各自随机地与另一个异性结合成为新的性配对。

但在人类，不论是哪个民族或社会，不管它是文明或是落后，没有一个社会或者民族不是利用法制或者神权制定一定的法规或者社会道德规范来限制性行为的。尽管各个民族或社会对性的限制有着很大的差异，有的较宽，有的较严，但是没有一个是毫无限制。人类从婴儿期开始就要受到这一法规的教育，以免将来受到社会的惩罚。这种教育也常常致使儿童产生性恐怖或性神秘，并使其形成的性意识更加内向化和精神化。内向化的结果是使人类的性活动出现了多种多样的性代偿行为，形成了性满足行为的体系化，如各种形式的自慰行为。因而，人类不管是哪个民族和社会都会把满足性欲的方式加以体系化。

人类婚姻制度的变迁以及性满足的方式与社会制度和文明进步有着相当密切的关系，人类对特定的性对象选择以及对性行为的限制是人类与动物性行为的本质区别。

五、性意识的文化化

人类随着大脑的发育和进化而摆脱了动物阶段进入了社会文化生活阶段，为了保持社会的稳定和发展，制定了对性行为进行限制的法规，以避免过度的性欲望带来的社会混乱，从而形成了一定的性意识，例如隐匿自己的性器官、不在人前显示自己的性欲望以及一夫一妻制等。

男女双方要保持自己的性意识，又要彼此互相进行选择，于是双方都需要利用其他手段来表现自己以吸引对方。在异性面前，男性要更像男性，健壮潇洒、勇敢果断，而女性则轻盈婀娜，突出女性所特有的曲线，表现女性的娇媚和温柔。因此，语言（包括音乐）、体态、动作（包括舞蹈）、服饰等都成为表现性别特征可利用的工具，而逐渐形成了民族或社会文化特征。双方的选择竞争越激烈，男女本质特征就越得到强调。

总之，人类性活动与动物有很大的差别，我国古代人已注意到这个问题，中国人的性字就是竖心旁一个生字，就是说有性意识的生育就是"性"。人类的性意识已从直接的性内容发展成为范围广泛、形式多样的性文化。各种刺激都可成为享受和满足性快感的机会，而朴实无华的文化就是从这里迈开第一步，音乐、舞蹈、美术、衣饰等莫不如此。人类性活动已发展到意识化、精神化和文化化的阶段，但其深处则依然保留着根深蒂固的生物本能欲望。

第二节　性心理的生理发育和发展

一、儿童时期的性问题

在当代科学中，儿童时期的性问题最容易被忽视。虽然目前人们在理论上强调要重视儿童时期的性问题，但实际很少进行系统研究。Freud 最早认识到儿童期的性情感和性行为的重要性。他说："公众的观点认为儿童期没有性直觉，性本能最初出现在青春期，这是一种普遍性的错误，但这种错误的后果却是严重的，这是我们对性活动的基本原理的无知所造成的。"

虽然先天性的性基因和生殖器的外观是婴儿性身份的重要决定因素，但后天的因素如父母的示范、教养的态度以及社会的教育都会对发育中的儿童在自我认识以及性心理上产生极大的影响。儿童期的性问题首先是认识自己的性别，即性身份的确认。他们在家庭和周围世界的日常生活中开始意识到自己的性身份，在父母的关怀、同伴的比较以及社会的评价中，逐渐认识到自己将来在社会上应扮演的性角色。

性身份的确立一般在三岁左右就形成了，随着语言技能的发育，儿童能够在一个新的范围内识别自己。他们更敏锐地察觉人们对他的反应，从"他"和"她"以及其他与性身份有关的细微语言差别中加深对自己性身份的认识，并更多地从衣饰、行为规范的要求以及待人接物的态度中不断地认识自己的性身份。因为性身份总是在一个特定的社会环境和文化中明确地表现出来的。

儿童性身份的发育是复杂的，父母的态度及和其他同伴的关系对其起着重要的促进或阻碍作用。男孩穿裤子，女孩穿裙子是被公认的自然习惯。男孩玩刀枪，女孩玩娃娃；男孩要求勇敢刚毅，女孩要求温顺文雅。而男孩柔弱、女孩不驯则常是父母非常关切且忧心的事。

社会上的其他人也常以各种形式影响着儿童的性发育，儿童常会观察和模仿他们的行为，虽然这种模仿是一种练习的开始，但如果这种行为本身具有吸引力，就可能使这种新行为持续下去。例如喜欢紧抱着父母或兄妹表示亲热，这种行为具有含蓄的、肉体接触的温馨。随着这种感情行为的重复，最初的感情因素可能会降为次要，而更多的是作为一种非语言工具存在。

性角色的发育除了来自父母对理想的男孩或女孩进行单纯的灌输外，还有来自社会其他因素的影响，其中包括了学校和宗教以及不同的文化熏陶。在这些因素中渗透着传统的性角色的举止和行为规范，这对儿童的行为或使儿童对自己的行为的感觉产生持久而强烈的影响。当儿童的行为与一般人们对传统性角色的认知格格不入时，这类儿童将来可能会产生性障碍或者病理性精神行为异常，需要被及时识别，给予充分的注意。

大多数儿童以不同的方式对"性"有所体会，他们自我触摸，自我观察，发现玩弄生殖器有一种快感。他们常将这种行为进一步扩展为观看或触摸其他儿童的生殖器，其实这仅出于好奇，是一种求知的表现。生殖器官的差异，是一种他们无法理解的秘密。他们总会敏感地感到父母在谈论生殖器与身体其他部位时很不一样的态度，这种不一样的态度将加剧他们渴望探索这种秘密的心情。

当儿童自己或者他人在玩弄生殖器时，父母都会明显地反对，但对儿童来说是难以理解的。如继续出现父母的反对以及不加解释地恐吓，将会导致可怕的后果，这种道德的束缚在其他公共场合中也可得到加强。许多父母对学龄儿童玩弄生殖器的反应很不一样，对女孩常竭力告诫要杜绝这种行为，特别是有异性在场的时候，相反，对男孩的态度则常含糊不清。虽然有时是告诫甚至惩罚，但态度的含糊实际上就是对男孩性好奇的默许，这种偏差的态度到了青春期会更加扩大，而男性青少年的性活动可能得到更多的认可。

许多父母并不理解同性或异性儿童之间的性游戏，只要不带有激进性的或强制性的行为，偶尔的性活动大都不是异常的，这是成长过程中的正常现象。父母采取注重实际的处理方式，予以同情心并配合与年龄相适应的性教育（同时要注意维护父母的威信），这对儿童性心理的健康成长非常有益。父母若一发现儿童期的性游戏，就采取惩罚或恐吓的态度，不仅不利于儿童的生长发育，而且只能说明他们自己把性看成是神秘而可怕的洪水猛兽。

儿童的性观点和性标准可以来自多个方面，而父母的性态度是子女性观点形成的重要决定因素。在孩子的心灵中，自小就以自己父母作为自己的楷模和偶像，家庭中正当地讨论性问题以及父母热情真挚的爱情表示方式，都可以给在旁观察的儿童以潜移默化的影响，对儿童成长中的性观点起着重要的灌输作用。当然，儿童性观点的发育还来自他们自身的体验和经历以及对自己身体的感觉，还有来自同龄人的态度等。

儿童的性观点和性标准，只能在自己所具有的概括能力范围内发展。随着年龄的增长和认识技能的进步，也必然会经历着许多变化。但是早期儿童不同的性观点和性标准，将是成年后高度明确的性概念和性信念的前身，亦可能是成年时期性行为形成的主要因素。

对儿童的性教育不应局限于某些课题，如生殖、避孕、性病等，儿童更需学习的是人与人之间的相互友爱关系，以及人类起源等生物学知识，学校的性教育并不能取代有效的家庭性教育。

孩子出生后，由于母亲给孩子喂奶并给予舒适的照料，通过拥抱和爱抚来表达自己的爱，所以母亲是第一个被孩子认识的爱情授予者。在幼儿期，孩子对异性的注意还很朦胧，男女常在一起活动和做游戏，他们善于在游戏中按自己的性别扮演角色。随着年龄的增长，参与社会活动的增加，也逐步建立了羞耻心，懂得掩盖生殖器，并倾向于同性之间的交往。由于年长者取笑儿童与异性的交往，不仅强化了同性的交往，而且使儿童逐步对异性采取排斥的态度。进入学龄前期，这种倾向更加明显，经常会产生异性伙伴之间无缘无故的争吵。

二、青春期与青少年时期的性问题

青春期常被人们认为是一个性混乱的时期，在内分泌激素改变的诱导下，身体内部将发生许多引人注目的变化。身高突增和第二性征发育，出现了越来越强烈的性意识。这个时期也是求知欲很旺盛的时期，青少年学习各种技能并发展智力，恪守一个切实可行的道德规范，且意识到自己对社会的个人责任。青少年在这个时期情绪特别不稳定，敏感并有强烈的自尊心，喜欢在同伴中彼此相互比较，因而容易自傲，也易自卑。有时兴高采烈、充满自信，有时则多愁善感、意志消沉。由于体型的改变，也易产生心理的矛盾，一方面感到自己已经成长，能够独立处理事务，常感到父母不了解他们，管得太多、太严；另一方面又时时需要父母的支持和呵护。他们渴望拥有成人的权利，但又担当不起成人所应负的社会责任。在青春期开始受异性吸引，憧憬着爱情的发生，但与异性接触时又心情紧张、无所适从。总之，青春期是人生中的一个重要阶段，是一个变化多端、烦恼滋生的时期。青少年在这个时期中，除了要适应生理和心理的巨大转变外，还要兼顾学业的发展以及建立良好的人际关系，这些都需要依靠不断的学习和体验才能完成。大部分青少年即使受到某些挫折，也可以安然度过青春期而步向成人阶段。青春期是一个多方面积极变化的时期，这里只选择讨论一些与性生理和性激素变化有关的青少年性问题。

（一）青春期的生理改变

1. 体型的改变

青春期由于性激素的影响，骨骼生长明显加快。由于骨骼的增长引起身高的突长，女孩最大生长速度的发生年龄在 12.1 ± 0.88 岁，而男孩最大生长速度的发生年龄在 14.1 ± 0.96 岁。男孩由于睾酮分泌较旺盛，肌肉的发达程度明显提高，这使男性的肌肉组织更加强壮有力。男性激素对肌肉的影响可持续到 30 岁，因而男性成熟后，就具有宽阔的肩膀、厚实的胸腔以及健美而魁梧的体型。女性由于雌性激素的作用，体内的脂肪均匀地积存在皮下组织、乳房及臀部等处，因此女性成熟后，呈现圆润优美的曲线体态。

2. 性器官的成熟

青春期开始，丘脑下部开始分泌促性腺激素释放激素（GnRH），促使脑垂体分泌促性腺激素，以刺激睾丸的生长发育。青春期前的睾丸体积仅有 $1 \sim 3 \text{mL}$，而成人的睾丸体积为 $15 \sim 25 \text{mL}$，这种睾丸的变化几乎是青春期生长发育完全的反映。

睾丸的发育产生了睾酮，青春期的发育与睾酮的水平高低有着明显的相关关系。睾酮不仅刺激副性腺器官的发育和成熟，而且导致第二性征的发育和体型的改变。

Tanner 把青春期男性生殖器官发育分为五个阶段：

第一阶段 G1：幼年型，从出生起到青春期睾丸开始发育。

第二阶段 G2：睾丸和阴囊增大，伴有阴囊皮肤变薄、变红。

第三阶段 G3：睾丸和阴囊继续增大，阴茎增长，周径增大较小。

第四阶段 G4：睾丸、阴囊和阴茎继续增大，阴囊颜色加深，龟头充分发育。

第五阶段 G5：外生殖器已呈成年型，睾丸和外生殖器较成人小，但已有精子产生并具有射精功能，亦可能产生遗精现象。

根据 Marshall 和 Tanner 报告的资料，男孩发育到 G2 阶段平均年龄为 11.64 ± 1.0 岁，到达 G5 的平均年龄为 14.92 ± 1.1 岁。发育时间最短只有一年，最长可达五年。发育进到 G5 阶段，大多数男孩开始进入青春期的高峰期。

睾丸发育在青春期开始时，其组织结构只有少量未分化的性细胞，曲细精管少而小，间质细胞首先发育。间质细胞发育产生睾酮，才能促使支持细胞和精原细胞进一步发育。当生殖器发育到 G4 时，曲细精管的直径才开始显著增粗，精原细胞开始分化。到 G5 阶段曲细精管的管壁才分化完成，管壁中可见到各期精子细胞和已发育的间质细胞和支持细胞。在此后两年左右，才能与成人睾丸毫无差异。

3. 第二性征的出现

男孩进入青春期后，除了体型和生殖器官发生变化之外，由于睾酮的影响，身体其他部位也都会发生一系列变化，变得更具有男性独特的气质。一个调皮淘气的小男孩，经过青春期的发育，变成了一个身材魁梧、声音低沉的男子汉。脸上长出胡髭，腋下和阴部出现毛发，喉结突起，肩宽胸阔，四肢强壮，这就是男性的第二性征。

在男性第二性征出现的过程中，毛发变化最为突出。一般阴毛出现得较早，在 G3 阶段，阴茎根部就可出现少量阴毛，以后逐渐向会阴部蔓延，颜色逐渐加深，毛粗而卷曲，到 G5 阶段后期，大腿内侧及耻骨联合也出现阴毛。在性发育完全时，有的人连腹部和胸部也会长出粗卷的毛发。男性的阴毛多呈菱形分布，上尖端可达脐部，下尖端可延至肛门。

腋毛的出现比阴毛晚一年左右，一般从腋窝中央向四周蔓延，此时还可看到四肢皮肤的汗毛也会增粗。毛发另一个变化是前发际逐渐后移，尤其是两鬓角处凹入，而成为男性特殊的发际。

胡髭的出现一般在 15 岁左右。先从上唇两侧开始，逐步向中间增多，也是先细淡，逐渐变为粗而黑，以后下巴和两鬓也逐渐出现。有些人长到一定时候各处会联结起来，成为络腮胡子。

由于睾酮的影响，男性的声带逐渐变粗，喉结突起，使发音变得低沉。此外有部分男孩在一定时间内还会伴有乳房发育，乳晕色素沉着、紧硬甚至可摸到一个小硬结，触摸时有少许疼痛。一般在 1~2 年内逐渐消失。

男性青春期的发育过程和发育次序会有很大的个体差异，这不仅关系到个体的内分泌水平的差异，而且与种族的遗传素质、营养情况、生活水平、饮食习惯都有很大的关系，家庭的养育条件以及地理环境、气候因素都可影响青春期生长发育的整个过程。因此，开展青春期保健和卫生宣传教育是十分必要的。

（二）青少年的性心理变化

1. 青少年的性意识

目前我国对青少年的性研究基本还是一片空白，多数存在着推测，而缺少全面的调查研究分析，即使有，一些研究也存在着方法学的问题，这与我国社会受封建思想深远的影响有着密切的关系。只能引用一些国外资料，概括性地整理。

一般人都认为儿童时期性冲动是不存在的，或者承认它的存在，但认为是不正常的。其实在幼年期幼儿就会自主或不自主地刺激生殖器官而获得快感，这是众所周知的普遍现象，但玩弄生殖器而取得的快感并不与异性联系在一起。到青春期后，由于第二性征的发育，儿童开始强烈意识到两性的差别和两性的关系，这时会产生一些特殊的心理感觉并引起性的冲动，出现了对异性的关怀。他们对自身和异性的身体特征的改变感到好奇，增强了好奇和探索的意识。同时对遗精、月经来潮、乳房肿块等现象感到迷惑或恐惧，或者与同伴比较时，因为自己某些特征发育不及他人而感到自卑或忧虑。

青春期时，青少年的性意识刚刚觉醒，对性的知识了解不多且常处于朦胧状态。由于人类的性意识具有隐私性的特点，因而常难以启齿而郁积在心里，加上青少年情绪不稳定，易动摇又易变化，若不注意引导，就可能因过度好奇、过度幻想导致过度性冲动而不能自制，进而引起精神不振、彷徨不安、手足无措甚至悲观失望，或者相反，胆大妄为、不能自制而走向犯罪。

一般青少年性心理变化可分为三个时期：

（1）异性疏远期。学龄前儿童和学龄儿童已出现对异性排斥现象，在青春期初期得到进一步强化，这时的少年对性的差别异常敏感。由于对自身出现的性征改变感到惘然和害羞，同时又对异性性征变化产生反感和疏远，对立情绪明显地增强。即使是"青梅竹马、两小无猜"的异性伙伴，也变得格外"谨小慎微"，甚至故意躲避，男女界限十分明显。此期持续一年左右。

（2）异性狂热期。随着性发育的逐渐成熟，男女青年彼此之间似乎有一种内在的情感互相吸引，常对与自己年纪相当的异性产生兴趣，出现积极接近的倾向。在集体活动中，总希望能引起异性的注意，很留意异性对自己的评价，不愿意在异性面前受人指责和批评。男性青年喜欢在自己所追求的女性面前显露自己的才华和能力，而女性则喜欢展示自己的美丽和娇俏之处。他们开始注意自己的形象，极力学会打扮自己，常会崇拜某个"明星偶像"的服饰、风度和气派，以他们作为自己的楷模，他们要在异性面前尽情地显示自己的长处并尽力掩盖自己的短处，以博得异性的欢心。

青少年都会在精神上表现出自己能独立于父母的倾向。他们一方面希望能逃避父母的干预而要求独立，另一方面却对社会各方面处理得不成熟而感到惶惶不安。他们开始以追求某一对象来替代对父母的爱，由此动机去追求的对象并非是特定的成熟对象，而常常是把同龄的异性都作为追求的对象，此时所感到的异性魅力多只是其外表。所以这时有许多青少年醉心打扮自己而荒废了学业，甚至置父母的忠告和学校纪律于不顾。

青春期由于性发育日益成熟，性欲的本能要求也越来越强烈。但由于性欲与恋爱感情尚未统一，性行为受到社会责任和社会道德规范的约束，使男女青年在这个时期的心理情绪异常矛盾和不稳定。当他们感受到异性魅力时（如容貌出众、身材窈窕、风度翩翩等），会被一种神奇的力量所驱使，渴望了解和接近对方，但又感到难为情，即使有所接触，也屈于社会"压力"而不敢"轻举妄动"，只能将苦恼深深埋在心底。若对性冲动缺乏自制能力，一旦被压抑的性冲动受某种刺激而"爆发"时，则易发生极端的行为，或产生精神异常，或为"殉情"而自杀，或走向犯罪的道路。性教育的目的就是引导青年培养和加强性冲动的自制能力。而黄色刊物和黄色音像最大的危害在于，损害青少年性冲动的自制能力，并诱发青少年的性冲动"爆发"。

青少年由于将性行为和爱情看得过分神秘且富于幻想，所以接近的对象容易被更换，并带有许多盲目性。由于情绪的不稳定性，在双方接触过程中，也会常为一些琐碎小事而闹得不可开交，造成双方心理上的损害。这也是少男少女时期容易产生轻率性行为的心理因素。因此，正确地引导和教育青少年处理恋爱和婚姻问题，提倡晚婚，有助于家庭和社会的和谐与安定。

（3）浪漫恋爱期。随着青春期的结束，青少年无论在精神上或者身体发育上都已基本成熟，他们经历了青春期这一"动乱"时代的考验，情绪逐渐平静下来，技能学习有了一定的积累，对异性的态度也日趋成熟。对于异性的选择，除了外表容貌等因素之外，更加重视对方的性格、教养、兴趣和文化修养等精神因素，甚至对方的家庭门第、经济收入以及社交群体等社会因素都作为选择的条件。他们把友情集中寄予自己钟情的一个异性身上，彼此常在一起，情投意合，在学习或工作上互相帮助、互相支持，在生活上互相关心和鼓励、体贴和照顾，憧憬着未来婚后的美满生活。他们对其他异性的关心显著地减少了，喜欢寻找机会单独相处，不希望别人参与，从爱别人的强烈欲望中得到独立感的满足。

热恋中的男女青年，心情往往较兴奋，因而会出现暂时分离的激动不安和等待见面时的焦躁与心烦意乱的情绪，可谓"一日不见，如隔三秋"。这个时期的心理还具有掩饰自己的特点，因而明明是自己所爱慕的异性，却会有意地表现出庄重或回避的姿态，这往往是造成爱情苦恼的另一个重要原因。

2. 青少年的其他性问题

青少年在认识和适应社会环境的过程中，一旦发现自己与同龄人或者密切相关的成年人有某些差异时，可能会流露出相当的焦虑情绪，例如，怀疑自己的阴茎比别人小而担忧将来会有"交媾障碍"，女性也会为自己的乳房大小或发育的推迟而忧虑。这种忧虑较长时间存在时，常会损害自信心，从而引起婚后的心理性性功能障碍。因为儿童期接受的性教育（实际上常是一种神话和偏见所组合的禁令）的影响可以一直持续到青少年期。当教育上的要求和生理上的渴望相互矛盾时，一般青少年常不愿意提出或者不愿意表示自己的无知，而深深压抑在心里。但好奇心又常会勾起他们对这种神秘的探索，从而出现"偷窥"的心态，偷窥成人更衣、洗澡等。在门诊工作中偶尔会遇到一些未婚青年来咨询，要求得到这类问题的指导，在与青少年解答和讨论这类问题时，一定要抱着通情达理的态度，以渊博的知识，给予有针对性、肯定性的明确答复，才能解决他们的困惑。一般性的概括或者模棱两可的态度，非但对病人无益，反而可能造成更多的伤害和引起更严重的紊乱。

手淫也时常是青少年烦恼的原因，青少年常为自己染上手淫习惯而担忧。关于手淫会伤害身体、引起不育、精神失常等荒诞的说法，在社会上到处泛滥。其实大量的调查研究结果表明，在男女青少年当中，手淫几乎是普遍存在的，美国资料表明男性青年手淫率为94%，女性青年为85%。广东省于1992年对五个县青少年性征调查结果显示，16岁以下学生中手淫率男性为65%，女性为42%。因此，手淫在青少年中是一个普遍现象。同时，现在也没有证据可以证明手淫会引起各种不良后果。相反，在临床中，那些强烈抑制自己性冲动而没有手淫的青少年，在婚后反而难以适应成年人的性生活而产生性功能障碍，如不射精症、阳痿、性欲低下等。其他还有使青少年感到烦恼的荒诞离奇的性幻想，性幻想其实也是一种正常的代偿性的性满足的表现，是当代社会中青少年对广泛存在的带有色情色彩的书刊、影视、音乐以及广告中的性内容的自然反应。

对青少年的性教育，就是指创造一种科学的生活环境和文化环境，去纯化青少年的性价值观，促进青少年性的正常发育与健康成长。正常的性教育包括：

（1）培养性抑制能力。青少年正处于性意识的觉醒时期，性激素分泌日趋旺盛，培养青少年的性意识的适应能力，建立自觉的性冲动抑制，树立积极向上的进取心，使自己不沉湎于性幻想和寻求性刺激，以保持旺盛的正常的生活和活动能力。

（2）引导正常的性交往。异性之间的交往有助于对异性的心理反应正常化。男女青年分隔得越严格，对性问题越觉得神秘，越会引起对性试探的逆反心理。

（3）避免性刺激。青年人正处于发育最旺盛的时期，精力充沛，求知欲强，好奇心切，但分析判断能力较差，易在外界的影响下发生越轨行为。培养广泛的兴趣，开阔青少年的视野，鼓励和引导其积极参加一些健康有益的集体活动，减少对性的兴趣和关心，防止其整天沉迷于色情书刊或影视节目，将有利于其发育和发展。

三、成年结婚前后的性问题

性成熟之后，大部分人必然会出现求偶的意识。求偶条件，不仅是异性身材的性魅力和文化水平、社会关系等自然与社会条件，而且还涉及家庭和家族的社会利益。求偶也只是在一生中的极短的时间内完成。因此求偶必然带有一定的偶然性，正所谓"有缘千里来相会，无缘对面不相逢"。如果求偶带有家庭或家族的利益时，求偶也并非是完全自由和自主的。

夫妻关系是指男女双方通过法律的合法手续，使双方在性生活、社会生活以及经济生活等方面共同生活的关系。夫妻生活的特征表现为：

（1）双方以公认的形式结合为合法的两性关系，双方过着毫无拘束的性生活。

（2）世人总是把夫妻看成一体，是人生的伴侣和共命运者，他们患难与共、同甘共苦。夫妻之间互相依存的关系也是人际关系中最特殊的关系。

（3）生儿育女并抚养他们成人也是夫妻关系中的另一种特征。结了婚的男女，想生育自己的孩子，是极其自然的愿望。通过新生命的创造和养育，夫妻双方更能意识到夫妻的性关系不只是为了两人自己，更是为了严肃的自然目的和社会责任。

婚礼拉开了夫妻共同生活的序幕，结婚时男女双方都会立誓要永远相爱、白头到老。可是山盟海誓未必都能实现，有的人不得不痛苦地和原来的热恋对象分手，带着伤痕累累的心灵去爱海作另一番寻觅；有的人虽然没有离异，但总是别别扭扭地维系着夫妻这条名誉的纽带，而他们之间的真实感情早已淡薄而貌合神离了。我国的离婚率20世纪80年代约为10%，现在也在逐步上升，而欧美诸国高达20% ~

25%。离婚的原因各不相同，但不论国内或者国外，由于性生活不和谐而导致的离婚都占有重要地位。性生活不和谐的夫妻其实并不少见，由于性生活受到性意识的影响，是人类性行为的特征，因此，性行为带有明显的社会性。自幼年开始所受到的性意识的影响将会长久地影响成人的性行为，对性行为的紧张和恐惧都会致使性生活不和谐。双方对男女性兴奋差异的无知，也是造成性生活不和谐的重要原因。其他如工作紧张、生活单调、相互间非性接触减少等都可能造成性的不和谐。

从对各国离婚情况的统计中可以看到，离婚率有三个峰期：第一个峰期是在婚后的第一年，婚后由于婚前的掩饰减少了，而暴露出许多过去被掩盖的缺陷，加上性的不和谐，就易造成各自分飞的悲剧，这种悲剧常是女方提出；第二个峰期常在婚后 10 年左右，多是男方由于事业有成，经济收入较丰厚，而对单调的性生活感到索然无味，这时易引起婚外情而招致婚姻破裂；第三个峰期在 50 岁左右，由于男性性能力的下降以及心血管疾病、糖尿病、神经系统疾病的影响而引起性功能障碍，造成心理上的自卑，加上神经系统的退化，自我抑制能力下降，正如俗语所说的"人老话多"，整天为一些鸡毛蒜皮的小事争论不休，双方感情日益疏远，从而达到不可收拾的地步。

新婚夫妇由于结束了单身时代的不安而感到喜悦，焕然一新的环境通常使夫妻生活奋发向上，积极进取并心情激动，这常是一生中最美满、最幸福的时期。一段时间内，两人都在很多方面力求协调一致、互相适应，包括生活习惯、个人弱点、家务操持、亲友应酬、和谐的性生活等，两人对缔造新的生活充满了强烈的愿望和责任感，新的生活充满了情趣。一般正常情况下，新婚后一年之内妊娠的占 70%。此时为了婴儿的健康和正常生长发育，需要对婴儿尽心进行养育。原来无牵无挂、自由自在的夫妻生活已不复存在。婴儿的健康、安全、养育和护理被摆在第一位，夫妻关系不得不为此作出牺牲。如何处理好夫妻关系与养育婴儿的矛盾，是关系到家庭和谐的重要因素。

四、老年期的性问题

无论男女，一生中都要经历从性腺开始发育、经过成熟直到衰老退化的整个过程，这个过程的时间就称为生育年龄。整个生育年龄过程又可分为青春期、成熟期和更年期。青春期和更年期都是激烈变动的过渡时期。一般女性在 11 岁左右开始进入青春期，45 岁进入更年期。这时脑垂体、性腺及内分泌逐渐发生改变，卵巢逐渐萎缩，50 岁左右月经终止，进入绝经期。而男性在 13 岁左右开始进入青春期，50 岁左右睾丸的生精能力逐渐减退，睾酮分泌减少，性功能随着年龄增加而逐步减退。到 70 岁左右进入衰竭期，由于睾丸进一步萎缩，睾酮减少，不仅可引起阳痿，而且由于体内蛋白合成减少，出现一系列肌肉的退化而导致肌无力和便秘，出现了关节软骨垫的退化而导致关节疼痛等症状。由于人与人之间的个体差异很大，很难有一个明确的界限。

Kinsey、Pomeray、Martin 和 Gebhard 等学者报告了绝经对女性的性反应没有什么直接的影响，有的学者注意到许多绝经期前后的妇女对性的兴趣更加浓厚，其原因尚不清楚，美国著名的性学学者 Marsters 和 Johnson 报告了 152 名年龄为 51～80 岁的妇女的性功能在减退的原因，主要是衰老的心理学因素引起。人类的性功能在男女性别之间也有差异，女性在任何情况下都可以完成交媾，因而女性只有性欲下降而没有性功能障碍。因此有人推测老年女性由于不再为怀孕而担心，也不必为抚养幼儿而操心，因而对性的兴趣更加浓厚。而男性则不同，性交时阴茎不能勃起就不能完成交媾，而阴茎勃起不仅受自然的生理因素如性腺内分泌水平的影响，而且还受到生理健康水平的影响，老年的心血管疾病、内分泌系统疾病、神经系统疾病等都会导致性功能障碍，而且人类性功能具有明显的性意识，因而老年的精神心理因素更能影响性的功能。老年男性由于末梢血管硬化，阴茎勃起不坚或者勃起迟缓，都会引起心理紧张、忧郁、惊恐与自卑，这些心理因素都可以加重性功能障碍。男性性功能衰退主要还表现在性活动频次的下降，Martin 分析了 628 例 20～95 岁男性资料，发现 34 岁以后性交频次的五年递减率是：35～40 岁为每周 2.2 次；41～45 岁每周 2.0 次；46～50 岁每周 1.7 次；51～55 岁每周 1.5 次；56～60 岁每周 1.0 次；61～65 岁每周 0.7 次；66～75 岁每周 0.4 次；76 岁以后每周 0.3 次。

认识老年人对性意识、性能力和性兴趣方面存在着个体的差异是很重要的，如果一个人有较好的健康状况，性兴趣依然不减，并且有一个有性兴趣的配偶，那么可以肯定其性能力可以持续维持下去。老年人感情上需要和谐的互相温存、互相鼓励，最害怕的是孤独。性生活可以给予老年人充分的心理满足，老年人的性生活，并不总是典型的性交，而是互相倾诉、拥抱与被拥抱、表达感情和接受感情，这些既不会随年龄衰老而衰退，更不会随年老而终止，反而能避免因为强制性生活而使心理更加孤独，导致加速衰老的进程。

第三节　正常的性反应周期

人类的性行为不仅是性器官本身的活动，而且是全身各个系统精确的、有节律的、协调一致的、连续性的生理过程。性激素不仅在胎儿期影响胎儿大脑的性分化，而且启动青春期，并在成熟期调整人类的性活动。但人类的性活动绝不仅是生理本能的反应，更是思维、语言、情感和意识形态等社会心理因素共同作用的结果。性行为实质上是生理、行为、情欲、态度和品质的综合表现。这里只讨论生物生理方面的性反应的表现。

在实验室广泛的研究基础上，美国 Marsters 和 Johnson 提出了性反应周期的概念，现已逐渐被各国学者所接受。这一概念有助于理解性活动期间所发生的解剖生理的变化以及紊乱时的临床意义。但是性反应周期的各个阶段都是人为的规定，它们互相之间并不总是能被明显区分，个体之间都会出现差异，即使是同一个人，在不同的时间里或是不同的环境里都会有差别。Marsters 提出正常性反应周期可分为四期，即性兴奋期、性持续期、性高潮期和性消退期。

一、性兴奋期

性兴奋是由于精神或者肉体的性刺激引起的性反应现象。在动物中只有在发情期时，由于异常气味的诱导、声音的叫唤或鲜艳色彩的炫耀而引起异性动物的互相接触，而后产生性兴奋。而人类则不同，当性器官成熟后，性兴奋可以随时发生，而且性兴奋是以思维和情感为诱发的主导因素，通过肉体的感观和接触得以加强。

男性的性兴奋以阴茎勃起为特征。这是大脑皮层产生性兴奋后导致交感神经系统兴奋，引起阴茎内血管充血性变化的结果。视觉和肉体接触常能强化性的兴奋。在紧张、焦虑或者疲劳时，勃起就容易消退或者勃起不坚。交感神经兴奋还可以使皱缩的阴囊皮肤变得平滑，提睾肌收缩致使睾丸提升。

女性的性兴奋的特征是阴道出现渗液润滑。实验观察，阴道生理解剖中并没有构成渗液的"分泌腺"，性兴奋时宫颈分泌腺分泌并不增加，性兴奋时阴道渗液主要是交感神经兴奋时，阴道周围血管充血导致体液渗出的结果。女性性兴奋时还表现为阴道后段扩张成为精液池；宫颈和宫体向上提升；大阴唇分开、隆起并向外伸展；阴蒂虽还没有勃起，但由于血管充血而增大；乳房增大，乳头竖起。两个乳房并不总是同时竖起，在兴奋末期乳房表面静脉更加显露，乳房增大现象在未生育的妇女身上较为显著。

性兴奋的方式和时间在男女之间以及个体之间均有很大的差异，除了性别之间的差异以外，个体的差异与性意识，以及幼年所接受的性教育的影响有着明显的相关性。不管是男性还是女性，性兴奋期的变化既不是持续不变，也不总是越来越强的，兴奋可以暂时消退又可以再次加强。性兴奋的精神表现就是性紧张度集结。性紧张度集结表现为情绪的激动、高亢，血压上升，心跳加快以及全身肌肉紧张度加强。情感不集中、精神涣散、情绪低落、焦虑紧张、疲劳以及体质衰弱都可以使集结的性紧张度降低而影响性兴奋的发生和持续。在性兴奋时外界的声音、位置的移动都可能造成影响。此外，直接性刺激的节奏和方式的改变也可能暂时影响性兴奋。

二、性持续期

在性兴奋期，性紧张度处于基线上并呈显著的增高，而在持续期性紧张度则持续稳定在较高的水平上，如果有效刺激依然存在，尚能进一步被激化。因此，尽管性兴奋已达到相当高的程度，但仍处于触发性高潮的阈值水平之下。

不同个体性持续期的持续时间差异很大，早泄的男性可能异乎寻常的短，而女性短的性持续期可能预示着一个特强的性高潮的来临。

性持续期内，男性阴茎冠部直径略为增大，由于静脉瘀血而龟头颜色加深，睾丸也由于精索静脉充血而增大，有的可比原来体积增大 50%～100%。随着性紧张度持续向性高潮发展，睾丸不仅继续提升，而且还向前旋转，使睾丸后面保持与会阴部接触。此时尿道外口有少量球尿道腺分泌的黏液排出，它为即将来临的射精鸣锣开道。

女性发展到性持续期时，阴道外 1/3 发生显著的血管充血，充血的结果使阴道口缩窄，这种缩窄使性交时不论阴茎大小都能使女性感受到阴茎刺激的直接效果，围绕阴茎的阴道有一种实际上的"紧握"作用，这种反应称为"高潮平台"，在高潮平台形成的区域内，也是感觉神经末梢最丰富的区域。性持续期内阴道的后 2/3 仍继续向后延伸，这样就可以容纳任何长度的阴茎，并可以减少阴茎抽动时直接刺激后弓窿而引起的不适。此期宫颈和宫体也相应提高。与兴奋期相比，阴道的润滑作用有所减少。性持续期的外阴部，阴蒂的头和体部向耻骨联合后退，由于阴唇的扩张而部分地掩盖了阴蒂，然而这不会使阴蒂的敏感性降低，刺激阴阜的邻近地区或者阴唇仍会导致阴蒂"致敏"。

兴奋晚期乳晕开始充血，到了充血期，乳晕的变化更为明显，乳晕的肿胀反而掩盖了乳头的竖起，但这种竖起确实是存在的。持续期乳房持续增大，没有授乳史的妇女的乳房可在原有的基础上增大20%～25%。

兴奋晚期和持续期中，有 50%～75% 女性和少数男性在胸腹部可发生类似麻疹样的红色斑丘疹，称为"性红晕"。性红晕一般开始发生在上腹部，然后迅速播散到前胸和乳房，也可以在身体其他部位出现。男性和女性在性持续期可以出现心动过速、换气过度、血压增高的现象，持续晚期还可以出现肌肉强直等现象。

三、性高潮期

性高潮是一种全身极度高亢的兴奋表现，对性高潮的特异生理机制至今仍不是很清楚。据推测，一旦性紧张度达到或者超过性高潮阈值水平，就可以通过神经反射触发性高潮到来。

男性的性高潮的表现特征就是射精反射。射精之前，副性器官开始一系列的收缩，将精液汇聚在尿道的前列腺段，然后通过前列腺被膜、盆底肌群、输精管道以及阴茎一起协同有节律地收缩，共同完成射精的反射过程。精液是由球尿道腺液、前列腺液、附睾及输精管液和精囊液所组成，在体内尚未排出时，各种分泌液并不混合在一起，而是依次汇聚在后尿道，这时男性已可察觉到作为射精开始的压力动态变化，体会到一种射精已不可避免的感觉，尽管精液射出还需经过几秒钟，实际射精动作已经开始了。这个短暂的间隔是由于精液必须经过尿道这一段长距离，另一方面射精时必须结集足够的压力，以便使汇聚的精液能被排出。

女性的性高潮是以子宫、阴道、肛门括约肌和盆底肌群同时节律性的收缩为特征。开始时，节律的间隔时间为 0.8 秒，以后在强度、持续时间和节律性方面均有所降低。但性高潮是一个全身性的反应，并不局限于盆腔和生殖器官。高潮期间，脑电图显示大脑优势半球的波形和波速都有显著的变化。此外，心跳、呼吸以及多种肌群的收缩都会有显著的改变。高潮期间女性的阴蒂并不勃起，已作子宫切除或阴蒂切除的妇女，同样能自然地产生性高潮。

四、性消退期

女性具有多次发生性高潮的潜在能力，就是说在持续期后，只要有性的刺激持续存在，就可以有多次可被识别的性高潮反应发生。而女性的性高潮也不一定要通过性交才能获得，接吻、拥抱以及抚摸身体等其他方式都可以诱发性高潮来临。

男性则不同，他并不具备这种能力，男性必须射精才能得到性高潮的满足，而射精后立刻进入不应期。不应期内，尽管有时阴茎仍能勃起，但不能再次发生射精。不应期可以持续几十分钟或者几个小时。数小时后重复性交才能再次射精，再次射精后的不应期也相应逐渐延长。一般来说，男性的不应期是随着年龄的增长而日益延长。同一个人在不同的时间里、不同的环境中以及面对不同的性对象，其不应期的长短也会有很大的差异。

消退期所发生的解剖和生理上的变化，是与兴奋期和持续期的变化呈相反程序进行的。男性勃起的消退分两个阶段进行。开始充血作用迅速减退，勃起很快消退，在之后恢复正常血流的缓慢过程中，睾丸的体积逐渐缩小并逐渐降入阴囊中。女性也是这样，随着盆腔充血的减退，高潮平台逐渐消失，子宫移回原位，阴道开始缩短、变窄，外阴各部分也逐渐回到正常的解剖位置。

表2-1 人类性反应周期中生殖器官的反应

周期名称	男性	女性
兴奋期	阴茎勃起并且增粗、增长，球尿道腺分泌，阴囊扁平增厚提升，睾丸增大、提升	大阴唇变扁平，阴道润滑，阴道壁增厚，后2/3扩张后伸呈储精池，宫颈和宫体抬高
持续期	龟头周径增大并呈紫色，睾丸增大1/2～1倍，前旋30°～35°，球尿道腺分泌黏液样分泌物	阴道外1/3形成高潮平台，阴道后2/3充分扩张，宫颈与宫体充分抬高，前庭大腺分泌黏液
高潮期	以射精为特征：副性器官收缩、膀胱外括约肌松弛，尿道、肛门括约肌及尿道外括约肌收缩2～4次，肛门外括约肌收缩2～4次，间隔不规则	以盆腔反应为特征：宫底部开始收缩。宫颈外口略为松弛。阴道高潮外平台以0.8秒的间隔收缩4～8次，再慢缩2～4次或更多
不应期	有	无
消退期	骨盆充血迅速消退，阴茎勃起消失	骨盆充血缓慢消退，逐渐恢复初始阶段性红晕，高潮平台消失较快，骨盆充血消失

表2-2 人类男性性反应周期中生殖器官以外的反应

反应部位	兴奋期	持续期	高潮期	消退期
乳房	乳头勃起，可推迟发生	无明显变化	无明显变化	勃起消失
性红晕	无明显反应	上腹部、颈、脸、额、胸，偶见肩与前臂，可能出现斑丘疹	继续发展，与性高潮强度相一致	以相反顺序逐渐消失
肌强直	随意肌紧张，提睾肌收缩	随意肌和非随意肌张力增强，颈、面肌轻度挛缩	随意肌控制失调，肌肉发生挛缩	肌强直消失
直肠	无明显反应	肛门括约肌发生随意收缩	肛门不随意收缩	无明显反应
过度换气	无明显反应	末期出现过度换气	呼吸频速、深度增加	在不应期消失
心动过速	心律增加与性紧张度平行	平均心律110～150次/分	平均心律110～180次/分	初期即恢复
血压	血压增加与性紧张度平行	收缩压升20～40mmHg 舒张压升10～20mmHg	收缩压升40～90mmHg 舒张压升20～60mmHg	恢复至正常
出汗反应	无明显反应	无明显反应	无明显反应	不随意出汗

表 2-3　人类女性性反应周期中生殖器官以外的反应

反应部位	兴奋期	持续期	性高潮期	消退期
乳房	乳头勃起，乳房静脉增粗	乳头饱满，乳房继续增大，乳晕明显	充血	充血与肿胀迅速消退
性红晕	上腹、前胸、颈、脸	甚至全身出现斑丘疹	红晕程度与性高潮强度平行	逐渐消失
肌强直	随意肌紧张，阴道壁扩张，腹壁和肋间肌张力增强	随意肌和非随意肌张度增强，腹壁和肋间、脸颈肋间肌轻度挛缩	随意肌控制失调，不随意收缩或挛缩	逐渐消失
直肠	无明显反应	肛门括约肌发生随意收缩	肛门括约肌发生不随意收缩，与高潮同步	逐渐消失
过度换气	无明显反应	末期出现过度换气	呼吸频速，深度加大	在期初消失
心动过速	心律增加与性紧张度平行	平均心律 110~150 次/分	平均心律 110~180 次/分	期初即恢复
血压	血压增加与性紧张度平行	收缩压升 20~40mmHg 舒张压升 10~20mmHg	收缩压升 30~80mmHg 舒张压升 20~40mmHg	恢复至正常
出汗反应	无明显反应	无明显反应	无明显反应	不随意出汗

注：以上三表引自 Feidman P & M. Human Sexual Behaviour，pp. 46-47.

第四节　正常男性的性活动及其调节

在正常性活动中男女双方有很大的差别。女性不论在何种情况下，不论是否有性兴奋的发生，不论是否自愿都可以完成性活动。而男性则不一样，在整个性活动过程中，任何一个环节的障碍都可以使性活动不能完成。因此，男性性功能障碍在生殖和性活动中都具有独特的意义。

正常男性性功能包括：性欲、阴茎勃起、交媾、射精和性高潮五个部分，而且是依次逐渐地连续发生。

一、性欲

性欲是指在一定因素刺激下，激发起的与异性交媾的欲望。一般认为性欲的产生与性激素的水平有关，青春期后性腺的发育可促使性欲发生，原发性性腺发育不良的病人一般都会有性欲低落的表现。在动物实验中证实性腺引起性欲的受体在大脑侧小叶边缘和丘脑下部（即性欲调节中枢）。临床也可看到丘脑下部病变或被切除，导致性欲完全丧失的病例。临床观察和药理实验结果表明，性欲还和一些神经介质有关，如 5-羟色胺能抑制性欲，而多巴胺则能激发性欲。临床上也观察到一部分脑部疾病病人在接受左旋多巴或对氨基苯丙氨酸治疗后，发生性亢进。因为左旋多巴是多巴胺的前身，而对氨基丙氨酸是一种抑制 5-羟色胺合成的抑制剂。当然，人类性欲还受到许多社会与心理因素的影响，年龄、精神状态、生活条件、健康情况、夫妇间的感情以及性生活的经历都会对性欲产生影响，因而也致使性欲在个体间有很大的差异。

二、勃起

阴茎勃起是男性性兴奋的具体表现，有大脑性阴茎勃起和反射性阴茎勃起之分。反射性阴茎勃起，也称生殖器性勃起，是局部生殖器官直接受到刺激而引起的阴茎勃起。这种勃起一般在两岁左右就可以发生，并且可以一直维持到老年。这种阴茎勃起并不一定伴有性意识。睡眠将醒、膀胱胀满、内裤过紧等原因都可能引发这种非性性阴茎勃起。对于自述阳痿的病人，若仍然存在着反射性阴茎勃起，一般都是非器质性阳痿。

大脑性阴茎勃起也称情感性阴茎勃起，这种勃起是由于外界的视觉、听觉、嗅觉或触觉感受的刺激，或者由于内部思维意念的性冲动引起大脑性欲调节中枢性兴奋而导致的阴茎勃起，这种阴茎勃起具有丰富的感情色彩，而且随时都可以发生。这种情感性阴茎勃起也是人类与动物性活动的最大区别。

阴茎勃起是一系列完整的复杂的反射过程。若反射机制发生障碍，阴茎就不能勃起，也就是阳痿。

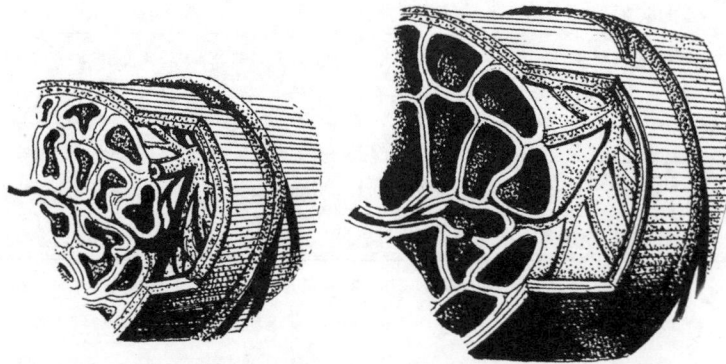

软缩状态：动脉、小动脉窦收缩，窦间和被膜下静脉丛开放，流向输出静脉。

勃起状态：窦壁肌肉松弛，小动脉扩张，最大血流进入海绵窦，扩张的海绵窦压迫大多数小静脉，甚至较大的中间小静脉被扩张的海绵窦和无弹性的被膜压扁，使得静脉回流降到最低。

图 2-1　阴茎勃起机制

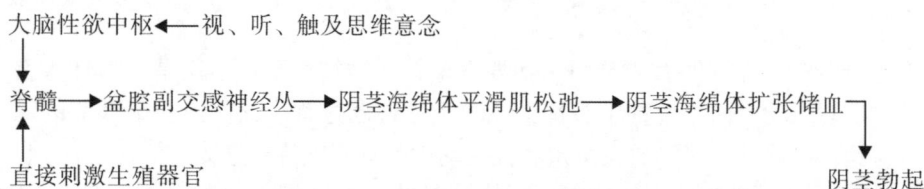

图 2-2　阴茎勃起神经反射路径图

三、交媾

交媾就是男性阴茎在女性阴道中反复提插摩擦的过程。男性性兴奋后阴茎勃起，必须使阴茎龟头经阴道反复摩擦刺激，只有龟头反复地得到刺激，才能引起脊髓反射中枢兴奋，当这种兴奋积累到一定程度时，就能导致性高潮及射精反射的发生。也就是说，如果刺激量不足或反射阈限过高，就不能发生射精反射，这种现象称为不射精症；反之，若反射阈限过低，不需很大刺激量就会发生射精，就被称为早泄。

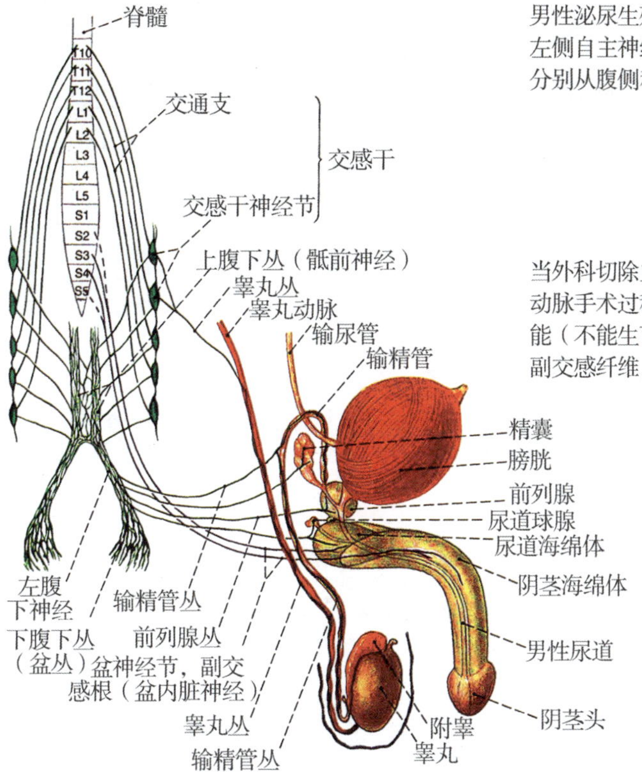

脊髓
交通支
交感干
交感干神经节
上腹下丛（骶前神经）
睾丸丛
睾丸动脉
输尿管
输精管

男性泌尿生殖器；
左侧自主神经支配图解，
分别从腹侧和外侧观。

当外科切除主动脉淋巴结或腹主动脉和盆部大动脉手术过程中可能损伤交感干，导致射精不能（不能生育）。前列腺手术过程中可能切除副交感纤维，引起阳痿。

精囊
膀胱
前列腺
尿道球腺
尿道海绵体
阴茎海绵体
男性尿道
阴茎头

左腹下神经
输精管丛
下腹下丛（盆丛）盆神经节，副交感根（盆内脏神经）
前列腺丛
睾丸丛
输精管丛
附睾
睾丸

图2-3　男性泌尿生殖系统

　　Kinsey、Martin 以及 Masters 等学者报告，75% 的男性，阴茎进入阴道后，一般在 2 分钟内射精，而且每次性交时阴茎的提插不少于 30 次。如果交媾时提插不足 30 次就射精称为早泄。Whipple 和 Perry 等人报告，女性阴道前壁，有一极端敏感的性点，称为"G 点"（G-spot），以后许多学者也证明了 G 点的存在。通过交媾时刺激 G 点，可促使女性性高潮的来临。如果 G 点没有得到足够刺激，则不易发生高潮。

四、射精

　　射精是指通过交媾使生殖器官得到了一定量的刺激后引发的一系列复杂的反射，并伴随着性高潮的来临。

　　射精时，附睾和输精管以及副生殖腺开始进行节律性收缩，使精液汇聚在尿道的前列腺段，然后，盆底肌群和阴茎体共同进行节律性收缩，使精液排出。当射精反射已形成时，射精便不再受意志所控制。

　　射精的神经反射机制如下图：

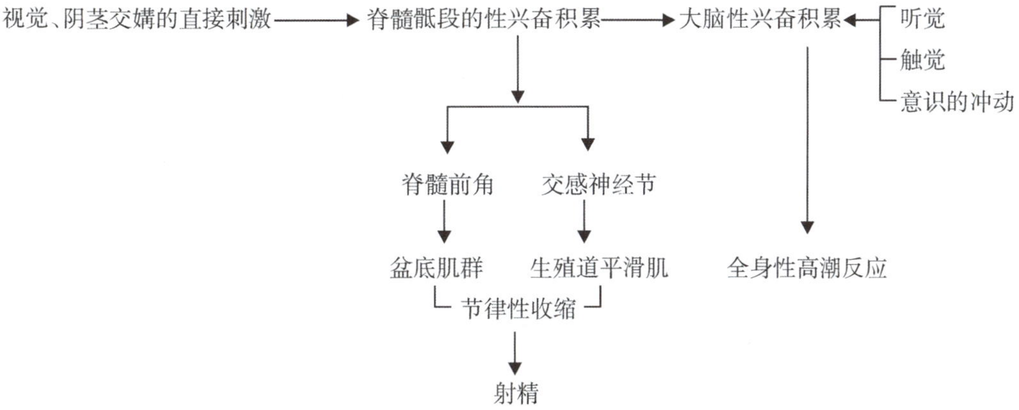

视觉、阴茎交媾的直接刺激 → 脊髓骶段的性兴奋积累 → 大脑性兴奋积累 ← 听觉 / 触觉 / 意识的冲动

脊髓前角　　交感神经节

盆底肌群　　生殖道平滑肌　　全身性高潮反应

└ 节律性收缩 ┘

射精

图2-4　射精的神经反射机制

五、性高潮反应

性高潮是进行性活动后，体内的精神、感觉以及各种反应达到高峰的一种综合状态。全身处于高度兴奋，甚至会产生意识朦胧、心跳加快、呼吸急促、血压增高、全身出汗以及全身肌肉不自主收缩的现象，这种特异性精神和神经生理机制是如何产生的，至今仍不是很清楚。

第五节　我国古代的性文化

中华民族很久以前就生活在世界的东方，这辽阔的肥沃土地非常适合农耕文明的发展。我们祖先在这块土地上耕种、栖息、生养，与自然界始终处于亲密友好的和谐状态。正是基于这种人与自然密不可分的理念，炎黄子孙建立了一种独特的文明，发展出一种独特的世界观，即"天人合一"学说。

中国古人认为世界万物都在不断地运动着，互相依存，相互影响着。自然界中被动的力量称为"阴"，主动的力量称为"阳"。阴阳彼此相生相克，即彼此相互滋生又相互制约。一方"前进"则另一方必然"后退"，一方"正"则必有一方"反"，一方"张"则必有一方"弛"。阴阳交互作用称为"道"。道的作用所产生的生生不息的过程称为"易"（变化）。天地相交生万物，男女相交生子女，这就是中国道家的哲学思想。在道家思想的影响下，产生了中国所特有的"房中术"。远在春秋战国时期，诸子百家中就产生了一个专门研究男女性生活的学派，被称为"房中家"。房中家非常重视性行为，极力思考如何更好地借助性行为来达到"养生保体"和"生儿育女"的目的。

据《汉书·艺文志·方技略》记载，汉以前，已有房中八家，然而现在此八家房中术诸书均已失传。1973年长沙马王堆汉简医书的出土，为人们提供了十分珍贵的有关性爱学的第一手资料，从中可以窥见古代房中术的一斑。此外，中国古代有关性爱的著作尚有部分幸存，有的是性爱的部分章节，有的是描写性爱的专著。众多的著作，包含了十分丰富的内容，归纳起来，房中家们认为人分男女阴阳，就自然须有性行为，而性行为的作用可以分为三个方面。

一、养生健体、防治疾病

我国古人认为，男女双方不仅通过生殖器官的接触而产生快感，更重要的是通过性行为来达到沟通阴阳、滋补养生的保健目的。

《素女经》认为，夫妇如阴阳，需要相辅相成、协调一致。交媾时，男的须结合呼吸引导，达到调治气血的"八益"要求；女方亦须引导以等候兴奋到来，适时发挥精气。如果用之不当或太过，则男女易生百病。

《洞玄子》认为，夫妇应效法自然，以阴阳为方圆规矩。掌握了这个道理再去实践，就可颐养性情、延年益寿，否则就会耗伤精神而短寿。

《养生方》认为男子阳精浑浊而浓稠，女子阴精淫水清淡而透明，故而需积蓄男子阳精并滋润女子的阴精，则气血肌肤皆受鼓动，可使筋骨、脉络血流通畅，消除痞塞，脏腑得到气血的滋润荣养而健常，因而可长寿。一般来说，男子精液过于充足，则必须外泄，精液缺失时宜补益。补精之道，一在节度性事，二在饮食与滋补，三在以志治气（结合气功导引）。三者参和，方可令人聪明健实、阳精复生。

至于夫妇交合时施泻与否，应视体质的强弱而定。善于养生者，多能做到不纵情妄为，不使身心疲乏，不频射而精衰，要频吮咽口中津液。交合时，阴茎出入徐缓，较久地保持充盈状态，使肌气、筋气和肾气齐至，既坚实又强劲持久。动而少泄，再辅以饮食，就可以达到健身养生的目的。

《黄帝内经·素问》中《阴阳应象大论》和《上古天真论》指出：交媾时要注意去七损和增八益，则体内阴阳二气可望调和而身壮。如果经常轻举妄动、醉酒同房，不知驾驭自己的情欲，只图逞快一时，就将耗散元真而致早衰。

马王堆汉墓竹简《天下至道谈》提到"气有八益，又有七损。不能用八益，去七损，则行年四十而阴气自半也"。什么是七损和八益？

"八益"，曰治气、致沫、知时、蓄气、和沫、窃气、持赢、定倾。

治气：就是清晨起床打坐，伸直脊背，放松臀部，收敛肛门，导气下行，也就是调治精气。

致沫：就是拥抱接吻，互相吞服津液，然后垂下尾闾，伸直脊背，收敛肛门，通其精气，也就是致其津液。

知时：就是男女互相嬉戏，待到彼此情浓意蜜时，双方都有强烈性欲时才交合，也就是选择适当的时机。

蓄气：就是交合时放松脊背，收敛肛门，导气下行，也就是蓄养精气。

和沫：就是交合时不粗暴，不急促，动作出入轻柔，也就是调和阴液。

窃气：就是将达高潮时，在阴茎尚勃起时就脱离交媾，以呼吸天的精气。

持赢：就是房事将终，纳气运行至背脊停止不动，导气下行，静静等待，也就是要保持盈满。

定倾：房事结束，将余精洒尽，清洗阴部，在阴茎尚能勃起便需离去，以防止高潮宣泄。

"七损"，曰闭、泄、竭、勿、烦、绝、费。

交合时生殖器不适或疼痛称为"内闭"，交合时出汗不止称为"外泄"，行房没有节制称为"竭"，想交媾时却阳痿不举称为"勿"，意乱、呼吸不匀称为"烦"，女方无性欲男方粗暴地强行交媾称为"绝"，没有准备而动作太快称为"费"。

我国古人在两千多年前已经总结了性生活的注意事项，他们认为，交媾是天经地义的正当之事，但是交媾必须遵守一定的规则，这就是"八益"。其实"八益"就是告诉人们交媾时要在适当的地点，选取适当的时机，有准备地进行，完满的性生活可以养生益寿，否则就会损害身体。强交、滥交及交合宣泄无度都会耗损元气、促进早衰。这些理论完全符合现代医学的观点和要求。

二、孕育子女

《易经·系辞》指出，世界万物都是雌雄交配才得以繁衍昌盛。唐代名医孙思邈说，夫妻交媾而生育后代是"人伦之天，王代之基"，是天经地义的事。夫妻有亲爱之情才能使"阳施阴受，血开精合"而有子。古人在《玉房秘诀》、《妇人良方》、《千金方》等著作中提出许多房事禁忌。如《妇人良方》提出：夫妇宜择时同房，避开火日、月初、月末与月半圆之时；大雨大风、大寒大暑、雷电交加、上有虹霓、下有地震、日食月食，均不宜；在神庙、井旁、灶房、厕所、墓边等亦不可交合。若犯禁则子女多残疾、短寿或痴呆愚蠢、性情乖张；交合合时，择处得法，则子女聪明有识、有德有福。

这些都说明了古代的中国人很早就已经认识到优生优育对群体的重要意义。虽然其中有的观点在现在看来不是很科学，但在当时能提出这种观点，已经很不容易了。

三、享受性的快乐

我国古人虽然认为性生活的主要目的在于孕育子女和养生延年，但对如何充分享受性爱带来的快慰和欢乐，也有深入和细致的探讨。古人认为，为了使性生活美满愉快，先要了解男女双方的性兴奋特征，为此作过以下的归纳：

男子性兴奋主要反映在阴茎的外观变化上，用三种不同的脏气来概括其兴奋的强度：

（1）阴茎竖起，这是"肝气"来至的表现。

（2）阴茎粗大发热，龟头发紫，是"心气"来至的表现。

（3）阴茎粗硬而持久，则是"肾气"来至的表现。

当男性的肝、心、肾三脏之气充足时，则阴茎粗壮且能持久，这也常能促进女性的性欲来临。

女性的性兴奋主要反映在表情上，性兴奋时有五种表现：

（1）面部充血发红，眉间、唇、颊出现红晕，是"心气"来至的表现。

（2）眼珠湿润、含情脉脉、频送秋波，这是"肝气"来至的表现。

（3）低头不语、鼻含清涕为"肺气"来至的表现。

（4）偎近男体、依人扭动为"脾气"来至的表现。

（5）阴户开张、淫水浸润是"肾气"来至的表现。

由此可以看到，古人认为只有男子三种脏气来至和女子五种脏气来至之时，夫妇才可交合，才能达到延年益寿和性生活欢愉的目的。

我国的古代性学家认为交媾前的爱抚和调情是十分必要的。《玉房指要》指出，夫妇交合，一定先要有舒缓的爱抚和嬉戏，才能使两人的情绪和谐而兴奋。爱抚的动作要从容徐缓，先触摸对方的躯体手足。女人从唐代的宫廷内开始裹足，到宋朝传到妓女，明朝才普及到平常百姓家。女人裹足纯粹是为了给男人把玩。宋朝《咏美人足》词："衬玉罗悭，销金样窄，载不起盈盈一段春。"文人骚客的"三寸金莲"、"步步莲花"都是明证。马王堆汉墓竹简《合阴阳》说得更清楚："凡将和阴阳之方，先握手，出腕阳，循肘旁，抵腋房，上灶纲（肩峰），达领乡（颈），循承光（下颌），覆周环（绕颈一周）……"这说明古人对性生活前调情的重视。

此外，还要心思安定、精神专一，使自己情绪与对方融洽，此时不宜有烦躁、抑郁、忧虑、愤愤不安等情绪，否则不仅不能享受性的欢乐，反而会伤害身体。

我国古代对性兴奋的表现描述非常细致，有"五常、五征、五欲、五伤"、"三至五至"之说。中国古代三千年前学者的描述与现代西方性学家的理论非常吻合，只不过古人着重描述男女双方的表情与神态，而现代西方性学着重描述生理的变化过程。如果综合起来，则可更完整地描述整个性周期的变化。

中国古代性文化还包括交媾技巧和男女的爱情、婚姻、生育的观点。中国性学起于春秋，盛于唐，而于宋朝之后，随着儒家"男尊女卑"、"男女授受不亲"思想的兴起，性学著作被作为淫书而禁止以致失传于世。

参考文献

1. 吴阶平等编译：《性医学》，北京：科学技术文献出版社1984年版。
2. ［美］哈费兹主编，袁其晓、孙耘田译：《人类生殖——受孕与避孕》，北京：人民卫生出版社1985年版。
3. ［英］霭理士著，潘光旦译注：《性心理学》，北京：生活·读书·新知三联书店1987年版。
4. 高士濂、王经伦主编：《人类生殖调节图谱》，沈阳：辽宁科学技术出版社1991年版。
5. ［日］津留宏、泉宇佐著，孔克勤等译：《结婚心理学》，上海：上海翻译出版公司1986年版。
6. 吉大丰、丁山：《人类性文化探秘》，北京：中国医药科技出版社1993年版。
7. 汪茂和主编：《房中秘诀》，郑州：中州古籍出版社1995年版。
8. ［美］琼·瑞妮丝、露丝·毕思理著，王瑞琪等译：《金赛性学报告》，济南：明天出版社1993年版。
9. ［荷］高罗佩著，杨权译：《秘戏图考》，广州：广东人民出版社1992年版。

第三章

男性生育力的检查

男性生育力的检查是指对男性生殖能力的可比性指标的客观检查，也就是实验室和影像学结果的临床评价。正常男性的生育力必须具备三个前提：

（1）具有正常解剖和生理功能，正常生殖器官能产生足量正常密度的精子，而且精子运动、形态和成熟度也是正常的；

（2）具有正常的交媾能力，能将精子排入女性的生殖道中；

（3）精液中无抗精子抗体存在。

一般生殖器官的形态和性功能主要依靠临床的问诊、视诊和触诊检查，这些检查带有明显的主观判断色彩和个人经验，而精子的形态、密度、运动情况，副性腺和性腺的功能与调节以及抗体的情况则需依靠实验室和影像学的检查。由于目前生命科学机理尚未能被充分阐明，虽然近年来微测技术的发展，使检测的手段日益增多，但仍未能完全阐明生育力的问题。因此，目前只能就一般实验室的水平，介绍一部分实验室检查结果的含义。这主要是为了了解婚后不育夫妇不育的原因，同时也可作为治疗方案的重要依据。受孕是一个复杂且需要男女双方密切协调的生理过程，必须具备三个条件：

（1）男女双方的生殖器官和生殖细胞（即精子和卵子）生理功能正常；

（2）精子和卵子能通过正常的通道，适时地互相结合成为受精卵；

（3）受精卵可以正常地移行到子宫，在子宫着床并正常地发育。

而男性不育诊治的目的就是要恢复男性正常的生育力，男性生育力是指男性能使生育功能正常的女性受精怀孕的能力。

第一节 病史及体格检查

对男性不育患者首先应进行必要的身体体格检查，一些疾病尤其是先天性疾病，通过体检就可以得到初步评估。

一、问诊

询问结婚史、性生活情况、能否排精、性交频率、有无冶游史、自觉症状以及过去病史。在结婚史中，病人常常不计同居时间，其实结婚仅是一种社会仪式，对寻找不育的原因没有意义，而同居时间的长短却是不育的诊断依据。同样，性交频率也是很重要的依据，因为女性每个月经周期只排一次卵，因此，性交频率少，精卵结合的概率就低，这也可能是不育的主要原因。同样，冶游史关系到性病的感染问题，自觉症状也是引导进一步检查的因素。不射精症和逆行射精的诊断，也要靠问诊得出参考性意见。

二、视诊

观察肢体的长度，病人上肢长于下肢且睾丸发育不良，则可能是克氏综合征；病人矮小则应考虑为垂体疾病或先天性疾病；枕部发际过低、眼眦宽大，多为遗传疾病。

三、触诊

①检查乳房，扪摸乳房大小。正常男性很少能扪及乳房，少数能扪到的亦很小。②阴茎是否有疤痕或疱疹。梅毒早期引起的溃疡所形成的疤痕多见于冠状沟或龟头上，而单纯性疱疹则可见于阴茎体部甚至接近根部，多呈芝麻大小，3~4个小点聚合而成。性病的疤痕多在腹股沟淋巴结附近。③掰开尿道口观察舟状窝是否充血。尿道感染时多见有片状或斑点状充血。④睾丸大小和质地。睾丸近椭圆形，大小差别很大，但质地柔软者，多无精子。⑤附睾。附睾头部由十几条直细精管构成，炎症时集合呈硬结状，边缘模糊并有触痛，尾部常增厚甚至呈结节样。⑥精索。应检查是否有精索静脉曲张、疝气、睾丸鞘膜积液等疾病。

第二节 精液的常规检查

精液是由精浆和精子所组成。精子由睾丸生精细胞产生，在附睾内成熟，后通过输精管运转输出。精浆主要由前列腺、精囊腺、尿道球腺等副性腺分泌物所构成。在射精过程中，各副性腺液与精子和附睾液依次排出，并在阴道内混合组成精液。精子这时才从高渗、缺氧的附睾环境中解脱而进入等渗溶液状态，水分及其他物质开始流入精子中，各种腺体的不同成分重新进行组合，如缓冲体系的建成，磷基、硫基及盐类的重新配对，精囊腺果糖通过前列腺中的转换酶作用转换成葡萄糖。这时精子开始复苏，结构蛋白开始水解而液化，精子开始活动。因此，精液常规检查是射精完成的这一系列化学反应后精液和精子的病理学结果。常规的精液检查包括精液量、液化时间、黏稠度、pH值、精子计数、精子活力、精子活率、精子形态、精子的凝集情况、免疫细胞和脱落细胞的情况等。这些指标对男性生育力的判断具有不可忽视的意义。但这只是生殖力判断中最简单、最基础的判断指标，不能作为生育能力判断的唯一指标。

精液常规是门诊必要的常规检查，形态、免疫细胞和脱落细胞的精细检查是需要进行染色后才能进行分析的，故常不列入精液常规中。精液常规的检查结果也可以提供部分副性腺功能状况、免疫情况和炎症反应情况分析，但不能完全作为一种单独的诊断依据。世界卫生组织（World Health Organization, WHO）于1972年公布了第一版"精子与女性宫颈黏液"，提出精液常规检查结果的意见，我国精液计算机、精液自动分析仪多数参照这个参数。1993年WHO修订并公布了第四版"精子与女性宫颈黏液"，其中提出染色片中正常形态的精子大于30%者为正常的意见，并建议可以使用粗估法来评价精液常规。

一、精液标本的采集

（一）禁欲时间及注意事项

（1）检查前不需禁欲，一般距上次排精24小时以上即可。

（2）精液应收集在干燥、清洁的容器中，不宜用阴茎套收集精液，因为套中的滑石粉及乳酸薄膜的化学作用会影响精子的活力，且阴茎套本身也会黏住大量精子而影响结果的准确性。收集时需将一次排出的所有精液收集起来，因为精液排出时，各个腺体的分泌物是依次排出的，排出后再经过一系列化学反应后才逐渐混匀。首先排出的是输精管液和精子，其次是前列腺液，最后是精囊液，若遗漏了某些部分，都会影响精子浓度的计算和活动力的判定。

收集完精液后，应注意保温，尤其是在寒冷的天气里，而且需在半小时内将精液送至检验部门，否则也会影响精子活动率和活动力的鉴定。

精液常规检查必须有规范的检查制度，才能得出可比性的参考结果。精液常规检查结果是精子与各种附属性腺分泌物混合后，精子在各种物质和酶的作用下进行的一系列化学反应的结果，因此不能以某项单一的结果来判断男性的生育能力，或对某些疾病作出诊断意见，而应该把各项指标综合分析。

（二）采集标本的方法

采集标本应用手淫方式取得标本，并将其全部射入一个干净、广口的玻璃或塑料容器中，温度应保持在20℃~40℃，以避免降低精子的活力。采集前应抽样检查该批容器对精子活力是否有毒性作用。标本的采集最好在实验室附近专设的取精室内进行，否则应在采集后一小时内保温送至实验室。应向受检者强调精液标本必须全部完整，因为生殖道内各个腺体的分泌物是依次排出的，任何部分的丢失都会影响结果的准确性。

精液分析表格应记录：受检者姓名、病例号、禁欲天数、采集时间和检验目的等。实验室接到标本后应立即置于37℃的孵育箱内，等待精液自然液化。

用于精液培养、生物测定、人工授精等目的的精液标本在处理过程中必须严格采用无菌操作，并将标本置于密封的无菌容器内。精液标本可能带有病菌和病毒等病原体，应视为生物危险品，检查人员应注意防护，用过的器皿应进行消毒处理。

常规精液分析由于规范不易统一，其结果的误差也比较高，加上精液本身的变异，结果常不一致，因此不能完全准确地预测生育能力。

二、精液的理化性质

（一）颜色

正常精液质地均匀，呈灰白色；禁欲时间过长，精液常略带黄色。病理情况颜色可呈异常，血性精液常见于苗勒氏管囊肿感染、精囊炎、副性腺肿瘤、生殖道创伤、精囊腺淀粉样变及肝硬化等；黄色脓样常见于精囊脓肿；无色透明稀薄的精液常见于射精管以下的畸形或梗阻。

（二）精液量

精液量与附属性腺功能有着很大的关系。精液中精囊腺液占60%、前列腺液占35%、附睾分泌物及精子占4%、球尿道腺液占1%。附属性腺的功能和分泌能力受睾丸素所制约，也与取精时的兴奋度有关。一般一次的射精量为2~5mL，平均3.5mL。若一次排精量大于8mL或小于1mL，都说明副性腺分泌异常或生殖道狭窄。精液量的改变大多数与精囊腺有关，精液量增加常是精囊腺炎症初期腺体激惹所引起的，当腺体受到损伤后则分泌减少。

精液量可用锥形刻度试管或10mL刻度移液管来测定。正常男子每次射精量不少于2mL，精液量少常与取精时性兴奋不足或丢失有关。真正精液量少于2mL者（平时性交时无精液溢出）多与附属性腺的发育不良、感染、机化萎缩有关。精液量过多常与附属性腺感染激惹有关。无精液者常见于不射精症、射精管阻塞和逆行射精等情况。

（三）pH值

精液正常pH值为7.2~7.8。一般在排精后半小时测定，将1滴精液直接滴在pH试纸（pH值范围为6.4~8.0）上，30秒后将变色度与标准色度比较，记录pH值。

精液的pH值是由精囊腺分泌的枸橼酸钠与前列腺分泌的枸橼酸组成pH值缓冲系统的结果。因此，pH值<7时，提示可能存在精囊腺疾患如精囊感染、输精管道阻塞、精囊腺先天性发育不良或后天性感染后萎缩；pH值>8时，提示前列腺分泌不足，如慢性前列腺炎、前列腺机化萎缩、先天性前列腺发育不良等。在生殖道感染中，前列腺与精囊腺同时受损时，pH 值也可能是正常的。

pH 值对精子的活动度和生存力以及代谢都有明显的影响。pH 值偏低时精子不能活动，但若 pH 值 > 9，精子亦会失去活动力。精浆 pH 值是由精囊腺分泌的枸橼酸钠和前列腺分泌的枸橼酸构成的，pH 缓冲系统使精液 pH 值保持恒定。

若有前列腺炎症，则枸橼酸的分泌量会减少，pH 升高；若有精囊腺炎症，则枸橼酸钠的分泌量会减少，pH 降低；若两者都有炎症，pH 也可能正常。精子在附睾中 pH 值 < 7，可使精子处于休眠状态，有利于精子寿命的延长，不过会影响精子的运动。

附睾中渗透压极高，使精子处于失水状态，一旦精子排出与附性腺液接触，吸收了水分后，精子的各种酶系统就会被激活，这就是精子的复苏过程。因此，精浆中渗透压异常，亦可影响精子吸收水分的速度，也就影响了精子的复苏过程。液化时间延长和黏度增加常提示前列腺功能低下，这是前列腺分泌的水解酶不足所致。

常规检查中，精液量、颜色、pH 值、黏度和液化时间等项目直接表示精浆的结构，它的改变对精子的活动力评价也是很有意义的。

（四）黏稠度

测定精液黏稠度的方法有两种，一种方法是将精液标本吸入 5mL 吸管内，让标本依重力自然滴下，观察其成丝长度。正常标本呈不连续小滴，而黏稠度高时，会形成大于 2cm 的长丝。另一种方法是用一支细玻棒，浸入精液中，提起玻棒观察其成丝情况，同样黏液丝长度不能超过 2cm。黏稠度过高，说明精液液化不良。黏稠度过低或排精后不呈凝胶状，常提示精囊腺分泌的结构蛋白不足。

（五）液化时间

室温下精液排出体外后立即呈凝胶状，2 分钟后进入液化过程，此过程多在 15 分钟内完成。如超过 30 分钟不液化，可视为液化异常，液化异常又可分为液化不全和不液化。液化不全是指大部分已液化，但仍可见到不液化的凝块或黏稠度过高的精液。不液化是指一小时后精液仍未液化。精液液化延缓提示前列腺功能低下，水解酶分泌不足。

精液不液化亦可进行处理，机械性重复搅拌混匀或者添加等量的 1% 菠萝蛋白酶混匀可使部分标本液化，但这都可能影响精浆的生化质量和精子的活力。

三、精子的凝集

精浆中存在抗精子抗体或者一些病原体的代谢产物时，如滴虫与大肠杆菌代谢产生的二硫巯基，就可使运动的精子在相互碰撞的过程中出现凝集现象。随着时间的增加，凝集逐渐明显。因此在镜检观察精子运动力时，等待较长时间后，常可发现凝集现象。精子的凝集也是精液自身免疫的表现，因为最活跃的精子最易产生凝聚现象，这对判别精子的生殖力具有特别的意义。精子凝聚的观察应在精液常规基本完成后，再大面积地扫描多个视野，观察是否存在精子凝集的情况。精子发生凝集时，可见十几条或上百条甚至几百条精子凝集成团，从而失去继续运动的能力。

精子凝集现象产生的主要原因是精浆中存在抗精子抗体，这些抗体可分为 IgA、IgG 和 IgM，血清中查出的抗体大部分是 IgM，这是曾经有抗体产生过的痕迹反应，与受孕没有相关关系。而精浆中存在的 IgA 抗体则可以与精子抗原发生凝聚反应，IgA 抗体是一种分泌型抗体，它是由生殖道中 B 淋巴细胞产生的抗体，研究已证实这种抗精子抗体对精子的反应除了使之发生凝集外，还有制动和抑制受孕过程的作用。凝集反应在精液常规检查时可以很容易被发现，但抗精子抗体出现后很难自行消失。

许多实验证明精子的凝集反应除了抗精子抗体作用外，生殖道的大肠杆菌属和滴虫等的感染都可以使精子发生明显的凝集反应。这与这些病原体的代谢产物中产生的二硫巯基有关，这些凝集反应随着病原体的清除而消失。所以，出现凝集现象后应进行病原体的检查和精浆的抗精子抗体检查。精浆中出现抗体是因为生殖道感染后产生了自身免疫反应，这种抗体有助于提高体内抵抗病原体的能力，过早消除，会使自身免疫力下降，反而易引起病情复发。

四、精子浓度检测

精子浓度是指每毫升精液中精子的数量，以 $10^6/mL$ 表示，传统的检测方法有血细胞计数板计数法、Makler 计数板计数法，近年来又采用计算机辅助分析法等。

（一）血细胞计数板计数法

国际上认为血细胞计数板计数法是精子计数的"金标准"，WHO 编写的《人类精液及精子—宫颈黏液相互作用实验室检验手册》第四版仍推荐使用此方法。

1. 血细胞计数板的结构

血细胞计数板底板由一块厚玻璃底板与一块专用盖玻片组成，底板中央有两个计数池，深度为 0.1mm，每个池为 3×3mm，每池平分为 9 个大方格，中间一个大方格用双线再分为 25 个中方格，每个中方格又用单线分为 16 个小格。盖玻片为血细胞计数板专用，厚度为 0.4～0.7mm。

2. 常用精液稀释液

（1）$NaHCO_3$ 5g、36% 甲醛 1mL、龙胆紫饱和水溶液 0.5mL（在相差显微镜下观察可不加龙胆紫料），加水至 100mL。

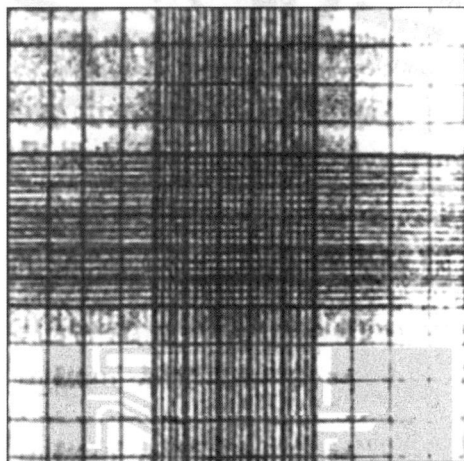
图 3-1　血细胞计数板的结构

（2）40% 甲醛 1mL、TritonX-100 1mL 加入 0.1 mol/L 磷酸盐缓冲液至 100mL（pH 值 7.4）。

（3）尿素 40g，蒸馏水 100mL。

3. 操作方法

（1）取已液化精液 10μL，加精液稀释液 90μL，充分摇匀后注入计数池中，一般 5μL 左右，刚好充满整个计数池，如果加量过多，常可引起盖玻片与计数板之间间隙增加而导致计数误差。

（2）加样本后静置 6 分钟左右，待精子完全沉淀在底部后，再在镜下观察，计算中间大方格的 4 个角和中央方格内的精子数目。

4. 计算

5 个中方格的总数乘以 10^6，即为每毫升报告数。

5. 注意事项及计数原则

（1）由于计数池深达 0.1mm，精子可能重叠在不同的焦点平面上，计数时须不断调节焦距以免计数遗漏。

（2）为使计数准确，不同浓度的精液应作不同倍数的稀释。一般精子浓度小于 $20×10^6/mL$ 时稀释度为 1:5 或 1:10；精子浓度在 $20×10^6～100×10^6/mL$ 时，按 1:20 稀释；精子浓度大于 $100×10^6/mL$ 时，应稀释 50 倍或 50 倍以上。

计数时以精子头部为标准，精子头部有 1/2 跨在线上时为有效计数。在同一标本中应计两个计数池，以两个池的计数平均值作为报告值。若两个池值相差大于 10%，应重新加样计数。

（二）Makler 精子计数法

1. Makler 精子计数板结构

Makler 精子计数板也是由底盘和盖板两部分组成，底盘是一块金属圆板，中央为光学玻璃载物平台，载物平台四周有四根石英圆柱支撑，支柱高出平台 10μm，石英有很强的耐磨性。盖板是四周镶嵌金属的玻璃，具有很好的平整度，其中刻有 100

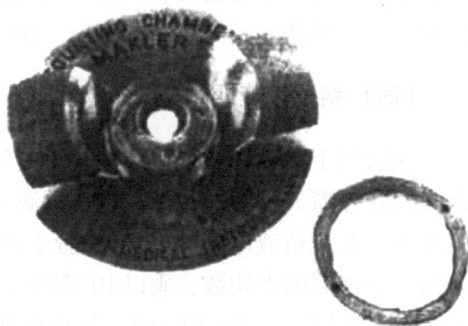
图 3-2　Makler 精子计数板的结构

个 0.01mm² 的小格，盖上盖板后遗留孔隙深度为 10μm，恰好能容纳一个精子在水平方向上自由运动。

2. Macro 板结构

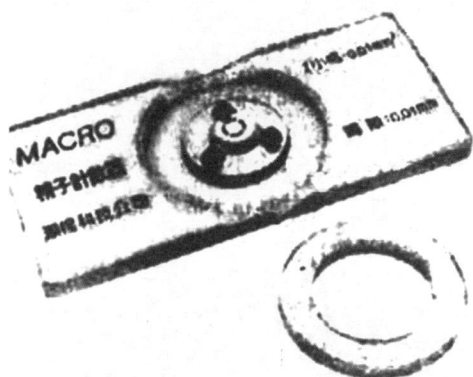

图 3-3 Macro 精子计数板的结构

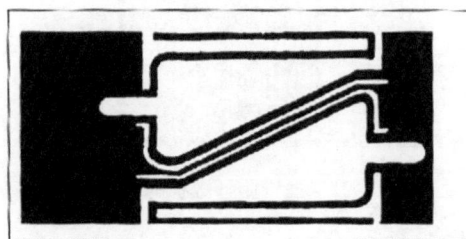

图 3-4 MicroceⅡ精子计数池的结构图

Makler 精子计数板是以色列产品，价格昂贵，南京军区总医院和南京金陵医院共同研究制成国产的 Macro 板，可以代替进口的 Makler 精子计数板，其原理与 Makler 精子计数板基本相同。Macro 板也是由底板和盖板组成，底板为一块长形玻片，与显微镜载物台相匹配，移动灵活，底板有三个抛光宝石圆柱，使盖板与底板之间的间隙保持 10μm，而且使盖板与支撑柱接触紧密。盖板厚度有 1mm 与 0.4mm 两种，前者适用于 20×~25× 物镜，后者适用于普通显微镜 40× 物镜。计数网格一般刻在底板中央，为 100 个 0.01mm² 的小格，也有将网格刻在盖板上的。

3. 计数方法

（1）取液化精液 10μL，加 90μL 精子稀释液，充分摇匀（或在旋涡振荡器上震荡），吸取 10μL 稀释精液滴于 Makler 计数板或 Macro 计数板上，加上盖板置于显微镜平台上。

（2）于镜下计数 100 小格内的精子数，计数原则与血细胞计数板相同。

以 100 个小格的计数总数乘以 10^6 即为每毫升的精子浓度。

（三）MicroceⅡ计数法

ADIS 等病的蔓延，给从事精液分析的检验者和科研人员带来潜在的危险。另外，Makler 精子计数板操作时如不严格，任何细微的误差都可能影响最终结果。而且 Makler 精子计数板经多次反复擦洗后，也可能会影响其测量精度。1990 年，Ginsbury 和 Amand 发明了一次性的 MicroceⅡ精子计数板，专用于精子计数。

1. MicroceⅡ计数板的结构

MicroceⅡ计数板是在一块载玻片上用环氧树脂粘上一层一定厚度的疏水性材料，其上盖上盖玻片。盖玻片与载玻片之间形成固定的间隙，其深度有三种，即 12μm、20μm 及 50μm，常用的为 20μm。每块 MicroceⅡ计数板有 2 个计数池，可以分析 2 份标本。

2. 操作方法

取已液化的精液标本 3~5μL，从盖玻片的边缘（有箭头标记）处注入计数池，疏水性材料通过毛细管作用，将精液充满载玻片与盖玻片之间的间隙，并将空气挤出。检查时用网格目镜计数，计数结果按网格倍数换算出 10^6/mL 的结果。

MicroceⅡ计数板主要用于精液自动分析仪，由于其深度固定，避免了因操作带来的不必要的误差，计数结果比血细胞计数板和 Makler 有更高的精确性，目前被认为是最佳的精液分析工具。因其是一次性使用，成本较高。国内已开始研究一次性使用的精子计数板，亦可供精子自动分析仪使用。

（四）精子浓度粗估法

此法用于估计精子浓度或用于决定稀释精液的倍数。用微量移液管吸取已液化的精液 10μL，用吸水纸吸去管外嘴尖黏附的精液，将精液滴于洁净玻片上，盖上 22×22mm 的盖玻片，使精液自然散开铺满盖玻片下，此时精液厚度约 20μm，置于 400 倍显微镜下观察，选择精子分布较均匀的部位，计算若干视野，求出每个视野的平均数，乘以 10^6 即约为每毫升的精子浓度值。如果精子数目少于每个视野 1~2 条，则可报告精子浓度小于 $2×10^6$/mL，同时注明能否看到精子活动。如果未见有精子，则应将精液离心，确定沉渣中也无精子，才能报告为无精子。

（五）计算机辅助的精液分析（Computer Aided Semen Anahysis，CASA）

传统的精液检查分析常受主观意识的影响，不同的检验人员在同一标本中所得的结果可能相差甚远。同一检验人员在同一标本中重复检查的结果也可能并不相同。

CASA 是 20 世纪 80 年代发展起来的新技术，除了可以计算精子浓度、活动力等各项指标外，在分析精子运动能力方面也显示了其独特的优越性。到目前为止已发展到第三代。

第一代用相差显微镜，精子成为一个光点，利用光点灰度的移动曲线数据，用电脑软件计算出精子的密度和运动的各项指标。但是它不能完全区分精子和非精子碎片的光点，而且不同厂家出品的型号与软件缺乏统一的国际标准。

第二代为荧光染色精子质量图像分析仪。这是将精液进行荧光染色，精子被染色，且活精子被染成绿色荧光，死精子被染成红色荧光，通过荧光显微镜和电脑技术读取和计算精子的浓度和运动的各项数据，可较准确地将精子活力分为五级——A、B、C、D（不运动的活精子）和 E（死亡精子）。同时还可以利用荧光免疫技术检测淋病、梅毒、支原体和衣原体等性传播疾病的病原体。

第三代 CASA 技术可将精液染色涂片置入系统内，自动鉴别分类出各级生精细胞、正常形态精子及各种畸形精子的百分比。鉴别的标准化，减少了人为操作的误差，这给男性不育的诊治提供了更可靠信息，精液分析自动化是今后发展的趋势。据悉，第三代 CASA 系统在国内已研究成功。世界卫生组织尚没有推荐在精液常规分析中应用 CASA 技术。

1. CASA 的基本原理和组成结构

CASA 由相差显微镜、恒温装置、专用计数板（如 Makler 计数板、Marcro 计数板或 Microce II 计数板等）、高分辨率的摄像装置、计算机和显像装置等构成。在相差显微镜下，每个精子形成一个光点，精子运动的态势就可以呈现在显像屏幕上。在计数时，可以将一个视野的光点移动态势转换成数码储存入计算机中，通过计算机软件分别综合分析出结果，并由打印机打印出报告单。这些数码也可转刻到储存器如光盘中保存，以备日后研究与分析。

2. CASA 检查结果及含义简介

除了传统精液常规分析的精子浓度、活动率和运动力外，还有：

（1）精子运动路径速度（VAP）。指精子在一定范围内运动的平均速度。一般分为四级：

a 级（快速运动）指 VAP > 25μm/s；

b 级（中速运动）指 VAP 在 10～25μm/s；

c 级（慢速运动）指 VAP < 10μm/s；

d 级（静止不动）指 VAP = 0μm/s。

（2）轨迹运动平均速度。

①曲线平均运动速度（VCL）指精子非直线运动的平均速度，正常值大于 40μm/s。

②直线平均运动速度（VSL）指精子前向直线运动的平均速度，正常值大于 20μm/s。

③运动与尾部摆动关系。

a. 精子摆动幅度（ALH）是指精子运动轨迹平均侧摆的幅度。有的软件使用最大值，因此不同型号之间的结果，不能相互比较。

b. 鞭打频率（BCF）是指精子摆动轨迹的平均频率。

c. 平均移动角度（MAO）是指

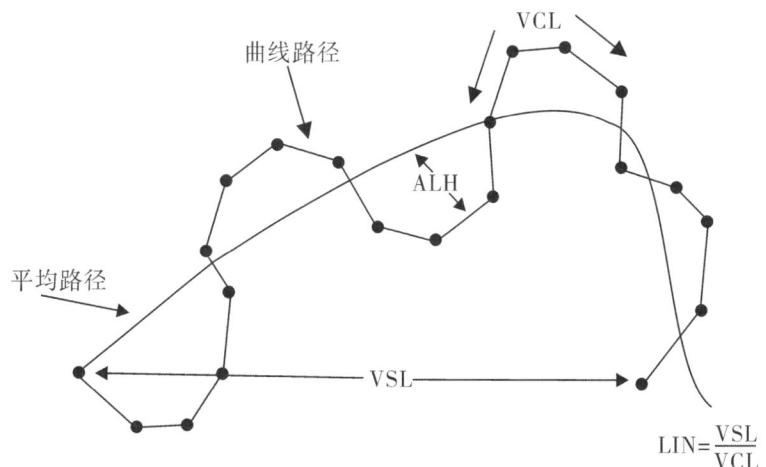

线形度（LIN）：VSL/VCL，测量精子运动轨迹的直线分离度。
前向性（STR）：VSL/VAP，测量精子运动路径的直线分离度。
精子摆动幅度（ALH）：以精子运动路径为基础的精子状况的最大测置量。

图 3-5　精子运动动力学参数

精子运动轨迹瞬间转折角度的时间平均值。

④分析指标。

a. 线形度（LIN）也称直线性，即精子运动轨迹的直线分离度。LIN = VSL/VCL。

b. 前向性（STR）是评价精子运动平均路径的直线分离度。STR = VSL/VAP。

c. 摆动性（WOB）表示精子实际运动轨迹摆动空间尺度。WOB = VAP/VCL。

d. 前向运动精子浓度：精子浓度乘以 a 级精子百分率。

由于使用这种设备检查，视野比较小，精子计算多限制在 200 ~ 300 个之间。但因精子的分布并不十分均匀，若在选择视野检查时，光选择能动的部分进行检查，或因为出现精子凝集而弃除一些视野，可能会对结果造成很大的影响。因此，在精子过密时，应适当进行稀释，使每次检查能多几个视野，结果可能会更加准确。

3. 操作方法

目前，国内已有多家工厂生产这种设备，不同厂家生产的型号不同，操作也并不完全相同，需根据其说明进行具体操作。

4. 正常参考值

精子浓度 $> 20 \times 10^{6}/mL$；精子活动率的正常参考值 $\geqslant 65\%$；精子活动力的正常参考值为 a 级精子 $\geqslant 25\%$ 或 a 级 + b 级 $\geqslant 50\%$。

5. 临床意义

由于精子在男性生殖道中处于休眠状态，它被排出并与附属性腺分泌物接触后才开始复苏活动，因此，精子的运动情况不但是精子本身结构是否正常的反映，而且是生殖道各附属性腺分泌功能的集中表现。

精子活动率是指能活动精子的百分率。而精子活动力分级是以精子运动的性状和运动速度为依据。影响精子运动的因素有很多，除了精子本身的结构，如尾器的发育是否完善、膜的结构是否完整、头形是否符合流体力学的要求之外，还有精浆载体的黏度阻力、供应能量的果糖的数量及各种还原酶和水解酶的数量与活性、精浆 pH、渗透压、操作时的温度、射精后的检查时间以及操作人员的主观判别能力等。因此，这个指标的可比性是受到许多因素影响的。尤其是在运动中的瞬间就要判别每一个精子运动的级别，是一件很难的事，即使现在用电脑自动计数仪检查，同一份标本在不同视野的结果都会出现很大的差别。

因此，单一的精子活动指标是不能作为生育能力的判断指标的，医学统计结果也提示精子运动指标与受孕率无相关性。有的精子运动非常好，但常是一些小头精子或无顶体的尖头精子，这些精子没有具备攻击卵泡并使之受孕的能力。因此，这些指标只是提示目前精子的活动状态，或是帮助判断治疗效果。笔者所在单位曾用精液特性分析仪 SQA（Sperm Quality Analyzer，以色列产品）检测精子运动的综合指数，液化后每分钟检测一次，经统计，正常精子运动力随着时间推移而有所变化。在 2 分钟后就有部分精子活动，最高活动力值出现在 30 分钟左右，持续一小时左右，之后又逐渐下降。因此，检测精子运动力应规定在排出后半小时，这样也有利于比较。有些学者如我国的吴阶平教授于 20 世纪 70 年代曾提出，用粗估法检测，在一次排精中，快速直线运动的精子总数在 1 500 万 ~ 2 000 万内，就可能具备受孕的能力。

精液中的细胞除了精子外，还有许多种类丰富的圆形细胞（RC），也被称为非精子细胞（Nonsperm Cell，NSC）。一些研究报告指出，在正常精液中 NSC 占细胞总数的 1.88%。NSC 一般包括四大类：未成熟生精细胞、支持细胞、免疫细胞（包括多形核白细胞、淋巴细胞、巨噬细胞和单核细胞）和泌尿生殖道附属性腺的脱落上皮细胞。在这些 NSC 中，一般未成熟生精细胞占 83.4%，支持细胞占 1.2%，免疫细胞占 9.1%，免疫细胞中的多形核白细胞占 5.4%、巨噬细胞占 2.6%、淋巴细胞占 1.1%。

当生殖道感染时，精液中 NSC 明显增加；细菌类感染主要表现为多形核白细胞增加；而支原体属、衣原体和病毒类感染，则见生精细胞和淋巴细胞增加。据一些研究表明，在一些不明原因的不育患者的精液中，NSC 为正常生育力男性精液的 3.7 倍。其中未成熟的生精细胞增加 2.38 倍、多形核白细胞增加 4.6 倍、巨噬细胞增加 5.2 倍、淋巴细胞增加 11.3 倍，并且主要为 CD_4 淋巴细胞。可见，精液中 NSC 的异常包括数量和类型的异常，都可能具有重要的病理意义，应予以足够的重视。

在精液常规检查时可以检查有无滴虫，在精液中的滴虫运动较缓慢，在前列腺液的涂片中滴虫的活动比在精液中活泼得多，而在阴道涂片中的滴虫运动非常活跃，这可能与检查液（载体）的黏度及 pH 值有关。精液的黏稠度大而阴道检查滴虫的载体是生理盐水，又因为滴虫的鞭毛柔软缺乏刚性，所以不同载体中运动的速度有所不同。

精液常规镜检时，注意观察，有时也可看到霉菌的发亮孢子或菌丝，在染色片中，白色念珠菌和其他霉菌常可被发现。服药后也可在精液中看到一些结晶体。

精子浓度大于 20×10^6/mL 都属于正常，而且医学统计结果表明，大于 20×10^6/mL 的精子浓度与受孕率无相关性。因此，大于 20×10^6/mL 的精子浓度用精密计数价值不大。多精子症是指多次精液常规检查精子浓度均大于 250×10^6/mL。多精子症原因不明，但常可引起不育。

精子浓度小于 20×10^6/mL 的称为少精子症；完全检测不到精子的称为无精子症。无精子症和少精子症按病因可分为先天性和后天性两大类。

（1）先天性无精子症或少精子症。

主要发生于先天性疾病所引起睾丸发育障碍的染色体异常、基因异常、内分泌异常、生精细胞异常，如唯支持细胞综合征和隐睾症以及输精管道的先天性畸形等。

（2）后天性无精子症或少精子症。

包括后天性的性腺、输精管道或丘脑下部、脑垂体的炎症和损伤（包括外力损伤、化学或药物性损伤、放射性损伤）及肿瘤等疾病。其中最常见的是性腺和输精管道的感染。性腺的感染主要为病毒类的感染，病原体可以直接损伤支持细胞和生精细胞，支持细胞损伤则会引起生精细胞凋亡。生精细胞凋亡则会引起精子浓度下降，甚至会导致很少见到精子。

正常男性一般一次排出精液 2～5mL，每毫升含精子数 2 000 万～15 000 万，即一次排出的精子数为 1.2 亿～3 亿。其中进入宫腔的仅有 1%～5%，能到达输卵管峡部的亦仅有数十个而已。故判断一个成年男子的生育力不能单以精子数为依据。一些国外学者研究的统计结果表明，精子浓度与妊娠没有明显的相关关系，而精子的活动力和形态对男性的生育力反倒具有重要的意义。WHO 在第四版《人类精液及精子—宫颈黏液相互作用实验室检验手册》一书中提出，正常男性精子浓度为每毫升 2 000 万～10 000 万，而染色形态正常的精子应在 30% 以上。但 WHO 在第五版《人类精液检查与处理实验室手册》中规定：精子浓度的参考值下限为 15×10^6/mL，精子总数的参考值下限为 39×10^6/mL 每次射精。正常形态精子的参考值下限为 4%。精液中，形态正常的精子总数更具有生物学意义。精液中精子总数乘以正常形态精子百分比得出正常形态精子的总数。

精液常规检查对不育原因的分析和治疗评价具有一定的价值，但不能作为评价的主要依据。要使其具有较好的可比性和可信性，首先应重视各个检查环节的规范化。精液收集方法、保存温度、收集后至检查的时间距离、容器的 pH 值和其他化学物质污染以及各项的检查时间等都可能影响精液常规检查的精确程度。但是在目前精液常规检查方法中，许多参数都很难做到量化和标准化，而且检查中常带有主观的意识，即使用 CASA 检查也很难避免对视野的主观选择，因此，很难做到完全的规范化。

第三节　精子的完整性检查

一、伊红染色检测

（1）检测原理：死亡的精子一般细胞膜已破损，染色液可渗透到细胞内，使精子着色，而活精子的细胞膜完整，则不被着色。

（2）染色液：伊红 Y 染色液。伊红 Y 100mg 溶解于 0.9% NaCl 溶液 10mL 中，置于 2℃～8℃的冰箱中保存，临用前取出备用。

（3）检测方法：吸取 10μL 已液化的精液置于载玻片上，加等量伊红 Y 染色液混匀，盖上盖玻片，再

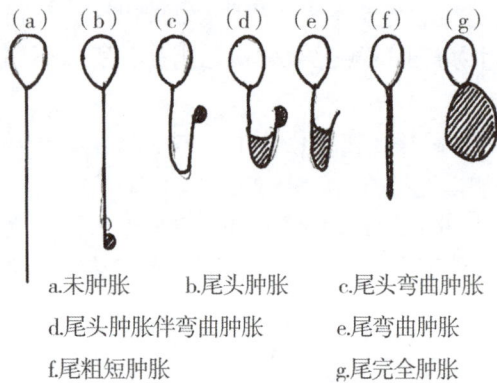

a.未肿胀　　　　b.尾头肿胀　　　　c.尾头弯曲肿胀
d.尾头肿胀伴弯曲肿胀　　　　　e.尾弯曲肿胀
f.尾粗短肿胀　　　　　　　　　g.尾完全肿胀

图 3-6　低渗肿胀试验后各种形态的精子

用显微镜在油镜下计算 200 条精子，统计未被染色精子的百分比。

（4）正常参考值≥75%。

评估精子膜完整性的传统方法是以台盼蓝或伊红 Y 染色排除法检查活精子百分比作为依据的。活精子膜具有染料屏障，只有膜损坏或死精子才可被染色。尽管这种试验对评价男性生育力的临床意义还不清楚，但可为死精症的鉴别提供依据。因此，该项试验仍被 WHO 推荐为常规精液分析内容之一。因为不动的精子并非都是死亡的精子。

二、精子膜的完整性检查（低渗肿胀试验）

Jeyendran 等提出了简单的低渗肿胀试验。将正常精子置于低渗（0.15mol/L，150mos）溶液中，由于渗透作用而使尾部肿胀。本试验与仓鼠去透明带卵细胞穿透试验有明显相关。低渗肿胀试验结果与精子浓度、活力、正常形态，特别是与伊红 Y 染色评价活精子结果相关。因此，有的学者建议用伊红 Y 染色评价精子膜结构的完整性，用低渗肿胀法评价精子膜生理学的完整性。也有学者将精子染色与低渗肿胀试验同时进行，即在低渗肿胀液中加入伊红染料，这就可以同时检测精子存活率和低渗肿胀率。如果精子膜功能不全，包括死精子，形态均表现为不肿胀。

（1）低渗肿胀液：枸橼酸钠 7.35g，果糖 13.5g，加蒸馏水至 1 000mL。

取已液化精液 0.1mL，加已 37℃预温的低渗肿胀液 0.85mL，混匀后置于 37℃水浴中 30 分钟，再加入伊红 Y 溶液 0.05mL，混匀后室温放置 2 分钟，制成薄玻片，在油镜下计算 200 条精子，计算出肿胀精子的百分率。

（2）参考值：

表 3-1　生育、流产、不育者丈夫的精子低渗肿胀试验结果比较

组别	例数	精子总膨胀率 %	精子尾部全膨胀率%
生育组	34	76.28 ±6.87	28.3 ±5.14
流产组	43	68.12 ±8.89	21.5 ±5.44
不育组	84	55.18 ±16.31	15.9 ±6.78

三、伊红 Y 水试验

精子尾部低渗肿胀率用于检测精子尾部的膜的完整性。由于精子头部胞质少，质膜与核膜接触紧密，因此不易观察到头部质膜的情况。伊红 Y 水试验则可通过精子头部的着色率来评估头部质膜的情况。质膜完整时，染料不能进入头部而不着色，若精子质膜受到损害，则染料可进入头部而使之着色。

（1）试剂：伊红 Y 5g，加蒸馏水 100mL，摇匀即可。

（2）操作方法：取已液化精液 10μL 及伊红 Y 水溶液 40μL，于载玻片上混匀。盖上盖玻片，静置 2 分钟后置于 400 倍显微镜下观察。计算 200 个精子中尾部肿胀百分率、全尾型肿胀百分率及头部未着色百分率。

（3）结果：1966 年查树伟等报道了生育组与不育组男性精子伊红 Y 水试验结果，供参考。

表 3-2　伊红 Y 水试验各项指标生育组与不育组的比较

检验指标（%）	生育组（n=61）	不育组（n=72）
精子头部未着色率	71.87 ±10.45	58.31 ±17.95
精子尾部肿胀率	72.67 ± 9.95	59.19 ±18.21
g 型精子百分率	34.30 ±14.56	22.97 ±7.74

四、精子成熟度的检查

精子成熟过程中，精子核的鱼精蛋白间以二硫键结合，增加了精子头部的稳定性。随着游离的巯基在核中增加，稳定性也随之提高。人类精子通过附睾的时间有个体差异，因此评估精液中未成熟精子所占的比例可以预测男性生育力。当精子暴露于去污剂、十二烷基磺酸钠（SDS）时，未成熟核内较少的二硫键被解聚，精子头部肿胀并可能溶解。生育力正常的男性之间的抗解聚力也有很大的差异范围。

（一）精子核蛋白组型转换半定量试验

1. 试验原理

精子成熟过程中与精核 DNA 结合的碱基蛋白发生组型转换，富含赖氨酸残基的组蛋白逐渐被富含精氨酸和胱氨酸残基的鱼精蛋白所取代。在酸性条件下，苯胺蓝与赖氨酸残基结合生成蓝色化合物，从而指示富含赖氨酸残基蛋白质的存在。反应完成后在油镜下计算 200 个精子，不成熟精子头部呈蓝色，计算头部着色精子的百分比。

丫啶橙染色也可区分正常和异常核染色的精子，丫啶橙与正常双股 DNA 结合，发出绿色荧光，与变性单股 DNA 结合则发出红色荧光。丫啶橙染色与苯胺蓝染色结果明显相关。

2. 正常参考值

精子头部着色率≤30%。

3. 临床意义

精子在睾丸内发育的过程中，精原细胞和精母细胞内的核蛋白主要为体细胞型的组蛋白，富含赖氨酸。到了精子细胞阶段，组蛋白则逐渐被富含精氨酸的鱼精蛋白所取代。鱼精蛋白能中和 DNA 电荷，并抑制 RNA 的合成，即能抑制基因的表达。

精子核携带着全部来自父方的遗传基因，这些基因必须在受精后才能开始表达，因此，受精前这些基因在鱼精蛋白的特殊保护下，紧密浓集，不能有任何丢失或转录，否则将给子代带来遗传性疾患，这无疑是具有重要的生理意义的。核蛋白组型转换的缺陷，将影响精子核正常解聚，从而影响雌雄原核的融合，或者影响胚卵的正常发育而造成不育或流产。

（二）顶体和顶体反应的检测

人类精子顶体反应的生理学意义尚未被完全了解。人类精子顶体反应可以由卵泡、卵丘、透明带（ZP）以及一些化学因子如 A23187 等诱发。长期以来缺少评估人类精子顶体的简单方法，精子顶体很小，普通光镜不能检查，电镜固然有效，但难以常规使用。许多新方法如三重染色、顶体成分单克隆抗体、金霉素荧光、异硫氰酸盐标记的植物血凝素等相继在临床实验室开展，用这些方法检测出的结果与电镜观察的结果有较高的一致性。

1. 顶体素（Acrosin）和透明质酸酶测定

顶体含有许多水解酶，如顶体素（Acrosin）和透明质酸酶。测定人类精子顶体酶活性的方法是用明胶或透明质酸覆盖平板，测量平板上因被精子头部酶消化而形成晕圈的直径，由此判断蛋白酶的活性。由于平板上底物膜的厚度难以控制，该试验的临床价值尚待确定。

2. 精子顶体酶活性定量检测

精子顶体内存在精氨酸酰胺酶，其活性可以反映顶体酶全部活性。精氨酸酰胺酶以 N_α – 苯甲酰 – DL – 精氨酸 – ρ – 硝酰基苯胺（BAPNA）为底物，分解产生有色物——硝酰基苯胺，通过测定该产物量来推算精氨酸酰胺酶的活性。

顶体酶存在于精子头部顶体内膜和赤道部膜上，它是精子受精过程中重要的酶系统，在附睾分泌作用下，高尔基体转化为顶体酶，顶体酶是一组酶，包括驱散卵泡周围滤泡的水解酶、精子贴近卵泡透明带后的种属识别酶和促使雌雄原核融合的核融合酶。因此，正常的顶体酶在受孕过程中是非常重要的，顶体酶活性检测对精子质量的评估具有重要意义。已有临床报道，生殖道感染，尤其支原体、衣原体属和病毒感染常可引起顶体酶发育的障碍。

（三）精子穿卵试验（SPA）

通过人类精子功能试验和生育力的临床评价对受孕率进行分析，目前广泛采用生命表法。逻辑回归分析是检验精子试验与生育力间有无显著相关性的最适当方法。由于自然妊娠率低，生育力低下组的情况则更低，要想积累足以用统计学处理的资料，必须随访多年。况且同一个人每次射精量和质量变异的范围很大，以前精液分析结果与后来成功妊娠的精液在质量上可能有很大的差异。基于这种情况，要想明确体内受孕率与人类精子功能试验的相关性比较困难。而采取 IVF（体外受精）评价常规精液分析和精子功能试验结果比较方便。在 IVF 中平均受孕率为 60% ~ 80%，只需对少量的试验对象进行随访即可，且用同一份精液标本同时作精子检查和体外受精，因而 IVF 的结果与精液检查结果有直接联系。在目前情况下，IVF 对研究精子功能仍然是有价值的。下面将分述精子试验与 IVF 间的关系。

精卵细胞间相互作用的评估可能是评价人类精子受孕力的可靠方法。Liu 等用体外受精失败的卵细胞作精子－ZP 结合率试验，这种试验结果与 IVF 率显著相关。Burkman 等建立了一种与精子－ZP 结合率试验相似的半带分析（HZA）试验。通过 HZA 获得的精子－ZP 指数与 IVF 率明显相关。

结合精子浓度和运动率的改变，就能较好地评估生育力。生殖道感染时的其他辅助诊断方法还有：病原体的培养、免疫学检查、生化检查和影像学检查。病原体培养可以了解致病的原因；免疫学检测可以了解精浆中免疫的现状，估计感染的时态和机体反应的情况；生化检查的主要目的是通过检测各种副性腺分泌特征性产物来间接了解它们的功能与状态。当副性腺出现炎症时，其分泌功能必然受到影响。在一定条件下选择一些辅助检查也是很有必要的。

临床意义：

1. 精子浓度

精子浓度小于 $20 \times 10^6 / \text{mL}$ 时称作少精子症，并认为这样的男性生育力低下。Melbourne 进行一年随访，发现随精子浓度增加，妊娠率显著提高。但精子数持续大于 $250 \times 10^6 / \text{mL}$ 的男性生育力也低下，其精子可能缺乏顶体反应能力。在 IVF 中仅需 $4 \times 10^4 \sim 5 \times 10^4 / \text{mL}$ 精子，少精子症每个治疗周期的受孕率与正常精液相似。因此利用 IVF 进行体外受精对单纯少精子症是有效的方法。

2. 精子活力和运动特征

精子活力小于 50% 或前向运动小于 25% 称为弱精症。尽管人们一直认为生育男性比不育男性有更多的活动精子，但大量使用统计学的生命表法的研究表明，精子活力与受孕率间关系不密切。活力仅对精子浓度低于每毫升 1 000 万的患者有意义。Liu 等的研究发现：IVF 率与精子活力也无显著相关；而且精液常规检查活力的方法主观干扰因素太多，详细的运动特征也无法测定。客观评价精子活力的技术包括显微摄影、显微录像、连续曝光显微摄像等。计算机精液分析系统为精子运动特征——包括曲线速度（VCL）、直线速度（VSL）、头部侧向位移（ALH）、尾部振动频率等提供了客观依据。Liu 等人研究了 108 例精液和人工授精培养液中的精子活力与 IVF 率间的关系，认为 VSL/VCL 和 VSL 与 IVF 率显著相关；其他运动特征与 IVF 无关联。计算机自动分析系统为临床提供了一种客观评价精子活力的实用方法，但在准确程度方面可能仍存在一些问题。

3. 精子形态

Shorr 染色法可提供非常清晰的精子形态，希望今后能够建立一种客观评估精子形态的更好方法。

Liu 等发现人的 ZP 对正常形态的精子具有高度选择性，附着 ZP 的精子 80% ~ 100% 具有正常形态。由于标本制作和技术人员的经验的影响，精子形态的评估往往有很大的偏差。他们总结了 1 000 多例 IVF 的资料后提出：正常形态的精子的比率始终是 IVF 成功率非常重要的因素。在 IVF 中仅需 $4 \times 10^4 \sim 5 \times 10^4 / \text{mL}$ 精子，少精子症每个治疗周期的受孕率与正常精液相似。因此，IVF 是对体外受精和单纯少精子症最有效的评价方法。

前述的一些精子功能检验中与 IVF 率显著相关的是精子－ZP 结合率试验、正常形态精子百分率和线性运动等。在正常形态精子减少的情况下，正常完整顶体精子的比例与 IVF 有关。精子功能的其他检验项目如核成熟度检查、低渗肿胀试验等虽与多项精液参数有明显相关，但与 IVF 率无明显关联，这些检查对人体精子某些特殊生理缺陷仍然有价值。

总之，常规精液分析是必需的，但它对生育力的预测是有局限性的。新的精子功能试验如精子形态学评估的改进，顶体状态、精子活力的客观评价和精子 – ZP 结合率对生育力的预测有一定的价值，需进一步研究这些试验对预测体内生育力的重要意义。在常规精液分析项目中增加这些功能试验，可能改进目前不孕症分类中对不明原因的诊断，用新的精子功能试验有可能确定特殊的精子缺陷。进一步利用一些技术，筛选出具有正常形态、完整顶体、高线性运动和精子 – ZP 高结合力的精子，将能提高 IVF 成功率，也可以提示妊娠的因素，并进一步研究精子特征与受精过程的关系。

第四节　精液中的化学元素分析

自 20 世纪 30 年代以后，许多学者对精液中的化学元素进行了大量的研究，发现这些元素在精液中也是重要的组成成分，并开始探索这些元素以及各元素与生育的关系。

这些元素包括钾、钠、钙、镁等常量元素和锌、铁、锰、铜、钴、铝等微量元素，检测这些元素多需用火焰原子吸收光谱法、中子活化法、EDTA 络合滴定或比色法。对这些元素的检测结果一般变化不大，经研究发现有些是必需元素，有些是有害元素。必需元素对精子的发育具有重要意义。

钠、钾、钙离子与精子的顶体发育有密切关系。顶体反应的发生与一些 Na^+ 离子的跨膜运动有关，最初是 $Na^+—H^+$ 交换使 Na^+ 流入精子，从而提高细胞质内的 pH 值，这也称为钠泵作用。然后细胞外的钙离子通过内源性载体与钠离子交换进入精子。

钙离子可激活磷脂酸 A，引起包膜磷脂改变，使精子膜与顶体膜融合，起到"离子桥"的作用，从而诱发顶体反应的发生。钾离子可提高人类精子的反应率。

引起精浆钠泵的 Na^+ 是启动和维持精子运动的重要离子，而且钾、钠离子与其他化学元素如铜、锌、铁、锰、钙等存在相关性。它们互相协同，保证精子的正常运动。无精子症患者的钾、钠离子含量比正常生育者低，但无显著性差异。

精液钙是精液中重要的常量元素之一。精液中钙的含量为血液中钙的 3 ~ 4 倍，精子中钙的含量低，主要为离子钙，约占 3%，非离子钙可能与磷酸盐的低分子配合基结合。Hong 认为：①附睾中钙离子可能起到启动和维持精子运动的作用。钙离子参与鞭毛的收缩和松弛所需酶的活动，类似肌肉兴奋—收缩耦联作用；同时能增强精子呼吸，为精子提供能量，促使精子运动。②精液钙是精子获能和顶体反应的必需元素。精子获能后发生的顶体反应是由钙离子触发的，顶体反应中细胞外的钙离子起到重要作用，离子钙可激活顶体膜表面的钙依赖性 ATP 酶，进而激活顶体蛋白酶，使已融合的精子膜与顶体膜消化成囊泡，而释放顶体酶。因此，精浆中的钙离子与糖蛋白的结合物可抑制顶体酶，免于过早发生顶体反应。③睾丸内低浓度钙可降低间质细胞数和酯酶活性，以及间质细胞对外源性促性腺激素的敏感性。

精浆锌与生殖系统的代谢活动和维持性腺的正常功能密切相关。它直接参与精子的生成、成熟、激活和获能过程。精浆锌来源于前列腺分泌的金属酶，前列腺液中锌的含量比血液的高 100 倍。精囊腺分泌物对锌的利用具有拮抗和抑制作用。

锌的生理功能有：

① 锌是重要的超氧化物（SOD）金属蛋白酶之一，可通过 SOD 清除精浆中的自由氧基，从而抑制细胞膜发生过氧化反应，保证生精细胞、精子的形态和功能的完整性。精浆中的锌与 SOD 呈正相关。

② 实验证明各级生精细胞和精子头部以及支持细胞、间质细胞都富含锌，因此，缺锌可导致蛋白和 DNA 的分解，而且锌参与了 DNA 聚合酶、RNA、乳酸脱氢酶（LDH）等 100 多种酶的合成，而这些酶在

组织呼吸和代谢中都十分重要，故缺锌可致使相关酶活性降低，使睾丸曲细精管萎缩，生精细胞功能和性功能降低，睾丸发育不良。

③ 缺锌可能干扰丘脑—垂体—睾丸轴分泌，使促性腺激素分泌减少而引起睾酮分泌减少，导致睾丸生精细胞发育障碍和性功能的下降。

④ 精液中一定浓度的锌是维持精子活动力的重要因素。精子活动力良好者与活动力低下者相比，两者精子锌含量有显著差异。但精液中游离锌增加，可使精子尾部弯曲，锌及其氧化物可抑制精子的酵解及氧化，所以锌对精子运动亦有毒性作用。

⑤ 精子进入宫颈黏液后，部分锌被蛋白结合，使锌量降低，导致顶体酶被激活，锌对顶体酶的可逆性抑制可使精子免于在男女生殖道运转过程中受到潜在伤害。

⑥ 前列腺分泌精液水解酶和免疫抑制因子。这些因素中包括许多锌金属酶，当前列腺有炎症或前列腺纤维化后，其分泌功能下降，不仅可使精液液化不良，也可使女性产生抗精子抗体。有人认为钙与枸橼酸结合控制了排精后液化的过程，而且钙与维持精子的透明酸质酶的活性有明显关系。锌在精液中的浓度比血液中高出约 100 倍。锌在精液中的具体作用目前尚不清楚。但在体内有近百种金属酶含有锌，许多锌金属酶对核酸和蛋白质的合成具有重要的影响，锌的金属酶还参与了性激素、生长激素和胰岛素的作用过程。锌缺乏可引起睾丸素分泌不足和精子数减少。

精浆硒与血浆硒呈正相关，各地报道中，其水平有很大差异，从 0.42、0.67、0.77 到 1.00 不等，这可能与各地的地理环境、饮食习惯有关。精浆硒来自前列腺分泌的含硒过氧化酶，如磷脂氢过氧化物、谷胱甘肽过氧化酶（GSH－Px），GSH－Px 是一种通过抑制膜磷脂过氧化而保护质膜的抗氧化酶，GSH－Px 在线粒体和细胞核中活性最高，在精子成熟过程中，它的物理和生物功能特征均发生变化，既而变成一种无酶活性的不溶结构蛋白，提示硒与精子成熟有密切关系。

硒还能中和镉、铅、铜、汞等毒性元素，防止有害元素对生殖系统的损害。精浆硒的含量过高或过低均会影响生殖功能。硒含量过高可致睾丸急性充血，重量减轻；含量过低可致精子尾部缺陷，影响精子的活动力。

精液镁可能来自前列腺分泌的金属酶，且与精浆锌和酸性磷酸酶（ACP）呈正相关，提示它与前列腺分泌有关。金属镁缺乏会导致睾丸曲细精管变性，精子数量减少，活动力降低，以及附睾内细胞脱落。有人认为镁的金属酶有一定抑菌作用。

精浆锰为多种酶的激活剂，可激活睾丸中腺苷酸环化酶、糖基转移酶、脱羧酶、蛋白激酶等多种酶。精浆锰含量与精子活动率、活动力及运动速度均有明显的相关性。但精浆锰与性腺功能有关系，精浆锰含量降低，则机体发育迟缓，睾丸和卵巢萎缩、变性，性功能障碍，性欲低下，进而引起副性腺萎缩，出现精子成熟障碍，最终导致少精子症或无精子症。

一些流行病学调查认为，锰过量可能也会引起性功能障碍，其中阳痿是最常见的症状，亦可引起睾丸萎缩，曲细精管不同程度的变性，生精细胞数量减少。一些工作中常接触锰的男性，血清中的锰含量无明显变化，但锰可在睾丸内积聚而干扰生精过程。

精浆铁来自支持细胞分泌的睾网液中的转铁蛋白，精浆铁和精浆硒与精子浓度呈正相关，精浆铁可以直接影响精子的运动和浓度。铁不直接参与精子的生成，附睾内的铁也不被精子直接吸收。铁含量过高时可见曲细精管壁上铁颗粒的沉着，从而影响生精细胞的发育；铁含量不足，可能导致促性腺激素分泌减少以及影响生精细胞的发育。近年来通过对大鼠支持细胞进行体外培养，以及免疫组化技术和重组DNA 技术证实了睾丸支持细胞合成、分泌转铁蛋白（Tf），在大鼠和人的支持细胞的培养介质中测得转铁蛋白含量为支持细胞分泌的总蛋白质的 1% ~ 5%。支持细胞分泌如此大量的转铁蛋白，提示铁转运是这一细胞的主要功能，转铁蛋白同生殖细胞的发育和支持细胞的功能有密切关系。

其他非必需元素如铅、镉、镍、锡、砷、银、汞、钴、铀等以及卤素族元素均可影响睾丸功能和性功能。如铅有极强的胚胎毒，可抑制细胞色素 P_{450} 酶系统，使睾丸内核糖核酸含量和活性降低，使精子浓度和活动力下降，导致畸形率升高以及遗传突变。

镉及其氧化物是一类由空气播散的微量污染物。在石化燃料、都市废物、锌容器或合金加工处理工厂如电池厂、涂料厂附近，常有局部的、高浓度的镉烟雾，可以污染人群、牲畜、土壤、蔬菜，外界的镉通过呼吸道、消化道进入体内，再从大小便排出。由于镉的半衰期较长，因此可在肾、睾丸生殖道中积累，积聚到一定程度，就可造成毒害。镉可损害毛细血管壁上皮、生精细胞上皮和间质细胞，从而影响血睾屏障，引起免疫性睾丸炎，进一步影响支持细胞。镉也会导致间质细胞损伤，睾酮分泌减少，致使依赖性的副性腺萎缩。镉也可通过取代锌的酶系统，致使锌酶系统失活，从而影响生殖系统的免疫和精子的活动。镉还能减少精子膜上甘露糖受体，使甘露糖诱发顶体反应无效。

表 3 – 3　正常男性精液中各种元素含量检测参考数值（μmol/L）

	原子吸收光谱法	中子活化法	EDTA 络合比色法
钠	112.61 ± 6.09	117.39 ± 28.26	
钾	31.54 ± 10.77	39.74 ± 16.92	
钙	7.72 ± 3.09		4.14 ± 0.59
锌	2.87 ± 1.03		
锌（精浆）	2.12 ± 0.95	2.24 ± 1.45	1.26 ± 0.31
硒（精浆）	0.72 ± 0.09		
镁（精浆）	4.98 ± 3.3		5.95 ± 1.80
锰（精浆）	0.43 ± 0.30		
铁（精浆）	14.30 ± 1.86		
铅（精浆）	74.25 ± 68.22		
镉（精浆）	68.07 ± 49.00		

第五节　精液的细胞学检验

一、精液细胞学的检查方法

（一）精子的形态和精液染色片的含义

精子形态对生育力的评估具有重要意义。一般在精液常规检查中很难完全检出畸形的精子，在高倍镜下也并不能完全鉴别出畸形的精子。正常的精子形态必须在精液涂片染色后在油镜下逐个计算，才能有较好的结果。因此，WHO 编写的《人类精液及精子—宫颈黏液相互作用实验室检验手册》第一版和第四版中的标准就有很大的差别，第一版中是用精液的原液在没有染色的情况下在高倍显微镜下观察到的结果，正常形态精子占 80%。通过几十年来的实践和研究，以及检验技术的进步，到第四版时，经过许多学者反复通过各种实验方法进行的研究和统计，证实了精子的数量、活动率和活动力与受孕率没有相关性，而精子形态的正常率与受孕率却有明显的相关关系，正常形态必须是在染色情况下在油镜下观察到的结果，书中提出正常形态的精子在 30% 以上就可以自然受孕的意见。但 WHO 在

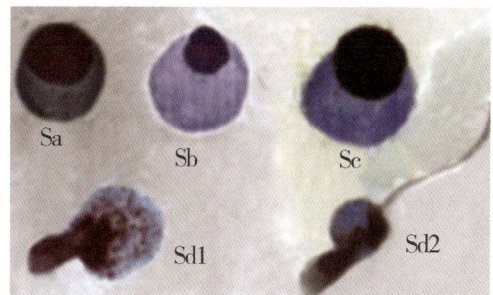

胞形：各期不同，开始为圆形，逐步成不定形
胞质：较多
胞核：染色质浓熟，核质逐渐偏向一侧而突出胞外成为头部，着丝体成尾器，余下胞质存于颈部成小滴

图 3 – 7　精子细胞

第五版《人类精液检查与处理实验室手册》中规定：正常形态精子的参考值下限为 4%。精液中，形态正常精子的总数更具有生物学意义，精液中精子总数乘以正常形态精子百分比可得出正常形态精子的总数。

在精液染色的情况下，观察 200 个精子，畸形精子率一般在 30% ~ 35%，其中头部的畸形率在 18% ~ 20%，颈部畸形率在 8% ~ 10%，尾部畸形率在 5% ~ 8%。

精子的畸形大体可分头部畸形和尾部畸形两大类，头部畸形不论小头、尖头、梨形头、不定形头或大头精子，都属于精子发育过程中出现的缺陷，多发生在曲细精管内由精子细胞发育成精子的过程中，提示病变发生在曲细精管的表层。颈部胞浆小滴残存提示附睾头部重吸收能力低下，不能形成高渗状态，从而使精子胞浆不能排出。尾部畸形原因在于附睾发育过程中线粒体有发育障碍、分布不均匀，而造成卷尾、折尾或断尾的畸形。多头精子、多尾精子、连体精子多是多核精子发育而成的畸形精子。无尾精子或短尾精子的形成也与精子发育及移行中线粒体的丢失有关。

在正常的染色片中也可见到少许脱落的生精细胞，但不超过 2%，而在曲细精管感染或精索静脉曲张的病人中常可见脱落且凋亡的生精细胞增加，在一些细胞中可发现胞质或核质出现空泡或包膜、核膜的变形或断裂，或在胞浆中发现包涵体，用病理免疫组化技术已证实这些空泡都是病毒感染的征象。在 121 例病理组化检查中，发现巨细胞病毒 11 例，单纯性疱疹病毒 1 例。在精子表面见到一些圆珠状小点附着，大多数附着在精子的颈部，已经有许多报道，用电镜证实这些是支原体属或病毒感染的特征。在染色的环境中还可见到一些霉菌的菌丝和孢子，我们见到的霉菌有念珠菌、毛霉菌、皮肤癣菌和隐球菌，也可见到一些球菌或杆菌等细菌附着在细胞内或细胞外。滴虫在染色片中也有特异的特征，这些可以提示感染病原体的属性。

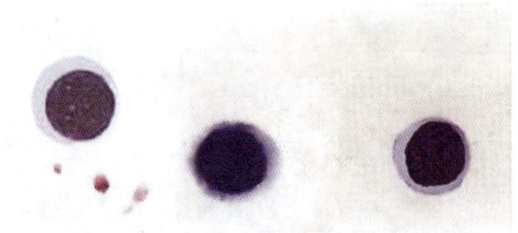

胞形：圆形
胞质：淡蓝色，均匀
胞核：圆形，染色质略红，可见核仁
图 3 - 8　精原细胞

在生殖道感染的染色片中还可看到一些腺体的脱落细胞，如精囊腺细胞、前列腺细胞，以及尿道上皮细胞和各种免疫细胞如多形核细胞、淋巴细胞、吞噬细胞等，因此使用精液染色检查，不仅可以了解精子形态，还可以初步了解感染病原体的属性。这些细胞的出现也定性地提示了感染的部位和程度。

（二）精液中各种脱落细胞的特征

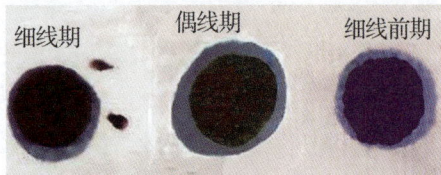

细线期　偶线期　细线前期

胞形：近圆形
胞质：淡蓝色，量较少，均匀
胞核：圆形，染色质各期粗细不同
图 3 - 9　初级精母细胞

1. 精原细胞

位于曲细精管的基底膜附近，本身具有 3 个类型，分别为 Ad、Ap 和 B 型，三种细胞的大体形态基本差不多，核大，占细胞的大部分，最原始的 Ad 精原细胞具有明显的 3 ~ 4 个核仁，胞浆内含有糖原，第一次分裂后留下一半，另一半继续分裂 3 ~ 4 次，核仁逐渐消失成为 Ap 精原细胞，再分裂，糖原消失，成为 B 型精原细胞。

2. 初级精母细胞

初级精母细胞时期也就是精子的减数分裂阶段，染色体经过这个阶段分裂成两组 23X 和 23Y 的染色体次级精母细胞，在这阶段的改变是激烈而复杂的，尤其是精子的核，需要经过细线前期、细线期、粗线期、偶线期、梭形期等，各期核的形态有很大的差异，只有细线前期的核与精原细胞的 B 型细胞不易区别。

3. 次级精母细胞

次级精母细胞也是一个多分裂时期，在这个时期，一般要分裂 4 次，因此常可见单核的次级精母细胞或双核的次级精母细胞。与初级精母细胞不同的是，次级精母细胞核较小而疏松，且胞浆增多。这个时期，若分裂受到干扰，细胞不能分裂成为单个细胞时，则可形成多核细胞，多核细胞若能继续发育，则可能形

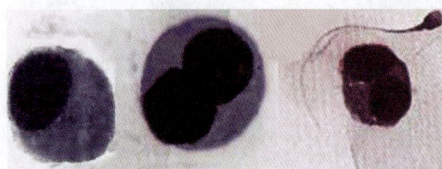

胞形：近椭圆形
胞质：较多、均匀
胞核：近圆形，染色质致密，有单核或双核，无核仁
图 3 - 10　次级精母细胞

成多头精子、多尾精子、连体精子等畸形精子。国外一些学者认为，这个时期最容易引起精子凋亡。

4. 精子细胞

精子细胞发育到这个阶段已不再进行分裂。这个时期主要是将细胞的形态逐步过渡到精子的形态，因此这个时期的变化主要是外形的改变，一般将这个时期分为 Sa、Sb、Sc 和 Sd 四个时期，Sa 期见到核逐渐向细胞边缘靠移，Sb、Sc 期细胞核逐渐突出细胞膜外，Sd1、Sd2 期精子形态逐步形成，胞浆移向颈部形成胞浆小滴，精子整个移向曲细精管管腔，排入睾丸网内，逐步漂移至曲细直管而流入附睾头部。这些细胞如 Sd1、Sd2 期在正常人群中也可见到，但由于它已具有精子的雏形而常被当成是畸形的精子。

5. 支持细胞

支持细胞多位于曲细精管底膜附近，一般不易被发现，当整条曲细精管脱落时，在细胞团中比较容易找到。支持细胞核圆，质地精密，胞质多呈三角形或多边形。

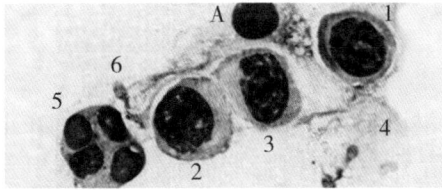

1. 精原细胞　　2. 初级精母细胞
3. 次级精母细胞　4. 精子细胞
5. 巨大多核精子细胞　6. 精子
A. 支持细胞

图 3 – 11　精液中各种脱落细胞

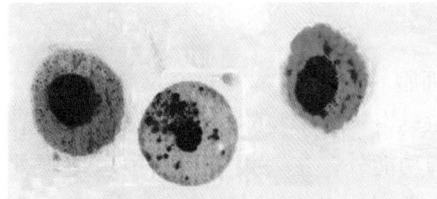

胞体：圆形
胞质：丰富，呈蓝灰色，常见大小不等的褐色颗粒
胞核：圆形，染色质致密浓缩而深染

图 3 – 12　精囊腺上皮细胞

6. 其他细胞

精浆中还常可见一些圆形细胞和滴虫等，通常报告为白细胞或脓球。但在精液离心沉渣涂片染色检查中（油镜）经常看到是生精细胞和副性腺的脱落细胞，也有部分为免疫细胞，如分叶核白细胞、淋巴球、吞噬细胞和浆细胞。

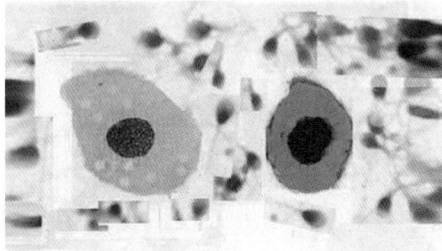

胞体：椭圆形
胞质：极丰富，呈灰蓝色，有时充满空泡
胞核：近圆形，染色质致密，呈细颗粒状

图 3 – 13　前列腺上皮细胞

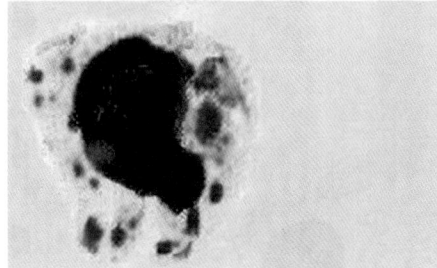

胞体：椭圆或不整形
胞质：丰富，围于核周呈灰蓝色，含较多吞噬小体
胞核：不规则形，染色质浓缩不均匀

图 3 – 14　巨噬细胞

（1）精囊腺细胞。

脱落的精囊腺细胞只是在精囊腺炎症时见到，这时精液 pH 值常偏酸性，并常伴有红细胞出现，细胞较大，类椭圆形，核致密，位于正中或稍偏于一侧，胞浆丰富，胞浆中常可见褐色颗粒沉积。

（2）前列腺细胞。

脱落的前列腺细胞在精液染片中是很常见的。细胞较大近椭圆形，胞浆丰富，有时可见到一些空泡状小滴，这是前列腺的分泌物。

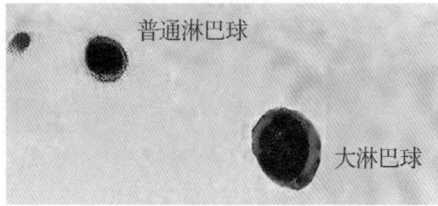

胞体：椭圆形
胞质：量少，围于核周约 1/2，深蓝色
胞核：圆形，偏位，染色质浓缩

图 3 - 15　淋巴细胞

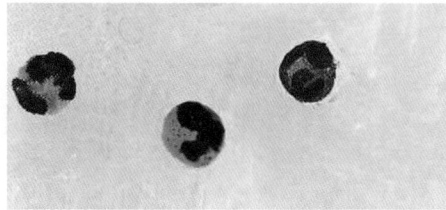

胞体：圆形
胞质：青蓝色，较丰富，可见紫红色
颗粒
胞核：多核分叶状，染色质较浓缩

图 3 - 16　中性粒细胞

（3）免疫细胞

正常精液中具有一些常驻的免疫细胞，如吞噬细胞、淋巴细胞和多形核白细胞，它们在正常情况下，除了正常的防御功能外，主要担负清除生殖道内死亡的精子、生殖细胞及精子代谢过程中碎片的任务。因此，生殖道的炎症、水肿和阻塞都会增加免疫细胞的清除工作量，如果超过处理能力，就会产生抗精子抗体。

二、细胞凋亡

细胞凋亡（Apoptosis）一词，最早由澳大利亚病理学家 John Kerr 于 1972 年提出，这是近十几年来研究较多的一种细胞死亡方式。细胞凋亡又称程序性细胞死亡（Programmed Cell Death，PCD），它是一种基本的生理机制，且具有十分重要的生物学意义。凋亡是由基因控制的细胞自我消亡的过程，其最突出的特点是对染色质的有控降解。

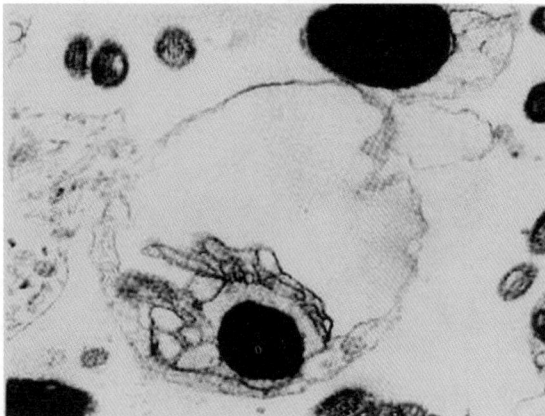

图 3 - 17　凋亡生精细胞的胞膜和核膜裂解，浆内细胞器消失，凋亡小体边移至胞膜下（EM × 17 500）

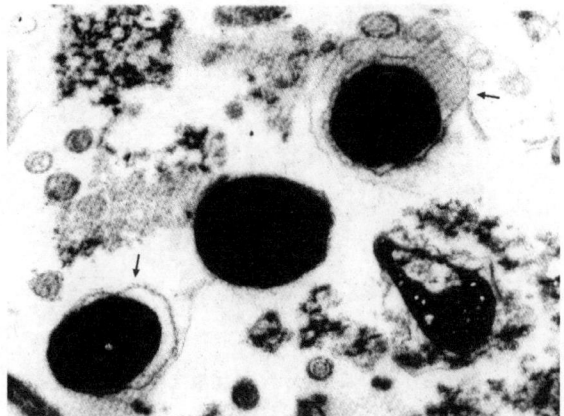

图 3 - 18　凋亡生精细胞发生初始阶段，细胞核电子密度增高，核膜下间隙增宽（左下↑），局部"出芽"形成囊泡（右上↑）（EM × 16 000）

精子的发生是精原细胞经复杂的神经体液调节，不断增殖分化而逐步演化成为成熟精子的过程，其过程十分复杂。在睾丸胚胎发育期，就存在原始细胞的变性死亡，也属于凋亡。在新生儿及青春期前，一部分处于有丝分裂的精母细胞有所减少，而使生精细胞保持在一定的数量上，生精细胞和支持细胞之间的数量保持在一个适当的比例关系上。在成熟分裂期也常见到精母细胞选择性死亡，在精子形成期，细胞凋亡更为常见，从生殖细胞的类型来看，凋亡频率较高的是精原细胞和精子细胞。通过生殖细胞凋亡机制，保持生殖细胞增殖和死亡之间的平衡，其结果是保持生殖上皮组织更新的动态平衡，使所产生的精子保持一定的数量。

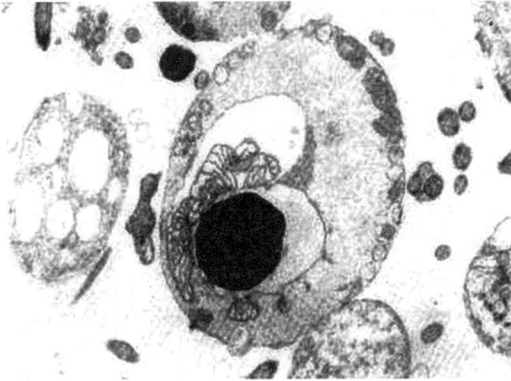

图 3-19　凋亡生精细胞的核膜出现折叠，互相融合，核表面针状突起消失，胞浆内细胞器边移（EM×11 000）

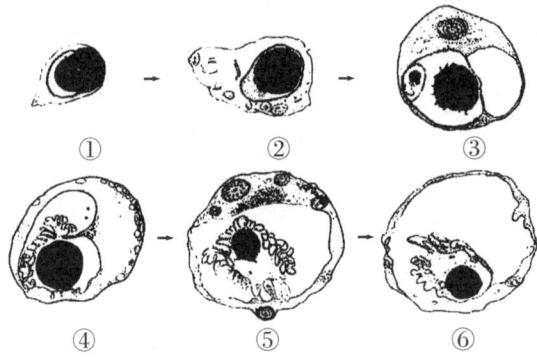

①生精细胞凋亡发生初始阶段，核电子密度增高，核膜与胞核分离，核膜下间隙增宽；②凋亡生精细胞局部核膜下"出芽"，形成囊泡；③核膜进一步膨胀呈囊泡状，核染色质浓缩，表面出现针状突起；④核膜出现折叠，互相融合，核表面针状突起消失；⑤核膜折叠呈花环状，核电子密度减低，形成凋亡小体；⑥胞膜和核膜裂解，细胞器消失，凋亡小体移至胞膜下并外排

图 3-20　生精细胞凋亡演变过程

近年来，对一系列的动物模型的研究表明，生精细胞凋亡在精子发生的生理和病理过程中充当了重要的角色，它可能是人体清除过剩或者有缺陷的生精细胞的正常生理机制，也可能是引起男性不育的病理环节。有些学者提出利用生殖细胞凋亡的毒理学控制，有可能研究出新的避孕药物的作用机制。

引起男性不育的理化因素有很多，这些因素是否可能诱发生精细胞的凋亡，它所攻击的位置在生精过程的哪一个阶段，这些问题也有待进一步研究。检测凋亡的生精细胞对男性不育的临床诊断及生殖系统肿瘤的治疗和预后的评价可能具有重要意义。

（一）凋亡的生精细胞的形态特征和凋亡机制

1. 染色涂片上凋亡生精细胞的形态特征

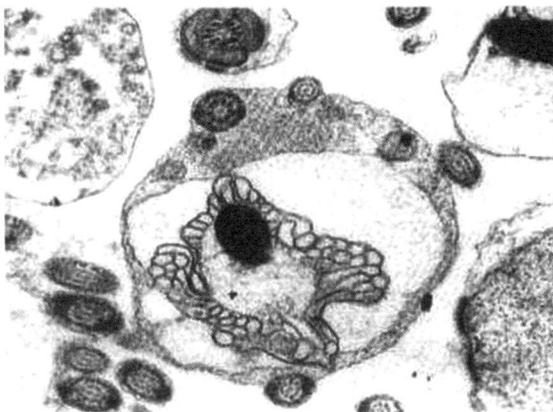

图 3-21　凋亡生精细胞显示核膜折叠后呈花环状结构，核由高电子密度转变为低电子密度，并形成凋亡小体

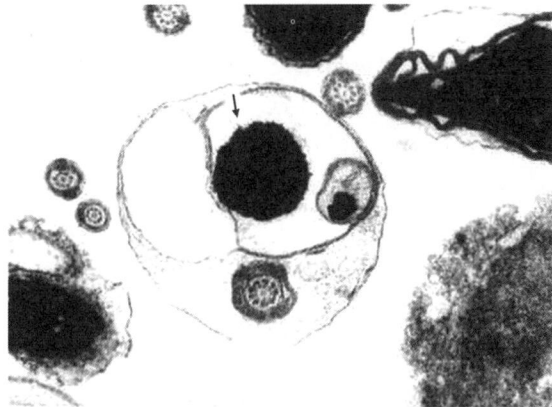

图 3-22　凋亡生精细胞的核膜进一步膨胀呈囊泡状，胞核染色质浓缩，表面出现针状突起（↑）（EM×11 000）

（1）细胞核染色质浓集，常聚集于核膜下，呈界限分明的新月状或块状小体。

（2）胞膜因皱褶或起泡而呈伪足状或指状，胞质有空泡，将核挤在一边，出现界限分明的含或不含核物质的凋亡小体。

（3）凋亡的精子，体积变小，呈细杆状，胞核边缘的电子密度不均匀或减少。核染色质部分消失，但电镜下顶体的双层膜性结构仍然存在，部分凋亡精子外形呈棒槌形或镰刀形，顶体部分或完全消失，核内出现微囊，尾部线粒体存在或消失，有圆形或椭圆形凋亡小体形成。

2. 人类凋亡生精细胞的超微结构

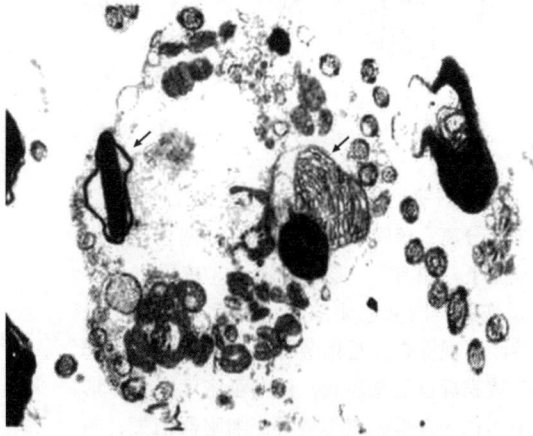

图 3-23　组织细胞吞噬凋亡的生精细胞（右↑）和精子（左↑）（EM×10 500）

在电镜下观察，根据形态的不同，凋亡生精细胞演变过程出现 3 个不同阶段。

（1）胞核浓缩，核膜间隙增宽，核下空泡形成。

生精细胞发生凋亡时，首先出现细胞核电子密度增大，核染色质浓缩，局部核膜与核分离，核膜下间隙逐渐增宽并形成囊泡（出芽），这种囊泡的形成有两种形式：①核的双层膜下出现月牙形变化，没有内容物。②核膜的双层膜间隙增宽，形成半月形的囊泡，内有无定形物。

但是无论是在膜下或膜内出现囊泡，在此阶段凋亡的生精细胞的核表面常见针状或指状突起，而且核的染色质电子密度增大、聚集成块。

（2）核膜膨胀折叠，花环状膜性结构形成。

在凋亡的生精细胞核进一步浓缩后，核膜开始膨胀并互相融合连成一体，围绕核膜形成花环状的膜性结构，但这种结构仍保持双层膜的成分。与此同时，核表面的针状突起消失，电子密度增大，浆内线粒体数量减少并移至胞膜下，内质网扩张或消失，但细胞尾器仍存在，部分尾轴结构仍然清晰，部分线粒体有融合现象。

（3）核膜、核裂解，凋亡小体形成。

花环状的核膜开始裂解，膜性双层结构消失，胞浆明显空泡化，由高电子密度逐渐转变为低电子密度，核表面光滑，圆形凋亡小体向细胞膜侧边移动，或凋亡小体外排，细胞消失。少数凋亡精子细胞一侧可见精子尾部结构。最后，凋亡的生精细胞和精子为组织细胞或免疫细胞所吞噬。

3. 生精细胞凋亡的机理

经研究发现，当诱导刺激一启动，细胞凋亡因子就会在细胞内产生一系列生化及代谢变化的连锁反应。首先是细胞内钙离子增加，使 Ca^{2+}/Mg^{2+} 依赖性核酸内切酶活化而降解 DNA，导致产生单个寡糖核苷酸片断，在琼脂糖凝胶电泳中呈现特征性梯状 DNA 图谱，核内 DNA 断成片段，而胞浆 DNA 未受破坏，这是凋亡细胞的生化特征。这一过程是由受体介导的第二信号诱导细胞凋亡因子所致。

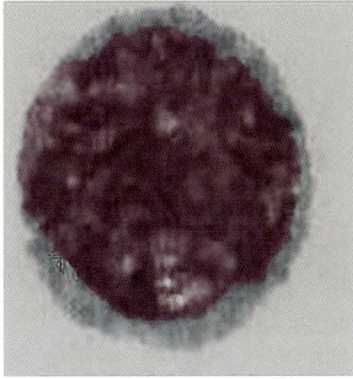

胞体：圆形
胞质：量少，淡蓝色，无颗粒
胞核：圆形居中，染色质不均匀，部分区域浓集，
有多个空泡，核膜有绒毛状突起

图 3 - 24　初级精母细胞

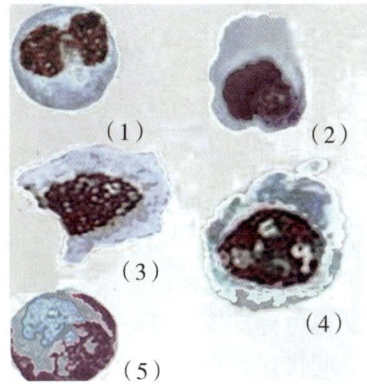

（1）胞体圆形，胞质呈块状并有大片透亮区，胞核正在分裂，核膜呈波浪形，染色质成团并有许多空泡。
（2）胞膜、核膜均呈波浪形，胞质、染色质均外溢，并出现透亮。
（3）、（4）胞形不整，边缘呈波浪形，胞质成团并有透亮区，核形不整，染色质成团并见空泡。
（5）胞形完整，胞质不均并见大片透亮区，胞核染色质呈团块状并溢至胞质处

图 3 - 25　凋亡的次级精母细胞

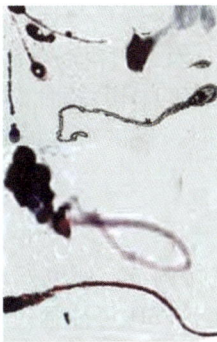

（1）精子的外膜呈波浪形；
（2）精子头部变形，或出现空泡；
（3）断尾，即尾轴断裂或溶解；
（4）顶体消失或破损

图 3 - 26　精子凋亡的特征

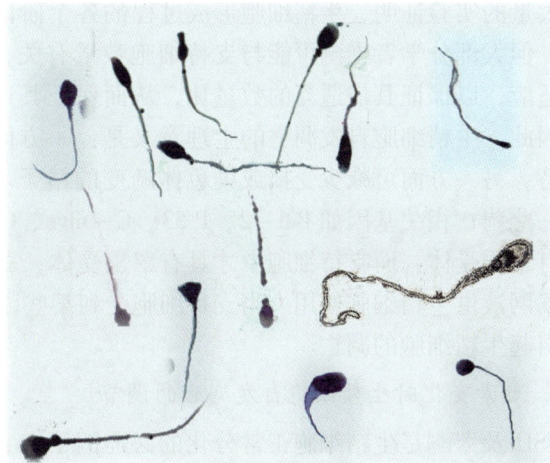

（1）头部：头部主要是核的结构，核的萎缩变形、缺损都可以表现小头、不定形头和核内空泡等改变；
（2）颈部和尾部：主要表现为精子膜的缺损和着丝体的缺损，精液染色涂片可见到颈部粗大或不整形以及尾部断裂及不整形的改变

图 3 - 27　凋亡精子形态特征

　　1999 年 Host 使用免疫过氧化酶地高辛标记基因 DNA 方法对健康人和弱精子症病人的精子进行研究，发现弱精子症病人精子的 DNA 断裂比正常人更为常见，而且与生精细胞的病理变化程度呈相关性，因此，Host 提出精子 DNA 在生精细胞形成的过程中起着重要作用，而且这一过程的发生是由于 CD_4 分子介导所致。1998 年 Spadafoar 研究证实，生精细胞通过 CD_4 分子介导后，能自然摄取外源性 DNA 并发生内在改变，刺激内源性核酸酶而导致细胞凋亡。

（二）生精细胞凋亡在机体内的调控

1. 睾丸支持细胞与生精细胞凋亡的关系

（1）支持细胞功能与生精细胞结构的关系。

支持细胞与生精细胞共同构成曲细精管，支持细胞不仅要为生精细胞提供成熟、分化的支架，而且还要提供其所需的能量和各种营养物质，同时自身也分泌睾网液，其中包括转运蛋白类、调节蛋白类、生长因子类和类固醇等几十种物质，参与生精细胞的成熟和分化的精细调节，以保障精子的发生正常有序地进行，因此也可称支持细胞为生精细胞的"保姆细胞"（Nersing Cell）。

支持细胞之间排列紧密，形成一道血睾屏障，以防止生精细胞抗原与免疫系统接触，从而阻止发生免疫反应。有研究证实，在生精细胞顶体质膜中有几层平行排列的扁平内质网结构，内质网池与支持细胞膜间有肌动蛋白微丝束连接，该结构有利于生精细胞得到营养和代谢。有学者将生精细胞和支持细胞混合培养，在加入含有丝分裂期的精母细胞培养液时，支持细胞会产生 γ - 谷氨酰转肽酶（γ - GT）、雄性激素结合蛋白（ABP）及 DNA 合成酶，由此可见两者密切相关。生精细胞在曲细精管中从基底部逐渐向近腔移行，因此，各级生精细胞按成熟程度由基底向管腔排列。支持细胞对生精细胞以及周围其他细胞如间质细胞、吞噬细胞和肥大细胞等也提供调节及支持作用，如影响生精细胞增殖和发育的睾酮、卵泡刺激素（FSH）等外在条件调节，都是要通过支持细胞来实现的。

（2）支持细胞与生精细胞凋亡的关系。

引起生精细胞凋亡的因素有很多，无论是正常发育过程的自然凋亡还是外界各种因素诱导引起的凋亡，支持细胞的信息传递和分泌功能的改变均起到重要作用。

大量的实验证明，生精细胞形成过程的各个阶段都可能存在凋亡现象，目前对凋亡的确切机制尚不清楚，但大部分学者推测可能与支持细胞数量有关，生精细胞通过自身自发性凋亡，使其数量与支持细胞相适应，以保证其最适当的数量比，从而保证其通过支持细胞得到充分的营养，以维持正常的生育能力。因此，生精细胞自发凋亡的生理意义是：一方面可控制精子的数量，以保证这些细胞能被支持细胞所维持，另一方面可减少受损或染色体畸变的精子。目前发现生精细胞自发凋亡与促性腺激素、雄性激素及一些凋亡相关基因如 Bel - 2、P 53、C - mve、CREV 等的表达调控有关。例如，实验证明生精细胞中并没有睾酮受体，而支持细胞中才具有睾酮受体，睾酮必须与支持细胞中的 ABP 结合，通过支持细胞分泌的睾网液供生精细胞使用。当支持细胞受到某些因素影响而数量减少时，提供给生精细胞的睾酮不足，则可引起生精细胞的凋亡。

2. 激素变化时生殖细胞自发凋亡的调节

FSH 及睾酮是生精细胞正常分化的必需因子，它们通过支持细胞进行调节，研究发现 FSH 可保护生精细胞免于凋亡，它对生精细胞凋亡的调节是多方面的。Meroni 等证实，FSH 可能通过与支持细胞上的 FSH 受体结合，导致细胞内 cAMP 和 Ca^{2+} 的增加而激活蛋白酶依赖信号传导途径，调控支持细胞基因转录，通过一些表达蛋白产物如 ABP、转铁蛋白和黏附因子等来控制生精细胞的分裂分化。大量研究也证实，FSH 作用于支持细胞可促进 B 型精原细胞和细线期初级精母细胞 DNA 的合成，并介导精子的形成。Woolveriolge 等也通过用促性腺激素释放激素拮抗剂处理去除 FSH 支持的大鼠，证实在生精周期的特异阶段生精细胞的凋亡程度明显增加，而且细胞凋亡主要发生在粗线期初级精母细胞和精子细胞中，补充 FSH 则可逆转此现象。

睾酮则主要通过与支持细胞的 ABP 结合，以维持它在曲细精管内的浓度，为生精细胞分化提供适宜的内环境，睾酮水平降低也将触发生精细胞的凋亡。Tesarik 等研究发现，在精子发生周期的Ⅻ期，睾酮不足可引起生精细胞在减数分裂前发生凋亡，去除睾酮后，在生精周期的Ⅶ～Ⅷ阶段发现粗线期、细线前期的精母细胞首先出现凋亡，且凋亡的发生与血清睾酮的含量有明显的相关性，推测可能与睾酮的受体有关。研究发现，在生精周期的Ⅻ期的生精细胞没有 AR 表达，而睾酮主要通过支持细胞 AR 发挥作用，并且睾酮可以增强 FSH 对生精细胞的调控作用，FSH 与睾酮的作用存在交叉点，推测睾酮可能通过抑制支持细胞来发挥对 FSH 生物效应的影响。如果睾酮或支持细胞的 AR 发生异常，生精细胞的分化和成熟也会发生障碍，造成生精细胞增多，这必然会使机体采取凋亡的方式去除多余的生精细胞，这种凋亡信号启动尚待研究。

Tapanainon 等利用自显影定量方法检测 DNA 片断，发现垂体切除后的未成年大鼠睾丸中有明显的生精细胞凋亡现象；用 FSH 和 LH 特异性抗体处理的大鼠睾丸中也有大量的凋亡生精细胞，因此，可以认为 FSH 和 LH 减少将导致睾酮减少而引起生精细胞凋亡。为证实睾酮的作用，利用特异性损伤间质细胞的 EDS（Ethane Dimothane Sulphenate）选择性地破坏间质细胞，使睾酮分泌减少，或使用特异性拮抗睾酮的物质 Casodex 处理大鼠，均发现明显的生精细胞凋亡现象，而且凋亡发生在各个阶段。这都表明，促性腺激素和睾酮不仅对生精过程的细胞增殖、分化起着重要作用，而且对生殖细胞凋亡的调节也起到重要作用。

（三）环境因素对生殖细胞凋亡的影响

21 世纪是生命科学的世纪，医学科学和环境科学面临严峻的挑战。全球工业化、现代化和都市化的加快，伴随着环境污染、环境质量的日益恶化，已对人类健康产生影响，尤其是对生殖细胞造成严重的威胁。精子发生的毒理作用问题是当代毒理学研究的热点之一。多种环境污染因素可能影响精子发生的过程，这些因素包括化学因素、物理因素以及精神因素。

1. 化学因素

在诸多污染物中有 70% 以上的化学物质会干扰人体内分泌。

1999 年国际职业与环境医学会议中，提出环境内分泌干扰物（Environmental Endocrine Disuptors，EEDs）的概念，环境内分泌干扰物是指具有能抑制天然激素功能或者能干扰生物体内免疫、神经和内分泌系统自身调节功能的一大类环境化合物。1999 年美国环境保护署内分泌干扰物筛选测试委员会，确定环境内分泌干扰物是指通过干扰激素的功能引起个体或人群可逆性或不可逆性生物效应的环境化学物。

EEDs 主要包括农药、工业化合物（如表面活性剂和食品添加剂）、难降解有机卤素族、重金属、人工合成雌激素、植物雌激素、植物生长调节剂等，以及造纸、化工、冶炼、制药、垃圾处理、汽车尾气排放、吸烟等过程中都可能产生 EEDs。EEDs 可通过职业性工作或经过生物链和食物链进入人体内，通过雌激素作用拮抗雄激素受体，干扰内源性类固醇激素及其受体的代谢机制，启动生精细胞的凋亡机制而对精子产生影响。经研究表明，EEDs 可明显减少精子的形成，导致可逆性或永久性生精障碍。

EEDs 污染途径：未处理的污水→水源→灌溉→土壤→植物→食草兽→食肉兽

$$\downarrow \qquad \downarrow \qquad \downarrow$$

$$人 \quad 体$$

EEDs 在人体内通过三条途径影响生殖系统：

（1）直接作用于睾丸生精细胞，导致精子生成暂时性或永久性损害。

（2）通过丘脑下部—垂体—性腺轴干扰体内性激素的平衡而影响精子的生成。

（3）作用于附睾和附属性腺，影响精子的成熟和精液质量。

EEDs 是一个大类物质，再按其性质分类概述如下。

（1）邻苯二甲酸酯类。二乙基邻苯二甲酸酯（DEHP）、二正丁基邻苯二甲酸酯（DBP）等被广泛应用于化学工业，它们可引起明显的睾丸损害。其特点是干扰支持细胞与生精细胞的联系，使生精细胞从曲细精管中脱离。现已公认支持细胞是邻苯二甲酸酯的靶细胞，支持细胞的线粒体受 FSH 激发，腺苷酸环化酶系统是 DEHP 代谢产物 MEHP 的靶位点，环化酶减少，会导致 ATP 生成量降低 23%、cAMP 减少 40%，支持细胞突起，微丝萎缩，生精细胞分离并脱落。研究同样发现 DBP 的代谢产物 MBP，可透过血睾屏障进入曲细精管，抑制支持细胞的琥珀酸脱氢酶和生精细胞的山梨醇脱氢酶的活性，使葡萄糖、山梨醇和果糖的供应缺乏，干扰支持细胞的能量代谢。同时 MBP 可与铁离子结合形成复合物，导致铁离子水平下降，支持细胞分泌的转铁蛋白减少，从而导致生精细胞凋亡。

（2）硝基苯类化合物。研究表明，间二硝基苯（mDNB）在精子发生期对支持细胞的攻击具有特异性，会对 IV、X 阶段的生精细胞产生特异性危害。Mclaren 等证明 mDNB、NB 对大鼠精管的蛋白分泌呈明显的阶段特异性影响。硝基苯可使生精细胞的 VI—VIII 和 IX—XII 阶段的 35S 蛋氨酸加入蛋白的量减少，而 mDNB 则使 VII 阶段的 35S 蛋氨酸进入分泌蛋白的量增加。已知支持细胞通过分泌不同的蛋白质，控制精子发生的整个周期性过程，而 mDNB 等正是通过干扰支持细胞分泌蛋白质的质和量，从而影响生精过程。

近来研究发现三硝基甲苯（TNT）可诱使大鼠睾丸萎缩，输精管上皮变性、坏死，生精细胞和精子减少，睾丸多种酶的活性降低。低剂量的 TNT 可引起 6 - 磷酸葡萄糖脱氢酶（G - 6 - PD）和酸性磷酸酶（ACP）的活性降低，而高剂量的 TNT 则可引起乳酸脱氢酶（LDH）和琥珀酸脱氢酶（SDH）的活性降低。由此可见，TNT 可干扰生精过程的能量代谢，进而影响精子的发生。

（3）农药及环境雌激素与食物雌激素。农药按其成分可分为有机磷农药（如硫磷类和内吸磷类）、有机氯农药（如 DDT、六六六）、氨基甲酸酯类（如西维因）以及苯氧羧酸类、除草剂类、杀虫脒类和二溴氯丙烷（DBCP）等。其中除有机磷和氨基甲酸酯类个别品种外，一般的农药对生精过程影响不明显。

有机氯类农药有拟雌激素作用，如 DDT 及其代谢产物 DDE，它们进入人体后通过与内源性雌激素协同作用，干扰内分泌而影响生精功能。

环境雌性激素对生精过程的影响是当前关注的焦点，环境雌性激素可直接作用于成年男子，也可作用于孕期妇女，从而影响子代男性生殖系统的发育和精子的发生。如二噁英（PCDDs）可使大鼠、小鼠的睾丸、附睾的重量以及精子的生成量减少，并使血浆睾酮降低。研究证实，PCDDs 可影响信号的传递过程，并可模拟内源性雌激素结合 Ah 受体，使其活化，与转录因子（Ah 受体转运蛋白）形成二聚体，这种三元复合物结合到 DNA 调控序列上，会使某些蛋白（如 CYPIA1、CYPIA2）的表达发生改变，从而影响细胞内的信号传导链，导致内分泌失调、生精过程出现障碍。人工合成的雌激素如己烯雌酚也可引起生殖细胞凋亡。

另外，其他常接触二溴氯丙烷（DBCP）或二硫化碳的职业，其精子 DNA 易发生变性。某些诱变剂可使精子 DNA 断裂，如 MMS 使核染色质的鱼精蛋白烷基化，染色质变性而致 DNA 断裂、细胞凋亡。其他一些物质如 2，5 - 己二酮（2，5 - hexanedione，2，5 - HD）对支持细胞有毒副作用，能引起生精细胞凋亡。EDS（Ethane Dimethane Sulphonate）是选择性破坏睾丸间质细胞（Leydig Cell）的化学物质，可引起间质细胞的死亡，导致雄性激素合成减少，间接引起生精细胞凋亡增加。

已知苯可诱发小鼠生精细胞的突变，主要表现为初级精母细胞的畸变，精原细胞 SCE 增高。职业调查发现，常接触苯乙烯的男工，其血清睾酮和 FSH 明显降低。目前认为苯的毒理作用过程可能干扰下丘脑—垂体—睾丸轴内分泌调节而导致生精障碍或者直接损害生精细胞。

食物雌激素常见于豆类食品，尤其是大豆中，含有丰富的类黄酮，类黄酮具有天然的雌激素作用，过量地摄入豆类食品，会导致雌激素增加，可以拮抗睾酮的合成，引起睾酮量减少。

（4）烷基酚是工业上树脂的原料，其中壬基酚还被用于非离子型表面活性剂，如许多化妆品、清洁剂、去污剂等。非离子型洗涤剂烷基酚聚乙氧基化合物，被广泛用于洗涤剂、乳化剂和造纸工业。

辛基酚（Octyl Phenol，OP）属于环境污染物，其毒性直接诱导支持细胞凋亡，从而导致生精细胞凋亡。

Hughes 等的研究表明，烷基酚环境污染物均可能充当外源性雌激素，从而影响睾丸生精细胞的发育，导致男性生育力下降。在这些靶细胞中，支持细胞最易受到影响。组织病理学发现，暴露于 NP 后，曲细精管变性，精子的发生明显受到抑制。

（5）MEHP 也是化工常用的原料，它已是被广泛研究的支持细胞毒物，Richburg 等研究发现，给予大鼠 MEHP 后，导致支持细胞波形纤维的萎缩（组成支持细胞的支架）和胞丝分布的改变，致使生精细胞的凋亡和脱落。Dalgaard 等也指出 MEHP 并非通过雄性激素受体发挥作用，而是与支持细胞丝蛋白的局限化以及半胱氨酸和天冬氨酸蛋白酶（Caspasw - 3）的活性增高有关。

（6）乙醇不仅在工业中被广泛当作有机溶剂来应用，而且在日常生活中也会被广泛接触。慢性乙醇暴露以及乙醇成瘾者，会干扰丘脑下部—垂体—性腺轴，影响支持细胞的分泌功能。Emanuele 等以青春期前的雄大鼠为模型，建立乙醇混合流食组和等热量食物组对照，前者的 Fasl 在睾丸组织中的表达增加，睾丸的生精细胞 DNA 断裂增多，精原细胞和精母细胞凋亡增多，睾丸内的内脂质过氧化物、氧化型谷胱苷肽增多。乙醇对大鼠生育力的影响可能通过睾丸过氧化物损伤的介导来加速生精细胞的凋亡。Zhu 等用 TUNEL 法检测乙醇喂养的大鼠，发现其睾丸中 Fasl 增加、P53 mRNA 表达水平升高、精原细胞和精子细胞都有显著的凋亡。乙醇可能通过它的代谢产物乙醛抑制参与合成睾酮的酶，从而抑制睾酮的合成和分泌；也可能是通过抑制肝脏的功能，使雌激素水平增加；性腺功能低下可直接抑制脊髓反射中枢而发生阳痿。刘长云等（2004 年）的酒精致大鼠生殖细胞损伤的研究结果表明，大鼠血清中的性激素包括 LH、FSH 和 T 值均较对照组下降，其曲细精管萎缩，支持细胞间吞噬细胞增加，生精细胞凋亡并减少。

在整个生殖系统中，睾酮对生精细胞的分化和发育过程、附睾和附属性腺的发育和功能都起到重要作用。乙醇在体内一方面可经血睾屏障进入睾丸组织，另一方面也可通过脑屏障进入脑组织，乙醇代谢过程中产生的自由氧基可直接损害生殖细胞和丘脑下部—垂体—性腺轴。有研究表明，长期酗酒的大鼠的蛋白分解加速，睾丸内抗氧化酶活性降低，过氧化增强，自由氧基损伤加重，曲细精管萎缩，睾丸及附睾重量减轻，精子畸形率增加。研究表明，乙醇对 18 岁以下的青年的生殖系统的损伤比成人更为严重，长期酗酒者的子代可能患胎儿酒精综合征。

（7）乙二醇、甲醚及其代谢产物（Ethyldene Glycol Monomethyl Ether，EGME/MAA）。乙二醇、甲醚是工业中广泛应用的有机溶剂，在人工晶体材料中也常使用。Wang 等发现，酪氨酸激酶 PP_{60} 在支持细胞和生精细胞的相互作用中起着传递功能，乙二醇、甲醚可能就是通过干扰 PP_{60} 而导致生精细胞凋亡。Wang 等发现在生精细胞凋亡之前就有 6 种基因表达增强，包括睾丸 t 基因 1（t - complex tesis express - ed gene 1）、核糖体蛋白（Gene Encuding Ribsomal Protin，S25）、Tctex2、$\alpha - 2$，6 - 唾液酸转移酶基因（$\alpha - 2$，6 - sialytrans ferase gene）以及两个未归类的睾丸基因表达序列。Jmodo 等证实 EGME 可抑制酪氨酸激酶的活性，Matamabe 等也发现 EGME 可导致粗线期初级精母细胞凋亡以及睾丸和附睾重量减轻。

（8）苯丙芘（BaP）。苯丙芘是芳烃化合物，常存在于汽车尾气和香烟的烟雾中，Rere 等发现 Bap 通过激活芳烃受体和酶的诱导与 DNA 形成复合物，可导致生精细胞凋亡。香烟的烟雾和汽车尾气中也常含有致突变的苯丙芘、苯丙蒽和尼古丁等物质，它可直接作用于精子及其酶系统而影响精子运动，同时这些物质还可以通过损伤间质细胞并刺激儿茶酚的生成而干扰性激素的代谢，经检测，吸烟者的血浆睾酮量明显低于不吸烟者。一项对白人志愿者的研究表明，吸烟量与精子浓度和活动力呈负相关，而与畸形率呈正相关。孕妇吸烟可能造成胎儿宫内发育迟缓。赵景春等关于被动吸烟对小鼠生殖毒性的研究证实，烟雾中的诱变物质可通过血睾屏障对精子染色体造成影响，最早受损的是各级生精细胞，精子畸形出现较晚。生精细胞的微核率和染色体畸形率与吸烟浓度呈正相关。

（9）甲醛也是工业上常用的有机溶剂，一些室内装修涂料中，常含有甲醛，是室内常见的污染物。甲醛对生殖系统具有毒性，常接触甲醛者，可见其生精细胞二倍体数目增加，精子浓度减少。其毒性与接触的量和时间呈正相关。

（10）金属元素。重金属进入人体后能进入血睾屏障，从而损害支持细胞和间质细胞，导致精子发生微环境的改变，直接损害支持细胞的微丝，使支持细胞与生精细胞的连接断裂。

a. 镉及其氧化物是一类微量的空气污染物。在石化燃料、汽车尾气、香烟烟雾、都市废料，锌容器及含镉盐合金加工处理的场所，常见有局部高浓度的镉。含镉粉尘或烟尘经呼吸道和消化道可进入体内。

镉首先损害血睾屏障，造成自身免疫性睾丸炎，然后直接损伤曲细精管的支持细胞、生精细胞和间质细胞，进而损伤毛细血管的上皮，引起睾丸的循环障碍。因此，使得间质细胞损伤，睾酮合成减少，致使依赖性生殖器官萎缩、功能低下，支持细胞和生精细胞损伤使精原细胞 DNA 合成产生障碍，精子浓度减少。镉还可以取代锌酶中的锌，使锌酶活性下降或失活，致使精子运动力下降。镉还能抑制氧化酶的酵解，使精子的糖代谢受到抑制，而使精子运动力低下。镉的摄入量与精子浓度和运动呈负相关。

b. 铅和含铅制品也是工业的常用原料，如一些合金制品，与颜料有关的油漆、涂料和化妆品等。动物实验表明，铅可通过血睾屏障进入睾丸组织，使血液和精液中的含铅量升高。实验证明，铅可干扰丘脑下部—垂体—性腺轴的内分泌调节，抑制支持细胞的 FSH 受体结合 FSH，从而影响生精细胞的发育；铅还可降低精子乳酸脱氢酶（LDH - X）和琥珀脱氢酶（SDH）的活性；铅还可抑制细胞色素 P450 酶系统，使睾丸内核糖核酸的含量降低以及蛋白合成减少。另外，铅以剂量依赖方式与精子表面的甘露糖位点结合，从而影响精子的顶体反应。因此，慢性铅中毒在生殖系统中表现为促性腺激素 FSH、LH 水平与血铅值呈负相关，精子浓度下降、活动力低下和畸形率升高。铅对胚胎还有极强的致畸和促流产作用。

c. 锰是机体必需的微量元素，锰含量过高，早期可引起睾丸间质充血、水肿、曲细精管受损，导致精母细胞数量明显减少。对接触锰尘的男子的调查发现，其精液中的乳酸脱氢酶和同工酶明显降低，血清中 FSH、LH 升高及睾酮降低，锰还能抑制生精细胞的线粒体的琥珀酸脱氢酶，使大量生精细胞凋亡。

d. 汞的毒性受支持细胞介导。大鼠染毒实验证实，汞定位于支持细胞溶酶体，可使生精细胞受损，甲基汞可影响支持细胞微丝结构，使生精细胞脱落。

e. 其他金属。如钴，可与支持细胞的转铁蛋白结合，干扰精子细胞必需的铁的供应，影响生精细胞的正常发育；铬是一种影响血管上皮的物质，可影响睾丸血运，导致生精细胞凋亡，这种凋亡可被金属螯合剂或硒所阻断。其他镍、锡、钼、氟、溴、铀等对睾丸组织都会产生毒害作用而影响生精能力。

（11）化学药物。

a. 抗癌药物：如环磷酰胺、丝裂霉素 C、长春新碱等都是临床常用的抗癌药物，它们主要影响细胞中钙离子依赖性的核酸内切酶，由大鼠和小鼠的实验证实，抗癌药物均可引起生精细胞的凋亡，这主要发生在精母细胞的 Ⅰ—Ⅳ 期和 ⅩⅠ—ⅩⅤ 期。

b. 中枢神经系统兴奋剂：苯丙胺等中枢神经系统兴奋剂，能影响神经递质的合成与释放以及受体的激活，干扰下丘脑—垂体—性腺轴的功能状态，从而影响生精功能。

c. 抗生素药物：目前已知呋喃妥因类药物如呋喃西林、呋喃坦丁等能够损害精子质量。

d. 节育药物、性激素类药物：主要是外源性性激素增高，通过反馈性抑制促性腺激素的合成，阻断促性腺激素的正常生理功能，抑制精原细胞分裂而造成精子生成障碍。这类药物包括单用睾酮或孕激素、雌激素及 GnRH 类似物的混合使用等。催乳素（PRL）由垂体产生，催乳素升高可抑制精原细胞及精母细胞的生长发育。

e. 其他药物。比如，棉酚为非激素类干扰生精细胞药物，可以直接影响初级精母细胞组蛋白的合成，从亚细胞水平观察来看，以精母细胞和精子细胞线粒体损伤最早，也是损伤最严重的靶细胞器。适量的棉酚仅引起暂时性无精子症。在生精功能恢复后，生殖激素均可恢复正常。

雷公藤甙是二萜或三萜类化合物，其损害的生殖上皮的靶细胞主要为曲细精管连腔小室中的生精细胞，对基底部小室内的生精细胞无影响，因此，其主要损伤精母细胞和精子细胞，实验证明 ED95 在剂量 $25\sim200\mu g/kg.d$ 的范围内时，首先作用于变态精子细胞及精子，主要抑制晚期精子核蛋白的转化，造成精子头尾分离，引起精子微丝和细胞膜的损伤。

2. 物理因素

（1）电离子辐射：一定量的电离子辐射会损伤睾丸的生精功能，造成少精子症甚至无精子症。睾丸内的生精细胞对电离子辐射很敏感，敏感程度依次为精原细胞、初级精母细胞、次级精母细胞、精子细胞和精子。支持细胞和间质细胞对电离辐射有较强的耐受性，因此不会影响性激素的水平。接受辐射的剂量与生精细胞的损伤程度以及恢复所需的时间呈正相关。研究显示，单次照射剂量 >0.15GY 就可以引起暂时性不育，剂量 >20GY 就可导致永久性不育。一般受辐射剂量相同的，分次照射的损伤程度高于单次辐射，而且导致损伤的剂量与安全剂量之间的差距很小。

（2）非电离子辐射：非电离子辐射也会造成男性生殖系统的损伤，但较电离子辐射为轻。人们常接触到的非电离子辐射都是射频辐射，其中包括微波辐射。一些特殊行业人员如无线电通讯、雷达导航、电视台、科研以及医疗的理疗等都经常接触到微波辐射。微波辐射主要通过热效应损害生精细胞的生长和分化，一般剂量的微波只能抑制精子生长，不会引起永久性不育。

（3）热暴露：大多数哺乳动物的睾丸均位于体表，精子成熟过程需要比体内较低的温度环境，当阴囊温度上升至接近体内温度时，将可能导致睾丸生精障碍。提高阴囊温度已作为男性节育的一种有潜力的方法。近年来许多实验证明，任何一种持续的热暴露都将对精子的质量造成负面影响，提高睾丸温度会引起睾丸的微循环、新陈代谢和生化的改变，如氧耗量增加，各种酶的活性改变等，最终导致生精细胞受损害，主要表现为生精细胞发育停滞继而脱落，其中以精母细胞对温度最敏感，尤以初级精母细胞粗线期更为明显。热效应也可加快精子通过附睾，并使附睾中肉毒碱的含量减少，导致精子成熟度不够，畸形率增加，顶体发育不足以及受孕率下降。热效应还可影响睾酮的合成，致使血清中睾酮量下降，LH 升高。有报道称，夏季人类精子的数量和质量都比冬季差，精子浓度夏季比冬季要减少 30%。

阴囊温度升高对精子质量的影响程度取决于温度的高低和持续时间的长短。暴露于相对高的温度如 >40℃ 的桑拿浴，20 分钟以上就可以造成精子质量下降，实验证明温度 >38℃ 可抑制精子的成长达 6 个月之久。阴囊长期小幅度地升高 0.75℃ ~ 2.5℃，如隐睾和精索静脉曲张等，将可能造成更严重的后果。

职业性的高温工作，如锅炉工、面包师等因长期使下腹及会阴部处于温度较高的环境，也可引起精子质量下降。汽车司机、办公室人员、电脑操作人员以及长期坐在轮椅上的瘫痪病人，由于长时间久坐，致使阴囊周围空气流动减少，也可能造成局部温度升高，从而影响生精功能，其中以出租汽车司机最为典型。

近年来一些研究认为，长期穿着聚酯紧身内裤能导致阴囊温度升高 0.8℃ ~ 1℃，但没有足够证据证明其一定会影响精液质量。另有研究提示，婴幼儿使用带塑料胶衬垫的一次性尿布可以明显提高局部温度，但对睾丸发育的影响没有长期追踪报告。但一项有关婴幼儿使用一次性尿布与成年后睾丸肿瘤发生率的调查结果显示，两者没有相关关系。

3. 精神心理因素的影响

有研究表明，长期保持过度的精神紧张、承受很大的精神压力者，其高血压和溃疡病的发病率很高，同时也会影响男性的精液质量。其机制可能是精神压力过大，使人长期处于应急状态，由此产生的应急激素如儿茶酚胺类（如肾上腺素、去甲肾上腺素、多巴胺等）干扰正常下丘脑—垂体—性腺轴，使 FSH 和 LH 分泌异常。一项利用转基因小鼠进行的实验显示，遭受精神压力的小鼠，其乙酰胆碱酶增高，引起附属性腺萎缩，导致精液质量下降。在一群处于不同精神状态的人群的精液研究中显示，精神因素与精液质量之间有一定的相关性，但相关系数不高，而在最近有家人逝世的情况时，其精液质量明显下降，主要表现为精子的成活率和运动速度下降，导致生育力暂时减退。在一项关于进行 IVF 治疗的夫妇的精液质量调查中显示，在女方取卵阶段，丈夫的精液质量比治疗周期之前要差，这可能与此时精神高度紧张有关。临床上也可见到即将进行人工授精或 IVF 时，男方常紧张到不能射精，甚至无法勃起。

曾有报道，在第二次世界大战中同盟国对德国柏林进行轰炸后，许多妇女在极度惊恐后出现闭经，男子精液质量也有所下降。

因此，精神紧张和心理压力，可以影响男性的生育力，而生育力下降又会增加心理压力，从而导致恶性循环，加重生育力的减退。强调心理治疗对男性生殖健康具有重要意义。

（四）生物因素与生精细胞凋亡的关系

生殖道感染是引起男性不育的重要原因，近几十年来学者对男性生殖道感染作了许多研究，已发现引起感染的病因十分复杂，原虫类的滴虫、弓形体，各种细菌以及支原体属、衣原体，还有许多病毒都曾被发现。2005 年世界生殖会议上，已确定脲原体是当前生殖道感染的主要病原体，病人约占生殖道感染病患的 40%。生殖道感染的范围也很广泛，前列腺、精囊腺、附睾以及睾丸均可引起感染，感染后无论哪个腺体功能发生障碍，均可影响精液的质量。比如附睾功能低下，会引起精子畸形增加；睾丸感染可导致生精细胞凋亡；精囊腺功能低下则果糖供应减少，精子缺乏运动的动力；前列腺功能低下则精液不能液化，而且容易使女性产生抗精子抗体。支原体、衣原体与病毒同属无细胞形态的原生质，而且必须依靠活体细胞才能存活和繁殖，因此这些病原体感染睾丸的机会比较大。

1. 解脲支原体（UU）

解脲支原体（Ureaplasma Urealyticum，UU）是泌尿生殖道感染常见的病原体。近十几年来，许多学者对 UU 进行了各个方面的研究。研究表明，男性被 UU 感染后常导致不育。徐晨和李伟毅等发现，在 UU 感染的动物模型中睾丸出现萎缩，曲细精管被严重破坏，生精细胞脱落、消失，免疫细胞浸润等病理变化，提示 UU 感染可引起睾丸病理损伤，进而影响睾丸功能。

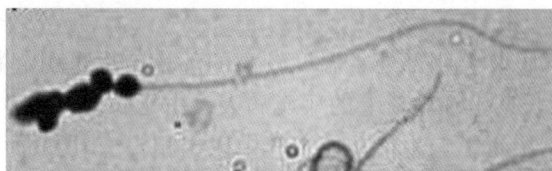

图 3-28 支原体属感染

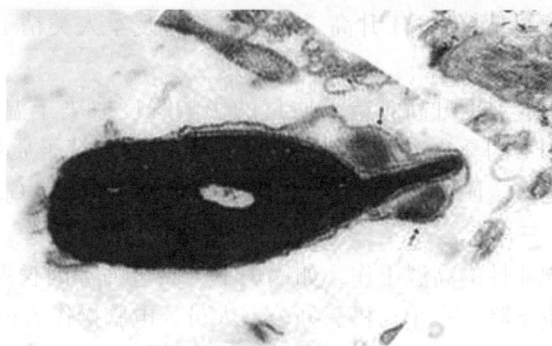

顶体间隙增宽，顶体内见 2 个圆形的病原体，形态符合支原体（↑）（EM×12 800）

图 3-29 顶体异常精子（顶体内微生物）

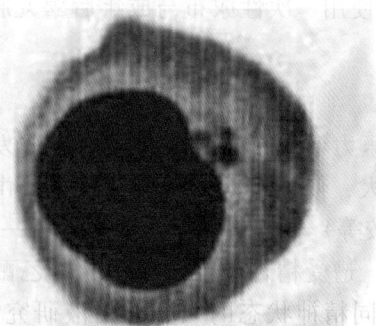

图 3-30 病毒包涵体

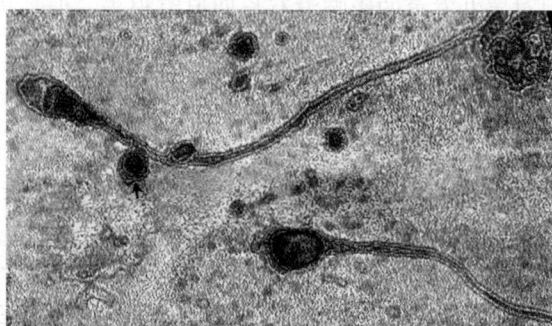

图 3-31 脲原体颗粒

支持细胞是睾丸重要的基质细胞，参与血睾屏障组成，在精子发生、成熟、获能和受精能力等方面均有重要作用。近年来的研究发现，支持细胞可分泌各种细胞因子，如 IL-1、IL-6 和 TGF-β 等，它们在维持、调节睾丸局部的微循环及生殖功能方面发挥着重要作用。

IFN-γ 是活化 T 淋巴细胞的产物，在体内具有抗病毒、抗肿瘤的作用，尤其重要的是其具有免疫调节功能，实验证明，脲原体感染可使 T 淋巴细胞产生 IFN-γ 的能力发生变化，提示脲原体感染可诱睾丸局部发生免疫应答，从而改变局部细胞因子网络的参与成分，可以推测脲原体感染可能改变睾丸局部细胞因子网络的微环境。

研究表明，UU 可侵入支持细胞、生精细胞和精子，造成支持细胞的塌陷和贴膜障碍，可明显抑制支持细胞分泌 IL-1，而 IL-1 是精子发生的主要调节因子，UU 会破坏曲细精管的结构，使生精细胞发生凋亡和脱落，其代谢产物对生精细胞也具有毒害作用，能破坏生精细胞的完整性。故 UU 感染对生精过程有较大影响。

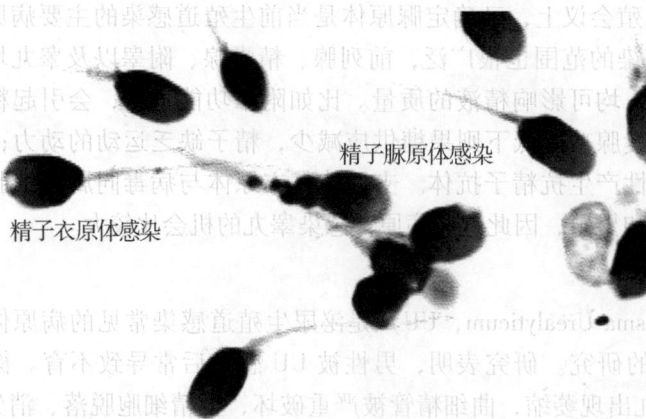

精子脲原体感染

精子衣原体感染

图 3-32 精子脲原体与衣原体感染

徐晨等建立的脲原体感染泌尿生殖系统动物模型中，脲原体感染5个月后，大鼠睾丸出现不同程度的病理损伤，严重者出现睾丸明显萎缩，镜下可见大片生精细胞脱落、排空，生精过程严重受损。睾丸广泛病理损伤提示脲原体感染可能启动局部的免疫应答而诱发免疫病理损伤。Dacca等曾报道，某些支原体有超抗原作用，可引起受感染局部免疫功能紊乱，产生大量细胞因子，引起组织细胞损伤，同时超抗原本身可直接诱发细胞凋亡，加速组织细胞的损伤和死亡。徐晨等在实验中发现，不含UU的培养基上清液亦能明显抑制大鼠支持细胞分泌IL-1的功能，这很可能和UU产生的代谢产物或可溶性分泌物对支持细胞的损伤或抑制有关。支持细胞受损后，会引起曲细精管功能紊乱和损害，造成精子生成的障碍，也就是引起精子细胞的凋亡。病毒、支原体及衣原体等都属无细胞壁而仅有原生质的病原体，当其吸附在宿主细胞表面时，病原体上的类脂质物质能插入宿主细胞壁，使细胞壁双层类脂分子紊乱，胞内代谢物外溢，毒性蛋白进入宿主细胞，导致细胞受损、坏死。另有报道，支原体可产生氨和过氧化氢等有害物质，从而损害宿主细胞。UU为支原体属，徐晨等模拟UU上行性感染途径，在大鼠膀胱内注入UU，睾丸可出现广泛的病理性变化，表现为睾丸体积缩小、重量减轻，镜下可见间质水肿、玻璃样变，精子广泛变性，并相互融合成多核细胞，支持细胞塌陷、贴壁。国内外研究发现，不明原因的不育男性精液中脲原体的检出率明显高于正常生育男性，提示脲原体感染与男性不育有密切关系。已发现脲原体与人的精子膜具有共同抗原性，并且脲原体感染的动物模型中，出现睾丸明显萎缩、曲细精管严重破坏、免疫细胞浸润等广泛病理变化，这些现象提示脲原体感染可能引起局部免疫机能改变，导致免疫机能的损伤。文献记载，某些支原体具有超抗原的性质，脲原体是支原体的一种，可以直接激活CD_4阳性的T细胞，引起细胞因子产生过多而导致免疫功能紊乱，造成组织损伤，甚至诱导细胞凋亡。

关于生精细胞和精子凋亡的原因，Tapanainen等利用自显影定量方法检测DNA片断，发现脑垂体切除后的未成年大鼠睾丸中有明显的细胞凋亡现象；用LH和FSH特异性抗原处理，发现睾丸中出现大量的生殖细胞凋亡。他认为LH和FSH减少所致的生殖细胞凋亡可能与睾酮的减少有关。血睾屏障受到损伤时，FSH受体减少，有可能引起生精细胞的凋亡。

关于脲原体引起男性不育的原因，目前认为有以下几点：①UU吸附在精子的头、颈、尾上，改变其流体力学关系使运动能力下降；②UU产生神经氨酸酶样物质，干扰精子与卵细胞结合；③UU吸附于精子头部，蔽盖精子识别卵细胞的部位，影响精子的穿卵能力；④通过免疫系统的机制影响受孕，因为脲原体干扰而引起精子的损伤具有导致自身抗体产生的作用；⑤直接影响支持细胞，引起支持细胞数量减少，损害血睾屏障，导致生精细胞凋亡；⑥直接感染生精细胞，引起细胞死亡，导致精子浓度下降。

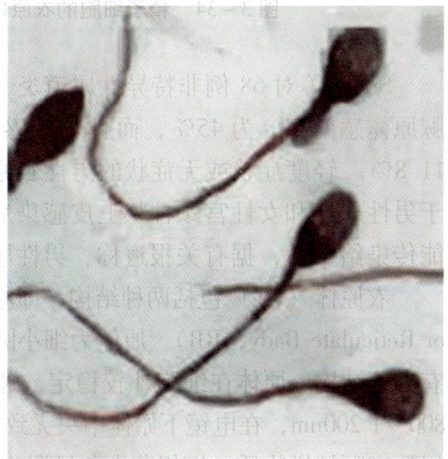

图3-33　支原体颗粒

Taylor与Robinson等也认为不能排除UU抗原与人类精子有交叉反应从而降低人的生殖能力的可能。Roffer等在精液中的支原体属或衣原体阳性病例中发现，精液中抗精子抗体的含量明显增加，由于局部抗精子抗体增加可以明显地降低精子的穿卵能力，抗精子抗体可以影响受精前、受精时和受精后各个环节和过程，从而引起不育。

2. 人型支原体（MH）

人型支原体通常寄生于呼吸道，通过上呼吸道感染，有时也可以通过消化道或血循环进入生殖泌尿系统，也是寄生在男性生殖道的常见病原体，并可在尿液和精液中被培养出来，在婚后男性中较常见。Maro和Collen发现79例有症状的前列腺炎患者的前列腺液中有46%可以分离出支原体。Gnarpe在一组男性不育精液中发现有85%的支原体培养阳性，而生育组仅23%培养阳性。Fowlkes等发现支原体感染时，精子活力下降，数量减少而畸形增多，精液染色片中基本与解脲支原体感染改变相同，精子成尖头状及尾部呈卷曲状或呈绒毛状。这可能是支原体通过吸附于精子表面进而干扰其正常代谢，并影响精子的流体动力学，使其活动力下降，Fowlkes等还发现有小颗粒附着在精子的头部、颈部和尾部。近年来许多国内外学者用电子显微镜证实支原体是寄生在膜下，也有的发现可寄生于生精细胞内引起细胞凋亡。因此大多数学者都认为在男性不育患者中进行支原体常规检查和治疗是很重要的。

3. 衣原体（CT）

衣原体过去被称为沙眼病毒。在许多实验中证实，人类的非淋病性尿道炎、特发性附睾炎和无菌性前列腺炎中的主要病原体就是衣原体，而且主要属沙眼衣原体。衣原体感染被列入性传播疾病范畴。正常男性尿道分泌物中培养出衣原体的概率为 0~5%。而在非淋病性尿道炎的患者中培养阳性率为 31%~42%，35 岁以下，无淋球菌非淋病性或有外伤史的急性附睾炎患者中 67% 感染的明显原因为衣原体。Berger 等使用抽吸术对 23 例急性特发性附睾炎患者进行检查，衣原体培养的阳性率为 48%，Poletti 等对慢性无菌性前列腺炎采用晨尿、精液及抽吸等方法检查衣原体，阳性率为 33%。由于衣原体引起的生殖道感染多发生于青年，并易使管腔阻塞或睾丸萎缩而导致不育。所以，这项研究颇有价值。

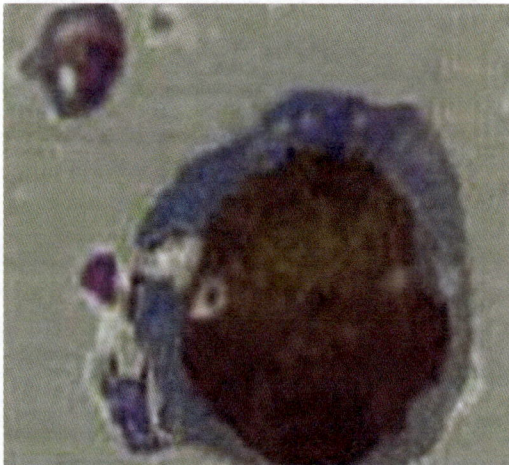

图 3-34　精子细胞的衣原体感染

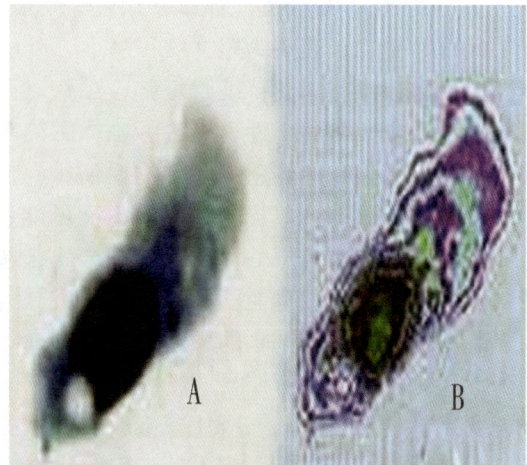

图 3-35　精子细胞的衣原体感染

Srugo 等对 68 例非特异性尿道炎（NGU）的病原体进行调查，其中衣原体感染率为 51.5%，其次是脲原体感染率，为 45%，而且合并感染是常见现象，两种病原体感染率为 22%，三种病原体感染率为 11.8%。轻度症状或无症状的男性衣原体感染可能是女性衣原体感染的主要来源。大多数衣原体传播是由于男性尿道和女性宫颈柱状上皮感染后与未感染的上皮之间的直接接触所引起的，从感染的精液中也可能传染给女性，据有关报道称，男性尿道球腺的柱状上皮可能是衣原体的保存仓库。

衣原体（CT）包括两种结构，即原体或称基本小体（Elementary Bady，EB）与始体或称网状体（Initial or Reticulate Bady，RB）。原体为细小圆形颗粒，直径约 300nm，普通光镜下勉强可见。在电镜下，原体中央有类核结构。原体在细胞外较稳定，姬姆萨染色呈红色，且有高度传染性。始体为较大圆形颗粒，直径为 800~1 200nm，在电镜下始体中央无致密的类核结构，而是呈纤细的网状，并有两层囊膜包裹，外围围绕一层致密颗粒样物质，姬姆萨染色呈深蓝色或暗紫色。始体无传染性，是衣原体在宿主细胞内的繁殖体。

当衣原体的原体感染后就黏附在靶细胞表面膜上，将它的类脂质插入膜内，并将胞质溶解成一个空泡时，原体沉入空泡中，原体在空泡中分化为始体，始体进行分裂繁殖，繁殖后的始体又变成原体，直到整个空泡充满原体后，空泡破裂，原体散开再感染另一个靶细胞。衣原体与脲原体一样可以感染生殖细胞，引起细胞凋亡。

4. 病毒

据文献记载，巨细胞病毒、涎腺病毒、单纯性疱疹病毒、人乳头状病毒和肝炎病毒等都可能引起生殖道感染，而单纯性疱疹病毒和人乳头状病毒可能与非淋菌性尿道炎有关。但疱疹病毒多是男性生殖器皮肤疾患的一种病因。Gordom Nielson Vestergaad 对 60 例无菌性前列腺炎病人进行前列腺穿刺，其中 9 例临床证实有疱疹性生殖器病变，但均未发现其标本中存在疱疹病毒。研究报告发现，涎腺病毒（CMV）感染时，精液 pH 值升高，精子数减少，CMV 可使人及动物的精子发生凝集而影响其活力。黏液病毒可使人类和动物精子发生凝聚，男性生殖道可能有这种病毒生长。曾有报道称，在精浆中检出 HBeAg 阳性，估计肝炎病毒也可能引起生殖道感染，造成精子活动力极度低下，活动率小于10%，在精液涂片染色检查中发现，精子细胞及次级精母细胞占5%~30%，且大部分出现凋亡，90%以上精子出现畸形，主要为凋亡精子（包括小头、不定型头、大头无核）、核不浓缩、颈部小滴不排出、尾器过短、圈状尾等，而且在头、颈、尾都可见一些珠状体附着在胞膜上。

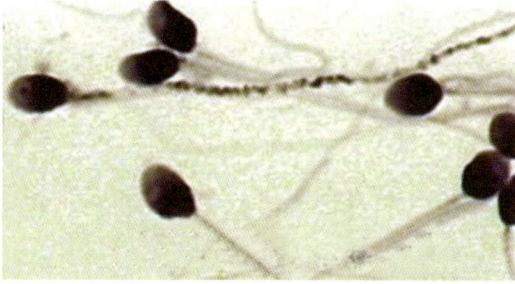

图 3-36　精子尾部病毒颗粒附着

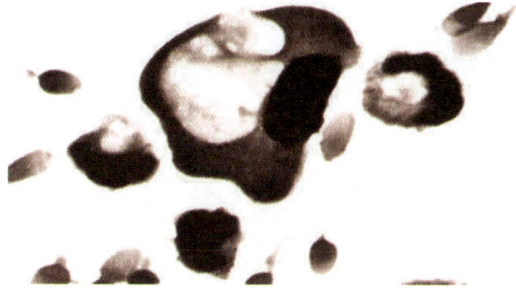

图 3-37　病毒引起的生精细胞凋亡

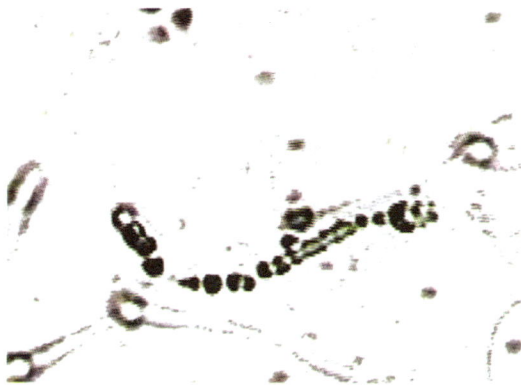

图 3-38　精子的病毒感染

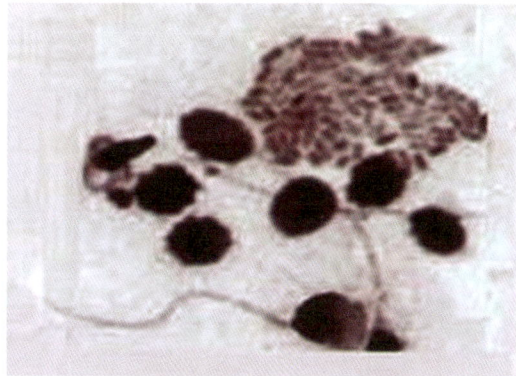

图 3-39　精液中的短杆菌

　　临床实践中，在一些少精子症甚至一些无精子症病人的精液中，发现大量凋亡生精细胞，在细胞胞质或胞核中发现存在包涵体，这些精液培养中未发现细菌、霉菌和支原体属及衣原体。经过一段时间的抗病毒治疗，可发现凋亡生精细胞和包涵体逐步减少，精子浓度逐渐增大，这也可佐证病毒感染的可能性存在。在一般医院检验室的条件下，对病毒感染的确诊是有困难的。广东省妇幼保健院病理科曾对112例少精子症而有大量凋亡生精细胞的病例进行免疫组化检测，发现巨细胞病毒感染10例，单纯性疱疹病毒感染1例；又曾对血清大三阳阳性的6例患者进行精浆两对半检测，发现阳性3例，精浆中检出e抗原阳性，也提示肝炎病毒在生殖道中感染。对伴有凋亡的生精细胞，但支原体属和衣原体是阴性的32例少精子症或无精子症病人，进行血清致畸病毒检测（火炬试验），发现17例巨细胞病毒抗体呈阳性，其中9例有两种以上病毒抗体呈阳性。

　　5. 细菌类感染

　　（1）常见细菌的感染。

　　常见肠道细菌是引起生殖道感染的主要细菌，如大肠杆菌、雷伯氏菌、白色葡萄球菌等，它们常是一种条件致病菌，当机体免疫力低下时，可成为致病菌，此时可能引起生精细胞的凋亡。

　　（2）生殖道的结核杆菌感染。

　　目前在人群中生殖道结核的发生率还无准确资料，而结核主要发生在附睾及输精管中，亦可见于精囊腺和前列腺。一般认为生殖道结核是泌尿系统结核的一部分，有附睾结核者大多有肾结核，据5 424例尸检报告统计得出，附睾结核占0.8%。结核感染后常引起管壁上皮破坏粘连，管腔缩小而造成不完全性梗阻等不可逆的变化，手术再通的可能性不大，未经治疗的附睾结核终将引起睾丸结核。丁兵等对30例生育男性（无生殖道感染，平均年龄为30.5岁），80例有明显附睾结节或输精管串珠的不育患者（平均年龄为29.7岁），152例接受普查的不育患者（平均年龄为30.3岁），采用单向免疫扩散法和ELISA法，分别对不育夫妇的精浆及血清进行抗结核抗体的检测，并对两种方法的测定结果作了分析，结果与文献一致。检测的72例不育患者中血清TBAb阳性远不及精浆阳性者多，可能是由于结核分支杆菌只定居在附睾之故。检测的80例有明显附睾结节或输精管串珠的患者TBAb测定阳性率为26.3%，明显高于无结节者，说明附睾结节或输精管串珠的存在对附睾结核的诊断是一项重要的参考指标。Moheb等认为结核患者的附睾都有结节。TBAb阳性患者的精液量明显低于正常组及TBAb阴性组，而且无一例超过3mL。附睾发生结核感染时，由于影响到附睾功能，常可见精子浓度降低，畸形率增加，顶体和尾器的发育均受到影响。结核上延至睾丸，可引起乳酪样坏死，在早期可见大量生精细胞凋亡。

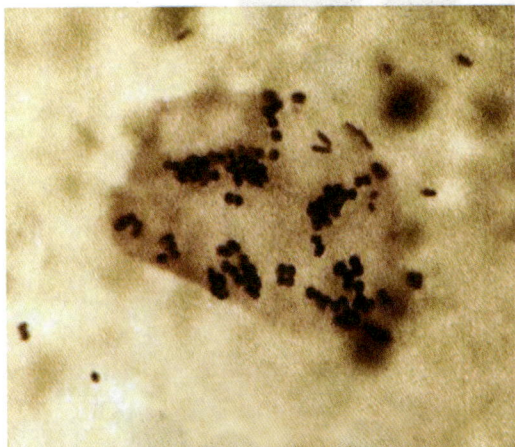

图3-40　细胞内的球菌

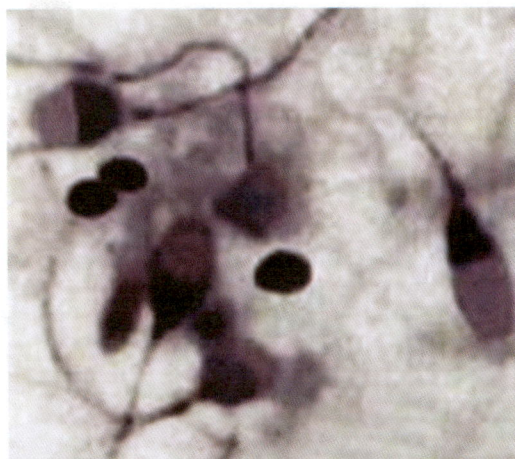

图3-41　精液中念珠菌

其他细菌引起的生殖道感染也很常见，主要是引起前列腺、精囊腺和附睾的感染，主要表现为精液质量的改变，附睾感染则可致精子死亡和精子畸形增加，但很少会引起睾丸的损害，而且并不会导致生精细胞凋亡。

6. 霉菌类感染

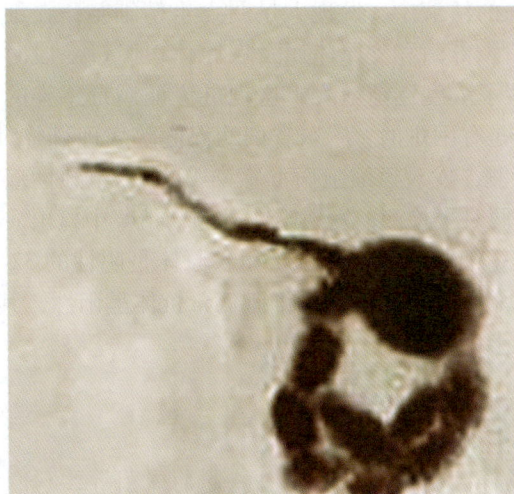

图3-42　类酵母菌

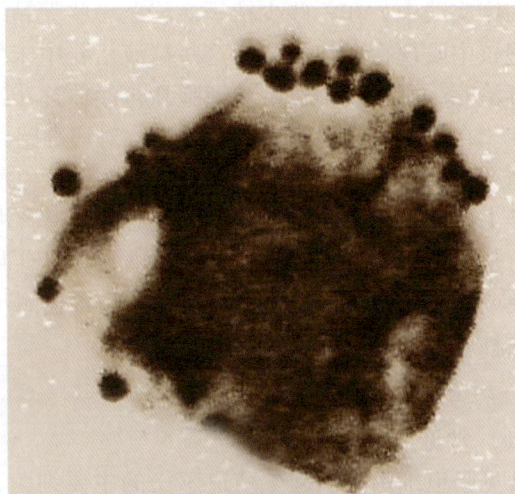

图3-43　凋亡生精细胞中的类酵母菌

真菌（Fungus）是指有细胞壁，不含叶绿素，无根、茎、叶，以寄生或腐生的方式生存的微生物体，仅有少数类群为单细胞，多数为多细胞，真菌还是有分支或无分支的丝状体，能进行有性或无性繁殖的一类真核细胞型微生物。

真菌种类繁多，数量极大，广布自然界，目前已被公认的有8 000个菌属、十万个以上菌种，若按真菌分布规律和生物学分类方法分析，真菌的种类可能要超过15 000个菌属、25万个菌种。从3万米高空到深海，地球的每个角落都可找到它们的踪迹。真菌广泛存在于土壤、空气、水和动物体表，而且与工农业生产也密切相关，例如发酵工业的制酒、制酱等，制备一些酶类如蛋白酶、淀粉酶、糖苷酶等，以及一些有机酸和维生素的生产都需要真菌参与。利用真菌对石油的酵解作用，可生产各种化工产品以及进行一些废水处理，一些真菌还是美味的食品和药品，如蘑菇、木耳和中药的神曲、冬虫夏草、茯苓、马勃等。真菌对地球上所有死亡的动植物的尸体进行酶解作用，使之霉败消亡，对地球的新陈代谢有重要作用，所以真菌也被称为霉菌。

只有少数真菌可引起人和动物发生病害，如各种食品、木材、衣服和农作物的霉坏等。多年来人们常忽视真菌引起的疾病，其实真菌对人类的损害并不次于其他的微生物，尤其是近几十年来由于各种抗菌素的发展，细菌类疾病逐渐减少，而真菌性疾病却不断增加，如组织胞浆菌、球孢子菌等深部真菌病有上升的趋势。我国报道较多的深部真菌病主要有念珠菌病、孢子丝菌病、隐球菌病、着色真菌病以及毛霉菌病和曲菌病等。浅部真菌感染的危害性也不能低估，特别是在南方地区，近两年来我们发现在生殖道感染中，真菌合并感染率占18%左右，其中主要为念珠菌，其他霉菌也不容忽视。由于各种抗菌素相继问世，许多感染性较弱的病原体或一些一直被认为是非病原体的真菌，不断从各种疾病中被分离出来，真菌感染在整个世界范围都有所增加，这种增加，虽然可以表现在原发性、外源性感染上，但继发性、内源性感染的增加更具有意义。继发性、内源性真菌感染常以条件致病菌为主体，特别是深部感染，严重的甚至可造成致死性后果。

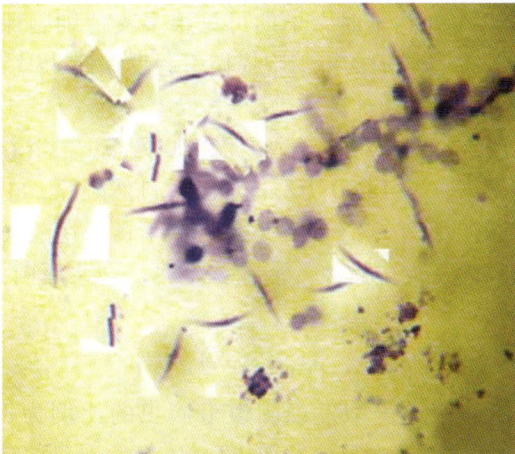

图 3-44 精液中的毛霉菌

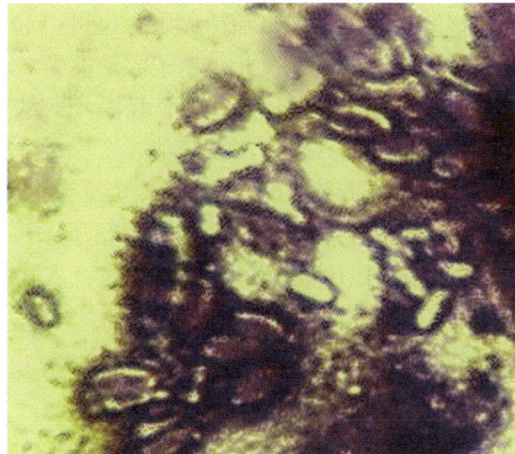

图 3-45 精液中的皮肤癣菌孢子

条件致病真菌多数属寄生菌或腐生菌，由于临床免疫能力低下，容易在白血病、癌肿、糖尿病等疾病中引起继发性感染，也可在临床治疗过程中发生原发性或医源性感染。真菌与肿瘤关系密切，自1960年英国发生火鸡黄曲霉毒素中毒症以后，特别是黄曲霉素 B 引起实验性肿瘤以来，人们相继发现其他一些霉菌毒素也有致癌作用，可以说，能产生毒素的霉菌大都可以致癌。据现在所知，具有致癌性的真菌有曲霉属、青霉属、镰刀菌属、麦角菌属、葡萄状穗霉属和鼓孢瘤座霉属，主要是曲霉属、青霉属、镰刀菌属。不少真菌所产生的毒素常可引起多种急性或慢性中毒性疾病，而真菌引起的变态性疾病也是医学领域里的一个重要研究课题。

真菌领域未被揭露和利用的还有很多，就目前医学真菌学里，有关真菌的分类、发病机理、宿主与真菌间的相互关系、真菌免疫学以及真菌病的诊断和治疗，从基础到临床都存在许多问题，有待进一步了解和研究。

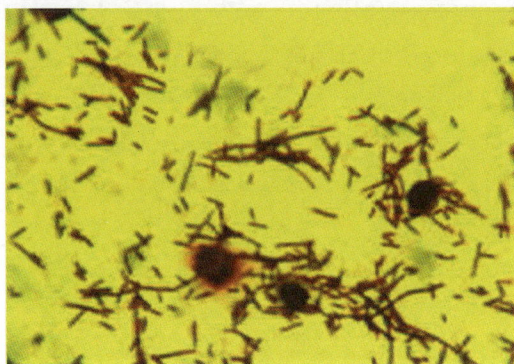

图 3 - 46　尿液中的地丝菌

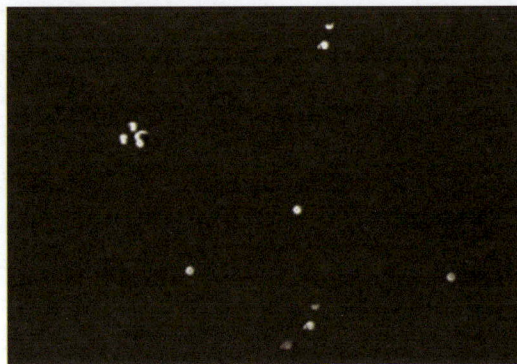

图 3 - 47　隐球菌墨汁染色

霉菌的感染在生殖道感染中并非少见，尤其是在不规范或滥用抗菌素治疗后。在精液染色涂片中常可见到典型的白色念珠菌、隐球菌属或酵母菌属的霉菌，我们也发现有玫瑰色毛霉菌、皮肤癣菌和地丝菌的感染。精液霉菌培养亦有发现酵母菌和类酵母菌阳性结果。霉菌感染在人群中的发病率尚未见报道，我们于 2003 年在男性不育生殖道感染的病因统计中发现霉菌感染约占 18%，而且多与其他感染并发。女方若有反复阴道白色念珠菌感染，她的丈夫的精液中常可找到霉菌的存在，股癣、肛周癣病和较严重的手足癣病的病人，容易引起癣菌的感染，尤其是经过不规范的抗菌素治疗，更易引起生殖道的霉菌感染。

霉菌感染多见于前列腺和精囊腺，也可引起睾丸感染，睾丸感染时，早期可见很多支持细胞裸核及整条曲细精管脱落的情况，此时精子数量极少，血清 FSH 升高，提示支持细胞损伤引起反馈性 FSH 升高。这种情况笔者所在单位曾遇到 3 例，经墨汁染色呈阳性，证明这是隐球菌感染。

笔者曾见到这样一例病例，其精液涂片中可见大量凋亡生精细胞，精子浓度仅 100 万/mL，培养类酵母菌呈阳性，经抗霉菌治疗 6 个月后，培养转阴，精子浓度恢复至 4 000 万/mL，以后自然妊娠，正常分娩。另有一例结婚三年未孕，其精液中精子浓度、活动力正常，精子轻度凝集，液化不良，精液染色片中发现皮炎癣菌的菌体及菌丝，大片股癣，皮肤刮片染色同样是皮炎癣菌，治疗一个月，精浆癣菌消失，股癣好转，2 个月后自然受孕。

7. 原虫类感染

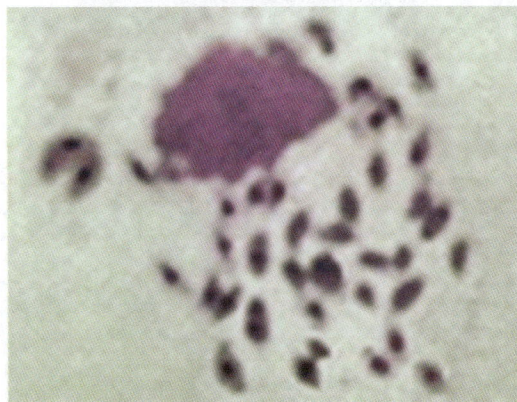

图 3 - 48　原虫类感染

在非淋病性尿道炎中发现阴道毛滴虫的比例为 1% ~ 5%，而正常男性尿道内很少发现。Tuttle 等发现三种常见于阴道内的病原体（大肠杆菌、白色念珠菌和滴虫）会妨碍精子活力或引起精子凝集，任何一方存在这些病原体都可能使精子活力减弱。临床实践中发现，精液中存在滴虫感染时，镜下常可发现较多的脱落细胞和巨噬细胞，精子凝聚也较明显。因此，临床上对查不出特殊原因的生殖道感染患者，当精液镜检发现有较多的巨噬细胞和脱落细胞时，应仔细观察是否有阴道毛滴虫的存在，或者按滴虫治疗。在精液中的滴虫运动缓慢，在前列腺液和阴道分泌物中则运动较快，这可能与 pH 值和载体黏度有关。男性生殖道感染滴虫，主要引起精子的凝集和运动障碍，这种凝聚与其代谢产物的二硫基有关，滴虫消失后，凝聚也自然消失，不会影响睾丸的生精功能，不会出现生精细胞的凋亡，但滴虫可吞噬精子，其代谢产物可引起精子凝集。

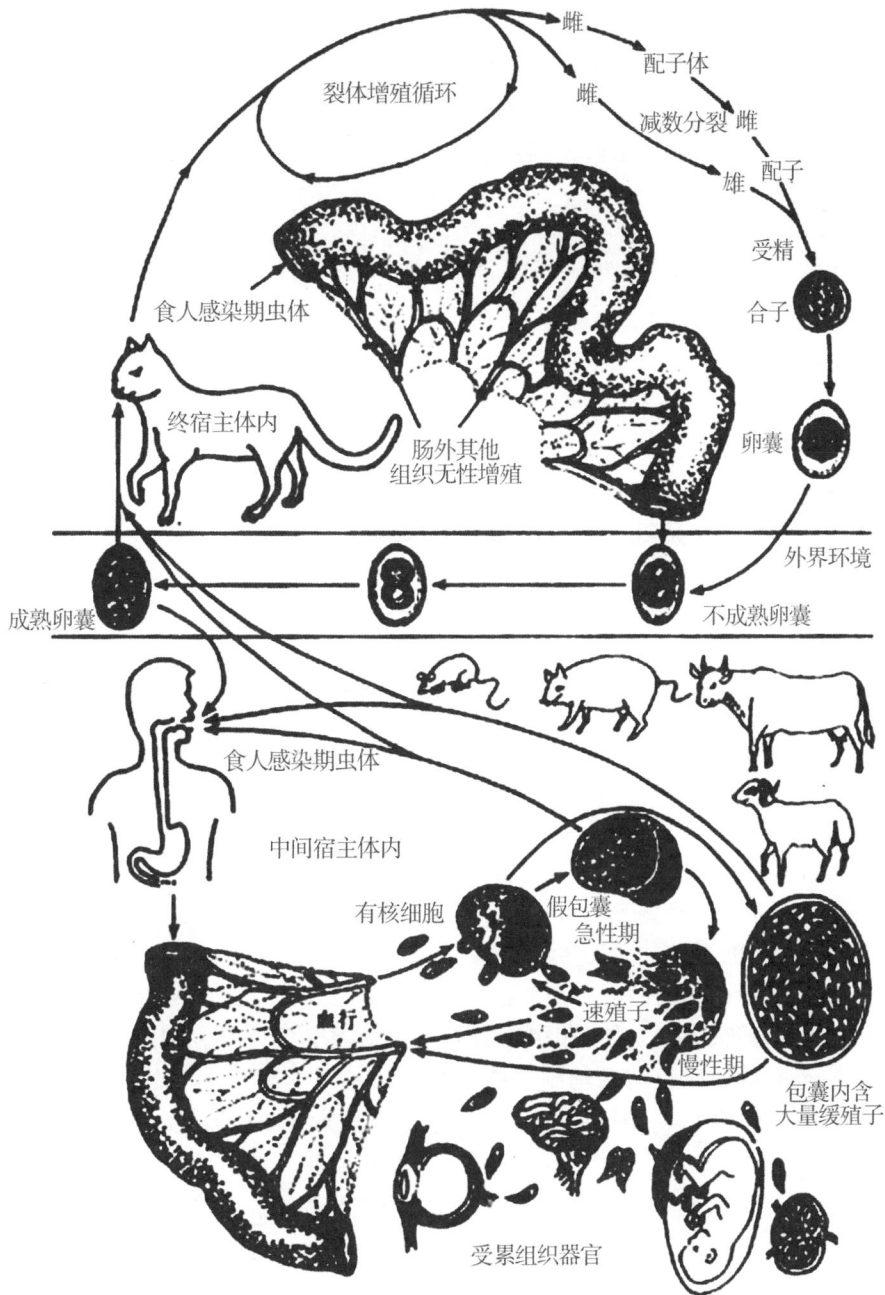

图 3 - 49　刚地弓形虫生活史图解

（1）弓形虫的五种形态。

弓形虫整个生活史中可分滋养体（速殖子）、包囊体（缓殖子）、裂殖体、配子体和卵囊体（囊合子）五种形态。

滋养体呈纺锤形或新月形，4～7μm×2～4μm，在组织细胞中以二芽分裂方式进行繁殖，活虫体无色透明，瑞氏染色后胞质呈淡蓝色，核呈紫红色。当滋养体在细胞中繁殖数个或十几个时仍在细胞内称为假包囊，细胞破裂后滋养体逸出再侵犯其他细胞。

包囊体为圆形或椭圆形，直径为 5～100μm，当机体产生一定抗体时虫体自行分泌，形成囊壁，内含数个至数百个滋养体，虫体在囊内可以继续繁殖，但速度缓慢，故又称缓殖体。当包囊体破裂后，缓殖子也可侵犯新的细胞，形成假包囊体，逐步变成滋养体。

裂殖体寄生于终末宿主小肠绒毛上皮细胞内，成熟的裂殖体呈椭圆形，内含 4～29 个新月形裂殖子，呈扇形排列。

配子体由裂殖子发育成雌雄配子，在肠道上皮内进行有性繁殖。

卵囊体又称囊合子，由雌雄配子结合后发育而来，直径 10～12μm，椭圆形，囊壁分为 2 层，光滑透明，内含 2 个孢子囊，每个孢子囊内含 4 个子孢子。

前两种形态见于终末宿主和中间宿主体内，而后三种形态仅见于终末宿主。也就是说，有性生殖期只在猫科动物肠道里，而无性生殖可在终末宿主和任何中间宿主中发生。从爬行动物、鸟类以及哺乳类动物和人都可以是中间宿主，中间宿主种类繁多，而且弓形虫对寄生的细胞没有选择性，除了红细胞外所有的有核细胞均可以感染。

在猫的肠上皮细胞中，有性繁殖的卵囊体随着细胞破裂后融入粪便而排出体外，这些卵囊体被人或其他动物吞进肠道后，卵囊体外壳被消化，内中的滋养体逸出，侵入肠壁淋巴管内，寄生于单核吞噬细胞中，并随淋巴液扩散到全身各个组织，在组织细胞中进行无性繁殖，形成假包囊，当被寄生的细胞破裂后，假包囊中的滋养体又逸出，进入另一个细胞中繁殖。当宿主身体产生一定的抗体后，可使繁殖减慢，滋养体则聚集并分泌形成具有囊壁的包囊体，当抵抗力下降时，又可重新破裂变成滋养体，继续侵犯新的细胞或经淋巴、血液感染远方细胞。因为这种生存方式反复进行，故卵囊体可在体内存留很长时间。因此，包囊体是慢性感染时虫体在体内重要的存在形式。

人体内感染最常见的传播方式是寄生于横纹肌、淋巴结及脑组织等有核细胞内。弓形虫感染除了经消化道感染外，也有报道称，其可通过破损的皮肤、黏膜以及输血或器官移植进行传播。此外，母婴垂直传播也引起广泛的关注。动物饲养者、屠宰者、兽医以及家庭养猫者都是易感人群。当中间宿主被猫科动物吞噬后，其囊合子又成为滋养体，进到终末宿主的肠道上皮进行有性繁殖。而中间宿主中的虫体也很难主动消亡。由于滋养体、包囊体都很小，所以临床很少有所表现，不易被人所重视。

（2）对人体的致病性。

弓形虫对人体的致病性主要表现在虫体无选择性地对有核细胞产生破坏，尤其是对横纹肌组织的破坏为多，大部分组织中，由于细胞数量多，而且虫体细小，不易表现出细胞功能的障碍，但对某些细胞的影响可出现临床症状，主要是由脉络膜、生精细胞和胚卵的损害引起的。

第一，感染脑脉络膜细胞。脑脉络膜细胞会损害脑脊液循环和血脑屏障，引起一系列脑部症状。

第二，对男性生殖功能的影响。在动物试验中，弓形虫若感染了睾丸，主要侵犯生精细胞，导致生精细胞的凋亡，影响生精功能，致使精子数量减少。在小鼠急性弓形虫感染的动物模型中，在睾丸切片中发现精原细胞和初级精母细胞的核及胞浆中均有弓形虫的滋养体，部分细胞浆和核会出现空泡，但损害以精原细胞为主，而不感染次级精母细胞、精子细胞和精子。将弓形虫的滋养体与精液混合，置于37℃温箱中孵育，定时进行观察，发现弓形虫附在精子上，虽未发现弓形虫滋养体进入精子内繁殖，但精子活动率下降，精子出现断尾和卷尾现象，这提示弓形虫的代谢产物可能会直接毒害精子。弓形虫感染睾丸组织导致局部炎症，引起抗体产生，抑制弓形虫的繁殖，弓形虫就产生包囊，形成机体带虫免疫的慢性炎症状态，导致抗精子抗体的产生，形成免疫性不育。因此，弓形虫感染可造成少精子症、无精子症、死精子症、高度自身免疫、高畸形精子等。

第三，对母体的影响。弓形虫对母体的影响主要是其对胚卵的影响。在妊娠时感染弓形虫，弓形虫可通过胎盘感染胎儿，尤其是在早孕时期，弓形虫可破坏胚胎细胞发育而致卵裂过程障碍或染色体畸变，引起流产、死胎、早产或胎儿畸形，也可造成胎儿脑积水、大脑钙化灶、视网膜脉络炎、运动障碍等先天性弓形虫感染的典型症候群。新生儿感染可伴有全身性症状，如发热、皮疹、呕吐、腹泻、肝脾肿大、黄疸、贫血和癫痫等。据国内资料报道，在 242 例先天性弓形虫感染病例中，各种畸形 103 例、弱智儿 48 例、小儿癫痫 8 例。

（3）弓形虫的检验。

取病人的血液、体液（胸水、腹水、脑脊液等）、精液、尿液、宫颈液等离心沉淀，取沉渣涂片，骨髓、血液、宫颈液等可直接涂片，如果是组织块可直接印片，在空气中自然干燥，用瑞氏或姬姆萨氏染色，用油镜检查。

弓形虫滋养体长 4~7μm，宽 2~4μm，呈新月状，一端钝圆，另一端较细长，染色后弓形虫胞浆呈蓝色或紫蓝色，内含一个较大的核，偶尔有双核位于中央或偏于一侧，外观很像疟原虫的配子体，通常在网状内皮细胞中，亦可在其他细胞中寄生。一个细胞中有时可含多个虫体，在组织中则可见有包囊子。染色时染液的稀释液最好用 pH 值 7.0 的磷酸盐缓冲液稀释，姬姆萨氏染色保持 30 分钟，效果较好。此时视野清晰，对比显著，虫体容易辨认。否则染色效果不佳，使虫体与宿主细胞对比不明显而导致漏诊。

总之，生精细胞凋亡是近十几年才提出的新概念，虽然导致生精细胞凋亡的机制目前尚未完全清楚，但凋亡的检测对临床诊断和治疗以及生育力的评估具有重要意义。当前，生殖道的感染和环境的污染对生精能力的影响是不容忽视的，这些因素对女性的生殖道疾病，同样具有重要意义。例如乳腺癌、多囊卵巢和内分泌障碍发病率的增加，也与这些因素密切相关。由于城市发展，使用化妆品的人越来越多，情况越来越明显。

在男性生殖道感染的病因中，支原体属、衣原体、病毒以及霉菌的感染率日益增加，这在其他系统的感染中也都存在相同的情况，这与滥用抗菌素的情况不无关系。因此，生殖细胞的凋亡，常提示我们应该考虑寻找这方面的病因。

在环境污染的因素中，除了特殊的工作环境外，EEDs 的污染是复杂的，而这些污染常具有一定的地域性，滥用化妆品和洗涤剂也是重要的因素，这些病人在性激素检查时常见 LH、E_2 升高，睾酮下降。

（五）生殖细胞基因表达与细胞凋亡的关系

近年来，人们对生殖细胞分裂、繁殖及分化过程中生殖细胞基因所起到的作用的认识越来越深入。Walgemulh 总结了睾丸生殖细胞所表达的基因如下。

1. P_{53} 肿瘤抑制基因

P_{53} 在细胞凋亡调节过程中起着重要作用。在人类的精原细胞和初级精母细胞中有明显的 P_{53} 表达，如 P_{53} 表达被抑制，其自发细胞凋亡就会减少并出现多核巨细胞现象，说明 P_{53} 表达是通过细胞凋亡，对那些在遗传物质交换过程中自发出现的异常细胞进行选择性淘汰。如缺乏或无 P_{53} 表达，那些需被淘汰的细胞未出现凋亡，当它们增殖分裂时就会出现分裂异常而形成多核巨细胞现象。人类多数肿瘤的发生都伴有 P_{53} 或蛋白表达异常。由于 P_{53} 功能降低，使这些肿瘤对抗肿瘤药物诱导细胞凋亡减少而产生耐药性。但生殖细胞肿瘤则不同，人类生殖细胞肿瘤不伴有 P_{53} 的改变，对化疗药物不产生耐药性，治疗效果较好。有研究表明，实验小白鼠隐睾模型的睾丸，在接触到腹腔高温状态 7～9 天就能启动 P_{53} 途径的凋亡作用。

2. Bcl 基因族

Bcl 基因族中有一些是抑制细胞凋亡的基因，如 Bcl - 2、Bcl - xl、Mol - 1，也有一些是促进细胞凋亡的基因，如 Bax、Bak、Bcl、Bcl - xs。细胞是否表现为凋亡，主要取决于抑制基因与促进基因的比例，在离体培养的人类睾丸生殖肿瘤细胞株中，Bax/Bcl - 2 的比例高或单项 Bcl - 2 基因活性受抑制时，抗癌药物诱发的细胞凋亡率明显增加。相反，给小鼠输入 Bcl - 2 时，其精原细胞和精子细胞的凋亡率明显降低。

当雄性激素缺乏时，Bcl - 2、Bax 的表达水平增高，Bcl - xl 表达水平降低，而 P_{53} 表达水平不变，并明显地抑制细胞的凋亡作用，检测 ICE 样的蛋白活性，后者仍然可以直接参与某些细胞的凋亡过程。

3. Fas/FasL 系统

Fas 又称 ADO - 1 或 CD_{95}，是近年发现的凋亡信号受体，当其与特异配体 FasL（Fas Ligand）结合后，可以传递凋亡信号，诱导 Fas 所在细胞凋亡，是许多组织和细胞的主要凋亡机制。多数研究证明，构成睾丸的三种主要细胞（生殖细胞、支持细胞和间质细胞）均可表达 Fas。通过免疫组织化学、原位杂交、RT - PCR 及 Northem blot 等多种方法均证明 FasL 高表达于睾丸，而且主要定位于支持细胞。

研究证明，支持细胞高表达的 FasL 可以启动表达 Fas 的生殖细胞凋亡性死亡过程，来控制生精细胞的增殖与分化，将生精细胞数量限制在可以负担的范围内。当生精细胞的数量过多，却无足量的支持细胞支持时，生精细胞可以感知这种不适应的环境，而增加 Fas 的表达量，活化 Fas 系统自身清除机制，这对维持睾丸自身的稳定性具有重要意义。当睾丸损伤时，如毒性的化学物质以及生物因素的 UU、CT 和病毒类感染的代谢产物作用于支持细胞，就会增加支持细胞的 FasL 与生殖细胞 Fas 表达，使支持细胞增加，以达到新的平衡。生精细胞上调 Fas 表达，被认为是一种对那些无充分支持而注定死亡的细胞进行自我清除的过程。

4. CREM 基因

CREM 基因已被证实在减数分裂后阶段的生精细胞中表达较高，这与单倍体生精细胞中那些调控细胞形态变化的基因激化有关。该基因产物有几种亚型，而在生精细胞的各个阶段中的表达不一样。那些具有制动功能的 α、β 亚型，在减数分裂前的生精细胞中不表达或低表达，相反，在减数分裂后的细胞中 CREM 表达明显增加，并且由 α、β 亚型转变为具有刺激作用的 CREM7 和 CREB 亚型。如果 CREM 基因被抑制，生精过程就会中断而导致不育，大量生精细胞凋亡，但并不伴有 FSH 和睾酮的明显降低。

5. c – kit/SCF

c – kit/SCF 为编码酪氨酸激酶受体基因，干细胞因子（Stem Cell Factor，SCF）为其配体，它的一种活性形式 SCFm 是哺乳类动物生精开始后的主要形式，在生精细胞和支持细胞粘连中起重要作用，同时可以对抗生精细胞的凋亡。c – kit/SCF 在原始生精细胞和其他阶段的生精细胞发育中具有重要作用，两者相互作用，可调节生精细胞的增殖、分化、减数分裂和细胞凋亡。其中 SCF 为支持细胞产生并表达于细胞膜上，其通过与精原细胞上表达的 SCF 受体 c – kit 结合而产生一系列调控作用。Vincent 等研究发现，在体外培养的精原细胞中注入 c – kit 抗体阻断受体，可阻断精原细胞的增殖，30 天后检测发现减数分裂期的精母细胞死亡率提高了 15 倍。也有研究通过 2，5 – HD（2，5 – hexanedione）诱导支持细胞 SCF 表达失败的。研究观察到睾丸切片中凋亡生精细胞数上升，最早是精子细胞凋亡，然后是精母细胞和精原细胞，而大多数精原细胞则停滞在 A3 期并逐渐退化。若给予外源性 SCF，则可促进生精细胞存活和刺激残存生精细胞增殖。支持细胞产生的 SCF 对减数分裂晚期的精母细胞的凋亡亦有重要作用。

6. NF – KB（Nuclear Factor Kappa B）

NF – KB 是一种具有转录酶活力的蛋白质，在高等真核细胞中可将细胞外信号转导至核内，引起基因特殊位点表达功能，可以调控细胞凋亡。研究发现，它对限制睾丸内生精细胞数目、精子形成和分化过程的凋亡有重要作用。NF – KB 的亚单位位于支持细胞核内，在体外诱导的生精细胞凋亡中发现，支持细胞内的 NF – KB 表达水平和整个曲细精管内的 NF – KB DNA 链的活性增加，会使生精细胞凋亡增加，而抗炎药柳氮磺胺吡啶能有效抑制它的表达和活性，阻止细胞凋亡。这也提示在睾丸应激过程中，支持细胞 NF – KB 可导致生精细胞凋亡。因此，若用药物抑制 NF – KB 的表达，可使阻断、抑制生精细胞过度死亡成为可能。

7. 转化生长因子 β（TGF – β）

TGF – β 为支持细胞分泌物之一，近年来发现它是与凋亡密切相关的细胞内源性因子，它在生精细胞的增殖期可直接引起精原细胞的凋亡，而不影响减数分裂活动。人们倾向于将它作为区别凋亡细胞与未分化细胞的一个分子标志。

8. 胶质细胞源性神经营养因子（GDNF）

GDNF 是一种特异性多巴胺能（DA）神经生长因子，对神经原的存活、生长分化和再生起到重要作用。研究发现，支持细胞能产生 GDNF，GDNF 能在精子生成过程中促进精原细胞 DNA 的合成，调节精原细胞的终末分化。敲除 GDNF 基因的小鼠睾丸，显示精原细胞储存减少，GDNF 过度表达的小鼠则出现未分化精原细胞聚集增多的现象，它们均不能对分化信号作出正确反应，且在维生素 A 的处理后发生凋亡，其机制尚待研究，但可以推测 GDNF 对精原细胞的凋亡必然有调控作用。

9. 其他的可能基因

已经在体细胞中证明了 C – fos、C – jun、C – myc、WT – 1、Bmp86 等基因分子伴侣（Molecular Chaperones）都与细胞凋亡有关。这些基因在生殖细胞凋亡中也有表达，其是否也参与了对生殖细胞凋亡作用的调控还有待研究。

三、精液细胞学检查的意义

我们进行精液细胞学检查的意义在于：

1. 明确疾病的部位和性质

精子的成熟过程是在附睾中完成的。其核质进一步浓缩，染色质极度压缩，可以避免核质中的基因在精子运动的过程中有所丢失，顶体区也是在附睾阶段逐步由高尔基体在附睾分泌物的支持下转化形成的，附睾的分泌功能使顶体素完全成熟并附着在顶体膜上，为尾器的着丝体完成轴丝结构和运动基础的化学结构做准备。因此，学者认为精子形态和生精细胞的凋亡增加，常与血睾屏障损害有关，可见于感染、隐睾、化学物质损伤等疾病。精子成熟的障碍即是高畸形精子症，在涂片染色中可以看到各种形态的畸形精子，可以判断疾病发生的位置在附睾上。若见到各种凋亡的生精细胞，则可估计疾病与血睾屏障受损有关，甚至病变涉及睾丸本身。精子浓度越少，见到的生精细胞级别越低，疾病深度越大。副性腺感染时常可见到腺上皮细胞的脱落，这更有助于临床确诊。

临床上诊断阻塞性无精子症的病人，在其精液涂片染色时，若能见到生精细胞，也可确定它并非阻塞性无精子症，只不过是生精细胞不能转化成精子。若发现这些生精细胞都是停留在某一阶段，例如都是次级精母细胞或都是初级精母细胞，则很可能是先天性基因疾病或者是隐睾症病人。

2. 了解病原体

只要仔细搜索，许多病原体常可以在染色片中被发现，它们中的许多都可以被检出，如毛滴虫、霉菌和细菌类在染色片中也可被见到，如果在细胞内见到细菌存在，可以肯定这些细菌是病原体。虽然不能肯定细菌的种类，但可知其种属，对临床治疗也应该是有益的。

在生精细胞的胞质内和核内出现包涵体，以及在精子的头、中段和尾器上见到一些细小珠状颗粒附着，在电镜下见到这些珠状颗粒是插在膜里生长的病毒小体。由于病毒、支原体属与衣原体都是无细胞结构和形态的原生质，都具有必须依附活体细胞生长的属性，而且由于精子胞浆很少，所以它们是插在精子膜上生长的。因此，观察到精子附着有这些颗粒且衣原体和脲原体培养呈阴性，则可以推测是病毒类的感染，这对疾病病原体的诊断和治疗有所帮助，这些附着的珠状物常见形态各不相同，有的有特异的附着点，因此，应考虑是不同种属的病毒感染。

3. 通过畸形率的计算同时也了解到正常精子的比例

结合精子浓度和运动率的改变，能较好地评估生育力。生殖道感染时的其他辅助诊断方法还有：病原体培养、免疫学检查、生化检查和影像学检查。病原体培养可以了解致病的原因；免疫学检测了解精浆中免疫的现状，估计感染的时态和机体反应的情况；生化检查主要目的是通过检测各种副性腺分泌特征性产物来间接了解它们的功能与状态，如患副性腺炎症时其分泌功能必然受到影响。在一定条件下选择一些辅助检查是很有必要的。

在生殖道中，血睾屏障是主要的一道屏障。因此，当生殖道被病原体侵犯时，尤其是被病毒类感染时，病原体及其代谢产物都可能损伤血睾屏障。在曲细精管中生精细胞并没有睾酮受体，睾酮受体只存在于支持细胞中。支持细胞损伤，受体减少，睾酮供应量不足，则可以引起生精细胞和精子的凋亡，且支持细胞的损伤可引起微丝的断裂，血睾屏障的间隙增大，致使生精细胞脱落而在精液中出现。这时在涂片中可见精子细胞、次级精母细胞甚至初级精母细胞以及精原细胞，若出现各级凋亡细胞，多提示血睾屏障及曲细精管的损伤。

精子在睾丸中分化完成后进入生殖道中，必须在附睾中滞留 14 天，使精子进一步成熟。精子成熟的标识为：胞浆排出细胞，胞核进一步浓缩，高尔基体形成顶体和着丝体形成尾器。因此，精子若未能在附睾中成熟，出现的畸形精子就会增加。例如，附睾功能低下，重吸收能力不足则附睾液浓缩不足，精子的胞浆不能排出，积于头部则形成大头精子，积于颈部则形成颈膨大精子；若附睾的分泌功能不足，则可能出现尾器发育障碍或顶体发育障碍，导致屈颈、短尾、圈尾和没有顶体等畸形。

在染色涂片中除了可以看到生精细胞和精子外，还可以看到其他组织的脱落细胞，如前列腺细胞、精囊腺细胞、附睾上皮细胞以及尿道上皮细胞等，这些脱落细胞常可提示病变位置。在涂片中还较易鉴别出各种免疫细胞，并计算出其大致数量和百分比。

涂片中还常可发现一些病原体，如滴虫、细菌和霉菌，虽然不能对其进行具体分类确诊，但也可了解其大概的种属。我们在一些脲原体培养呈阳性的标本上常可见到在精子的表面，包括头、颈和尾部，有一些珠状物体插在精子膜上，它们会随着脲原体治疗转阴而逐渐消失，估计这些也是病毒类的感染特征，因为病毒类的病原体本是没有形态的原生质，并需要依附活体组织生长，由于精子的胞浆极少，因此它只能插在精子的胞膜上生长。

第六节　精浆检验

　　精浆是由附睾、精囊腺和前列腺的分泌物构成的，附睾的分泌物对精子的进一步成熟，包括核浓缩、顶体的形成、尾部的完善具有重要意义。

　　附睾液的成分非常复杂，现已知的有上百种，有的尚不知有什么作用；而精囊腺液和前列腺液是一种"跨越分泌"，其在男性体内并没有与精子接触，只是在精液排到女性生殖道后，为精子的存活、复苏和运动提供重要保证。因此这些腺体分泌异常也可引起精子常规检验结果的异常。精囊腺分泌是构成精液的主体，它占精液排出量的60%，因此它的改变常引起总量的变化。精囊腺分泌物中结构蛋白使精液呈凝胶状，若精液较稀薄，不呈凝胶状，就是精囊腺分泌的结构蛋白减少所致。精囊腺的炎症常并发出血，从而引起精液颜色的改变，使精液呈黄色、褐黄甚至血色，此时精液涂片中可见不同程度的红细胞。若是前列腺分泌异常则会引起精液液化不良。精浆中物质繁多，而且含量很少，一般实验室也很难全部进行检查，因此只能对精浆的一部分进行有目的的检查。

　　精液中的碳水化合物主要是果糖和少量的山梨醇，几乎没有葡萄糖。果糖是由精囊腺和输精管壶腹部分泌的，是精子的主要能源。果糖含量是受睾丸素的水平所控制的，因此精液中果糖的含量是衡量体内睾丸素水平的一个重要指标，也是衡量精囊腺功能的指标。

　　精液中的蛋白质占3.5%~5.5%，主要成分是酶蛋白。目前精液中的酶已发现的有几十种，而许多酶的生理作用尚未十分明确。已知常见的有酸性磷酸酶、谷草转氨酶（与精子数有关）、糖原酶（可降解糖原，为精子提供能源）、纤维蛋白酶、糜蛋白酶（与精液液化有关）等，一些水解酶多数由前列腺产生，故前列腺疾病常造成精液液化延长或障碍。因此，液化时间延长和黏度增加常提示前列腺功能低下，这是由前列腺分泌的水解酶不足所致。

一、精浆的生化检查

　　精液中精囊腺的分泌物约占60%，精囊腺的分泌物中含有大量的果糖、前列腺素E、肌醇、钾离子和枸橼酸盐，精囊腺的分泌功能受雄性激素控制。果糖是精子运动的能量来源，精囊腺是体内唯一分泌果糖的器官，肌醇参与了精液渗透压的调节，枸橼酸盐是精液pH值的主要缓冲剂，前列腺素E可促进女性平滑肌的收缩，帮助精子通过女性生殖管道。精囊腺还分泌黏蛋白，该蛋白使精液凝固呈黏稠状，借以保护刚排出的精子不受阴道不良环境的影响，精囊液中还有许多蛋白酶的抑制因子，可以保护精子膜的稳定性并防止精子的顶体酶被激活。

　　前列腺分泌物约占精液的30%，其中蛋白甚少，主要有大量的酶、胆碱、磷脂、枸橼酸、盐类和精胺。前列腺的酶系统作用较复杂，其中水解酶类可以促进精液的液化；磷酸酶类可以促进果糖分解和磷酸化，为精子提供运动能量；透明质酶等可以促进精子顶酶系统活化。前列腺分泌的盐类以钠、钙、锌、镁为主，参与了精液pH值和渗透压的调节以及精液的液化过程。

　　精液中还有5%左右是附睾和输精管的分泌物，其中含有丰富的胆碱和甘油磷酸胆碱，这些物质为精子运动所需的ATP提供了磷酸化的基础。

　　因此，精浆的生化检查就是通过检测精浆内的一些特殊成分的变化来推测其腺体当前的分泌功能状态。由于其各种成分的含量很少且非常复杂，虽然近十几年来微测技术的发展使检测有了很大的进展，但到目前为止仍然知之甚少，有些物质的作用也不甚明了。临床上的精浆生化检查主要是挑选各副性腺的特殊的标识物进行生化测定，如附睾中的肉毒碱、前列腺中的酸性磷酸酶和精囊腺中的果糖等，这不但可以用来了解各腺体的分泌功能状态，也可以用来鉴别阻塞性无精子症阻塞的大体位置。

二、精浆元素的检测（参阅元素的检测）

　　目前了解到精浆中的无机盐相当丰富，其中钠约281mg，钾89mg，钙25mg，镁14mg，锌5~23mg。有人认为钙与枸橼酸结合控制了排精后精液液化的过程，而且钙与维持精子的透明质酸酶的活性有明显的关系。锌在精液中的浓度比在血液中约高出100倍。锌在精液中的具体作用目前尚不十分清楚，但在人体内有近百种金属酶含有锌，这些金属酶对核酸和蛋白质的合成具有重要的影响，含锌的金属酶还参与了性激素、生长激素和胰岛素的功能。锌缺乏可引起睾酮合成不足而使精子数量减少。通过对大鼠支持细胞进行体外培养，通过免疫组化技术和重组 DNA 技术的证实，支持细胞可合成、分泌转铁蛋白（Tf），在大鼠和人的支持细胞的培养介质中测得转铁蛋白含量为支持细胞分泌的总蛋白质的 1% ~ 5%。支持细胞分泌如此大量的转铁蛋白提示了铁转运是这一细胞的主要功能，转铁蛋白同生殖细胞的发育和支持细胞的功能有着密切关系。

三、精浆的两对半检测

精浆两对半的检测，如果检出 e 抗原呈阳性，则提示生殖道中有乙肝病毒感染。笔者所在单位曾检测过 12 例血清小三阳患者，精浆两对半检测呈阴性；检测 9 例大三阳患者，其中 6 例出现阳性。同时在病人精液检查中发现，其精子浓度较小，活动力较差，畸形率升高，尤其是头部畸形增加，染色涂片中脱落的生精细胞较多，凋亡情况也较严重。

四、精液中的多形核白细胞的检测

白细胞精子症常见于感染、自身免疫等疾病，吸烟、酗酒、脊索损伤等病人的精液中亦可见白细胞数量增加，世界卫生组织（WHO）规定，精液中白细胞数大于 $1 \times 10^6/mL$ 时可诊断为白细胞精子症。粒细胞发生于骨髓，周游于血循环。生殖道受到感染时，生殖道中的 T 淋巴细胞可分泌白介素，使粒细胞积聚进入生殖道，因此检测精液中的粒细胞可了解感染等不良因素。

（一）直接镜检法

在显微镜下直接计算精液直接涂片中每个高倍视野的平均数，这也是一种粗略估算的方法，而且白细胞在没有染色的情况下不能与其他脱落细胞区别开来。因此，所得的数据没有多大的意义。

（二）过氧化酶染色法（正甲苯胺法）

这是世界卫生组织（WHO）推荐的方法。

（1）实验原理：多形核白细胞特有的过氧化酶可将过氧化氢分解而产生初生氧，初生氧使正甲苯胺氧化成正甲苯胺蓝，后者形成棕色物使细胞着色。

（2）试剂：深圳凯尔康生物技术有限公司试剂盒。

（3）操作方法：（略）。

（4）结果计算：在显微镜高倍视野下观察结果，计算阳性细胞的浓度。按精子计算方法计算棕色细胞数乘以稀释倍数 10，即为每毫升白细胞数。

（5）正常参考值：$<1 \times 10^6/mL$。

（6）注意事项：① 白细胞染色程度个体间差异较大，有的细胞染色较浅，一些细胞仅见少量棕色颗粒，这些细胞都应属阳性细胞，这些差异与细胞自身当时的过氧化酶含量有关。因此，在看片时要调整好适当的光度。② 标本要新鲜，不宜使用冻融的标本，冻融后，过氧化酶易裂解而造成误差。

（三）精浆弹性硬蛋白酶定量检测

（1）实验原理：包被于固相载体的抗弹性硬蛋白酶单抗体，可与精浆中的弹性硬蛋白酶结合，结合的待测物再与特异性酶标识物反应，最后通过底物显色，用光度计测定其吸光度的大小。其吸光度与精浆中弹性硬蛋白酶的含量正相关，弹性硬蛋白酶含量增加，提示精浆中白细胞数量增加。

（2）试剂：深圳凯尔康生物技术有限公司试剂盒。

（3）操作方法：（略）。

（四）白细胞数量增加的临床意义

当精液中白细胞数量增加时，应考虑附属性腺感染的可能，此时应进一步进行微生物的检测、生化分析和抗体检测，以明确引起白细胞数量增加的原因，为临床提供治疗依据。然而，白细胞数量没有增加，也并不能排除感染的可能性。

一般来说，细菌类的感染可能引起白细胞数量的增加，而病毒类的感染并不会引起白细胞数量的增加。本试验主要用于鉴别是否为多形核白细胞。其实在染色标本中，根据细胞的大小和核的形态、胞浆颗粒的染色特性，也不难鉴别。

当男性生殖道被感染时，分叶核粒白细胞参与吞噬病原体的抗炎反应，并分泌大量弹性硬蛋白酶至细胞外，弹性硬蛋白酶与其他氧化物质（如活性氧、过氧化氢、氢氧根离子等）共同发挥局部抗炎效应。弹性硬蛋白酶与随后分泌的 α - 蛋白酶抑制剂结合，形成弹性硬蛋白酶 - α - 蛋白酶抑制剂复合物。该复合物浓度与弹性硬蛋白酶的释放量高度相关，可作为分叶核粒白细胞的活性检测指标。研究表明，当精液中用过氧化酶法测定的白细胞数量大于 $1 \times 10^6/mL$ 时，精浆的弹性硬蛋白酶浓度则高于 1 000ng/mL；而当精液中白细胞数量小于 $1 \times 10^6/mL$ 时，只有少数精浆的弹性硬蛋白酶浓度高于 1 000ng/mL。因此，弹性硬蛋白酶浓度可作为静态生殖道感染的参考指标以及治愈后的监测指标。

第七节 生育力的免疫检查

1922 年，Meaker 首先发现已婚妇女有精子凝集的现象，此后不断有学者对这个问题进行研究。有些学者将动物睾丸磨浆，注射到雌性动物的腹腔，发现这些动物的血清也有使精子凝聚的物质，学者将这些物质定名为抗精子抗体。有些学者后来发现血清内抗精子抗体具有引起精子的凝集和制动反应的功能，两者的血清浓度并无明显的相关关系。这些抗体通过宫颈、宫腔及输卵管的分泌物影响精子的活动，实践中抗体的存在对不孕有一定的研究意义。不少学者在进行不同人群的调查时，得到了一些不同的结果，列举下表供参考：

表 3 - 4 不同妇女的精子凝集发生率（Wilson）

调查对象	检查例数（例）	精子凝集数（例）	精子凝集发生率（%）
无器质性疾病的不育妇女	19	15	78.90
已知有生育的妇女	17	2	1.80
有器质性疾病的不育妇女	29	3	10.37
尚未肯定能否生育的妇女	24	1	4.27

表 3 - 5 不同妇女的精子凝集发生率（Ausbacher）

调查对象	检查例数（例）	精子凝集数（例）	凝集发生率（%）	平均年龄（岁）	两性接触年限（年）	每周同房频率（次）
不育妇女	78	11	14.1	28.2	6.2	3.1
已育妇女	65	0	0.0	25.5	6.8	2.5
妓女	86	15	17.1	21.9	3.0	8.9

近 20 年来，经过许多前辈的努力，实验室技术有了新的进展，微量抗原和抗体的提纯技术发展，使人们对免疫机制有了进一步的了解，对生殖过程中的免疫机制也有了进一步的认识。在免疫过程中，淋巴细胞是免疫的主体，淋巴细胞又可分为 T 淋巴细胞、B 淋巴细胞和 NK 淋巴细胞，其中 B 淋巴细胞是产生抗精子抗体的主要组织，这些免疫因子的发现有助于对一些原因不明的不育症病因进行探索，了解一些流产的原因和不育的免疫因子，也有助于对避孕方法的研究。

在脊椎动物中，性生活的过程都是不对称的。即在性交的过程中，只有雄性的抗原物质进入雌性体内而没有雌性的抗原物质进入雄性体内，因而雌雄两体在免疫过程中就有可能看到不同的反应情况。虽然男女生殖系统的免疫反应不同，但主要都表现在精子系统的免疫抗体的产生。根据一些学者的研究结果，生殖道感染中的粒细胞由 T 淋巴细胞产生的白介素调动，引导血液中的粒细胞进入生殖道，并通过 B 淋巴细胞产生相应的抗体。前列腺组织还可产生免疫抑制因子，使进入女性生殖道的精子不被女性生殖道中的免疫细胞所吞噬，而不至于产生抗精子抗体（参阅第一章中生殖生理免疫的部分）。

一、免疫反应的机制

哺乳类动物的性行为都是单向进行的，雄性动物的精子排到雌性体内，在雌性体内受精、发育，出生后由雌性哺乳，继续发育成长。而原始生殖细胞来自卵黄囊，并非来自胚卵，因此，精子、卵子及胚卵都是天然优质的抗原。卵子由许多滤泡细胞包绕，不易被吞噬细胞伤害；精子则由血睾屏障及前列腺分泌的免疫抑制物质维护，不易受到免疫细胞的攻击和吞噬，但在某些条件下则可能被吞噬而产生抗精子抗体及其他免疫反应。

（一）男性自身免疫的主要表现

1. 凝集反应与制动反应

本类型作用是直接对精子（已成熟）进行反应，抗体产生于前列腺，故不影响精子的产生和成熟。Alexander 在动物实验中发现，输精管结扎后，自然死亡的精子不能排出而致输精管腔增大，吞噬精子的免疫细胞增多。这是由于需处理的精子的负荷超过原有免疫细胞的能力，因此认为吞噬精子细胞是产生精子抗体的机制，这些抗体主要表现为引起精子凝集和运动速度下降。

2. 对睾丸的损害反应

1951 年，Freund 首先用睾丸的匀浆注射到家兔体内，引起家兔睾丸炎症反应和实验性精子生成缺乏。以后多人重复进行这一实验，都发现了这一现象，并观察到精子细胞的损害是分阶段进行的。开始是精子的成熟度受到影响，继而精子出现蜕变，接着精母细胞和精原细胞发生变性，最后曲细精管萎缩，但支持细胞和间质细胞都不受影响。因此，此类病人的精子会发生畸形、数量减少甚至缺如等现象。

3. 对受孕过程的影响

抗精子抗体还会影响精子顶体酶系统，使精子失去攻击卵泡的能力，影响透明带对精子的识别，使之失去穿卵的能力，影响卵子的减数分裂，从而影响精卵融合。

4. 抗精浆免疫抑制物抗体（SPIM - Ab）

当生殖道受感染或阻塞时，大量死亡的精子堆积在生殖道中，这些精子需要由免疫细胞来处理，但当处理负荷超过原有免疫细胞的能力时，就可能产生抗精浆免疫抑制物抗体，使精浆内的免疫抑制物质数量减少，增强免疫细胞的清除能力，同时也会使女性免疫细胞吞噬精子的能力增强而产生抗精子抗体。

目前认为精子的各个部分以及精浆中的许多物质都可能成为抗精子抗体的抗原。而精子的抗原尚未能纯化，因而精子免疫的许多问题仍有待解决。如果这方面能有所突破，则有可能更好地解决免疫性不育和免疫避孕的问题。

（二）女性异体免疫的主要表现

1. 血清内的抗精子抗体

现代医学证明，在抗体中具有 IgA、IgG 和 IgM 三种结构，通常用妇女血清中的抗精子抗体总数来评估，国外有学者称，在生育妇女血清中 IgG 和 IgM 的阳性率为 21%。已婚女性血清中的抗精子抗体多数为 IgM，少部分含有 IgG。IgG 抗体与男性慢性前列腺炎有关，而 IgM 为抗体的痕迹反应，没有抗精子抗体的作用。女性的抗精子抗体是由于前列腺分泌免疫抑制物质减少，精子排到女性阴道后，由于对精子的遮蔽不足，精子被女性体内的吞噬细胞所吞噬而产生的。若在治疗前列腺炎的同时带套避孕，使精子不再被吞噬，也可使女性血清中的 IgG 逐渐消失。

2. 宫颈黏液中的抗精子抗体

宫颈黏液中的抗精子抗体与血清中的抗精子抗体并不一定同时产生。不育妇女宫颈黏液中的抗精子抗体主要是 sIgA（分泌型抗精子抗体），因此，我们认为血清中 IgG 和 IgM 对生育的影响不明显。Hutcheson 等人研究发现，sIgA 是抗精子的主要制动机制。在抗精子抗体的影响下，精子互相凝集或运动力下降、运动停止，使精子不能到达输卵管峡部，或到达的精子数量不足，或精子的顶体酶系统无法溶解，也不能穿过透明带，因此不能受孕。广东省妇幼保健院宁云霞主任于 1992—1993 年曾用不孕妇女排卵期的宫颈黏液测定抗精子抗体，并做宫颈黏液的相和试验，证实 IgA 阳性与相和试验密切相关。

3. 女性的自身免疫

（1）抗子宫内膜抗体（Anti-endometrium Antibody，EMAb）。子宫内膜是精子获能和胚卵着床、生长发育的场所。正常情况下，子宫内膜在垂体—卵巢轴周期性调控下发生剥脱、生长和成熟的周期性变化，一般情况下不会产生抗子宫内膜抗体。在月经逆流的情况下，内膜组织逆流到腹腔或发生子宫内膜异位时，就可能诱发子宫内膜异位症。子宫内膜异位症为常见妇科疾病，在育龄妇女中的发病率为 4% ~ 17%，在不育妇女中为 30% ~ 40%。抗子宫内膜抗体作为一种糖蛋白，在补体参与下，对子宫内膜产生一种细胞毒作用，并对孕卵产生抗植入作用，从而干扰妊娠早期着床。

（2）抗卵巢抗体（Anti-ovary Antibody，AOAb）。抗卵巢抗体是一种抗原在卵巢母细胞、卵巢颗粒细胞、黄体细胞和间质细胞内的自身抗体。据推测，抗卵巢抗体其实是一种糖蛋白。在卵巢早衰、早绝经期的患者中，抗卵巢抗体检出率高达 50% ~ 70%。临床统计表明，30% ~ 50% 的卵巢早衰患者伴有甲状腺炎、重症肌无力、Graves 病和 Addison 病等自身免疫性疾病，而全身性红斑狼疮、类风湿性关节炎、糖尿病、肾小球肾炎和念珠菌病等也易伴发卵巢早衰。Damewood 等报道称，在 17 例自身免疫性疾病患者中有 4 例检出抗卵巢抗体，在 35 例不明原因的早闭经患者中有 26 例检出抗卵巢抗体，检出率为 74.3%（正常妇女为 1.2%）。Akel 报道称，不明原因的卵巢早衰患者的卵巢内除了淋巴细胞浸润外，还伴有卵母细胞减少甚至缺如。Muechler 等用免疫荧光技术在 12 例卵巢早衰的患者中，检出抗卵巢抗体阳性者 8 例，其中 6 例卵巢组织有抗体和钙沉积，这些提示了与卵巢相关的自身免疫参与的卵巢早衰和早闭经的发病。

抗卵巢抗体的产生也与体外人工授精（IVF）有关，随着接受 IVF 次数的增加，AOAb 水平也动态地提高。Gobert 等对 30 例接受 IVF 2 ~ 7 次的妇女进行了血清 AOAb 检测，其中 IgA 和 IgG 阳性者 21 例，阳性率为 70.0%。Barbarino Monnier 等对 110 例接受 IVF 的妇女进行了血清 AOAb 检测，阳性率为 51%；其中 31 例为多次穿刺取卵者，阳性率高达 80%；另有 8 例，取卵后未见卵泡分裂。这些可能与反复穿刺卵泡造成大量卵巢抗原释放诱发免疫反应的发生有关。

（3）抗透明带抗体。透明带是卵泡在生长过程中由卵细胞与外周的滤泡细胞共同分泌，并围绕卵泡由 4 条多肽链通过二硫基结合所构成的糖蛋白。透明带上有特异性精子识别受体，能防止异种精子和同种多精子受精，当胚卵被植入子宫前，它会自行剥脱，以利着床。Shivers 等发现透明带具有抗原性，而且与猪卵透明带有交叉反应，故也可用猪卵透明带抗原来检测透明带抗体。其还发现除了一些原因不明的不孕妇女存在抗透明带抗体外，在输卵管结扎的妇女中也有较高的阳性检出率。透明带抗体产生的机理尚不清楚，但它可影响精子的识别而闭锁卵细胞，同时，透明带使胚卵失去自然的剥脱，从而影响孕卵着床。

（4）抗磷脂抗体。抗磷脂抗体（Antiphospholipid Antibody，APA）是一组酸性磷脂的异质性自身抗体的总称，可分为 IgA、IgG、IgM。靶物质为各种带负电荷的磷脂抗原，包括心磷脂（Cardiolipin）、磷脂酰肌醇（Phosphatidylinositol）、磷脂酰丝氨酸（Phosphatidyl Serine）、磷脂酸（Phosphatidic Acid）等，它们均为细胞膜（包括血小板和血管内皮细胞）的主要成分，也参与构成某些凝血因子，其中以心磷脂最具代表性。因此，当抗磷脂抗体引起疾病时，抗心磷脂抗体（Anti‑cardiolipin Antibody，ACA）可成为检测标识。

抗磷脂抗体阳性常见于抗磷脂抗体综合征、各种自身免疫性疾病（如 SLE、RA、干燥综合征、皮肌炎、硬皮病、白塞氏综合征等）、心脑血管疾病、某些肿瘤治疗药物的诱发、感染性疾病（如梅毒、AIDS、麻风、疟疾）以及淋巴细胞再生障碍性疾病。一些研究发现，复发性脉血栓、血小板数量减少、习惯性流产和胎儿发育迟缓与抗磷脂抗体阳性有密切的相关关系。

一些研究表明，抗心磷脂抗体在体外具有抗凝作用，而在体内与血栓形成有关。抗心磷脂抗体与血管内的皮细胞或血小板的细胞膜上的磷脂发生抗原抗体反应，改变了膜的功能和通透性，并且可以抑制血管内的皮细胞合成前列环素（Prostacyclin，PGI_2）、血栓调节素（Thrombomodulin）、纤维蛋白溶酶原以及蛋白 C，同时还可以保持 S 蛋白系统的活性，抑制凝血酶的活化而导致血栓形成。

在对习惯性流产病人的检测中发现，抗心磷脂抗体的阳性率高达 42.4%，抗心磷脂抗体阳性使流产的危险度增加 10 倍。故有人提出 ACA 是推测是否为高危妊娠的一个敏感指标。

（5）检测方法：（略）。

二、免疫抗体的检测

（一）精浆抗精子抗体测定

1. 精子制动试验（SIT）

用病人血清和已知阴性血清（对照）各 0.5mL，先行灭活，加正常新鲜精液及补体，在 32℃ 的环境中孵育 1 小时，分别计算活动精子的百分比。

正常人精子活动率/病人精子活动率 = 所得结果。

若所得结果 >2，则为试验阳性。

2. 精子凝集试验

（1）试管玻片凝集试验法（TSAT），又称 Franklin - Dukes 法。

取病人血清 0.5mL，经灭活后，加新鲜精液孵育 1～2 小时，分别计算 12 个高倍镜视野中的游离精子数和凝集精子数。

凝集精子数/（游离精子数 - 凝集精子数）×100% = 所得结果。

若所得结果 >10%，则为阳性。

（2）明胶凝集试验法（GAT），又称 Kibrick 法。

取病人血清，经灭活后，加入等量的 10% 明胶液及新鲜精液，在 37℃ 的环境中孵育 2 小时。

结果：若肉眼观察有明显白色絮状物，则为阳性；若是均匀的混合液，则为阴性。

3. IgA、IgG 和 IgM 单克隆抗体测定法

20 世纪 60 年代用精子匀浆制成自身抗原，用来测定血清和精浆中抗精子抗体的总量。抗精子抗体包括了 IgA、IgG 和 IgM，在实际应用中发现，血清中抗精子抗体为阳性的患者，尤其是女性，大部分并没有出现不育的情况。近十年来用单克隆抗体分别测定血清、精浆或排卵期宫颈黏液的 IgA、IgG、IgM，以此判别生殖细胞自身的免疫情况，结果发现血清中的主要抗体结构为 IgG 和 IgM，尤其是 IgM，它是一种大分子结构的抗体，不能穿过细胞膜进入生殖道，只是说明过去曾经有过免疫反应的痕迹。免疫性不育主要是由于 sIgA 的存在。

4. 精子膜表面抗体检测（免疫珠试验）

（1）实验原理：活动精子膜表面包被抗体（IgA、IgG、IgM）可与相应的二抗致敏的免疫珠（抗 IgA、抗 IgG 或抗 IgM）发生特异性结合。结合的免疫珠随着精子的游动而移动。若精子表面存在较多抗体，而在免疫珠中不断游动，则结合的免疫珠越多，就越会导致精子不胜负荷，运动严重受阻，最终只能在原地晃动。

间接免疫珠试验是将活动精子与精浆、血清或宫颈黏液进行预孵育，若活动精子表面被抗精子抗体包被，就再使之与特异性的免疫珠进行结合反应，以此检测这些标本是否存在抗精子抗体。

（2）试剂：深圳凯尔康生物技术有限公司试剂盒。

（3）操作方法：（略）

检验时要注意精液的量需要按精子浓度和活动率添加，以保证有足够数量的精子供检测（可参考说明书），每一个检测标本都应对三类抗体（IgA、IgG、IgM）进行免疫珠黏附测试，分别计算其百分比，三个百分比的总和≥50%才有临床意义。

免疫珠试验（IBT）是世界卫生组织（WHO）推荐的免疫性不育诊断方法，可进行表面抗体的分型。间接免疫珠试验还可以检测血清、宫颈黏液和精浆的抗精子抗体，也可以用丈夫的精子与妻子的宫颈黏液或者血清进行配对试验。

实验证明，一般情况下，除非有50%或更多的活动精子与抗体结合而失去活动力，否则精子穿透宫颈黏液的能力和体内受精的过程并无遭受明显损害的倾向。基于这个结果，确定精子至少要≥50%被免疫珠包被才具有临床意义。如果免疫珠只黏附在精子的尾部尖上，既不会影响精子运动也不会干扰受精的过程，这种情况可不予理会，不进行记数。

经研究，精液中的抗精子抗体绝大部分是属于IgA和IgG两类免疫球蛋白。IgA在生殖道中多在前列腺的B淋巴细胞中产生，也称为分泌型抗体（sIgA），它对生殖道的炎症感染具有重要的意义，而IgG只能说明曾经感染或慢性感染的过程，所以一般认为IgA检出的临床意义比IgG更为重要。而IgM抗体的分子量大，多见于血液中，少见于精浆中，它基本不对精子的运动和受精过程造成影响。因此，单纯通过血清抗精子抗体总量测定来估计病人的抗精子抗体的水平，其临床意义不大。

目前，检测抗精子抗体（ASAb）的方法主要有：精子凝集反应法、放射免疫分析法（RIA）、酶联免疫吸附试验（ELISA）、免疫痕迹法、精子制动试验、酶免疫分析（EIA）以及免疫珠试验等，尤其以ELISA应用最为广泛。

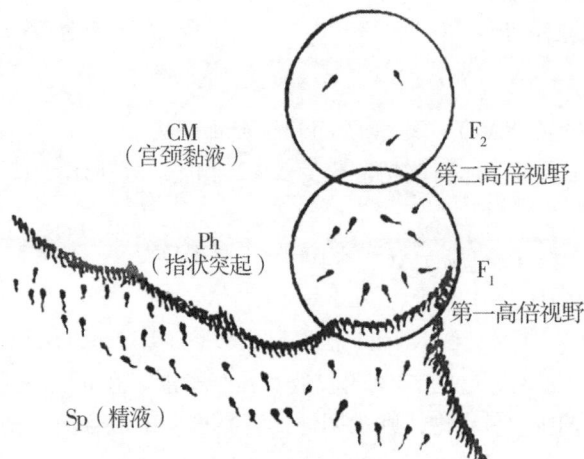

图3-50 精子—宫颈玻片试验示意图

然而，目前应用于临床的抗精子抗体检测的包被抗原基本是精子膜抗原，检测的相应抗精子抗体就是总的抗精子膜抗原的抗体。而精子膜与人体其他组织器官的细胞膜具有许多相同的抗原，因此，这种抗原和抗体反应的特异性不强。如果能有针对精子或睾丸特异性的抗原或针对卵子透明带识别和结合的抗原，作为包被抗原来检测抗精子抗体，其临床意义则会很大。抗精子抗体的检测方法的改进，仍然任重道远。

（二）精卵间的相互作用

精卵细胞间相互作用的评估是评价精子受孕力的可靠方法。Liu等用体外受精失败的卵细胞做精子-ZP结合率试验，这种试验的结果与IVF率显著相关。Burkman等建立了一种与精子-ZP结合率试验相似的半带分析试验（HZA）。结果发现，通过HZA获得的精子-ZP指数与检验结果有明显的关系。

1. 穿透试验（相和试验）

取病人排卵期的宫颈黏液与其丈夫的新鲜精液各一滴，相邻置于玻片上使之接触，然后在显微镜上观察精子穿透宫颈黏液的情况，若穿透黏液后仍然能保持运动则为阳性，这提示了宫颈无抗体存在。

2. 性交后试验

试验前停止性交三天，于排卵期性交后两小时内，分别取宫颈黏液及后穹隆液，置于高倍镜下观察。如宫颈液中每个视野内有 20 个活动精子，则为正常；如宫颈与穹隆液中均为死精或精子活动力差，则提示宫颈和阴道存在有损害精子的因素；如穹隆液中精子正常，而宫颈液中无精子，则提示颈管存在不容精子进入的因素。

第八节　性激素的检查

体内的性激素启动于丘脑下部，而丘脑下部与垂体及大脑都有紧密的联系。丘脑下部分泌的 GnRH（促性腺激素释放激素）和 GnRn（生长因子）作用于垂体，垂体则是体内内分泌的调控中心，它除了分泌促性腺激素 FSH 和 LH 外，还分泌各种激素，来调节和控制全身各个内分泌腺的分泌，其中包括促肾上腺皮质素、促甲状腺素、促胰岛素、催产素、催乳素（PRL）以及尿崩素等。促性腺激素再作用于性腺产生性激素，这称为丘脑—垂体—性腺轴，它控制全身的性活动。性激素检验包括垂体分泌的三种性激素（PRL、FSH、LH）和性腺分泌的三种性激素（E_2、P、T）。这些激素的检查对生育力的判断至关重要。

在正常情况下，PRL 比较恒定，而且与 E_2 相互拮抗。当妊娠后，胎盘中分泌大量绒毛促性腺激素、雌激素和孕酮来支持妊娠过程，也促进乳腺的高度发育；当分娩后，胎盘排出，绒毛促性腺激素和雌激素水平急剧下降，而诱发 PRL 分泌增强，促进乳腺分泌；当卵巢功能恢复，雌激素分泌增加，又抑制 PRL 分泌，使周期性卵巢功能逐步复原。因此，PRL 持续升高提示雌激素诱发周期性排卵的障碍。在正常情况下，垂体微腺瘤和一些药物都可能引起 PRL 升高。

FSH（促滤泡素）与 LH（促黄体素）都是垂体分泌作用于性腺的激素，男性发育成熟后分泌浓度平稳，而女性则呈周期性变化。男性的 LH 作用于间质细胞，使其产生睾酮，而 FSH 作用于支持细胞，产生雄性结合蛋白（ABS），部分睾酮与 ABS 结合，通过支持细胞分泌的睾网液为生精细胞提供睾酮生长发育的支持。因此，男性的促性腺激素分泌较恒定。女性则不一样，每次月经时性激素水平都降至最低，FSH 分泌开始增加，并作用于卵巢中的滤泡细胞，使滤泡细胞产生雌激素，雌激素促使卵泡成熟。当卵泡发育到将成熟时，LH 急剧上升，形成一个陡峰值，一般在 LH 峰值后 24~36 小时出现排卵，卵泡排出后的空间血块在 LH 的作用下形成黄体，并分泌孕酮。此后雌激素大部分时间维持在较高水平，它不仅需要维持卵泡的发育和成熟，而且关系到子宫内膜的生成和增长、维持女性第二性征、阴道上皮和宫颈黏液周期性的改变、乳腺的发育。而 LH 分泌只形成短暂的陡峰，它主要是促使黄体形成并产生孕酮，孕酮主要使增长的子宫内膜进一步成熟，并使血管增生攀曲、血运丰富以及糖原堆积，孕酮与雌激素具有一定的拮抗作用，使机体能够维持平衡。

女性的睾酮主要来自肾上腺皮质素 17 羟酮的转换，它除了维持对雌激素的微调外，对蛋白的合成、维持造血功能以及维持性欲都是必需的。

性激素的主导是丘脑下部—垂体—性腺轴，在此轴上任何一点的疾病，都可以在性激素检验上出现异常，而且由于病变出现的时期不同，其表现也很不相同。例如先天性丘脑下部和垂体疾病可发生在胎儿期及儿童期，患者出现全身各种内分泌低下的症状，表现为侏儒症等发育障碍的疾病；若发生在儿童期，则表现为发育不良、高血糖症和性腺发育障碍；若发生在青春期后，则表现为性欲减退和性腺功能障碍，如少或无精子症、不射精、性欲低下，女性则表现为闭经、月经稀发或经量减少等症状。

表 3 - 6 男性内分泌疾病的性激素变化简表

病变情况	FSH	LH	PRL	E$_2$	P	T	GnRH	备注
一、睾前疾病								
1. 丘脑下部疾病	↓	↓	↓	↓	↓	↓	↓	各种促激素均下降
2. 垂体疾病	↓	↓	→	↓		↓	→	损伤、炎症
3. 高催乳症或垂体微腺瘤	↓	→	↑	↑	→	→	→	
二、睾丸疾病								
1. 唯支持细胞综合征	↑	↑	→	→	→	→	→	AZFa 基因缺失或畸变
2. 克氏综合征	↑	↑	→	→	→	↓	→	瘦长体型，睾丸偏小
3. 睾丸女性化	→	→	→	↑		↑	→	女性体型，生殖系统发育不全
4. 两性畸形	→	→	→	↑		↑	→	SDY 基因缺失或畸变
5. 先天性肾上腺皮质增生	→	→	→	→		↑	→	染色体46, XX，阴茎增大
6. AZF 基因畸变	↑	→	→	→	→	→	→	睾丸发育不良，无精子
7. 睾丸特异感染	↓	↓	→	→		↓	→	结核、梅毒等特异感染
8. 睾丸非特异感染	↑	→	→	→		→	→	病毒、霉菌等感染支持细胞
9. 先天性无睾丸症	→	→	→	↓	↓	↓	→	SDY 基因缺失或畸变
10. 睾丸间质细胞肿瘤	↑	↑	→	↑		↑	→	睾丸肿大、硬实、早期骨转移
三、其他非睾丸疾病								
1. 甲状腺亢进	→	→	→	↑	↑	↓	→	甲状腺素升高，激活 E$_2$ 抑制 T
2. 肝功能损害	→	→	→	→	→	→	→	E$_2$ 代谢障碍，引起 E$_2$ 升高
3. 环境污染（EDD）	→	→	→	↑		→	→	E$_2$ 代谢障碍，引起 E$_2$ 升高
4. 腺功能性低下症（VC）	→	→	→	→		↓	→	

注：→正常；↑升高；↓降低。

在性激素检测时，应注意 FSH/LH 的比值，正常比值为 1.2～1.5。若 FSH 值与 LH 值虽然仍在正常范围内，但其比值小于 1，常会引起男性精子浓度降低，生精细胞凋亡增加；而女性常见多囊卵综合征。若其比值大于 2，则提示 FSH 受体损伤，男性可能出现支持细胞损伤，支持细胞的功能受到影响而引起生精功能障碍，表现为少精子症甚至无精子症；而女性常见卵泡早期自行萎缩或不能按期破裂。

当性激素异常时，为了进一步检测下丘脑—垂体—性腺轴损伤的部位，则可用下列方法，以了解病变因素。

一、枸橼酸克罗米芬刺激试验

克罗米芬（Clomiphene）是一种雌二醇的受体竞争剂，它可与丘脑下部的雌二醇受体相结合，在体内与雌二醇竞争雌二醇受体而发挥药效。当拮抗雌二醇与受体结合后，雌二醇失去对丘脑下部分泌 GnRH 产生的反馈抑制作用。应用克罗米芬后，丘脑下部 GnRH 分泌增强，睾丸分泌睾酮也增加。因而克罗米芬刺激试验是一种检查丘脑下部功能的有效方法。

克罗米芬刺激试验全程要 12 天。服药前两天测定血浆、睾酮和 LH 的基础水平。然后连服克罗米芬 10 天，每天 200mg，至第 9、10 天采血测定睾酮和 LH 的水平。结果显示，正常成年男性的睾酮增长幅度为 40%～220%，LH 则为 72%～245%。对青春期前的儿童进行试验，反应呈阴性，提示青春期尚未开始，但不能预示是否将开始发育。若年龄超过 17 岁，兴奋反应不明显，则应进行垂体功能检查。成年男子单纯性垂体幼稚症，可以通过试验阴性而得到确诊。原发性睾丸功能低下者，其 LH 值一般偏高，兴奋后不再上升。原发性无精子或精子稀少者，其试验结果呈阳性。

二、促性腺激素释放激素（GnRH）刺激试验

促性腺激素释放激素是丘脑正常分泌的激素，现已被提纯，并有多种衍化物进行批量生产。正常男

性注射 GnRH 100μg 后 2～3 分钟，LH 值则开始上升，20～30 分钟达到高峰，之后逐渐降落。上升高峰可比基值高 3～6 倍。单纯性垂体促性腺功能低下者，GnRH 反应弱或无反应，若反应正常则说明其垂体的功能正常。

三、人绒毛膜促性腺激素（hCG）刺激试验

hCG 原本是胎盘绒毛产生的一种性激素，现在已被提纯，而且可以进行批量生产，hCG 具有与 FSH 和 LH 相同的功能，能促使间质细胞发育，使之分泌睾酮，并且可以促使支持细胞产生 ABP，也可促使女性的卵巢分泌性激素及排卵。通过 hCG 刺激试验，可以检测男性体内是否存在有正常功能的睾丸组织。注射 hCG 4 000μL，若第二、三天血睾含量上升一倍则为阳性，表明有分泌功能的睾丸组织存在，隐睾症者反应偏弱，原发性睾丸功能低下者反应较弱，无睾症者反应呈阴性。

因此，性激素的检测对生殖道疾病的诊断具有重要的价值，而且对疾病治疗效果的评价具有重要的参考价值。如少精子症的病人，经精液形态学检查，发现有较多凋亡生精细胞，而性激素检查仍然正常，则病变主要发生在曲细精管，经过治疗后，凋亡生精细胞逐渐减少，精子浓度也有可能逐渐恢复。如果 FSH 仍然高于 10μg/mL，则恢复的可能性很低，可能提示支持细胞损伤过多，难以补偿复原。在女性多囊卵巢的病例中，性激素的恢复也可提示排卵功能在逐步恢复。

除了性激素与精子生成有密切的关系外，其他内分泌激素与精子的生成也有密切的关系，如甲状腺素与支持细胞的关系、肾上腺类固醇与睾酮的生成有关。近年来，在治疗糖尿病的过程中，Velazquez 等（1994）在最早的、为期 8 周的二甲双胍（1.500mg/d）治疗中就发现它对月经的改善效应，在 29 例用二甲双胍治疗的闭经或稀经糖尿病患者中，3 例获得妊娠，7 例继续服药者月经恢复正常。他的发现激起了临床工作者对该药长期疗效的兴趣。Morin－Papunen 等于 1998 年报道了 30 例肥胖糖尿病患者在服用了二甲双胍 4～6 月前后的月经情况，在体重未变的情况下，除 15 例月经规律者月经形式改善，6 例稀经者月经变得较规律（周期 35 天，经期间差异 4 天），3 例月经较规律者变得更规律，2 例闭经者出经恢复规律，4 例妊娠并顺利分娩，新生儿无异常。在 15 例月经恢复规律者中，有 13 例为排卵月经。1999 年，Glueck 等选择 45 例闭经的糖尿病妇女，让她们分别接受 3～6 个月不等的二甲双胍（1.50～2.50mg/d）治疗，结果 39 例月经恢复正常。更有意义的是，他比较了二甲双胍应用前后的情况，发现患者卵巢分泌功能得到改善（E_2 上升、T 下降）。

二甲双胍对促排卵治疗有影响，部分糖尿病患者对常规促排卵药物——克罗米芬不敏感，研究认为胰岛素抵抗是影响促排卵治疗疗效的重要因素。Nestler 等采用随机双盲对照的方法，选择 61 例肥胖的糖尿病患者，在用药两个月无月经且处于卵泡期的情况下，设置了 A 组二甲双胍组（35 例）及 B 组安慰剂组（26 例），于给药的第 14、28、35、44、53 天分别测血液中的 pH 值，以确定是否排卵。在前 35 天的用药中，A 组 14 例（40%）自发排卵，而 B 组仅 1 例（4%），这说明二甲双胍明显地提高了糖尿病对克罗米芬的敏感性。

这些研究提示了二甲双胍对内分泌代谢的影响，可以看出二甲双胍是通过降胰岛素作用，阻断了糖尿病患者内分泌环境的恶性循环链，改善了高 LH、高 T 的内环境。胰岛素可能对卵巢源性的雄性激素的降低具有更明显的作用。此外，Velazquez 等还发现二甲双胍降低了糖尿病患者血脂蛋白和纤溶酶激活物抑制剂－I（PAL－I）的水平，前者是冠心病发病的独立影响因素，后者为纤溶过程的主要抑制物，它们与胰岛素水平呈正相关，在动脉粥样硬化患者中发现它们升高了，也就是说二甲双胍也可避免糖尿病患者出现动脉粥样硬化的危险。

这些报道提示了胰岛素与性激素之间的微调关系，虽然它们之间的作用机理尚不是十分清楚，但也说明各种主要的内分泌物质之间都有着密切的相互影响和调控关系。

糖尿病这种激素内在环境与男性精子生成之间的影响，目前尚未见报道，但对少精子症或原因不明的无精子症也可借鉴，予以探讨。

第九节　染色体检查

近十几年来，随着医学技术的发展，先天性疾病和遗传性疾病已日益受到关注。染色体畸变也是部分男性不育的原因之一，染色体检查是判断染色体疾病的重要手段。

因性染色体的异常而导致不育的男性患者，常有第二性征发育不良和睾丸发育不良等临床表现，也常并发智力低下。通常最常见的是47，XXY克氏综合征，患者的症状表现为身材修长，皮肤细腻嫩滑，皮下脂肪分布较匀称，声音尖细，喉结不显，睾丸细小，精液常规检查发现无精子。其他染色体病还有48，XXXY；47，XYY；46，X0以及47，XY＋21（唐氏综合征）等。因此，在对不育患者进行体格检查时，如发现有性征异常或者睾丸发育不良时，则应作染色体检查。在一些染色体异常的嵌合体患者中，其临床表现并不很典型，或只表现为生精能力低下、精子浓度较低，这些患者应警惕，必要时应作染色体检查，以免造成误诊。

常染色体的畸变是引起习惯性流产的重要原因之一，反复流产的患者应进行染色体检查。不久的将来，还可以作一些基因检查，以更好地了解基因缺陷的疾病。

第十节　睾丸活性组织检查

睾丸活检在检测男性不育中是一种重要的手段，自从Huhner首先应用睾丸活检以诊断无精子症后，睾丸活检在临床上得到广泛应用。通过睾丸活检的生殖病理观察，我们能直接评估精子发生的功能和精子发生障碍的程度、睾丸合成类固醇激素的能力及障碍，乃至生殖能力。睾丸活检还能为男性不育症状的诊断提供直接资料，也能为治疗措施的选择及预后的判断提供很多有益的信息和依据。

一般睾丸组织活检对精子发生的障碍只能作定性判断，不能反映量的概念，也存在着许多局限性，因此近二十年来许多男性研究工作者在这方面作了许多探索，对精子发生和发生障碍的程度先后提出了一些半定量和定量的检测方法，其中包括吴明章的睾丸生殖病理双重诊断法、Johnsen的十级积分法、王一飞的抗精子发生效应评定法、TMI分类法、Maker积分法和Siber法等。

自动图像分析技术是最近随着计算机技术发展起来的一门新技术，在光学显微镜下，尽量选取切片上曲细精管截面为圆形的部位进行摄片，照片图像用实物投影仪输入QTM－720自动分析仪进行测量。测出每一照片上曲细精管平均直径（D）、曲细精管上皮平均厚度（H）、曲细精管总截断面积与总测试面积之比（AS%）、每一测试面积中曲细精管截面性（N），用计算机对上述参数进行统计处理。研究具体应用曲细精管直径、上皮厚度、曲细精管截面积之面积百分比及定位测试面积中曲细精管数，来反映这些病理变化。其中曲细精管平均直径反映曲细精管情况，上皮厚度反映生精上皮变化，面积比反映定位面积中曲细精管与间质的关系及曲细精管的分布情况。可以看出，随着曲细精管病变的严重程度的增加，其数值有增加的趋势，这可能反映出整个睾丸有萎缩的症状。

在研究154例无精子症中，睾丸病变以上皮中度脱落和唯支持细胞综合征为主要类型，而混合型重度生精障碍和生精阻滞在精原细胞阶段最为少见。精索静脉曲张在不育男性中的发病率明显高于一般男性人群，为21%～41%，本组中占17%，与报道相近。其主要表现为精子发生终止在精子细胞阶段，不成熟的生精细胞提前释放并进入曲细精管内，曲细精管壁增厚，间质细胞退行病变。

在其他128例中，以唯支持细胞综合征、中度上皮脱落、生精阻滞在精母细胞阶段和中度混合型生精障碍最为多见。病理观察中以曲细精管壁和小血管壁纤维化为主要症状，同时伴有比较明显的透明变性和间质病变。

睾丸活检的原则是：①无精子症患者，应对体检认为睾丸质量较好的一侧作活检。若较好的一侧也无精子发生，则无精子症的原因属睾丸病变无疑。②少精子症患者，若估计生精功能正常的一侧出现输精管道阻塞，另一侧生精功能异常而输精管道通畅，则应作双侧睾丸活检。

睾丸活检有两种方法，一种是穿刺法，另一种是切开法。获取睾丸标本时，切忌用镊子等器械钳夹，应轻柔地用剪刀尖剪取。标本不宜用 10% 的福尔马林液固定，以免组织细胞发生变形、皱缩和结构的改变。

表 3 - 7　男性不育症常见的睾丸活检病理表现

种类	病理表现
梗阻性无精子症	仅因输精管道阻塞，睾丸组织接近正常
生精阻滞或成熟障碍	生精过程被阻止在初级精母细胞或精原细胞阶段
精子发生低下	各期精子都存在，但数量均减少
曲细精管变性	曲细精管透明变性或纤维化
唯支柱细胞综合征	只有支柱细胞，各期生殖细胞不存在
克氏综合征群	曲细精管细小，只有支柱细胞，而无生精细胞，基底膜变性，间质增生

第十一节　X 线造影检查及其他

近十几年来，随着科学技术的发展，显微技术和微量分析技术日益进步，也促进了对生育机制的研究，目前一些检查诊断技术正日益发展。输精管道包括了附睾管、输精管及射精管，在输精管道中任何一段的畸形或阻塞，都可能影响精子的运输，利用 X 线造影，有助于明确诊断病变部位、性质和阻塞程度。输精管道造影可分为输精管附睾造影、输精管精囊造影、尿道造影以及输精管造影。前两者可采用经阴囊皮肤直接穿刺输精管或切开皮肤分离出输精管进行造影，造影剂常用 60% 的泛影葡胺 0.5 ~ 2.5mL。尿道造影是将造影剂直接从尿道口注入后摄影，以显示尿道内部情况，常用于逆行射精的诊断和了解精阜病变情况。CT 扫描、核磁共振显影和 B 超可用于检查体内微细的结构异常，如精囊腺、前列腺和附睾畸形等疾患。

用精子监护仪、曝光显微摄影、显微录像、激光多普勒等可以了解精子的运动速度和状况，用多普勒、氙 133 可以测定睾丸血流，用阴囊温度测定仪可以测定阴囊内外温度，用放免法可以测定精液酶的变化，用腹腔镜了解精子进入宫腔及输卵管的情况，用电子显微镜可以了解精子的微细结构等。因此，可以期望将来对受孕的机制能有更大的发现和发展。

生殖道感染时的其他辅助诊断方法还有：病原体的培养、免疫学检测、生化检查和影像学检查。病原体培养可以了解致病的原因；免疫学检测可以了解精浆中免疫的现状，估计感染的时态和机体反应的情况；生化检查的主要目的是通过检测各种副性腺分泌的特征性产物来间接了解它们的功能与状态。副性腺出现炎症时，其分泌功能必然受到影响。在一定条件下选择一些辅助检查也是很有必要的。

对精液进行检测方兴未艾，生殖系统中仍有许多问题未能解开，还有人提出对精浆转铁蛋白和 P_{53} 进行检测。转铁蛋白是血中的铁与糖蛋白结合而成的一种复合体，经研究，精浆中的转铁蛋白 80% 是在支持细胞中合成与储存的，通过分泌作用输送到生精细胞，特别是粗线期精母细胞及早期的精子细胞中含量较多，估计它对这些细胞的发育起到重要作用。因此，有人提出检测精浆中的转铁蛋白可作为评价支持细胞或曲细精管功能的指标。郑晓群等在一组实验中发现，不育的少精子症患者的转铁蛋白值明显低于正常生育组，而精子浓度正常的不育患者与正常生育组的转铁蛋白则没有显著差异。国外报道也认为精浆转铁蛋白含量与精子浓度呈正相关。

P_{53}基因（肿瘤抑制基因）在人类精原细胞和初级精母细胞中均有明显的表达，它与细胞自发地维持一定水平的凋亡，两者之间具有密切的关系。当P_{53}的正常表达被抑制时，其自发凋亡减少，出现多核精子巨细胞的现象，使遗传出现异常，生殖细胞无法进行自然淘汰。一些学者在小白鼠隐睾模型中发现，睾丸在高温状态下的第 7~9 天，就会启动 P_{53} 作用下的凋亡机制。

总之，精液检验已逐渐形成一门新兴的边缘学科，随着男性学科的发展，精液检验内容必然会有所更新。精液检验目前正在快速地发展，将来必定会有更大的进步。

参考文献

1. 吴阶平等译：《性医学》，北京：科学技术文献出版社 1984 年版。

2. 吕德宾等：《实用简明男性学》，哈尔滨：哈尔滨出版社 1988 年版。

3. ［美］哈费兹主编，袁其晓、孙耘田译：《人类生殖——受孕与避孕》，北京：人民卫生出版社 1985 年版。

4. 刘承权等：《生殖功能及其调节》，长沙：湖南科技出版社 1985 年版。

5. 缪钟端等：《生育与不育男性精浆的转铁蛋白》，《男性学杂志》1993 年第 3 期。

6. Liu DY、Baker HWG 著，贺明莉、尹耕心译：《用于人精子功能与体外受精的试验》，《国外医学计》（划生育分册）1993 年第 12 卷第 4 期。

7. 吴立君等：《154 例无精子症睾丸活检组织病理和定量组织学观察》，《男性学杂志》1993 年第 3 期。

8. 吴明章：《睾丸生殖病理》，引自黄平治主编：《男性不育》，北京：科学技术文献出版社 1990 年版。

9. 王一飞等：《抗精子发生效应的组织学评定标准》，《生殖与避孕》1980 年创刊号。

10. 王润：《精索静脉曲张与男性不育》，引自黄平治主编：《男性不育》，北京：科学技术文献出版社 1990 年版。

11. 郭应禄、胡礼泉：《男科学》，北京：人民军医出版社 2004 年版。

12. 黄宇烽、许瑞吉：《男科诊断学》，北京：第二军医大学出版社 1999 年版。

13. 邱洪林、周晓军、黄宇烽等：《人类凋亡生精细胞超微结构研究》，《中华男科学杂志》2001 年第 1 期。

14. 傅耀文、常喜乐、蔡露等：《睾丸生精过程的细胞凋亡及其影响因素》，《中华男科学杂志》1999 年第 2 期。

15. 张继纯、秦达念：《睾丸支持细胞与生精细胞凋亡的关系》，《中华男科学杂志》2004 年第 9 期。

16. 王晟、秦达念：《内分泌干扰物诱导睾丸生精细胞凋亡的研究进展》，《中华男科学杂志》2003 年第 2 期。

17. 朱积川、白泉：《环境、职业与生活方式对男性生殖健康的影响》，《中华男科学杂志》2003 年第 3 期。

18. 郭应禄、李宏军：《男性不育症》，北京：人民军医出版社 2003 年版。

19. 刘长云、卢映、杨科丽等：《酒精致雄性大鼠生殖细胞损伤的实验研究》，《中国计划生育学杂志》2004 年第 4 期。

20. 王光荣、周增娣、葛争优等：《精子凋亡与男性不育关系探讨》，《中华男科学杂志》2002 年第 1 期。

21. 林飞鸿、黄健红、黄乘光：《精液检验》，广州：广东人民出版社 2006 年版。

22. 世界卫生组织（WHO)：《人类精液及精子—官颈黏液相互作用实验室检验手册》（第一版）。

23. 世界卫生组织（WHO)：《人类精液及精子—官颈黏液相互作用实验室检验手册》（第三版）。

24. 世界卫生组织（WHO)：《人类精液及精子—官颈黏液相互作用实验室检验手册》（第四版）。

第四章

男性不育的病因与诊断

生育必须具备一定的条件：首先是男女双方的体格必须有完整的结构和功能，即首先男方能产生一定数量运动正常且结构正常的精子，并能通过交媾排到女性的生殖道中；女方能有正常有序的排卵过程，并且生殖道通畅，精子能在排卵时顺利到达输卵管的峡部，才能完全达到受孕的目的。其次是男女双方没有免疫系统的问题，不存在抗精子抗体。

过去认为不孕不育的定义是：同居两年，具有正常的性生活，却没有妊娠。许多调查和统计的结果显示，正常夫妇在新婚后半年内妊娠的概率为 75%，一年内妊娠的概率为 92%，两年内妊娠的概率为 96%。但是，现在很多人还没到这种时限就已经来咨询就诊了。

引起男性不育的原因有很多，临床上必须仔细了解病人的病史、性生活的频率、排精情况以及性欲情况，并作详细的体格检查，其中包括第二性征的检查，以及相应的实验室检查，才能给出可靠的诊断意见。

第一节　性腺的异常和缺陷

内生殖器官包括性腺、生殖道和副性腺三个部分。男性性腺就是睾丸，睾丸是生长精子的器官，也是分泌雄性激素（睾酮）的器官，而附睾既是生殖道的一个部分，也是一个副性腺，在哺乳动物中是精子成熟的主要器官。附睾的异常和缺陷不仅会影响精子的排出，还会引起精子成熟的变化。其他生殖道包括输精管、射精管和尿道，它们的异常和缺陷主要会影响精子的排出。而副性腺是精液构成的主要腺体，主要影响精液的量和性质，也是精子排出后在女性生殖道中的主要维护者。

在内分泌器官中，睾丸是一个例外，它很少会功能亢进，一般只会功能过低。此外，睾丸不仅分泌雄性激素，还会产生精子，它既有内分泌功能又有外分泌功能。在一般情况下，当睾丸内分泌功能受到影响时，外分泌功能亦随之受影响；反之，当外分泌功能受到影响时，一般不影响内分泌功能。也就是说，睾酮不足必然会引起生精功能、副性腺功能和第二性征低下，而精子生成障碍，不一定会影响第二性征的发育和表现。这与睾丸的结构有关。

睾丸中具有三种细胞：生精细胞、支持细胞和间质细胞。其中，间质细胞主要产生雄性激素，全身的性功能、第二性征、副性腺的功能和精子的生长发育都必须依靠雄性激素。性腺功能低下发生在青春期前，表现为第二性征发育不良；在青春期后，则主要表现为无精子、性欲减退及阳痿或者乳房肿大。

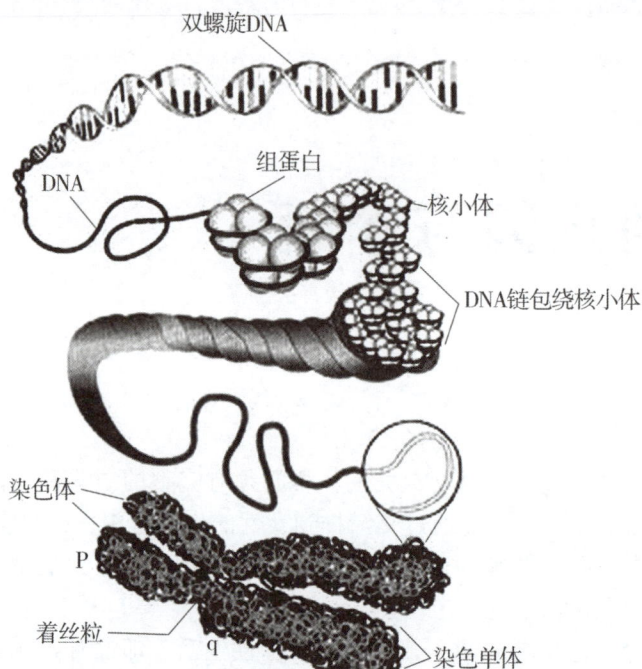

图 4-1　染色体是 DNA 基因遗传物质载体的模式图

先天性因素的异常

（一）原发性性腺发育障碍性疾病

　　细胞核中存在染色体，而这些染色体中包含许多基因，这些基因是最基本的遗传单位、突变单位与功能单位，也是 DNA 分子的一个区段。每个基因都决定某个多肽和蛋白质（酶）的合成，通过它们的生理代谢从而表现某一性状的特征。DNA 分子催化自我复制，当细胞分裂时，一个基因复制为两个完全相同的基因。基因内部还包括外显子、内含子及启动子等复杂结构。受精卵一生的生长发育过程，都是由基因有顺序地相互协调地进行表达。如果 DNA 的核苷酸序列发生变化，就会发生基因突变，出现先天性疾病和遗传性疾病。

　　1. 染色体异常

　　（1）克氏综合征（Klinefelter's Syndrome）。

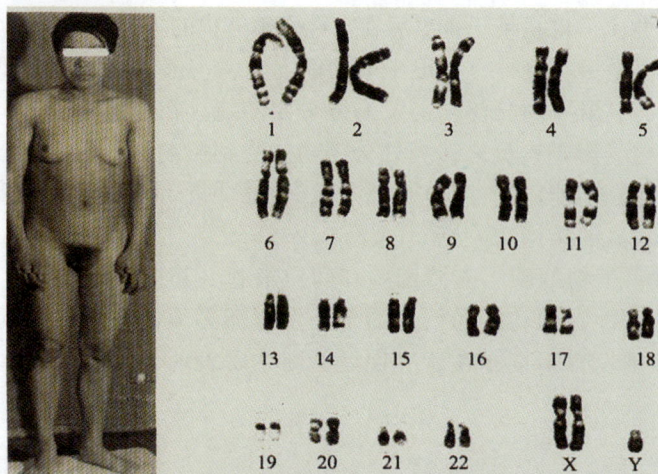

图 4-2　克氏综合征的表型与核型（47，XXY）

　　克氏综合征表现为性染色体中 X 染色体增多一个或多个，常见为 47，XXY。其发病率约为 1/400，在男性不育症中约占 7%。病人表现为体型及肢体瘦长，臂展长度大于身高；第二性征发育出现障碍，如声音较尖细、喉结细小、皮肤细腻，半数有乳房发育；睾丸发育偏小，性欲低下，体检第二性征发育正常，除睾丸偏小且较软外，其他均无异常；精液检查无精子，亦无生精细胞；睾丸活检曲细精管萎缩，无生精细胞；外生殖器官发育基本正常，阴茎能正常勃起和交媾，也可以正常射精，但精液中没有精子或精子稀少；血清中睾酮较低，FSH 水平偏高。

　　（2）脆性 X 染色体综合征。

　　脆性 X 染色体（fra X）是指在 Xq27.3 区带处的染色体呈细丝状，导致其相连的末端呈随体样结构，由于这一细丝部位容易发生断裂，因而称为脆性部位（fragile site）。1943 年，Martin 首次指出为 X 连锁隐性遗传病。1977 年，Sutherland 用 G 显带技术证明细丝状部位在 X 染色体的 q27 带，并发现在缺乏叶酸和胸苷的培养中，fra X 检出率高达 20%～40%。之后，大量资料表明，脆性 X 染色体综合征的发生率约占 X 连锁智力低下患者的 1/2～1/3，仅次于先天愚型症。该综合征伴有男性生殖力缺陷，在男性群体中检出率为 1/500～1/700。

　　该综合征患者的临床症状：中度到重度的智能低下，IQ 为 20～70，少数人可达正常智力；大耳朵，单耳轮；淡蓝色巩膜，方额，下颌大而前突，颜面狭长，腭弓高，关节过度伸展；癫痫；有语言障碍，性情孤僻。80% 的患者有大睾丸，青春期后更明显，一般比正常人的睾丸大一倍以上（容积大于 30mL），睾丸间质水肿，精子生成能力差，性功能较低。男性患者的 fra X 来自母亲，女性杂合体分娩男性患者的风险率达 1/2。

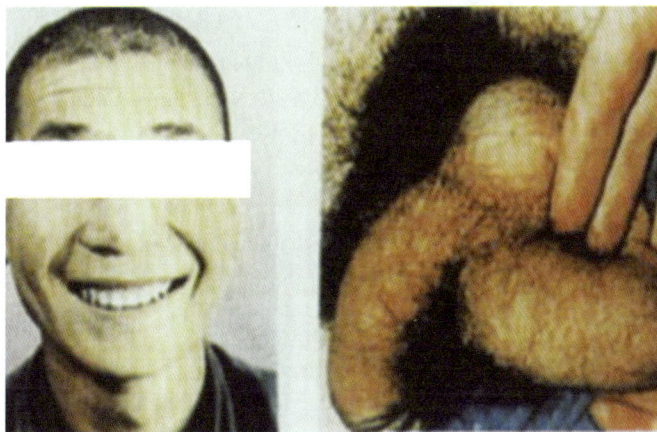

图 4-3　脆性 X 染色体综合征患者

　　（3）47，XYY 综合征。

　　47，XYY 综合征是一种 Y 性染色体增多的疾病，临床表现为体型粗矮，声音粗，毛发浓密，易有脓疱状痤疮发生，而且性格较粗暴，亦有些类似克氏综合征症状。血促性腺激素及睾酮值，不同个体之间差异很大。精子发生有可能正常，有些不育的嵌合体病人经治疗后亦有可能恢复生育力。

　　（4）男性托纳氏综合征（Turner's Syndrome，又称 Noonan 综合征）。

　　男性托纳氏综合征患者的染色体核型为 45，XO，多见于女性。临床特征为短颈、项蹼、肘外翻、腭弓高、后发际低、眼睑下垂、身材矮小，常伴发多发性色素痣、先天性心脏病等。性腺发育不良，故第二性征发育不良，生殖器官呈幼稚型。临床常见于女性患者，其卵巢呈条索状，有卵巢基质而无卵泡，发病率约为 1:5 000。少数患者可表现为男性体型，多伴有隐睾。但亦有部分患者可表现为正常男性体型，男性生殖器官正常，睾丸下降，但无精子，血清中促性腺激素偏高，睾酮偏低，这是 Y 染色体的着丝点的 SRY 基因易位到常染色体上所致。

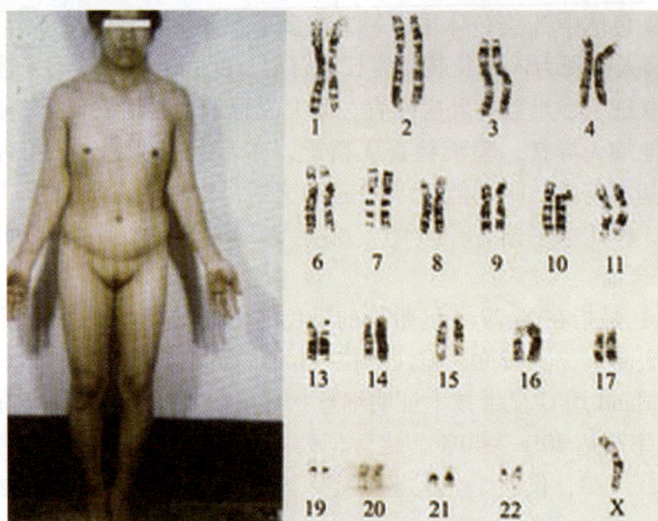

图 4 - 4　托纳氏综合征的核型及表型（内外生殖器发育不全）

（5）常染色体异常及易位。

在不育的男性患者中，常染色体的易位、倒置、缺损，常可导致精子畸形或成熟障碍，这亦是引起女性习惯性流产的常见原因。染色体异常是多样性的，在男性不育中发病率较高，Kjessler 在 1 263 名不育的男性病人中，发现 11 例常染色体异常或易位及 3 例有额外标识物。染色体异常在不育的男性患者中发病率较高，故寻找男性不育的病因时，应注意检查染色体的变化，如卡氏综合征（Kartagener's Syndrome）是一种常染色体异常疾病，它可以引起全身纤毛发育障碍。由于支气管上皮细胞纤毛发育出现障碍，幼儿期开始在临床上多表现为支气管炎反复发作，青春期后表现为精子尾器发育不良而出现运动障碍，微核率大于 4‰均为不育组。因此，这提示微核率增高可能是引起不育的原因之一。

2. 基因突变性疾病

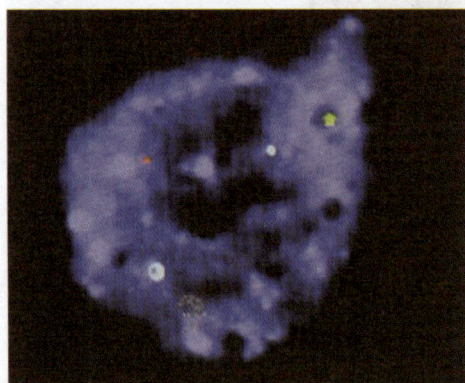

图 4 - 5　胚胎细胞的荧光原位杂交：红色 - X黄绿色

1976 年，Tiopolo 和 Zuffardi 发现 Y 染色体上存在精子发生基因族，基因的缺陷可对性器官和精子的发生与发育产生影响，这个观点引起了人们的重视。人类基因组展示了 Y 染色体 DNA，约含 5.9 万 kb，现已克隆出 200 多组基因，包括 TDF、SRY 等睾丸决定基因，AZF 精子发生基因，附睾功能和副性腺功能等男性特有的遗传性状基因。性别分化和精子发生都是由一连串基因参与的有序过程，这些基因就像分子的开关，依次打开或关闭，构成一个有顺序等级的调控系统。

2000 年，WHO 人类基因组计划（Human Genome Project, HGP）公布了人类基因组的序列，揭示了人类基因组约含有 30.0467 亿个核苷酸，组成 2.6 万 ~ 3.9 万个基因，已找到 16 681 个致病基因以及 200 多个与肿瘤有关的基因定位，克隆了男性不育、地中海贫血病、糖尿病和哮喘等基因。全世界各人种的基因基本相同（99.99%），只有 1 250 个核苷酸编码不同。21 世纪已进入后基因时代，人们将对蛋白组学、生殖基因组学、药物基因组学和环境基因组学等进行深入研究，揭示遗传病发病的分子机理，使人类在对自身发展的控制和对自然环境的调控上出现新的奇迹。

SRY 性别决定基因（Sex - determining Region of the Y Gene）是一个高度保守和功能特异的单拷贝基因，只含有一个外显子，亦是由 204 个编码氨基酸构成的蛋白质。在胚胎性别发育中，SRY 可对下游基因和 MIS 基因（位于 19 号染色体短臂）起激活和调控作用，诱导雄性发育分化形成睾丸和男性生殖系统。若 SRY 基因缺失，或者位点突变或易位到 X 染色体上，都可导致睾丸发育不全、性别畸变和精子生成异常。

Tiopolo 等发现无精子症患者 Y 染色体长臂有微缺失，推测该区存在一个基因组团缺失，将其命名为无精子因子（Azoospermia Factor，AZF）。随后，Vogt（1992）、Richa（1996）、Simoni（1999）、郑英（2000）与 Kleiman（2001）等许多学者通过研究一致认为 AZF 是以基因密码的方式存在于 Y 染色体长臂上，而且有三个不同的区域和不同的物理量，将它们分别命名为 AZFa、AZFb、AZFc。

AZFa 基因缺失，可导致青春期精子发生阻滞，无精原细胞。临床上表现为小睾丸症和唯支持细胞综合征。

AZFb 基因缺失，可导致精母细胞阶段发育停滞。若对这种无精子症的患者进行睾丸活检，会发现其生精细胞阻滞发生在精母细胞阶段，精母细胞之前完全正常，但之后会停止发育。

AZFc 基因（又称 Deleted in Azoospermia，DAZ）的缺失在临床上的表现呈多样性。1995 年，Reigo 用 Y 染色体特异探针对无精子症和少精子症患者的 DAZ 基因分子进行的杂交研究表明，DAZ 只在睾丸组织的 mRNA 中表达，而且是在精子发生的第一阶段。许多学者通过研究认为，DAZ 缺失是引起男性不育的一个重要原因，多样性的表达与 DAZ 的缺失率有关。2001 年，米格尔研究了正常生育男子、少精子症患者和无精子症患者与 DAZ 缺失率的关系，研究结果，见表 4 - 1。

表 4 - 1　正常生育男子、少精子患症患者和无精子症患者与 DAZ 缺失率的关系

患者例数	临床诊断	精子浓度（$\times 10^6$/mL）	DAZ 基因缺失率（%）
42	无精子症	0	21.4（9/42）
36	严重少精子症	<5	16.7（6/36）
26	少精子症	≥5	3.8（1/26）
30	正常生育男子	≥20	0.0（0/30）

（1）雄激素不敏感综合征（Androgen Insensitivity Syndrome）或称睾丸女性化综合征（Testicular Feminization Syndrome）。

人们早已注意到性腺的发育、精子浓度、生精细胞的凋亡、曲细精管的变性等可能与性染色体有关，1976 年，Tiopolo 与 Zuffandi 研究发现 Y 染色体上精子发生的基因与精子生成功能障碍有密切的关系。Y 染色体由两端假常染色体区和 Y 特异区组成，假常染色体区为减数分裂过程中的性染色体正确分离所必需，X 和 Y 染色体配对以及进行基因互换就发生于此，具有高度的专一性。而 Y 特异区包括众多性别决定及精子发生的基因。按 Y 染色体的特性，可分短臂（Yp）和长臂（Yq）。1997 年，Bruce 将 Y 染色体从短臂到长臂分为 7 个区间，Yp 有 4 个区间，第 4 区间为着丝粒，Yq 也有 3 个区间。人类基因组计划展示 Y 染色体 DNA，约含有 5.9 万 kb，其中短臂含有 1.3 万 kb，现已克隆出 200 多个基因，有 80 多个已定位，包括 TDF、SRY（睾丸决定基因）以及附睾功能、副性腺功能和 AZP（精子发生基因）等男性特有的遗传性状基因。性别分化与精子生成经历了这一连串基因有序地依次打开或关闭的过程，这些基因构成了一个有顺序等级的调控体系。

SRY 基因是一个具有高度保守和特异功能的基因，在胚胎性别发育中可发生形成睾丸及诱使男性生殖系统发生变化，它的编码 DNA 结合蛋白质可对下游基因及 MIS 基因（位于 19 号染色体短臂）起诱导激活和调控作用，诱导雄性发育形成睾丸及男性生殖系统。若 SRY 基因易位到 X 染色体上，则会导致睾丸发育不全、精子生成异常与畸变。若 SYR 基因缺失或突变，则会发生性别反转，如 46，XY 女性化就是 SRY 基因遗传编码 ACG（丙氨酸）变为 ACA（苏氨酸）而发生雄性睾酮受体缺失，导致性别反转。

患者呈男性核型，临床上表现为一种具有睾丸和雄性激素而缺乏雄性激素受体的先天性疾病。这种患者具有女性的体态，外阴亦呈现为女性特征，如对其进行手术探查，则可发现其生殖腺为睾丸，间质细胞发育正常，精子细胞发育不良，既无中肾管发育的输精管道，亦无苗勒氏管发育的子宫和输卵管，阴道很短，但血浆上的雄性激素与男性无异，染色体检查也是 46，XY 正常的男性核型。这种病人是由于缺乏雄性激素受体，中肾管缺少雄性激素支持而自动向女性性征转化，继而退化消失；苗勒氏管也因具有正常的睾丸支持细胞分泌的 MIS 而同样发生退化，虽然雄性激素分泌正常，但由于缺乏受体，外阴自动向女性性征改变；体型及性腺呈女性化，表现为原发性闭经、幼稚型女性生殖器而无阴毛、腋毛，无喉结，双侧乳腺发育不良，隐睾，或伴有发育不良的卵巢等。

雄性激素受体也是一种蛋白质，其基因位于 X 染色体上，所以 X 染色体与个体向女性化发展无关，

相反，它与个体向男性方向发展有关。在 47，XXY 的雄性哺乳类动物中，个体都是没有生殖能力的，它们的生殖细胞都趋向于萎缩或死亡。这也说明 X 染色体虽然与个体雄性化有关，但如果个体多了一条 X 染色体，对雄性生殖细胞的功能也是致命的。

雄激素不敏感综合征患者由于体内先天性靶细胞缺乏雄性激素受体，因而不与雄性激素发生反应。临床表现可因受体缺乏的程度不同，分为完全型与不完全型两种类型。

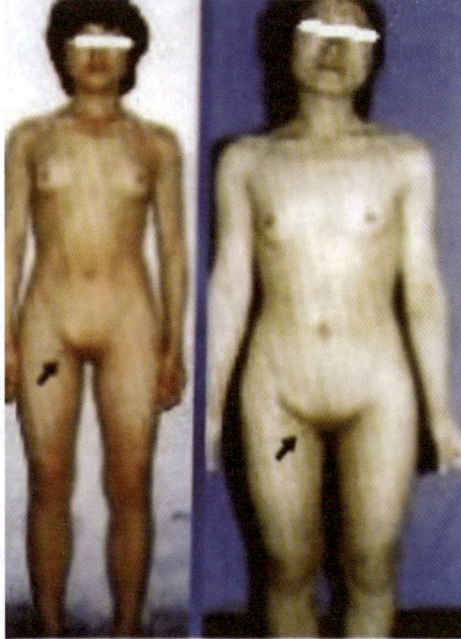

图 4-6 外观像女性（注意箭头所指隐睾部位）

①完全型。自幼按女性抚养，婴幼儿期外生殖器官如正常女性，成年后有原发性闭经病征。外观表现为女性，身高正常，乳房发育，但乳头发育差，声音如女性，无喉结，智力正常，阴毛少或无，外生殖器为女性型，阴蒂不大，小阴唇发育较差，阴道为盲端且较短，无子宫和输卵管。睾丸可在腹腔内、腹股沟管内或大阴唇内，睾丸发育正常。血性激素测定为正常男性型，睾酮量正常，LH 及 FSH 也正常，染色体为 46，XY 正常核型。

②不完全型。乳房发育差或不发育，阴蒂增大或类阴茎，尿道口在会阴部，阴唇部分或完全融合，腋毛、阴毛稀少，睾丸在阴唇或腹股沟处，阴道短且无子宫和输卵管。血清性激素测定为正常男性型。染色体为 46，XY 正常核型。

（2）唯支持细胞综合征（Sertoli Cell Only Syndrome）。

过去一些学者认为这可能是胚胎时期，来自卵黄囊的原始生殖细胞在移行过程中，发生迷路，没有到达尿生殖嵴。也有人认为可能在胚胎时期发生睾丸扭转而使原始生殖细胞死亡，因原始生殖细胞没有到达睾丸组织，曲细精管中没有生殖细胞，唯有支持细胞。由于间质细胞正常，因此仍然有睾酮分泌，身体内的第二性征、副性腺发育及功能依然正常。临床表现为仍然有正常男性体型，排精功能也正常，只是没有精子而已。

近十几年来，随着对 Y 染色体的基因研究的加深，人们对其认识也有所不同。Tiopolo 等发现无精子症患者中的 Y 染色体长臂（Yq11）有微缺失，推测该区存在着精子生长基因，将其命名为无精子因子（AZF）。Vogt（1992）、郑英（2000）、Kleiman（2001）等许多学者通过研究一致认为 AZF 以基因密码的方式出现在 Y 染色体长臂第 5、6 区间上，其有 4 个互不重叠的功能区域，将之分别命名为 AZFa、AZFb、AZFc 和 AZFd，并证明 AZF 的微缺失可导致 10% ~ 15% 的无精子症和少精子症，各种 AZF 在不同时期男性生殖细胞发育区域起着不同的作用和有不同的临床表现。

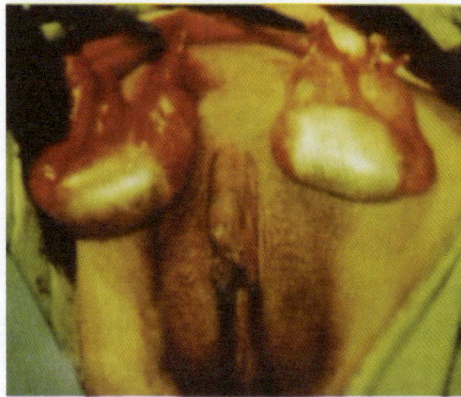

图 4-7 46，XY 假两性

AZFa 区域作用于原始精原细胞的发生和分化，如果 AZFa 缺失，可导致青春期精原细胞发育停滞，无精原细胞则表现为唯支持细胞综合征。临床体检结果显示：睾丸发育可能偏小，第二性征正常，除精液中无精子外，其他理化指标及精浆生化各指标基本正常，血清性激素检查可能正常或 FSH 升高，睾丸组织穿刺活检可见曲细精管中没有生精细胞。

AZFb 区包括 YRRM、XKRY、SMCY 和 elf-1 等基因，已发现 YRRM 与不育有关，YEEM2 与不育无关。睾丸切片原位杂交显示 YRRM1 表达局限于生殖细胞，主要体现在精原细胞和初级精母细胞减数分裂阶段。

SPGY 与 DAZ 为同一基因家族且位于 AZFc，因此，AZFc 基因突变或缺失可引起生精功能低下，在组织学上的表现呈多样化，可能是类似于唯支持细胞综合征的改变，也可能是精子上皮发生的各个阶段停滞的表现。许多学者通过对 DAZ 基因杂交的研究，发现 DAZ 基因的缺失对导致男性不育有重要影响。Reigo 用 Y 染色体特异探针研究 DAZ 基因，发现 DAZ 基因表达在生殖细胞的减数分裂前期的精原细胞中，因此，DAZ 基因缺失可导致男性不育，但无精子症、少精子症和严重少精子症的 DAZ 基因缺失率并不相同。2001 年，米格尔研究发现，正常男性、少精子症者、严重少精子症者及无精子症者的 DAZ 缺失率分别为 0、3.8%、16.7% 及 21.4%。而 Barrat 报道称无精症的 DAZ 基因缺失率为 45.7%，同时通过对 Y 染色体 AZF 的 4 个区域序列标位的检测，发现不同民族、种族的 AZF 缺失位点也不相同，其发生率分别为欧洲 8%～18%、美洲 7%～18%、日本 13.1%、印度 9.6%、中国 12%～18%，也就是说 DAZ 基因缺失的不同可能是其表现多样化的原因。SPRY 与 DAZ 为同一基因家族，而 AZFc 与 DAZ 同在 Yq6 区间且非常贴近。这些无精子症的基因缺失或突变可以遗传给后代，因此在进行单精子卵泡注射受精（ICSI）时应考虑到这些可能性。

（3）其他基因表达与精子生成和凋亡的关系。

近年来，人们对生殖细胞分裂、繁殖及分化过程中所引起的作用的认识越来越深入，Walgemulh 等总结、综合略述睾丸生殖细胞所表达的基因如下：

① 先天性输精管闭塞［囊性纤维变性发生调节基因突变（CFTR）］。

无精子症患者中有 1%～2% 是由男性的双侧输精管缺如（CBAVD）所引起的，而在囊性纤维变性患者中，95% 表现为双侧输精管缺如。1995 年，Chillon 报道称 CFTR 基因非编码区突变会导致蛋白质表达水平下降，从而导致 CBAVD 发生。2000 年，有专家已证明 CFTR 基因第 17 外显子密码的亮氨酸为异亮氨酸所代替。

② 顶体蛋白缺陷。

男性不育与顶体蛋白有密切关系，顶体的形成是精子生成的必要一步，位于精子头部的顶体形成是受孕的重要环节。

顶体蛋白是一种丝氨酸蛋白溶解酶，受基因控制，分布于精子头部顶体内层浆膜，属于结合性酶。活化的顶体蛋白一方面溶解顶体膜基质，另一方面结合和作用于卵子透明带（ZP）降解，使卵子受精，并与精子穿透宫颈黏液的功能有关。顶体蛋白分子由酶原区、催化区和尾区组成。酶原区和催化区氨基酸序列无种属差异，在部分不育的男性患者中，顶体蛋白的表达明显下降，可能是调节基因突变或结构基因缺陷导致顶体蛋白的功能效应下降。而尾区有种属差异，并在受精过程中起到种属的识别作用。有些不育的男性患者的精子无顶体形成或顶体蛋白也有缺陷，因不能穿透 ZP 而导致不能让女方受孕。

③ C－ros 基因。

C－ros 基因产生一种受体类的酪氨酸激酶，主要作用于上皮细胞，包括附睾头，它是一种信号传递分子。若这种基因缺失，虽然能产生数目正常的精子，但这些精子不能进入输卵管，也会造成不育。

④ 钙网蛋白基因（Calreticulin）。

性腺发育中会形成许多蛋白质，这个过程受到内质网（ER）中伴侣蛋白（Chaperons）及修饰酶的调节，对精子成熟的后阶段起重要作用。钙网蛋白是一种可溶性 ER 伴侣蛋白，在精子顶体和高尔基体中发现有这种伴侣蛋白，其在细胞附着到呈纤维细胞等时起调节作用，精子发生中必须与这些蛋白发生反应，若钙网蛋白基因缺失或突变，精子就不能形成。

⑤ ZFY 基因（Zinc－Finger－Y Gene）。

这是继 SRY 之后又一与性别有关的基因，产生锌指蛋白，锌元素对于精子形成极其重要，ZFY 异常可使精子形成的数目减半。

⑥ A－myb 基因。

A－myb 基因编码与 DNA 结合的核内蛋白，可作为转录的调节子。A－myb 基因突变，可使精子发生停留在减数分裂的粗线期，导致少精子症或无精子症，引起男性不育。

⑦ Atm 基因突变。

Atm 基因突变使精细胞发育到减数分裂的偶线期或粗线期就停止。

⑧ Bmp－8B 基因。

该基因异常，骨形态会发生蛋白缺少，将导致小睾丸，从而引起少精子症与生殖细胞凋亡。

⑨ 端粒酶（Telomerase）。

端粒酶异常，可造成生精细胞缺损。

⑩ Bax 基因。

Bax 基因为凋亡调节因子，若突变可阻碍精子生成，导致成熟的精母细胞过多。

⑪P_{53}。

P_{53}是肿瘤抑制基因，在细胞凋亡调节过程中起到重要作用。在人类精原细胞和初级精母细胞中有明显的 P_{53} 表达，如果 P_{53} 表达被抑制，其自发细胞凋亡就会减少并出现多核巨细胞现象。这说明 P_{53} 表达是通过细胞凋亡来实现的，与在遗传物质交换过程中自发出现肿瘤不同，人类生殖细胞肿瘤不伴有 P_{53} 的变化，对化疗药物不会产生耐药性，治疗效果较好。有研究表明，实验小白鼠隐睾模型的睾丸，接触到腹腔高温状态 7~9 天，就能启动 P_{53} 途径的凋亡作用。

⑫Bcl 基因族。

Bcl 基因族中有一些是抑制细胞凋亡的基因，如 Bcl - 2、Bcl - xl、Mol - 1，也有一些是促进细胞凋亡的基因，如 Bax、Bak、Bcl、Bcl - xs。细胞是否表现凋亡主要取决于抑制基因与促进基因的比例，在离体培养的人类睾丸生殖肿瘤细胞株中，Bax/Bcl - 2 的比例偏高或单项 Bcl - 2 基因活性受抑制时，抗癌药物诱发的细胞凋亡率明显增加；相反，给小鼠注入 Bcl - 2 时，其精原细胞和精子细胞的凋亡率明显降低。

当雄性激素缺乏时，Bcl - 2、Bax 的表达水平增高，Bck - xl 的表达水平降低，而 P_{53} 的表达水平不变，并明显地抑制细胞的凋亡。

⑬ Fas/FasL 系统。

Fas 又称 ADO - 1 或 CD_{95}，是近年发现的凋亡信号受体，当其与特异配体 FasL（Fas Ligand）结合后，可以传递凋亡信号，诱导 Fas 所在的细胞凋亡，是许多组织和细胞主要的凋亡机制。多数研究证明，构成睾丸主要的三种细胞生殖细胞、支持细胞和间质细胞均可表达 Fas。通过免疫组织化学、原位杂交、RT - PCR 及 Northem blot 等多种方法均证明 FasL 高度表达于睾丸，而且主要定位于支持细胞。

研究证明，如果支持细胞的表达较高，则 FasL 可以启动表达 Fas 的生殖细胞凋亡性死亡过程，来控制生精细胞的增殖与分化，将生精细胞数量限制在可以负担的范围内。当生精细胞的数量过多时，若无足量支持细胞支持，生精细胞可以感知这种不适应的环境而增加 Fas 的表达量，活化 Fas 系统自身清除机制，这对维持睾丸自身的稳定性具有重要意义。当睾丸损伤时，如毒性的化学物质以及生物因素的 UU、CT 和病毒类感染的代谢产物会作用于支持细胞，同时也增加支持细胞 FasL 与生殖细胞 Fas 的表达，支持细胞增加到新的平衡状态，以达到新的平衡。生精细胞上调 Fas 表达，被认为是一种对那些无充分支持而注定死亡的细胞的自我清除过程。

⑭ CREM 基因。

CREM 基因已被证实在减数分裂后阶段的生精细胞中表达较高，与单倍体生精细胞中那些调控细胞形态变化的基因激化有关。该基因产物有几种亚型，但在生精细胞的各个阶段中的表达不一样。那些具有制动功能的 α、β 亚型，在减数分裂前的生精细胞中不表达或低表达；相反，在减数分裂后的生精细胞中，CREM 表达明显增加，并且由 α、β 亚型转变为具有刺激作用的 CREM7 和 CREB 亚型。如果 CREM 基因被抑制，生精过程就会中断而导致不育，但并不伴有 FSH 和睾酮明显降低的情况，这是由大量生精细胞的凋亡所致。

⑮ C - kit/scf。

C - kit/scf 为编码酪氨酸激酶受体基因，干细胞因子（Stem Cell Factor，SCF）为其配体，它的一种活性形式 SCFm 是哺乳类动物生精开始后的主要形式，在生精细胞和支持细胞粘连中起重要作用，同时可以对抗生精细胞的凋亡。C - kit/scf 对原始生精细胞和其他阶段的生精细胞发育具有重要作用，两者相互作用可调节生精细胞的增殖、分化、减数分裂和细胞凋亡，其中 SCF 为支持细胞所产生并表达于细胞膜上，其通过与精原细胞上表达的 SCF 受体 C - kit 结合而产生一系列的调控作用。Vincent 等研究发现，在体外培养的精原细胞中注入抗 C - kit 抗体阻断受体，可阻断精原细胞的增殖，30 天后检测发现，减数分裂期的精母细胞死亡率增高 15 倍。也有研究通过 2、5 - HD（2、5 Hexanedione）诱导支持细胞 SCF，表达失败，观察到睾丸切片中凋亡生精细胞数上升，最早是精子细胞凋亡，然后是精母细胞和精原细胞凋亡，而大多数精原细胞则停滞在 A3 期并逐渐退化。若给予外源性 SCF，则可促进生精细胞存活和刺激残存生精细胞增殖。支持细胞产生的 SCF 对减数分裂晚期的精母细胞的凋亡亦有重要作用。

⑯ NF – KB（Nuclear Factor Kappa B）。

NF – KB 是一种具有转录酶活力的蛋白质，在高等真核细胞中可将细胞外信号转导至核内，发挥基因特殊位点的表达功能，可以调控细胞凋亡。研究发现，它对限制睾丸内生精细胞数目、精子形成和分化过程的凋亡有重要作用。NF – KB 的亚单位位于支持细胞核内，在体外诱导的生精细胞凋亡中，支持细胞内的 NF – KB 的表达水平和整个曲细精管内的 NF – KB DNA 链的活性增加，使生精细胞凋亡增加，而抗炎药柳氮磺胺吡啶能有效抑制它的表达和活性，阻止生精细胞凋亡。这也提示，在睾丸应激过程中，支持细胞 NF – KB 可导致生精细胞凋亡，但可以用药物抑制 NF – KB 的表达，从而使抑制生精细胞过度死亡成为可能。

⑰ 转化因子 β（TGF – β）。

TGF – β 为支持细胞分泌物之一，近年来发现它是与凋亡密切相关的细胞内源性因子，它在生精细胞的增殖期可直接引起精原细胞的凋亡，而不影响减数分裂活动。人们倾向于将它作为区别凋亡细胞与未分化细胞的一个分子标志。

⑱ 胶原细胞源性神经营养因子（GDNF）。

GDNF 是一种特异性多巴胺能（DA）神经生长因子，对神经元的存活、生长、分化和再生起到重要作用。研究发现，支持细胞产生的 GDNF，在精子生成过程中可以促进精原细胞 DNA 的合成，调节精原细胞的终末分化。敲除 GDNF 基因的小鼠睾丸，显示精原细胞储存减少，GDNF 过度表达的小鼠则出现未分化精原细胞聚集增多的情况，它们均不能对分化信号作出正确反应，且在维生素 A 的处理后发生凋亡，其机制尚待研究，但可以推测 GDNF 对精原细胞的凋亡必然有调控作用，能对异常细胞进行选择性淘汰。

（二）睾丸发育的异常

1. 先天性无睾症

先天性无睾症很少见。青春期前易被误诊为隐睾症。青春期后由于缺乏正常的睾酮，表现为典型的"宦官"形象。外生殖器正常但细小，呈幼稚型，阴囊空虚。染色体的核型仍为 46，XY，血促性激素高而睾酮水平极低。可用促性腺激素试验以判别是否有睾丸组织存在。先天性无睾症的发生原因不明，估计可能是由于发育过程中睾丸扭转或供血不足而致睾丸发育停止或萎缩，也可能是一些基因突变所致。

2. 隐睾症

隐睾症是常见的睾丸先天异常疾病，包括睾丸下降不全和异位睾丸。正常男性睾丸在胚胎第 7 周时由卵黄囊的原始生殖细胞移行至生殖嵴与之共同发育，形成生殖腺，随着胚胎发育和在某些条件的促成下，在第 18 周降至骨盆边缘，6 个月时降至腹股沟管上口，到 8、9 个月时降入阴囊内，如果在下降过程中

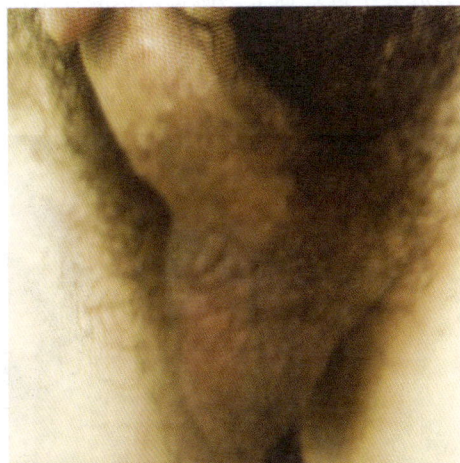

图 4 – 8　左侧隐睾

受到各种不利因素的干扰，致使睾丸不能降入阴囊，这就称为隐睾。由于隐睾能影响生育和造成睾丸恶变等不良后果，所以它越来越受到人们的重视。

关于睾丸下降的机理目前尚不清楚，阻碍睾丸下降的原因可能与以下几种因素有关系：

（1）内分泌障碍。近年来发现，多数隐睾患儿都有程度不等的睾酮合成和分泌障碍。

（2）精索、血管和输精管发育过短。这是由于雄性激素（主要是睾酮）分泌不足。如果此时再伴有腹膜后纤维性粘连，就会影响睾丸下降。

（3）腹股沟发育异常。内环过小或缺如均可阻碍睾丸下降。

（4）睾丸引带过长或引带上缺乏雄性激素受体，可导致睾丸不能牵引下降至阴囊。

（5）提睾肌的变异。如提睾肌纤维增厚或肌纤维缺乏弹性，纤维带及阴囊发育不良，也会引起睾丸下降受阻。如果睾丸在下行过程中，睾丸引带的一端附着在不正常部位的附属带上，也会造成睾丸异位，如停留在会阴部、阴茎部、股部、耻骨部或者两个睾丸同在一侧阴囊内。有时还可移行到对侧，这种情况称为交叉异位。

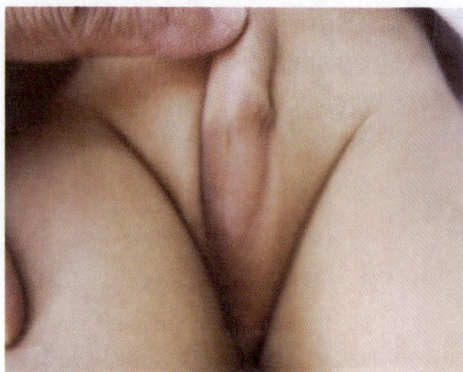

图 4 - 9 双侧隐睾

睾丸在下降过程中，一部分腹膜也随之降入阴囊，经腹股沟管的部分腹膜称为腹膜鞘状突。通常在出生后一年内，腹膜鞘状突自然被关闭，如不关闭，一部分肠袢可由此进入阴囊，造成先天性腹股沟疝。手术时可发现 50% 的隐睾症患者伴有腹股沟疝。有时此通道关闭不全会形成一些囊泡，囊泡内可有腹腔液体积聚，形成睾丸或精索的水性囊肿。

在新生男婴中，约有 3% 的足月男婴和 30% 的早产男婴发生隐睾，其中大部分能自行下降至阴囊，少数可延迟到青春期性激素增多时才下降。在未降者中，睾丸滞留在腹腔或腹膜后占 25%，腹股沟管占 75%。其中约 50% 发生在右侧，30% 发生在左侧，双侧占 20%。成人隐睾发生率为 0.3% ~ 0.7%。

隐睾出现病理变化主要是由于长期受到高温的影响，造成曲细精管的变性，但对间质细胞的影响较小。从 2 岁开始，未降的睾丸就会开始出现病理变化，年龄越大，病理变化越严重。隐睾出现病理变化还与隐睾的位置有很大关系，腹腔型的病变程度明显比腹股沟型严重。据统计，在所有睾丸肿瘤中，9.8% 发生于隐睾，腹股沟型隐睾的恶变程度比正常人高 20 倍，腹腔型可达 40 倍。

隐睾的临床表现主要是有正常男性的第二性征，性欲正常，能正常性交与射精。体检时阴囊较小，内无睾丸。在腹股沟可见隆起，轻推可见滑动的肿块，可能为未降的睾丸，若摸不到睾丸，则应考虑腹腔隐睾的可能。若在耻骨上、股部或会阴部摸到椭圆形、可移动的肿物时，则应考虑异位隐睾的可能。

隐睾的诊断比较容易，若需鉴别可做 hCG 试验。若试验结果为阳性，则说明有睾丸组织存在；若为阴性且 FSH 及 LH 持续升高，则说明体内可能没有睾丸组织，不可能产生睾酮；若反应迟钝，则说明体内有发育不良的睾丸。隐睾的诊断还可借助 B 超的探查和 CT 的检查，它们不仅可帮助了解睾丸是否存在，还可作为定位的标志。

3. 两性畸形

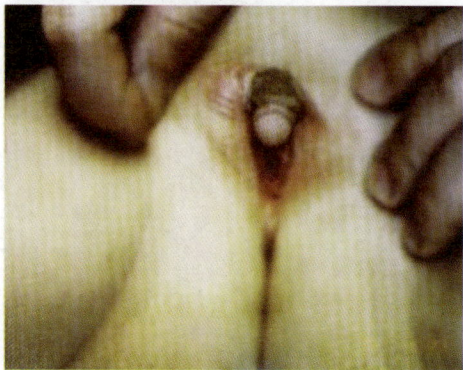

图 4 - 10 真两性畸形

两性畸形一般在年幼时已被发现，故在男性不育门诊中很少见。两性畸形可分为真两性畸形和假两性畸形。

（1）真两性畸形（True Hermaphroditism）。

体内具有卵巢和睾丸两种性腺组织者称为真两性畸形。性腺可以是单独的卵巢或睾丸，更多的是卵巢与睾丸在同一腺体内的混合组织，称为卵睾。

Van Niekerk（1976）复习了过去 367 例文献，其中卵睾占 64.5%。按发生的位置，其中 46% 位于卵巢的位置，26% 位于大阴唇，24% 位于腹股沟管，4% 位于腹股沟内环。94 例做过染色体检查，其中 58.5% 为 46,XX，12.8% 为 46,XY，28.7% 为嵌合体，有 50% 的患者证明有排卵现象。一般外生殖器发育不良的男性，多数出现阴茎尿道下裂和单侧阴囊，2/3 的患者被作为男性抚养。

（2）假两性畸形（Pseudohermaphroditism）。

46，XY 女性化综合征，又称睾丸女性化综合征，患者核型为 46，XY，体征呈女性，青春期乳房发育，原发性闭经，阴毛与腋毛稀少，幼稚型女性外生殖器，短浅盲囊状阴道，无子宫或退化幼稚型子宫，无卵巢，或有白膜块性腺，无卵泡。阴蒂过长或呈小阴茎状，睾丸隐蔽在腹股沟或大阴唇内，睾丸曲细管有些萎缩，间质细胞增生，精细胞发育不全。病因可能是 SRY 基因缺失或 21 - 羟化酶、17α 羟化酶、3β 羟甾脱氢酶等基因突变或缺失，以致酶合成量不足，影响睾酮合成。另外，还

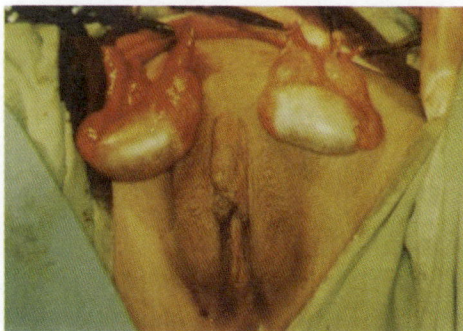

图 4 - 11 46，XY 假两性外生殖器像女性，阴道狭窄盲囊状，经手术割出两个完好的睾丸等

有隐性的嵌合体核型（46，XY/46，XX），这种遗传性男性两性畸形是无生育能力的。这些畸变可能有遗传易感性：广东增城的一个家系有 9 个兄弟姐妹，其中 4 个人的核型为 46，XY 假两性，无月经，无子宫，无生育能力等。

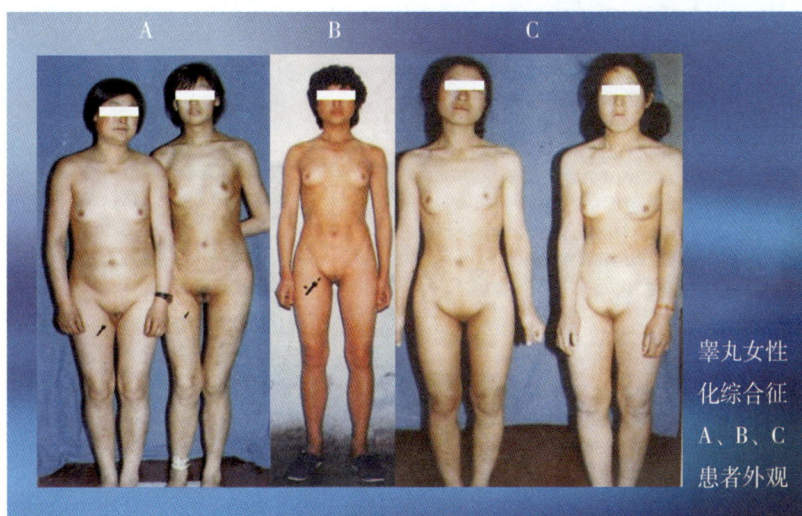

图 4-12　假两性外观像女性，注意隐睾部位

46，XX 男性化综合征，患者核型为 46，XX，外生殖器呈男性，阴蒂肥大似小阴茎，内无完好的生殖器官，有发育不全的子宫、卵巢与输卵管。发病的机理可能是由于 Y 染色体的雄性决定基因 SRY 易位到 X 染色体上，以及和雄性化相关的酶的基因突变。如先天性肾上腺皮质增生是由一系列酶起作用的，任何一种酶发生缺陷都会致病；21 - 羟化酶缺失，使 17 - 羟孕酮不能转化成 11 - 去氧皮质醇和皮质素，而形成大量雄烯二酮与睾酮，导致男性化。基因突变的遗传性女性两性畸形也可发生性转变呈男性化，但这种"男人"是不育的。此外，在三个月早期女性胚胎发育分化过程中，受过量外源性雄性激素影响也会导致性别雄性化畸变。

（3）混合性性腺发育不全（Mixed Gonadal Dysgenesis）。

病人常有染色体异常，最常见的核型为 45,XO/46,XY 嵌合体，一侧的性腺为条索状，另一侧为发育不全的睾丸。由于嵌合体的组型中包括 XO，故常合并 Turner 氏综合征症状，亦有人将此症归入 Turner 氏综合征中。内外生殖器官的表现与性腺发育程度有关，所以表型各异。性腺不发育的一侧，副中肾管不完全被抑制，所以子宫、阴道、外生殖器及至少一侧的输卵管是存在的，性腺之一又是睾丸，又可引起中肾管发育，因而常具有两个系统的内生殖器。而外生殖器的发育表现，主要依据其所分泌睾酮的水平而不同。当睾酮水平不足时，将出现发育不全的女性外生殖器官，故大多数患者被作为女性抚养，仅少数患者表现为男性特征而按男性抚养。患者精液中均无精子，促性腺激素较高，睾丸活检无生精细胞，治疗常无法恢复生育力。因此凡有 Y 染色体而性腺发育不全者，性腺发生肿瘤的可能性较大，应为预防肿瘤而切除性腺。

（4）先天性肾上腺皮质增生（Congenital Adrenal Hyperplasia）。

此病是一种常染色体隐性遗传病。男性患者表现为早熟，女性患者表现为女性男性化或女性假两性畸形。本病主要是在肾上腺类固醇激素生物合成中，由于酶的缺乏（主要是 21 及 11 羟化酶缺乏），引起皮质激素合成障碍，ACTH 分泌增多，导致

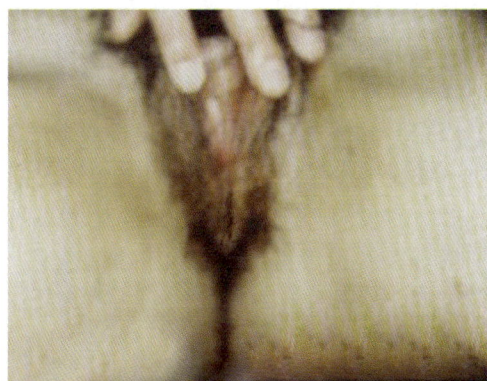

图 4-13　46，XX 肾上腺皮脂增长症

肾上腺皮质增生。由于缺乏 21 羟化酶，其前身物 17α 羟孕酮在体内堆积，导致雄性激素分泌过多。若女性

胎儿在孕 10～12 周受雄性激素的影响，可导致外生殖器官异常，如男性阴茎、阴道及尿道开口与阴茎根部、阴囊部分融合等。若在孕 20 周后女性生殖器官已形成，再受雄性激素影响，唯一的男性化表现则为阴蒂增大。过多的雄性激素可促进体内蛋白质合成，表现为肌肉发达，生长发育加速，儿童期身高比同龄儿高 2 个标准差，但由于骨骺过早融合，最终个体较矮小。诊断的依据是：外生殖器官畸形，染色体为 46，XX，尿 17 酮增多，经用皮质激素治疗后，17 酮被抑制，即可确诊。

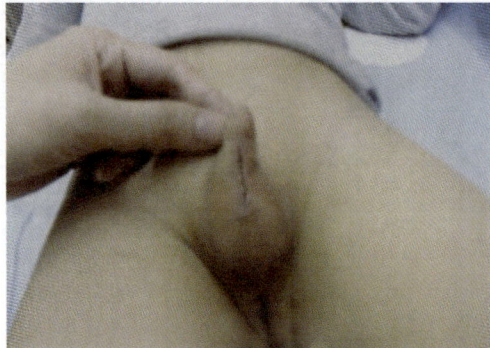

图 4 - 14　尿道下裂手术后

（5）5α 还原酶缺乏症。

男性外生殖器发育需要双氢睾酮的作用，但由于缺乏 5α 还原酶，睾酮不能转化为双氢睾酮，故可引起男性外生殖器官发育不全。诊断的依据是：阴茎细小、尿道下裂可如女性外生殖器、无前列腺，但睾丸发育正常，常降于大阴唇内。染色体为 46，XY，睾酮为正常男性范围，但双氢睾酮缺乏，则可确诊。

第二节　生殖道及副性腺畸形

一、先天性生殖道的疾病

先天性生殖道的疾病主要表现为发育不良、短缺或连续部位有盲端，致使生殖管道不连续，精子无法正常排出，临床主要表现为无精子症、少精子症或不射精症。

若畸形发生在附睾的头部，则触诊时可扪及附睾头部与睾丸分离；若短缺发生在附睾尾部或者与输精管连接端，则由于附睾液的贮存而呈囊肿样的变化；若短缺发生在输精管，则体检时常可扪及输精管缺如或细小；若短缺发生在输精管中段内环以上，则短缺不能被扪及，只能依靠输精管逆行造影、B 超或 CT 来确诊；若短缺发生在射精管，则不能排出精液，引起不射精症。输精管缺陷常可能与基因突变有关。

副性腺的先天畸形主要表现为器官的缺损或者发育不良。副性腺发育与睾酮的分泌水平有着密切的关系，因此，引起睾酮分泌不足的先天性疾病都可引起副性腺发育不良，即使副性腺已发育，但由于睾酮不足，亦可引起萎缩。副性腺分泌的黏液是精液的主要构成部分，因此副性腺的缺损或是发育不良都可表现为精液量的减少。若精囊缺损或功能低下，则精液排出后不呈冻胶状的稀液，果糖测定极少或无。若为前列腺缺损或功能低下，则排出的精液不液化。这些临床表现都能为诊断提供重要参考依据。当前列腺缺损或发育不良时，肛检时则摸不到前列腺或腺体细小而柔软，而精囊在肛检时不易被触摸到，仍需依靠 B 超或 X 线造影确诊。

精囊腺肿是由射精管的闭塞或先天中肾管与泄殖腔连接处的障碍造成的。临床表现主要是尿流不畅及射精后会阴不适，有时发现同侧附睾肿胀如囊样，出现原因不明的血精、血尿，从而导致不育。输精管精囊 X 线造影可清楚显示精囊的变化。精囊腺肿多为单侧、单房性，一般与同侧肾、输尿管和膀胱的发育不全同时并存。

二、继发性性腺发育障碍（男性化障碍）

14～18 周胎儿的睾酮水平与成人相似，这是男性性器官发育所必须具有的条件；青春期后分泌的睾酮则有促进第二性征发育的作用，它可刺激附属性腺的功能，产生精子以及影响男性的代谢和心理。因此，胎儿期睾酮分泌不足，可引起生殖器官畸形，严重时呈男性假两性畸形。青春期后男性化不足，将引起类无睾症（表现为男性第二性征发育不良）及生精功能障碍。性发育完全后引起的睾酮低下只表现为性欲低下和无精子症，并没有第二性征的缺陷。

（一）雄性素低落性男性化功能障碍（17α 羟化酶缺乏综合征）

17α 羟化酶主要存在于肾上腺及性腺中，男性性激素需要 17α 羟化酶参与合成，若 17α 羟化酶缺乏，睾酮的合成效率就会降低。若性腺内此酶缺乏，则性激素合成受阻。胚胎发育时，若睾酮不足则性腺不发育，男性可以出现女性内外生殖器官，而且第二性征不发育，血液中 FSH、LH 增高。由于肾上腺也缺乏此酶，皮质醇低，反馈引起 ACTH 增加，同时伴有孕酮的代谢产物孕二醇排出增加，而不需要它参与的皮质酮如 11 去氧皮质酮、18 羟皮质酮也明显增加，临床上又可表现为高血压和低血钾的症状。

（二）性激素轴调节异常引起的睾丸功能障碍

垂体或丘脑的功能不全会致使促性腺激素分泌不足，即使睾丸组织发育正常，亦可导致睾酮分泌不足，出现睾丸功能不全的症状。其特点是血中促性腺激素和睾酮素含量少。

1. 低促性腺激素性类无睾症（Kallmann's Syndrome）

这是下丘脑的病变所引起的病症。丘脑下部是丘脑下部—垂体—性腺性激素轴的起始端，因此丘脑下部的疾病必然会引起性腺分泌障碍。因此，丘脑的肿瘤、炎症、损伤及退行性变性以及先天发育障碍等都可引起睾酮分泌减少以及其所产生的症状，但由于丘脑下部疾病所产生的全身症状严重而显著，不育成为一个次要问题而常被忽视。

丘脑下部病变若是先天性的，就常有家族史，男女均可累及，常合并有隐睾及各种不同程度的色盲，其临床表现为促性腺激素缺乏所引起的睾丸发育障碍及去睾体型。若在青春期后受影响，则表现为阳痿和不能射精。若给予外源性促性腺激素释放激素（GnRH），可刺激脑垂体产生促性腺激素并恢复生育能力。

2. 脑垂体机能障碍

（1）脑垂体机能低下。

脑垂体机能低下可由垂体的肿瘤、炎症及浸润性病变所致。若发生在青春期前，临床主要表现为生长发育迟缓，肾上腺和甲状腺激素分泌能力低下的症状以及性器官发育幼稚等征象。若发生在青春期后，开始表现为性欲、性能力降低和易疲劳，病变发展后将扩展成其他内分泌能力低下的症状。青春期后发生的垂体机能低下，临床上检查睾丸为正常或偏小，但精液中精子少或无，血中促性腺激素及睾酮均较少。

（2）脑垂体激素分泌增加。

脑垂体激素分泌增加可影响睾酮的合成和精子的发生。常见为高催乳素血症，高催乳素血症也可发生于摄入某些药物如酚塞嗪、利血平、甲基多巴等时，亦是脑垂体肿瘤的早期症状，因此，高催乳素血症患者应先排除垂体微腺瘤。由于催乳素增加，反馈性抑制了促性腺激素的分泌，从而影响睾酮的合成。睾酮不足，精子生成减少，性欲降低，临床上可出现阳痿等性功能障碍。

（3）其他促性腺激素分泌功能低下的疾病。

单纯性黄体生成素缺乏（也称有生育能力的阉人），该病患者表现为性成熟受到抑制，出现阳痿和性欲低下等，但精子生成可能轻度减少。外源性睾酮可改善患者的性功能并促进第二性征的发育。单纯性黄体生成素缺乏也是一种罕见的先天性疾病。

（4）其他内分泌腺的影响。

脑垂体的其他疾病如侏儒症，提示整个垂体功能低下，促生长素缺乏引起整个机体发育障碍；甲状腺发育不良，则甲状腺素分泌能力低下，而支持细胞的功能与甲状腺素有密切关系，表现为支持细胞功能低下，生精细胞凋亡；肾上腺皮质功能低下和睾酮合成有一定的关系；促胰岛素的功能低下会引起糖尿病等疾病，也均可引起性腺发育及性功能的障碍。

三、其他影响睾丸功能的疾病

（一）精索静脉曲张（VC）

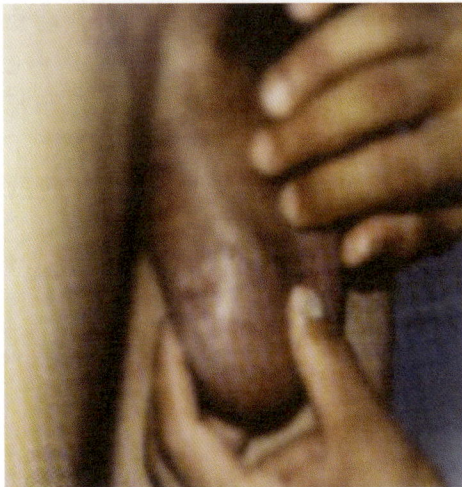

图 4 - 15　右侧精索静脉曲张Ⅲ级

精索静脉曲张可以引起睾丸曲细精管生精障碍，这是男性不育的重要原因之一。在男性人群中，精索静脉曲张的发病率为 8% ~ 23%，Greenberg 统计人群中精索静脉曲张的发病率约为 15%，在男性不育人群中约为 37%。但目前经过手术治疗后，其精液质量部分会有所改善，配偶怀孕率可提高 24% ~ 25%。

Barfield 在 1880 年提出精索静脉曲张可引起不育症，百余年来许多学者对此进行了大量的临床观察和研究，发现精索静脉曲张的病人精液不正常，主要表现为精子畸形增多，活动率降低及数目减少。近年来也有人报告称精索静脉曲张仅仅是精子的密度有变化。Fussell 等对恒河猴用左侧肾静脉部分栓塞的办法制作精索静脉曲张的模型，发现其在出现精索静脉曲张 18 个月后，双侧睾丸组织形态学受到损害，患侧睾丸温度增加。有人将犬、猴的左肾静脉缩窄 60% ~ 65%，其立即出现精索静脉扩张，短时间内即可在左侧阴囊内触及扩张的蔓状静脉丛。此时睾丸的温度、睾丸活检、精液检查，睾丸内血流及组织内压力均有变化，在一年后行曲张精索静脉切除术，60% 动物的精子活动可在短期内改善。

Hadziselimovic 等对 188 例 VC 患者进行睾丸活检时发现，部分病例曲细精管发育不全，精原细胞减少，Sertoli 细胞空泡化并萎缩，管间结缔组织纤维化，Leydig 细胞增生。获田氏用大鼠复制 VC 模型，8 周后发现曲细精管管径缩小，管壁呈蛇形变化，精子细胞和精母细胞脱落，曲细精管空泡化，Sertoli 细胞变性，Leydig 细胞增加，间质毛细血管内皮呈明显增生变性及基膜纤维化。睾丸细胞学改变的轻重与 VC 持续的时间长短成正相关，提示这是睾丸生精障碍的基础。

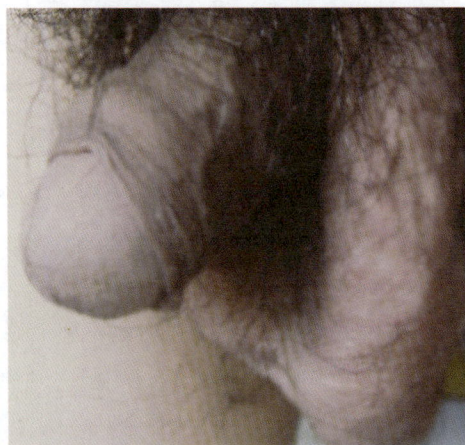

图 4 - 16　左侧精索静脉曲张Ⅲ级

睾丸功能及代谢变化：Saypol 诱导狗的 VC 模型，发现双侧睾丸重量均较对照组明显减轻，而两组体重没有差异。精子浓度及总数减少，其活率及卵原细胞均明显减少。McFadden 发现对睾丸活检显示 Leydig 细胞增生（间质细胞受损，血清睾酮水平下降）的不育患者施以精索静脉结扎手术后仅有 5% 的妊娠率，而没有变化的患者的妊娠率为 40%，故认为 Leydig 细胞增生是一种不良的预后征象。有学者已证实，青少年 VC 患者对 hCG 的反应性降低，即注射 hCG 后睾酮水平无明显上升。Hudson 等认为 VC 时睾丸生精功能障碍可引发丘脑下部—垂体—性腺轴功能紊乱。动物模型是人为造成的精索静脉曲张，而人类均为自发的病态，在人类肾静脉部位并无压力增加，因此可见动物模型与人类的精索静脉曲张之间存在着明显的差异。但有时在重度的精索静脉曲张中，精液的检查结果是正常的，而轻度精索静脉曲张则出现精子数目减少、变形及活动不良等现象。近年来，很多学者对此作了大量的临床观察和基础研究，但迄今尚无可靠的论据阐明其不育机理，因此，我们需进一步探索、研究两者关系，从而找到更为有效的预防和治疗措施。

1. VC 的解剖变化

精索静脉曲张多为左侧单发，约 90%，双侧和右侧少见，但也有人统计双侧，占 58%。这是由精索静脉的解剖特点所决定的。

（1）左侧精索静脉的行程远较右侧长，且垂直汇入左肾静脉，加上人们在空间活动时的直立位置，使左侧精索内静脉内压增加，从而引起血液回流甚至倒流，引起血液瘀滞和血管扩张。

（2）精索内静脉瓣膜不健全或缺乏是引起精索静脉曲张的一个重要原因。

（3）肠系膜上动脉和主动脉搏动对左侧精索内静脉的压迫，可使左肾静脉及左侧精索内静脉的压迫增强，并使左肾静脉及左侧精索内静脉的压力增高。

（4）肾包膜静脉与精索内静脉互相交通。这一发现对于确定这类患者手术中精索静脉结扎的部位，以及防止术后复发很有意义。

（5）左右两侧精索静脉互相交通。静脉造影证实部分病例有此类现象，通过交通支可使一侧的精索静脉曲张影响对侧睾丸的生精能力。

（6）轻度精索静脉曲张常因左髂总静脉部梗阻引起，此类病人如果单纯行精索静脉高位结扎，会加重精索静脉曲张，进一步损害睾丸功能。

（7）左侧髂内静脉迂曲扩张及左髂总静脉延迟回流，即所谓"远侧胡桃钳"征（Distal Nutcracker）。

2. VC 导致睾丸功能障碍机制的有关学说

（1）循环障碍学说。

康氏及许多学者对大鼠实验性 VC 血液动力学的研究结果表明，VC 患侧血循环流阻增高，长期静脉回流受阻、微循环瘀血、缺氧，其结果使静脉压更高，形成了恶性循环，严重地影响了睾丸血供。局部静脉气血分析资料表明，VC 时静脉缺氧和代谢性酸中毒，此时局部无氧酵解增强，乳酸大量堆积，从而干扰了睾丸的正常代谢，并影响精子的发生。值得注意的是，VC 的严重程度与睾丸生精功能障碍并不呈正比关系。这说明睾丸生精障碍并非单纯缺氧和酸中毒的后果，而是由多因素所致的。

（2）遗传学因素。

Mahmoud 等在一组病例对照实验中发现，VC 不育症同胞血亲的生殖腺特别是生殖脊区在体系发生过程中，可表现出不同类型的发育异常（如形成联合的囊腔）。而 VC 不育症患者此种有缺陷的基因可能妨碍了 Leydig 细胞的正常发育，引起睾丸类固醇激素生物合成异常，造成外周血中睾酮水平降低和附属性腺功能紊乱。另外，研究者们还对 VC 不育症患者进行了皮纹学研究，发现患者双拇指螺纹的出现率明显增高，而食指的螺纹和双环纹也很多见。VC 不育症患者这种特征性皮纹形式为 VC 发生的遗传学因素提供了证据。

（3）精浆生化成分异常。

Yohida 等对 VC 少精子症和 VC 精子正常的两组患者的精浆转铁蛋白（Tf）进行了测定，结果显示 VC 少精子症患者的精浆 Tf 浓度为 $29.9 \pm 6.8 \mu g/mL$，VC 精子正常的则为 $75.5 \pm 39.3 \mu g/mL$，可见 VC 少精子症者睾丸产生的 Tf 量少于精子正常者，据此推论，精浆 Tf 含量降低可能与精子发生障碍有关。

（4）自由基学说。

息金波等对大鼠实验性 VC 的研究结果表明，VC 时睾丸组织中的脂质过氧化物（LPO）含量与对照组相比明显升高，这种高浓度的 LPO 损伤了睾丸生精细胞及亚细胞膜，造成生精细胞功能障碍。LPO 来源于自由基（如 O_2 等）启动的脂膜过氧化，然而这一学说尚需进一步完善。

上述观点、理论以及我们所熟知的温度学说、毒物反流等学说，虽从不同角度使我们对 VC 不育症的发病过程有了一定的认识，但迄今尚不能完全揭示 VC 与睾丸功能障碍乃至不育之间的确切关系。

精索静脉曲张和不育症是否存在直接关系，尚是个悬而未决的问题。较一致的看法有以下三种：

①血气平衡失调。

由于精索静脉曲张可造成局部瘀血、睾丸及附睾血循环障碍，故可引起血气平衡失调。有人对精索静脉曲张患者手术前后的精索内静脉血气作分析比较，并同时对周围静脉血气作分析对照，结果发现手术前后其氧分压有显著差异（$P < 0.05$），这说明精索静脉曲张时代谢产物积聚，睾丸缺氧而引起一系列病理变化，影响了生精过程，导致精液质与量的变化。

②局部温度的增高。

Eongniotti 等报告了 50 例有精索静脉曲张的少精子症患者，其阴囊内的温度较对照组（精子数正常的 35 名医学生）平均高 0.6℃。实验证实了睾丸温度增高可使睾丸曲细精管萎缩，细胞层次减少，精子细胞和精子数减少，但对间质细胞无影响。

③内分泌因素。

生殖细胞在各个不同的发育阶段均依赖雄性激素水平。对精索静脉曲张患者进行睾丸活检可发现精子发育停止在精母细胞或精子细胞阶段。

精索静脉曲张所引起的生精障碍机制，目前尚难以断言。一些实验性精索静脉曲张对动物睾丸血流和睾酮分泌影响的研究结果表明，单侧精索静脉曲张会引起双侧睾丸曲细精管的形态受损，同时，附睾也可能发生相应的变化。

3. 诊断检查方法

（1）临床触诊检查分级。

Ⅰ级：在触诊时可触及有轻微的精索静脉曲张，增加腹压时，精索静脉曲张的加重试验（Valsalva Test）结果呈阴性。

Ⅱ级：在触诊时极易触及扩张的静脉。

Ⅲ级：病人取站立位，能看到在其阴囊皮肤下扩张的静脉突出，触及静脉呈固块状。静脉曲张在增加腹压时均可加重。

（2）血管造影检查。

①检查方法。精索静脉造影有四种途径：a. 阴囊静脉穿刺顺行造影；b. 手术中显露精索静脉顺行造影；c. 经股静脉—肾静脉逆行造影；d. 经颈内静脉—肾静脉逆行造影。临床多采用后两种方法进行造影。

②分型。

a. Ⅲ型分型方法。国内李慎勤等采用经股静脉—肾静脉入路行左侧选择性精索静脉造影，其分为三个类型。

Ⅰ型：精索静脉自肾静脉开口至骶髂关节上缘没有分支而呈单支。

Ⅱ型：精索静脉自肾静脉开口以下 5cm 以内出现分支（最多三条），与周围无交通支而与精索静脉平行下行。

Ⅲ型：精索静脉自肾静脉开口以下出现分支，与腰静脉或周围静脉相交通。

b. Ⅳ期分型方法。Seyferth 根据造影所见，将精索静脉曲张分为四期。

0 期：造影剂进入精索内静脉内 5cm 或至第一个完整瓣膜即不再下降。

Ⅰ期：造影剂超过 5cm。

Ⅱ期：造影剂从第一个功能不全的瓣膜起继续下降 5cm，达腰椎 4 至 5 水平。

Ⅲ期：造影剂反流至腹股沟管或其下。

（3）多普勒超声检查分型方法。

应用定向多普勒仪可研究精索静脉的血流分级类型，在直立位平静呼吸时有无来自静脉的血流，Proyor 根据检查结果按精索静脉曲张的轻重程度分为七级。

0 级：无静脉流动可记录。

Ⅰ级：在平静呼吸时无静脉流动，Valsalva 动作时则有逆流，继而无明显流动；Valsalva 动作停止时有短期向前流动，表示精索内静脉瓣膜关闭不全。

Ⅱ级：无自发静脉活动，但在整个 Valsalva 动作时都有静脉逆流发生。

Ⅲ级：在自动静脉流动之间有不同时间的间歇性反流，此反流有时与呼吸有关，可长达 30 秒，在 Valsalva 动作时反流增加。

Ⅳ级：在正常呼吸时也有静脉反流，在 Valsalva 动作时反流增加。

Ⅴ级：持续静脉反流，在 Valsalva 动作时无明显变化。

Ⅵ级：在精索静脉曲张患者的腹股沟处出现，代表在平静呼吸时向前血流，在 Valsalva 动作时停止，这一类代表在提睾肌静脉中的血流。

（4）阴囊温度记录分型方法。

目前应用接触式阴囊蔓状静脉丛温度记录器，并同时用照相机摄片记录，结果显示曲张的蔓状静脉丛温度升高，但睾丸温度正常。

（5）睾丸的大小与软硬度检查。

睾丸的大小与软硬度检查是一个重要的诊断依据，静脉曲张愈明显，则睾丸愈小，同时睾丸的质地愈软，愈提示曲细精管有异常。由精索静脉曲张引起的睾丸缩小，一般不小于 12mL，若小于此数值，则代表一定还有其他异常。

（6）同位素血池扫描检查。

静脉注射同位素体内标识红细胞后，摄取阴囊静脉的血池显像，左右阴囊明显不对称为阳性，轻度不对称为边缘性，无不对称为阴性。单侧精索静脉曲张很容易用此法证实，双侧精索静脉曲张则不易用此法证实，常常是假阴性。另外，引起单侧血池增加者均可造成假阴性，如单侧的急性、慢性附睾炎，睾丸炎，睾丸扭转、扭伤或肿瘤等，可有不同程度的血管供应增加。

（7）精液检查。

精索静脉曲张的精液特点是精子数目减少及精子活动力降低，而不成熟的精子数目增多，如检出不成熟的精子则可确定睾丸功能异常。

（8）睾丸活检。

睾丸活检是一种创伤性诊断方法，不宜普遍采用，常用于判断睾丸受损程度及评估手术的预后。

（二）腹股沟斜疝和睾丸鞘膜积液

这两种疾病都是阴囊内占位疾病，一般认为是由于疝囊或胀大的鞘膜积液压迫睾丸，影响血液循环，从而影响精子的生长发育。

第三节　生殖器官感染性疾病

一、睾丸的感染性疾病

睾丸因有血睾屏障，一般很少会发生急性感染，若发生感染，则多引起生精细胞凋亡和损伤，可导致少精子症甚至无精子症；若影响间质细胞，则影响睾酮的合成，低睾酮症可影响生精细胞的发育，并且引起副性腺功能低下。

（一）特异性感染炎症

1. 流行性腮腺炎并发睾丸炎

流行性腮腺炎是常见的呼吸道病毒性传染病，多见于幼儿期，幼儿期发生的流行性腮腺炎很少并发睾丸炎，但在青春期后发生的流行性腮腺炎并发睾丸炎有 20% 左右的可能性。流行性腮腺炎病毒引起的睾丸炎多出现在腮腺炎后数天，起病急骤，全身症状显著，高热。睾丸出现明显的红、肿、痛、热症状，炎症消退后常可导致睾丸萎缩、纤维化。虽然是单侧睾丸出现生精障碍，但也会由于生精细胞的凋亡或抗精子抗体的产生而引起双侧生精障碍。炎症产生后，睾丸变得硬实，精液检查无精子，性功能可能逐步恢复正常，但生精功能难以恢复，尤其是支持细胞的损伤，会导致支持细胞不能再生，生精功能不能恢复。

2. 结核性睾丸炎

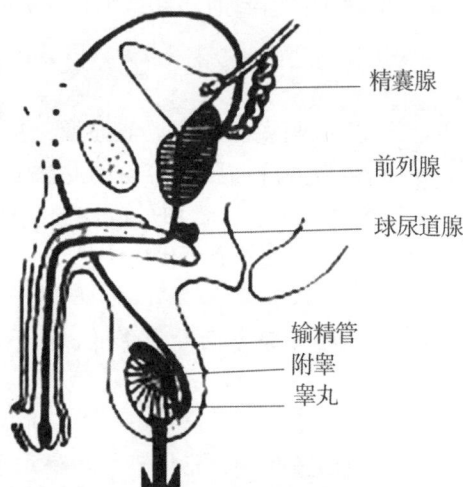

图 4-17 男性生殖系统的组成

精囊腺
前列腺
球尿道腺
输精管
附睾
睾丸

结核性睾丸炎多由附睾结核、肾结核或消化道结核延续而发生，表现为局部肿胀，无痛或有少许不适，肿块与周围粘连成团，结核病灶乳酪化坏死后，肿块逐渐软化，可形成经久难愈的瘘管。睾丸组织完全被破坏，导致睾丸生精功能丧失。但由于抗结核治疗的进步，目前极少见到此类病例。

3. 梅毒性睾丸炎

梅毒性睾丸炎多发生在梅毒第四期，睾丸组织发生象皮肿，临床表现为睾丸局部增大，组织较软，压痛不明显，睾丸组织完全被破坏，生精功能丧失。

（二）非特异性感染炎症

急性细菌感染，多数为菌血症或败血症的并发症，单独发生细菌性睾丸炎非常少见，双侧同时发病则更为少见。主要表现为睾丸局部红、肿、痛、热，单侧发病的后遗症除了睾丸局部萎缩变硬外，很少发生性功能障碍。但感染后发生睾丸纤维化或者产生抗精子抗体，也可致无精子症。近十几年来，有许多报道称脲原体、衣原体、肺炎支原体、涎腺病毒、巨细胞病毒、单纯性疱疹病毒以及其他一些病毒和霉菌都可能引起睾丸的慢性或隐性感染，这些病原体可以在精液标本和病理标本中被发现。

二、生殖管道及副性腺的感染

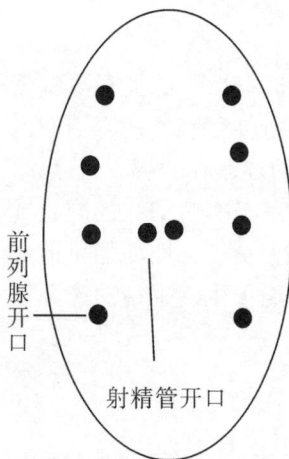

前列腺开口
射精管开口

图 4-18 精阜示意图

生殖道包括附睾、输精管、射精管，而附属性腺包括附睾、精囊腺、前列腺及球尿道腺。这些组织血运丰富且与后尿道相邻，因此泌尿系统感染常可蔓延至生殖道，消化道以肛管为主的细菌也可能通过尿道口上行感染。而且生殖道中由于存在着血睾屏障和免疫抑制系统，精浆免疫抑制物质（Seminal Plasma Inhibition Material，SPIM）具有封闭和改变精子抗原及对机体免疫系统产生抑制的作用，抑制淋巴细胞、NK 细胞、巨噬细胞和补体活性。由于 SPIM 的存在，精子免受免疫细胞的攻击，从而保证了生殖过程的顺利完成。与此同时，也保护了存在于生殖道中的病原微生物，使其免受免疫系统的攻击，从而促进了病原体感染和性传染疾病的发展和传播，这也是生殖道易引起感染的重要因素。除此之外，生殖道的各个器官互相连接，因此发生感染时常不是单一的部位和器官出现问题，门诊时很少可以看到是单一的某个器官的疾病，因此可以统称为生殖道感染。不洁的性生活、性紊乱与不良的卫生习惯，加上当前流行的桑拿、温泉浴等都可能是引起生殖道感染的重要诱导因素，所以生殖道感染是男性不育门诊最常见的疾病。过去认为原因不明的非淋菌性尿道炎、弱精子症、高畸形精子症和部分少精子症，现在已逐步被证实大部分是属于生殖道感染所引起的疾病。

在生殖道感染的患者中，急性感染多有全身急性感染和局部红肿痛热的临床症状，而慢性和隐性感染的患者多数没有自觉症状，偶尔有会阴不适，在体检时，附睾、部分输精管及前列腺都比较表浅，容易被触摸到，所以诊断并不是很困难。睾丸组织受损，睾丸的内、外分泌功能必然受到影响。若发生在青春期前，则表现为第二性征发育不良的征象；若发生在青春期后，则主要表现为无精子症、少精子症、精子凝聚、精子高畸形率及精液常规理化指标异常，甚至性功能低下。

（一）生殖道感染的病原体（参考第三章　细胞凋亡的生物因素）

由于尿道穿过前列腺，而且射精管和前列腺均开口于精阜上，所以许多肠道和皮肤的病原体都可引起生殖道感染。

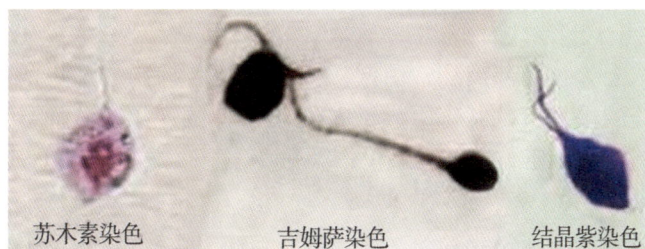

图 4-19　阴道毛滴虫

1. 原虫类病原体

（1）阴道毛滴虫。

一般报道称，在非淋病性尿道炎中发现阴道毛滴虫的概率为 1%~5%，而在正常男性尿道内很少发现。我们于 1998 年统计的不育门诊中阴道毛滴虫的检出率为 8%。

Tuttle 等发现三种常见于阴道内的病原体（大肠杆菌、白色念珠菌和滴虫）会妨碍精子活力或引起精子凝集，男女任何一方存在这些病原体都可能使精子活力减弱。经临床实践观察，当精液中存在滴虫感染时，镜下常可发现较多的炎症细胞和巨噬细胞，精子凝聚也较明显。因此，临床上对查不出特殊原因的生殖道感染患者作精液镜检时，若发现有较多的炎症细胞和巨噬细胞，并伴有较多的精子凝聚，则应仔细观察是否有阴道毛滴虫的存在。滴虫在精液中运动缓慢，在前列腺液和阴道分泌物中则运动较快，这可能与载体的黏稠度有关。前列腺液比较稀薄，阴道中常用生理盐水作为载体，因此滴虫运动较为活跃。而精液中含大量蛋白，使黏稠度增加，滴虫活动比较缓慢，常易被人忽略。不过精液染色片在油镜下比较容易发现滴虫。在染色片中，滴虫的鞭毛也是诊断的重要特征。

（2）弓形虫。

文献报告说明，在动物试验中弓形虫若感染了睾丸，就会主要侵犯生精细胞，导致生精细胞死亡，影响生精功能，致使精子数量减少。从小鼠急性弓形虫感染的动物模型中可见，在睾丸切片中，发现在精原细胞和初级精母细胞的核及胞浆中均有弓形虫的滋养体，部分细胞浆和核会出现空泡。弓形虫主要损害精原细胞，而不感染次级精母细胞、精子细胞和精子。有人将弓形虫的滋养体与精液混合置于 37℃ 的温箱中孵育，定时进行观察，发现弓形虫虽可附在精子上，但未发现弓形虫滋养体进入精子中进行繁殖，而精子活动率下降，并发生精子断尾和卷尾现象，则提示弓形虫的代谢产物可能会直接毒害精子。

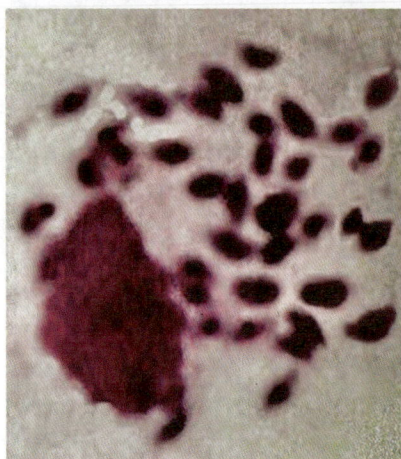

图 4 - 20　原虫类感染

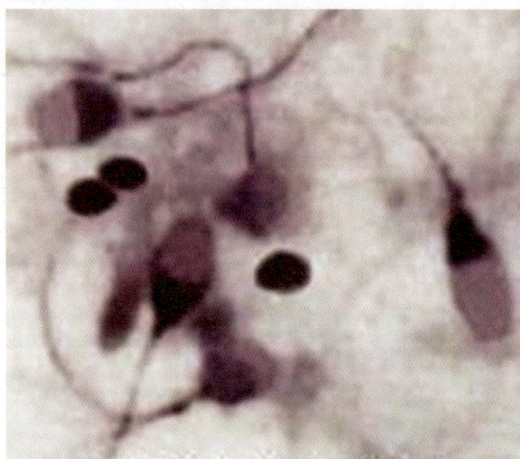

图 4 - 21　精液中的念珠菌

弓形虫感染睾丸组织，会导致局部炎症，引起抗体产生。若抑制弓形虫的繁殖，弓形虫就会产生包囊，最终形成机体带虫免疫的慢性炎症状态，导致抗精子抗体的产生，从而导致免疫性不育。因此，弓形虫感染也可引起不育，但在实际工作中并不多见。

2. 霉菌类病原体

霉菌在地球上是一种数目庞大的生物体，现在已知的有几十万种，从高空到深海、从温泉到北极的冰川都有它的存在。它既不是动物也不是植物，而是另一种生物体。它与人类甚至地球代谢的关系非常密切，所有的生物尸体、排泄物、残渣和废物，都需要霉菌进行腐化、霉败，才能成为简单的有机物，供植物再利用。人类的酿酒、酱料、发酵和医药工业都是利用霉菌来开发的。

霉菌感染在人体也非常多见，至今发现有一百多种，且多为条件性感染，直接传染的情况很少见。霉菌感染多属表浅的皮肤、毛发及指甲等上皮和甲质的感染。而深部感染则仅有几十种，也是属于条件性致病菌，这种条件性致病菌平常就寄生在表浅组织中，一旦身体抵抗力下降，条件成熟，就可以引起机体感染。人体中最常见的霉菌是念珠菌，从新生儿的鹅口疮到老年性阴道炎，在女性的各个时期均可见到念珠菌的存在。它在生殖道感染中并非少见，尤其在不规则的抗菌素治疗后，在精液培养或染色涂片可见到典型的白色念珠菌。霉菌在男性生殖道的感染率尚未见报道，广东省妇幼保健院男性不育门诊统计近两年男性生殖道霉菌感染检出率，约占 15%，而且多与其他感染并发。女方若有反复阴道白色念珠菌感染，则其丈夫精液中常可发现霉菌的存在。白色念珠菌在女性阴道中常可见到荚膜，而在精液中并非都具有荚膜。在男性精液中较多见的是活动期的类酵母样菌体，没有荚膜，且有时可见到出芽现象。感染亦可在前列腺细胞或生精细胞中被检出。本例类酵母菌来自广东省妇幼保健院实验室符振华用血皿培养基培养的阳性鉴别报告，以及在精液染色片中拍摄的照片。

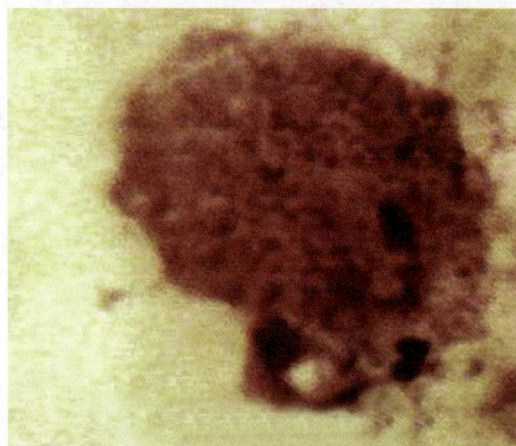

图 4 - 22　细胞内的念珠菌

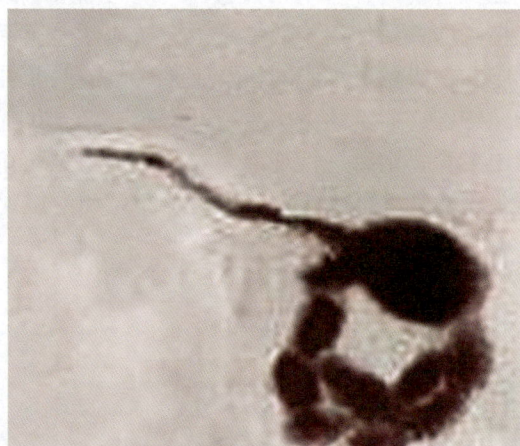

图 4 - 23　类酵母菌

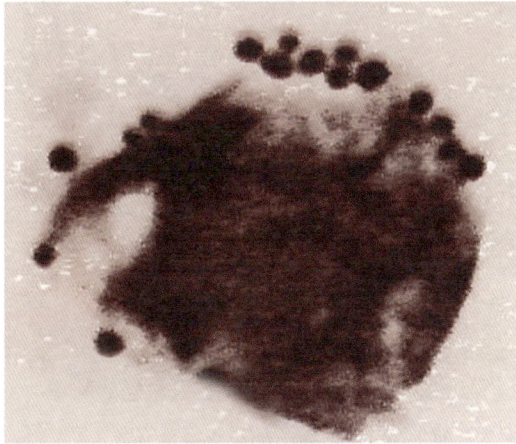

图 4-24　凋亡生精细胞中的类酵母菌

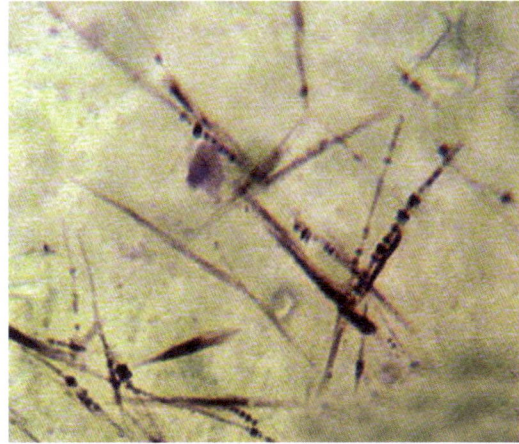

图 4-25　毛霉菌及其孢子

　　近年来在阴道中检出的霉菌不仅有念珠菌，还包括毛霉菌、皮炎癣菌等霉菌，尤其是毛霉菌，不仅在皮肤和阴道中有发现，而且在前庭大腺的分泌物、宫颈涂片甚至男性尿液沉渣中也曾检出大量毛霉菌。因此，精液中检出的毛霉菌是否来自尿道的污染物，或者它是否也是病原体，我们不敢给予肯定。毛霉菌呈革兰氏染色阳性，菌丝细长、无节、无分支，孢子直接生长在菌丝体上。有文献报道称毛霉菌易进入血管引起局部血栓，早孕时易引起绒毛膜炎或胚囊感染而致胚囊死亡。一位妇女自然流产 2 个月后，我们在其宫颈管内发现大量毛霉菌。治疗 3 个月后，她再次怀孕，并足月分娩一男孩。另一位 40 岁的妇女自述性交时疼痛，在外地治疗 3 个多月，症状无改善，妇科检查未见异常，但宫颈涂片见大量毛霉菌，治疗后症状才消失。另一位妇女在某医院被诊断为前庭大腺囊肿合并感染，治疗一周未愈遂来诊，检查结果显示左侧前庭大腺红肿，边缘不清，压之有分泌物排出，呈黏液样，涂片染色见大量毛霉菌，遂用中药坐浴，3 天后炎症消退。

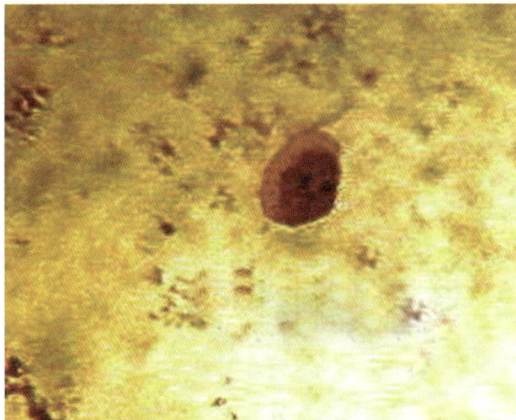

图 4-26　精子细胞核内的毛霉菌孢子

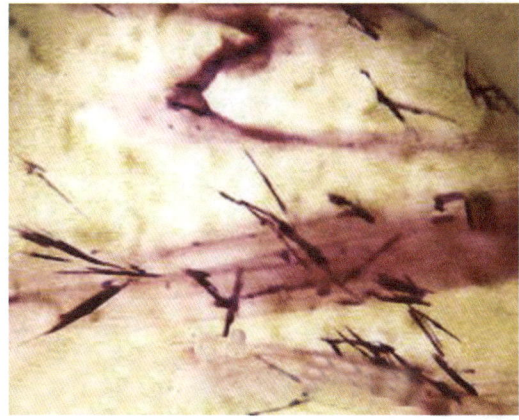

图 4-27　前庭大腺印片的毛霉菌

　　皮炎癣菌常见近椭圆形、浅着色、折光性较强的孢子，多在阴道内发现，亦可在精浆中发现。如图 4-27，这位患者体检时发现大面积肛周及股部红癣，阴茎皮肤亦可见到散在的癣菌皮肤损害，在股部癣区刮取皮屑检查，发现同样的癣菌。

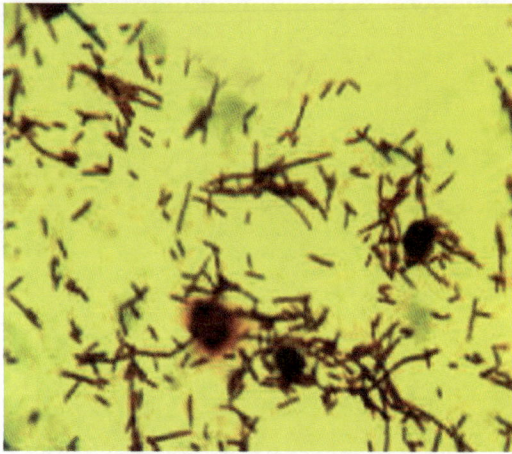

图 4-28　尿液中的地丝菌

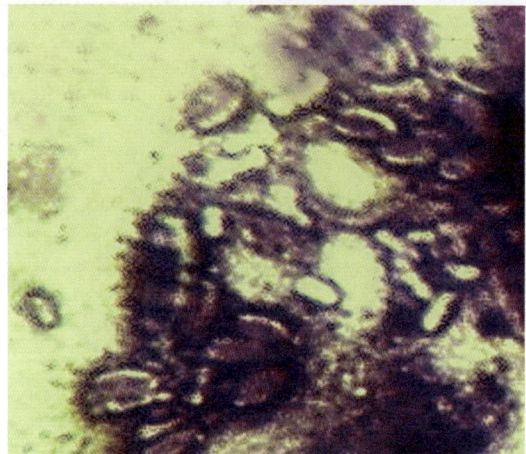

图 4-29　精液中的皮炎癣菌孢子

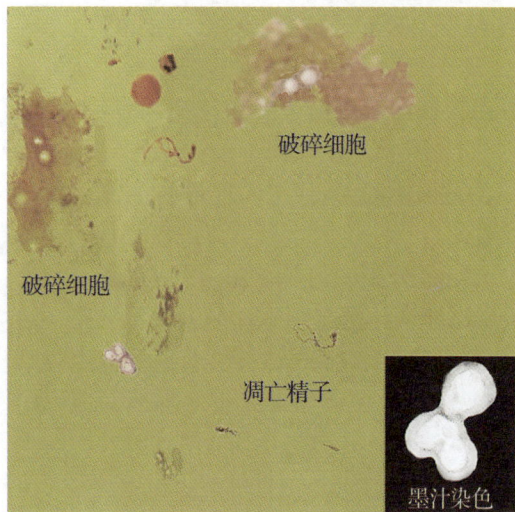

图 4-30　凋亡精子与破碎细胞

一名 35 岁的男性患者，突然感到小便困难，用力才能挤出少许尿液，但无明显的尿痛、尿频和里急后重症状，这种症状已经持续了 3 天，曾服药无效，体检未见异常，小便常规结果为：蛋白 3+、白细胞 2+、红细胞-，镜检出大量白细胞，经尿沉渣镜检，除大量白细胞外，可见一些丝状物，染色后见大量地丝菌。有文献报道称地丝菌正常寄生于口腔和肠道中，偶见引起支气管感染或口腔炎，这次偶然在尿道中出现。用抗霉菌治疗 3 天后症状好转，小便通畅。精液检查结果显示，精子浓度、活动力正常，精子畸形率正常，见到少许断裂菌丝体。用中药治疗 10 天后进行小便复查，发现地丝菌变短，数量明显减少，精液检查时也没有发现地丝菌。因为其妻子输卵管闭塞，已约好做胚胎移植且一次成功，故应该可以排除生殖道感染。

我们近两年共发现 3 例生殖道隐球菌感染，其共同特征是无精子或有少量已凋亡的精子和凋亡的精子细胞，精液中发现有近圆形的孢子，墨汁染色呈阳性，血清 FSH 明显升高，治疗后孢子可以消失，但生精细胞不能恢复。而且停止治疗后，很快又可查到孢子存在。

在染片时，应及时固定和染色，若涂好的片放置过久，则可能受到空气中飘动的虫霉菌污染，虫霉菌虽不是致病菌，但污染后会影响和干扰正确诊断。

3. 细菌类感染

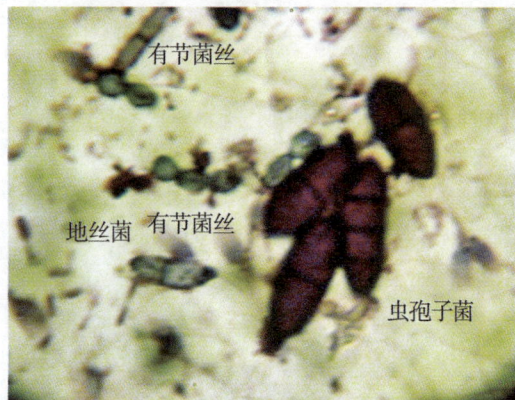

图 4-31　地丝菌与虫孢子菌

（1）革兰氏阴性（G⁻）细菌。

革兰氏阴性（G⁻）细菌是引起男性生殖道感染最常见的细菌，常与前列腺炎、附睾炎有关。导致急性、慢性前列腺炎的 G⁻ 致病菌常见的有肠道的大肠杆菌、变形杆菌以及呼吸道的克雷伯氏菌等。除少数淋球菌外，G⁻ 杆菌最易引起前列腺炎、精囊炎和附睾炎，据报告，过去 G⁻ 杆菌的发生率为 25%～86%。大多数急性前列腺炎因能得到治愈，一般不会导致慢性改变，也不会引起不育。但慢性感染往往继发于细菌性尿道炎、球尿道腺炎或膀胱炎，且症状不明显，偶尔会有会阴部疼痛或尿路刺激症状。感染途径多为上行感染，可能与包皮过长或阴道内有致病菌有关。若与阴道内有相同的致病菌，则可能是与性交传染有关。前列腺结石也可能堵塞管道，使细菌繁殖而导致感染。有人认为球尿道腺感染是引起慢性炎症的重要原因。患上慢性前列腺炎后，精液的 pH 值升高，锌、柠檬酸分泌减少，液化延长，从而影响精子活力和精液质量。

大多数学者认为除肠球菌外，G⁺感染率很低，至今尚未见有关 G⁺菌对精子活力影响的报告，该菌一般不会导致男性不育。但临床上培养常可发现各种葡萄球菌（腐生菌），而且出现抗精子抗体，精子运动速度变慢，细胞中有细菌存在，因此这些细菌可能也是条件性病原体。有报道称，患上急性淋病后，常在精液培养中出现葡萄球菌，也有报道称，慢性感染的淋球菌常呈 L 型变异而难以被发现。在门诊中，葡萄球菌培养呈阳性的病人常有不洁性交史。

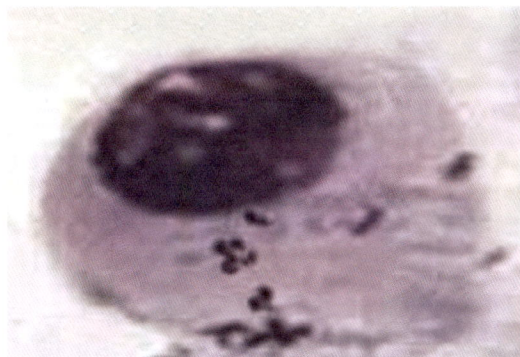

图 4 - 32　精子细胞中的球菌

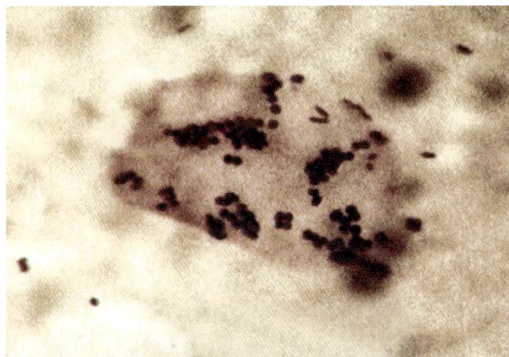

图 4 - 33　细胞内的球菌

（2）厌氧菌。

厌氧菌（棒状短小菌、陈链球菌）可以在正常尿道分泌液中被发现，但很少成为致病菌。Berger 等试图从正常男子附睾中培养出厌氧菌，但均告失败。厌氧菌仅在男性泌尿道发生组织坏死、脓肿时才会成为致病菌，所以临床上慢性厌氧菌前列腺炎是十分罕见的。

（3）结核杆菌。

生殖道的结核杆菌感染目前在人群中的发生率还无准确资料，其主要发生在附睾及输精管，亦可见于精囊和前列腺感染，一般认为是泌尿系统结核的一部分，有附睾结核者多有肾结核。据 5 424 例尸检报告，附睾结核占 0.8%，结核感染后常引起管壁上皮破坏粘连，管腔缩小，从而造成不完全性梗阻等不可逆的变化，手术再通的可能性不大，未经治疗的附睾结核终将引起睾丸结核。医者丁兵等对以下病例进行统计检测，30 例已生育的男性（无生殖道感染），平均年龄为 30.5 岁；80 例有明显附睾结节或输精管串珠的不育患者，平均年龄为 29.7 岁；152 例接受普查的不育患者，平均年龄为 30.3 岁。他们采用单向免疫扩散法和 ELISA 法分别对不育夫妇的精浆及血清作抗结核抗体检测，并对两种方法的测定结果作了分析，检测的结果为 72 例不育患者中血清 TBAb 阳性远不及精浆阳性者多，可能是结核分枝杆菌只定居在附睾的缘故。Moheb 等报告称结核患者的附睾全有结节。80 例有明显附睾结节或输精管串珠的患者 TBAb 测定阳性率为 26.3%，明显高于无结节者，说明附睾结节或输精管串珠的存在是附睾结核诊断的一项重要的参考指标。报道还称 TBAb 阳性患者的精液量明显低于正常组及 TBAb 阴性组，而且无一例超过 3mL，是否生殖管道阻塞或者副性腺结核尚需研究。在 72 对夫妇中有一对夫妇，丈夫精浆与妻子血清的 TBAb 均为阳性，但结核感染是否可通过性传播尚需进一步研究。Mohed 报道称，在附睾感染的分枝杆菌中，结核杆菌只占 21.76%，而 78.3%的患者为非结核分枝杆菌感染，而且包皮垢处非结核性分枝杆菌是最常见的相关分枝杆菌，故检测非结核分枝杆菌在生殖系结核诊断中的作用，值得进一步研究。

（4）脲原体和人型支原体。

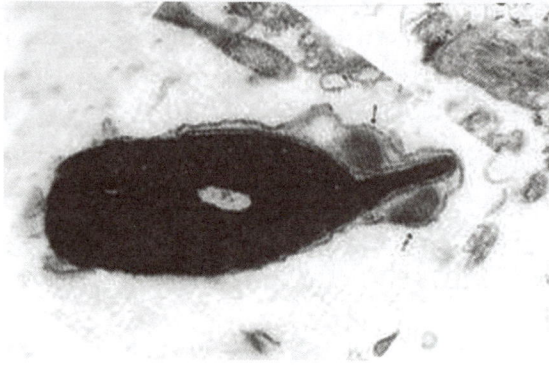

图 4 - 34 顶体异常精子（顶体内微生物）

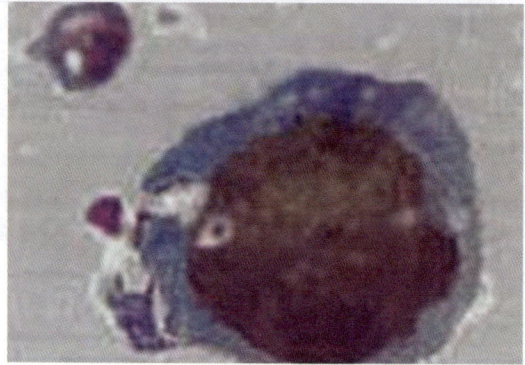

图 4 - 35 精子细胞的衣原体感染

脲原体是主要寄生在人类男性生殖泌尿道的解脲支原体，可在精液和尿液中被培养出来，在已婚男性中较常见。Maro 和 Collen 从 79 例有症状的前列腺患者的前列腺液中，分离出 46% 的脲原体。Gnarpe 在一组男性不育患者的精液中发现 85% 的脲原体培养呈阳性，而生育组仅 23% 呈阳性。Fowlkes 等发现脲原体感染时，精子活力下降，数量减少且畸形增多，精子成尖头及尾部呈卷曲状或呈绒毛状。这是由于脲原体寄生在精子里面而干扰其正常代谢和结构，并影响精子的流体动力学而使其活动力下降。在第三次国际生殖免疫学大会上，许多国内外学者都报道称经过更深入地研究脲原体对生殖道的影响，基本认定脲原体感染是当前生殖道感染的主要病原体。人型支原体通常寄生于呼吸道中，但在生殖道中也常可被检出，在不育患者中的发病率约为 7%，其对生殖道的影响与脲原体相同。目前的脲原体检测大部分使用变色培养，这原本是一种脲原体的筛查方法，现在被作为一种诊断方法，而且阳性率很低，我们分析其原因，认为主要是与接种量有关系。说明书和许多文章报道的接种量都要求在 $100 \sim 200 \mu L$ 之间，而在实际工作中远远不足此量，我们改用微量管并采用 $150 \mu L$ 接种，统计培养结果显示，24 小时出现阳性率约 14%，2 天阳性率为 70%，3 天阳性率为 86%，6 天阳性率为 98%，故连续培养 7 天，阳性总检出率为 43%。因此我们沿用这一方法至今已有 4 年，总检出率没有很大变化，而且培养呈阳性者与精液染色的细胞学检查见到与附着珠状体有密切关系。精液本身不是一种均匀的体液，而是在排精时依次排出的各种腺体的组合，随着精液的液化而逐渐混合，因此在精液中，精子浓度和细胞分布、病原体分布都不是均匀的，而变色反应中没有增菌过程，这可能是检出率低的重要原因。

（5）衣原体。

衣原体是沙眼的病原体，也是性传播疾病的病原体，20 世纪 50 年代时曾被称为大病毒类病原体，因为它具有病毒的一些特性。一般认为它是非淋病性尿道炎、特发性附睾炎和无菌性前列腺炎的主要病因。在正常男性尿道分泌物中培养出衣原体的概率为 0 ~ 5%，而在非淋病性尿道炎的患者中培养的阳性率为 31% ~ 42%。35 岁以下，无淋球菌、非淋病性或无外伤史的急性附睾炎患者中，67% 感染的明显病因为衣原体。Berger 等使用抽吸术对 23 例急性特发性附睾炎患者进行检查，衣原体培养的阳性率为 48%。Poletti 等对慢性无菌性前列腺炎采用晨尿、精液及抽吸等方法检查衣原体，阳性率为 33%，而我们的实际检出率仅 5%。我们曾使用沉渣与精液作比较，检出率没有明显变化。

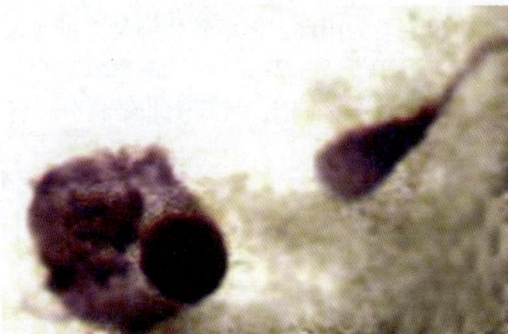

图 4 - 36 精子细胞中的包涵体

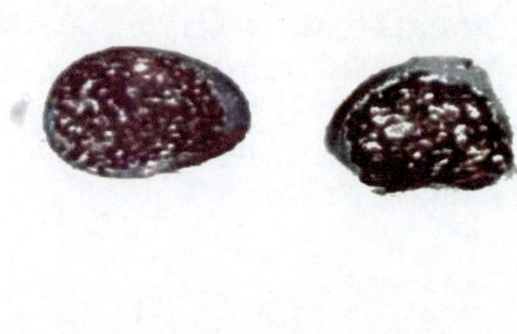

图 4 - 37 包涵体超微结构

（6）病毒感染。

据文献报道，病毒感染包括涎腺病毒、巨细胞病毒、单纯性疱疹病毒、人乳头状病毒和肝炎病毒等。单纯性疱疹病毒和人乳头状病毒也可能与非淋病性尿道炎有关。但人乳头状病毒多是男女性生殖器鳞状上皮疾患病变的一种病因。

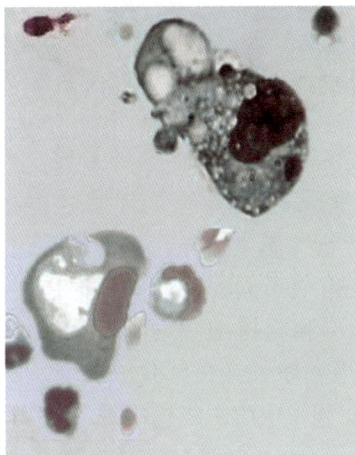

图 4 - 38　病毒感染后出现空泡的凋亡的生精细胞

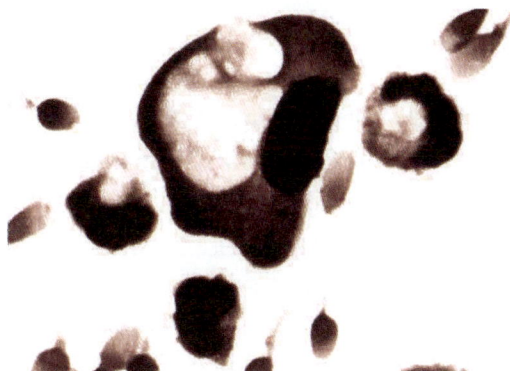

图 4 - 39　病毒引起的生精细胞凋亡

Gordom、Nielson、Vestergaad 等对 60 例无菌性前列腺炎病人进行前列腺穿刺，其中 9 例临床证实有疱疹性生殖器病变，但均未发现标本中存在疱疹病毒。研究报告证明，涎腺病毒（CMV）感染时精液的 pH 值升高，精子数减少，CMV 可使人及动物的精子发生凝集而影响其活力。黏液病毒可使人类和其他动物的精子发生凝聚，男性生殖道可能有这种病毒生长。曾有报道称，在精浆中检出 HBeAg 呈阳性，肝炎病毒也可以引起生殖道感染。广东省妇幼保健院曾对 9 例血清"大三阳"患者作精浆"两对半"检测，发现 4 例 HBeAg 呈阳性，这些病人的精液常规有一些共同特点：精子浓度变小；精子活动力极度低下，活动率小于 10%；在精液涂片染色检查中，发现精子细胞及次级精母细胞大部分出现凋亡，90% 以上的精子出现畸形，主要表现为小头、不定型头、大头无核、核不浓缩、颈部小滴不排出、尾器过短、卷尾等，而且在头、颈、尾都可见一些珠状体附着在胞膜上。这些是否与肝炎病毒有关，均有待进一步证实。

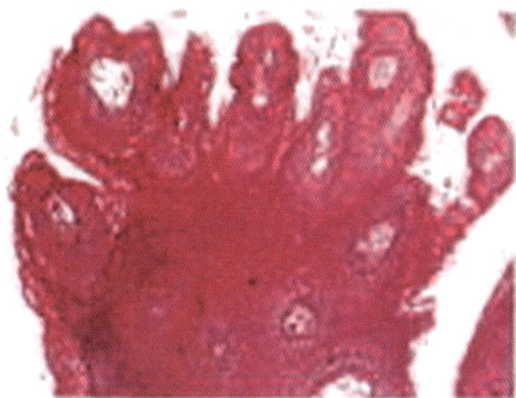

图 4 - 40　尖锐湿疣宫颈活检

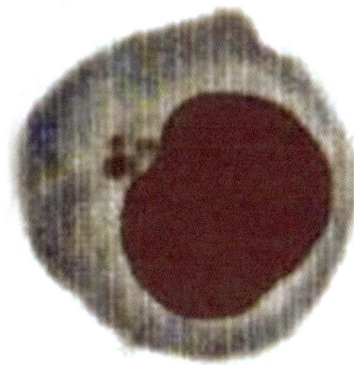

图 4 - 41　病毒包涵体

我们在参考病理室的病理切片的染色片的结果时发现，病毒感染表现为组织细胞有空泡。我们在检验工作中还发现一些培养呈阴性的患者中同样有细胞空泡凋亡的改变，尤其是少精子症患者，精子细胞中常有许多空泡样的变化，也存在包涵体的变化。广东省妇幼保健院周庆葵等对 110 例少精子症患者，并对有大量凋亡生精细胞的病例用病理组化技术检测精液，检测病毒种类只限于巨细胞病毒、单纯性疱疹病毒、尖锐湿疣病毒，但也检出巨细胞病毒 11 例、单纯性疱疹病毒 2 例，这说明大量生精细胞凋亡与病

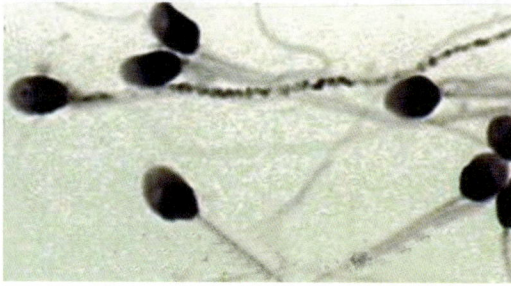

图4-42 精子尾部病毒颗粒附着

毒感染具有密切的关系。

在众多的病原体中，精液中常可培养出细菌，而且以肠道细菌为主，第三次国际生殖免疫学大会集中认为：当前生殖道感染是影响生殖的重要因素，而40%是由解脲支原体感染所造成的。因此，这也是男性继发不育的一个重要原因。

（二）生殖道感染的病理机制

1. 各个器官损伤后的功能障碍或低下的影响

（1）对曲细精管和支持细胞的影响。

在徐晨等建立的脲原体感染泌尿生殖系统动物模型中，模拟 UU 上行性感染途径，在大鼠膀胱内注入 UU，睾丸可出现广泛的病理性变化。脲原体感染 5 个月后，大鼠睾丸出现不同程度的病理损伤，可见间质水肿、玻璃样变，精子广泛变性，并相互融合成多核细胞，精子畸形和支持细胞塌陷、贴壁。严重者出现睾丸明显萎缩，镜下大片生精细胞脱落、排空，生精过程严重受损。徐晨等在试验中发现，不含 UU 的培养基上清液亦能明显抑制大鼠支持细胞分泌 IL-1 的功能，这可能和 UU 产生的可溶性分泌物对支持细胞的损伤或抑制有关。

生精细胞本身并不具备睾酮受体，它生长发育所需的睾酮要靠支持细胞的雄性结合蛋白与睾酮结合，通过睾网液的形式提供给生精细胞。支持细胞受损后，会引起曲细精管功能紊乱和损害，造成精子生成障碍，也可引起精子细胞的凋亡。病毒、支原体及衣原体等都属无细胞壁，而仅有原生质的病原体，当其吸附在宿主细胞表面时，病原体上类酯质能插入宿主细胞壁，使细胞壁双层类脂分子功能紊乱，细胞内代谢物外溢，病毒蛋白进入宿主细胞进行繁殖，导致细胞受损、坏死。另有报道称，支原体属也可产生氨和过氧化氢等有害物质，毒害宿主细胞。UU 为支原体属，文献报道称某些支原体具有超抗原的性质，可以直接激活 CD_4 阳性的 T 细胞，引起细胞因子产生过多，从而导致免疫功能紊乱、组织损伤，甚至诱导细胞凋亡。当血睾屏障受到损伤时，FSH 受体减少，就有可能引起生精细胞的凋亡。病毒类病原体也会带来这样的损害，导致支持细胞和生精细胞的凋亡，最终引起生精功能障碍。

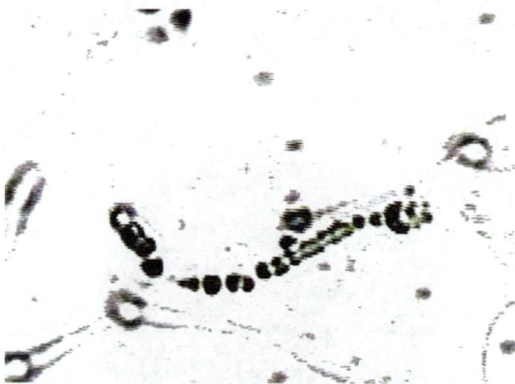

图4-43 精子的病毒感染精子已凋亡

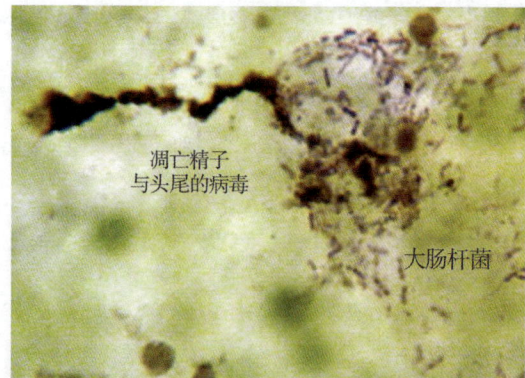

凋亡精子
与头尾的病毒

大肠杆菌

图4-44 大肠杆菌与凋亡精子

（2）对附睾的影响。

附睾是精子进一步成熟的重要器官，具有分泌及重吸收功能，使精液置于高渗、高钾、缺氧状态，精子核进一步浓缩，精子的高尔基氏体在附睾中形成顶体，而线粒体发育成尾部的肋，增加尾部的刚性。当附睾功能出现障碍时，就会影响精子的发育和成熟，精子发育障碍必然引起精子畸形率的增加，如核的浓缩不足、颈部胞浆小滴的残存、顶体发育不足和尾器的发育障碍。若线粒体排列异常，则会造成卷尾、短尾和断尾等畸形，值得注意的是，尾器发育障碍也可致精子活力低下。我们认为精子畸形一般是形态上的变化，如多头、多尾、圆形、长形、尖头等畸形与生精细胞的发育有关，顶体发育、胞浆小滴残余和尾部畸形与附睾功能障碍有关。

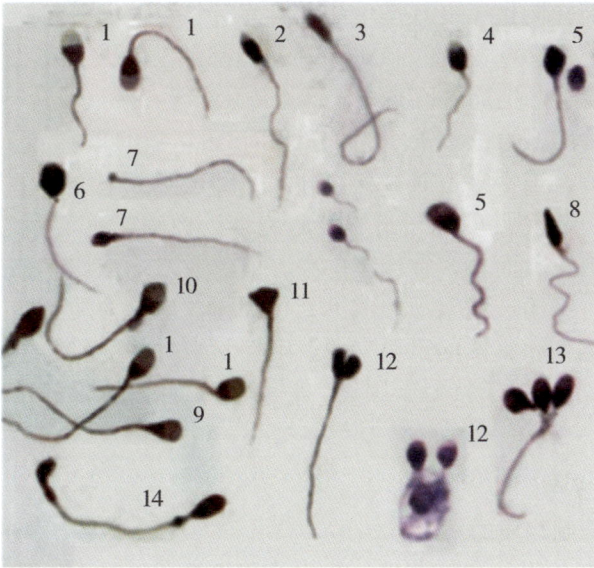

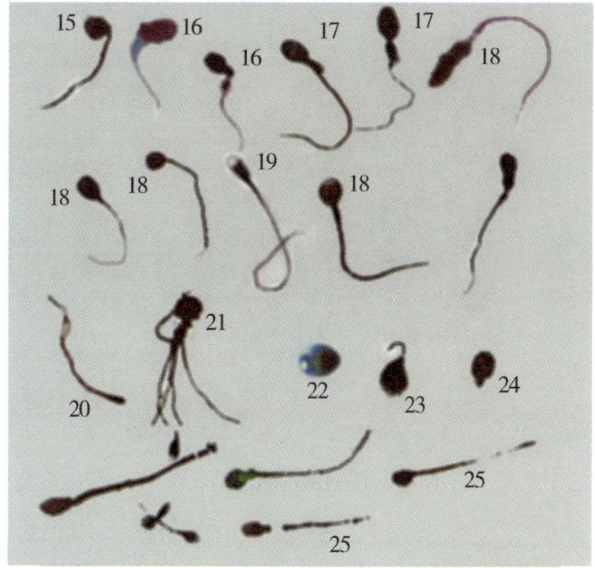

1.正常精子；	2.小顶体尖头精子；	3.长头精子；
4.小顶体精子；	5.不均称头精子；	6.圆头无顶体精子；
7.小头精子；	8.无顶体尖头精子；	9.梨形头精子；
10.带胞浆小滴精子；	11.不整形头精子；	12.双头精子；
13.三头精子；	14.联体精子；	

15.折颈圆头精子；	16.粗颈精子；	17.带胞浆小滴精子；
18.折尾精子；	19.卷尾精子；	20.双尾精子；
21.多尾精子；	22.无尾精子；	23.短尾精子；
24.精尾精子；	25.尾轴中断精子	

图 4-45　精子形态

Fowlkes 等用电镜看到支原体常附着在精子中段，使大量精子鞭毛成盘绕状态。Desiva 等证实解脲支原体膜上具有磷脂酶，会对精子膜产生破坏的作用，而致精子尾部产生畸形或者精子膜通透性改变，引起精子运动障碍。国内徐晨、商学军等用电镜也观察到这种现象。因此，曲细精管与附睾的功能障碍是引起精子高畸形率的主要原因。

（3）对副性腺的影响。

副性腺分泌物是构成精液的主要成分和精子运动的能量来源，也是构成精浆在体外恒定环境，保障精子在女性生殖道中存活和受孕的重要因素。

精囊腺分泌物占精液量的 60%，精囊腺细胞胞体呈圆形，胞质丰富，常可见一些褐色颗粒，胞核圆形居中，染色质浓缩而结构致密。精囊腺主要分泌结构蛋白、果糖、枸橼酸钠和其他一些蛋白，如转铁蛋白。

结构蛋白使精液呈凝胶状，包绕精子使其排到阴道后不受阴道酸性环境的影响，而争取到足够的复苏时间；果糖给复苏后的精子提供所需的能量；枸橼酸钠与前列腺分泌的枸橼酸构成精液的缓冲系统，维持精子生存环境的稳定；其他蛋白覆盖精子顶体，使精子顶体不会过早被激活。精囊腺感染会导致精囊腺功能受损而分泌不足，精液量明显减少且稀薄，果糖量减少，精液 pH 值降低，使精子

图 4-46　精囊细胞

在复苏的过程中易受阴道酸性环境损伤。精囊腺的内壁含有大量复管泡状腺体，腺腔大且成群分布于精囊腔的周围，管腔薄而血管丰富，因此，急性感染时常伴有血精，慢性感染时镜下常可看到红细胞数量增加，精液量减少，pH 值下降，精液稀薄且不呈凝胶状。

前列腺分泌物占精液量的 30%，主要分泌酶类、枸橼酸、胆碱、盐类、磷脂和胆固醇以及免疫抑制物质（SPIM）。前列腺细胞近椭圆形且胞质丰富，常见内含大小不等的分泌物颗粒，胞核圆形近中央或偏向一侧，染色质呈粗网状。当分泌不足时，精液不能及时液化或液化不全，pH 值升高，由于精液黏稠，

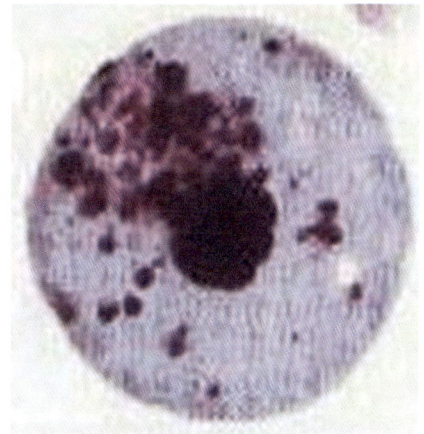

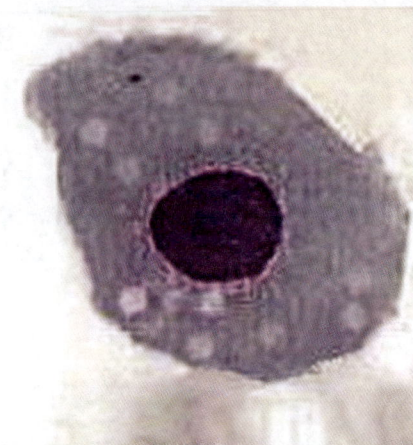

图 4 - 47　前列腺细胞

精子不能快速运动而在阴道不良环境中滞留时间过长，也可引起精子的损伤。而 SPIM 分泌减少或者 SPIM – Ab 增加都可以使男性或女性的免疫系统被激活，产生抗精子抗体。

球尿道腺也是副性腺的一部分，它的分泌物仅占精液的 2%，它位于后尿道膜部两侧，当性兴奋时就开始分泌一种透明分泌物用于湿润尿道，为射精开辟道路。球尿道腺细胞胞体近椭圆或不定形，胞质丰富而均匀，胞核圆而小，常位于中央，染色质浓缩成团。感染时常可见胞质内有细菌成线索细胞或见到包涵体，易成为病原体隐蔽点，成为慢性感染和复发的重要来源。副性腺平时并不与精子接触，只在排精时才与精子接触，因此，它对精子形态的影响比较小。

2. 免疫机制的损害

（1）精浆免疫抑制物质的影响。

在正常生育过程中，人类精液中含有多种抗原且具有较强的免疫原性，但为了避免精子被男女生殖道中的免疫细胞所吞噬，前列腺还会分泌精浆免疫抑制物质 SPIM。在正常的生殖生理过程中，SPIM 通过遮蔽和改变精子抗原性，并抑制 T、B、NK、巨噬细胞等多种免疫活性细胞和补体作用，防止男女双方发生抗精子抗体及抗受精卵的免疫应答反应，从而保护了精子和受精卵免遭抗体参与的补体介导的溶细胞反应，使其能完成正常生育的过程。但 SPIM 也是一种抗原，在某些情况下，如生殖道的感染、创伤或阻塞，也可诱发机体产生抗 SPIM 抗体（SPIM – Ab）。

Vanage 等利用人类精浆抗免疫抑制因子血清和鼠附睾精子在体外进行孵育，使精子产生凝聚。当将人类精浆免疫抑制因子注入成年雄鼠后，其睾丸及附睾内精子数明显下降，而附睾中精子则大部分凝聚。这些雄鼠与雌鼠交配时，其生育力明显下降。

因此，可以推断 SPIM 可能通过两个方面对生殖过程产生影响。一是通过抗体的介导引起精子凝聚和制动，降低精子穿透宫颈黏液的能力，抑制精卵融合等，使生育力下降。二是免疫抑制活性下降，使精子易被免疫活性细胞攻击，抗精子抗体的产生又进一步加重生殖免疫的损伤。同时，SPIM – Ab 又可以通过中和 SPIM 而使其免疫抑制作用减弱，减低机体对病原体的抵御能力。这方面的研究对性病发生和传播的预防可能具有重要意义，SPIM – Ab 在抗生殖道感染方面也可能具有重要作用。

（2）抗精子抗体。

从 1963 年 Chodiker 和 Tomasi 率先报告称在正常前列腺液中含有 IgA、IgG 以来，前列腺炎引起免疫反应，已引起广泛的兴趣。另外，有学者发现慢性前列腺炎会促进非特异性 IgG、IgA 的漏出，以及前列腺中抗细菌 IgA 的局部复合分泌增加。前列腺也会局部分泌特有的 IgA 抗体，使炎症得以控制，症状趋于改善。而前列腺中 IgG、IgA 水平升高，与男性生殖道梗阻和血睾屏障被破坏有关。抗精子抗体对精子功能的影响取决于抗体与精子的结合点，若抗体结合在精子头部和尾部，会引起精子的凝集和制动；若抗体附着在精子头部顶体，也会影响顶体的获能反应。在因感染而引起不育的病人精液内，抗精子抗体活性明显增高，精子穿卵力明显减低。

（3）炎症细胞的影响。

Berger 等发现炎症细胞主要是多核白细胞和淋巴细胞，Hill 等通过体外的动物实验证实淋巴细胞和巨噬细胞产生可溶性物质会明显影响精子活力。但也有人观察到虽然一些精液中的白细胞数目较高，但精液参数及生育力也可能正常。毫无疑问，白细胞对不同病因（如感染、炎症、自身免疫）和这些细胞是否来自睾丸、附睾、输精管或者副性腺是十分重要的。如果这些细胞是由附睾产生的，经过长期与精子接触，有可能对精子产生负效应；若产生在副性腺，它们只在射精后才与精子接触，短时间内并不能影响精子。Waltrand 等研究发现，附睾液中的白细胞增加，可导致精子浓度下降，畸形精子增多。Wollf 等研究表明，白细胞数增加、亚群变化和精子总数、存活率具有相关性。细胞免疫无论是细菌还是其他病原体引起生殖道感染，在精液中都会产生炎症细胞。它们与精子的活动率、运动速度及精子总数下降的比例有明确的关系。他们分析了 179 例不育门诊患者，当单核细胞/巨噬细胞大于 5×10^5/mL 时，精液量减少；当 T 淋巴细胞大于 5 ×

$105/mL$ 时，精子活力下降。粒细胞增多者，其精液量、精子总数、精子活力均下降。精液中粒细胞增多也称白细胞精子症（Leukocytospermia），这是免疫性不育的一种常见症状，是精液中出现大量的白细胞所致。白细胞数量增加究竟是由何种机制引起？以往研究认为是副性腺感染所致，但是 1986 年 El Deminy 等报告认为精液中白细胞增加与细菌的阳性无相关性。近期许多研究证实，临床上有许多不育患者无副性腺炎症表现，仅是白细胞数增加、精液质量下降，这说明白细胞数量增加和副性腺炎症间无直接关系。

白细胞是免疫系统的一部分，其数量的改变必然受到男性生殖道中免疫系统或局部免疫调节，并可能受许多免疫物质的影响，如精液中的 INF、IL-2、IL-8、AsAb、sIL-2R、HSPIM 等。sIL-2R 是由淋巴细胞产生的一种低亲和力的受体蛋白，具有免疫调节作用。当免疫系统出现异常时，如肿瘤、移植排斥、自身免疫性疾病（男性出现抗精子抗体）时，sIL-2R 水平往往升高，sIL-2R 水平升高表明体内或局部淋巴细胞处于活化状态。

SPIM（免疫抑制物质）是精浆中一组物质的总称，包括妊娠血浆蛋白、前列腺素、多胺氧化酶、酸性磷酸酶等，它们能使具有较强的免疫原性的精液失去抗原性，对多种免疫细胞均有显著的抑制作用，并且研究已表明这类物质对 T 淋巴细胞的抑制是通过影响 IL-2 的产生，同时降解已产生的 IL-2 和减少 sIL-2R 表达，从而达到抑制淋巴细胞的转化和增殖的作用。

实验结果表明，在白细胞精子症患者中，其精浆的 sIL-2R 水平明显高于对照组，这也提示在大量白细胞进入精液时，生殖道器官的结缔组织中的淋巴细胞可能已处于活化状态。而 SPIM 水平测定结果明显低于对照组，结果表明白细胞在精液中出现与 SPIM 水平变化有关，这两种物质水平变化呈负相关。

淋巴细胞在免疫应答中起核心作用，它包括 T、B、NK 和 K 淋巴细胞等。T 淋巴细胞依据 CD 抗原及在免疫应答中的功能不同，又分为 CD_4、CD_8 两大亚群。CD_4 T 淋巴细胞亚群可分为诱导性 Ti 细胞（影响 Th 和抑制性 T 细胞的成熟）和 Th 细胞（影响 B 细胞抗体产生）。CD_8 T 淋巴细胞亚群可分为影响 B 细胞产生抗体的 Ts 细胞及对靶细胞具有杀伤力和毒性的 Tc 淋巴细胞。NK 细胞无须抗体的存在，也无须经过抗原致敏就可以杀伤受病毒感染的细胞，而 K 细胞只能杀伤被补体所覆盖的靶细胞。

Witkin 认为，这种对精子免疫的主动性抑制机制，与 Ts/Tc 细胞在精液和男性生殖道的一些部位如睾网、附睾、输精管、前列腺上皮内占优势有关。这套机制只影响免疫应答阶段，免疫活性细胞一经激活，可造成机体免疫反应。正如 Tung 等将致敏淋巴细胞过继给未免疫的小鼠受体而制成的实验性睾丸炎一样。

Kung 等研究发现，精液中的 T 细胞亚群主要为 Th/Ti，而在所有的有生育能力的男性的精液中，Ts/Tc 均可被测出。在精液中白细胞与精液参数的相关性研究中，他们发现精子正常形态率与 Th/Ti 数目呈显著的负相关，精子线性运动与 T 细胞的密度呈显著的负相关。这提示 T 细胞可能与精子形态和运动状态有关。

Shelton 和 Ben 等报道的体外实验结果表明，将来自精子致敏的小鼠脾细胞与精子抗原包被的细胞及睾丸靶细胞一起培育，具有细胞毒作用。但在人体内进行的实验未发现经典的淋巴细胞在 Tc 细胞介导下具有溶解生精细胞或精子的作用，因为这些细胞未能表达出 MHCI 类抗原，以致 Tc 细胞不能将其识别并杀伤。

R. J. Aitken 等通过对 120 例男性不育患者的研究，发现白细胞会对洗涤后的精子的精卵融合能力造成损伤。这也说明在一些能正常生育的男性精液中，虽然白细胞较多，但精子未受到损伤，其原因之一在于精浆中存在有抗氧化特性的物质，当缺乏这种保护时（洗涤去除精浆），白细胞可对精子造成巨大的损害。

正常男性生殖道管壁中的淋巴细胞不表达 IL-2R，也不产生 sIL-2R，即淋巴细胞以未被激活的状态存在，精浆中的 sIL-2R 和 HSPIM 均在正常的水平。若由于某些原因引起 SPIM 水平下降，抑制淋巴细胞的作用就会减弱，从而激活淋巴细胞，激活的淋巴细胞就可以产生 sIL-2R 及 IL-8（白细胞精子症病人的 IL-8 水平明显高于对照组）。IL-8 是具有趋化作用的细胞因子，可以引起白细胞的聚集，还可能引起大单核细胞聚集，白细胞在这些趋化因子的作用下，大量进入精液，最终导致白细胞精子症。另一种可能是男性生殖管道壁中的淋巴细胞被某些原因激活后，局部产生了 sIL-2R 及 IL-8，消耗 SPIM 并使之减少，最终导致白细胞精子症。

精液中的白细胞除了可发挥细胞免疫作用外，还可以通过分泌细胞因子及其他白细胞产物对精液质量产生一定影响。Hill 等用纯化的细胞因子进行的体外研究初步证实，白细胞可溶性产物对精子活力有细胞免疫作用，如出现胚胎毒性因子（Embryotoxic Factor）。并由此认为，精浆淋巴细胞和巨噬细胞及导致淋巴细胞、巨噬细胞增高的因素，可通过传送活性淋巴细胞及细胞因子，或刺激女性对精子抗原致敏而造成流产；高水平的活性氧片断与白细胞的浸润显著相关，而白细胞是氧自由基的产生者之一。Wolff 和他的同事也通过研究发现了白细胞数增多者精子数量下降。吞噬细胞在吞噬异物时，转移单电子的还原型辅酶Ⅱ氧化酶含量增加，可产生一系列氧自由基。氧自由基可攻击精子细胞膜，使精子膜发生脂质过氧化而使膜上出现流动性不同的多相区域。而细胞膜的多相性将有利于激活磷酸脂酶 A2，产生溶血磷脂。溶血磷脂可破坏精子细胞膜的脂质双分子结构，同时，由于脂质过氧化反应有自身传播的特性，精子细胞膜上的过氧化损害会逐渐扩展，导致精子活力丧失。此外，脂质过氧化反应还可以通过影响精子线粒体内的代谢而导致精子的活力丧失。Philip.J 等也研究发现，当精液中存在白细胞时，精子的超活性运动会受到损害；白细胞会导致精子头部侧向移位（ALH），降低曲线运动率，令活动精子数、精子运动速度和直线运动率均下降。

以上是依据几种物质水平的变化及它们各自的作用综合分析的机理，但白细胞精子症具有复杂的病理过程，生殖管道中又存在多种与免疫有关的物质和细胞，因而目前对这些成分和机制尚未完全了解，还需进一步研究。现已研究证实，当有炎症时，男性生殖道的 T 淋巴细胞被激活后，可产生抗精子抗体 SPIM 和抗免疫抑制物质抗体 SPIM－Ab，拮抗免疫抑制物质。当 SPIM－Ab 产生后，虽然炎症消失，但抗体也不易自动消退，SPIM 必然仍处于低水平状态，因此白细胞精子症的起因可能仍与副性腺感染有关。SPIM 的低水平应是 SPIM－Ab 存在的结果。

在上述的研究中，虽然一些精液中的白细胞数目较多，但精液参数及生育力也可能是正常的。毫无疑问，白细胞对不同病因（如感染、炎症、自身免疫）和这些细胞是否来自睾丸、附睾、输精管，是否由生殖道和副性腺产生，是十分重要的。如果这些白细胞由附睾产生，那么它与精子经过长期接触，就有可能对精子产生负效应。若这些白细胞是在前列腺产生，它只在排精时才与精子有短暂的接触，那么它对精子并不一定产生影响。

（三）精子的凝集

除了抗精子抗体能引起精子凝集外，目前相关资料已证明，体外某些细菌也会通过凝集而明显抑制精子活力。Teague 等用新鲜精液与有活力的大肠杆菌混悬液混合，发现细菌凝块和精子凝集的现象，精子的凝集和形态的改变使精子活力下降。临床上除了肠道细菌外，阴道滴虫的感染也会出现凝集的现象，当病原体被消除后，凝集会自动消除。凝集是精子在运动过程中互相碰撞而产生的现象，精子大量凝集会使运动活跃的精子受到限制而影响精子的运行。

（四）氧自由基的影响

氧自由基是游离存在的含有不配对电子的氧原子、离子、分子和原子团，其化学反应性质极为活泼。生物体内的自由基主要是氧自由基，即活性氧（包括超氧阴离子、羟基自由基、过氧化氢和单态氧）。近年研究发现，活跃的氧自由基与精子功能的正常发挥密切相关。

氧自由基是在有氧代谢过程中氧的还原不充分时所形成的。由于仅进行单电子还原而产生超氧阴离子，超氧阴离子又可进一步诱发羟基自由基等其他氧自由基。精子中富含的线粒体为精子氧自由基发生奠定基础。精液中所含的白细胞和吞噬细胞，在吞噬异物时，转移单电子的还原辅酶Ⅱ氧化酶增加，也可产生一系列氧自由基。

在正常情况下，机体中存在一个由酶系统组成的保护系统，可以主动清除氧自由基。其中主要是超氧化物歧化酶（SOD）、过氧化氢酶、谷胱甘肽过氧化物酶和谷甘肽转硫酶等。这些酶一般均存在于胞浆中，而精子是缺乏胞浆的细胞，故其清除氧自由基的能力较差。目前认为精子对氧自由基的清除可能是依赖精浆中的超氧化物歧化酶，而精浆中超氧化物歧化酶的含量也高于其他体液，因此可以认为超氧化物歧化酶的活性，从与精子体外运动能力的维持密切相关。当生殖道被感染且精液白细胞增多时，其活性氧的片断包括 ROS、H_2O_2、氧自由基等水平也相应增高。Neil 等认为可以用精液中 ROS 的含量来检测精液中性粒细胞的含量。生殖道的感染主要影响超氧化酶的活性而间接影响精子的运动。

氧自由基对精子功能的影响，主要通过其对精子细胞膜的破坏而实现。细胞膜为磷脂、蛋白质相嵌排列构成的脂质双层结构，其中含有大量不饱和脂肪酸以维持其流动性。近年来研究表明，脂质过氧化反应可使其流动性下降。对精子来说，精子膜上含有大量不饱和脂肪酸，膜流动性下降使精子膜上出现不同流动性的多相区域，细胞膜上多相流动区域有利于磷酸脂酶 A 的活化，活化的磷酸脂酶 A 则使细胞膜上的脂肪酸含量下降，并出现溶血磷脂，其可破坏精子细胞膜的脂质双层结构，使精子丧失活动能力。精子细胞膜流动性下降也可使与顶体反应和穿卵有关的膜融合的过程受到抑制。氧自由基还可使精子线粒体内、线粒体膜上的不饱和脂肪酸发生脂质过氧化反应，使膜的脂层排列松散，亦使精子运动力丧失。

由于精子本身结构上的一些特点，精子对氧化性刺激非常敏感。氧自由基越多，精子功能越差。因此，有效的抗感染可以减少精子氧自由基的产生，提高精子氧自由基的清除能力，从而改善精子的活动能力及穿卵功能。

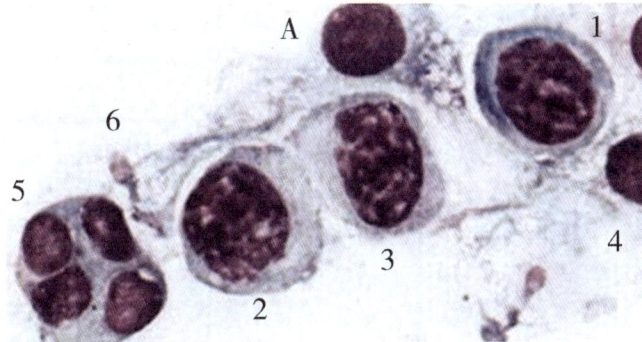

1. 精原细胞　　　　　2. 初级精母细胞
3. 次级精母细胞　　　4. 精子细胞
5. 巨大多核精子细胞　6. 精子
A. 支持细胞
图 4 - 48　精液中各种脱落细胞

（五）生殖道感染的诊断

（1）病史。

在病史询问中要特别注意患者以往是否有泌尿系统感染史；是否有性生活紊乱及不洁性生活史；是否患过结核病等。这在感染的诊断中具有一定的参考价值。在门诊病人中，绝大部分病人是慢性感染，病程长达几年甚至十几年，多数病人是上行性感染，因此在感染初期多有尿频、尿痛或者阴茎疼痛的感觉。

（2）临床症状及体格检查。

① 急性感染。

临床常表现为单一器官的感染，除有局部急性炎症的红、肿、痛、热症状外，常伴有全身反应的症状，如发热、寒战和全身不适等。

a. 急性前列腺炎。由于后尿道穿过前列腺，患急性前列腺炎时，多合并有泌尿道症状，如尿频、尿痛、里急后重等症状，全身症状可有可无；小便常规常有炎症改变；小便沉渣涂片染色，可见脱落前列腺细胞。急性前列腺感染主要发生在青年时期，儿童期亦可发病，但常被忽视。

b. 急性精囊炎。精囊受急性感染时，全身症状较轻微而易被忽视。临床上主要表现为血精，甚至血尿，许多情况是误诊为泌尿道感染而进行检查，未发现病灶后才考虑精囊感染。精液常规检查时 pH 值下降，肉眼可见血性或血丝，精子运动缓慢，果糖减少，精液较稀薄，不呈凝胶状，B 超或 CT 检查容易帮助确诊。

c. 急性附睾炎。由于位置浅，全身症状较显著，而且局部红、肿、痛、热症状很明显，临床上诊断不困难。

② 慢性隐性感染。

门诊多数为慢性隐性感染，平时无任何不适，少数病人偶有阴囊或会阴不适。在体检时应特别注意检查附睾的硬结及前列腺的性状。附睾检查并不困难，产生炎症时可局部摸到结节样或梭形肿块并有触痛，炎症局限后肿块边缘比较清晰，炎症后的残余改变或疤痕呈无痛性界限明显的硬结。在"无精子"病例中，因为附睾或输精管阻塞，所以无法检出精子。而前列腺检查除了摸其大小及明确其性质外，中央沟的深浅或消失，常为提示腺体是否肿大的依据。慢性感染的患者，其前列腺常呈结节状，质地不均匀，提示腺体反复炎症后机化的程度。

③ 实验室检验。

精液常规是门诊必要的常规检查，精液常规包括精液的量、酸碱度、液化时间、精子浓度、活动力和形态状况、凝集情况，免疫细胞和脱落细胞的情况。精液常规的检查结果常常可以提供副性腺功能的状况、免疫的情况及炎症反应的情况，但不能完全作为一种单独评价精子受孕能力的诊断依据。慢性感染时，用显微镜检查前列腺按摩液，常可见圆形细胞增多和磷脂体减少。圆形细胞需染色才可鉴别是不是粒细胞或脱落的腺细胞。

在精液常规中，如果精子液化不全、pH 值升高，则提示前列腺功能不全；如果精液量少而稀薄或带有血性或 pH 值下降，则提示精囊的分泌有障碍；如果没有精子且睾丸发育不良，则可能是先天性疾病；如果睾丸发育正常，则可能是阻塞性无精子症等，而精液的脱落细胞和精子形态检查能为诊断提供较好的参考依据。目前大多数医院多采用精子计数仪作为精液常规检查的仪器，这种检查方法简便易行，但也有一定的局限性，即作为计数视野时带有一定的主观性。例如为何很少人报告精子凝集，主要是因为如果选择凝集部分则精子计数误差很大，尤其是精子浓度大时，一个视野就会超过计数要求。计数结果的参数虽然很多，也很准确，但能真正理解其含义的人并不多。虽然有些具有畸形率的计数，但仍然是按《人类精液及精子——宫颈黏液相互作用实验室检验手册》第一版的要求。多年来已有许多学者研究发现，单纯依靠精子的浓度和运动，并不能正确评估生育力，《人类精液及精子——宫颈黏液相互作用实验室检验手册》在第三版后增加了正常精子形态的要求，因此，我们还是将精液细胞学检查补充作为常规检查的一部分。

精液细胞学检查的临床意义能比较完整地阐述精子的状态。精子是由头部和尾器两个功能不同的结构所组成的，头部具有细胞核和顶体两个部分。细胞核是生育的基本要素，异常的核不可能受精形成胚胎。顶体含有顶体素，当顶体素通过子宫被水解酶激活后，顶体素才能使精子的头完成穿卵、识别的过程，从而促使卵泡减数分裂，两个单倍体的核相融合，这样才能完成受孕过程。而精子的尾器只是精子的运动器官，当精子在阴道中复苏后，尾器开始活动，尾器运动才能使精子到达输卵管峡部与卵子结合。因此，任何部分的缺陷都可能影响受孕。精子的畸形率越高，受孕率越低。医学统计表明，正常形态的精子数与受孕率具有显著的相关性。而精子浓度、活动率与受孕率没有显著的相关性。我们体会精液细胞学检查的意义在于：

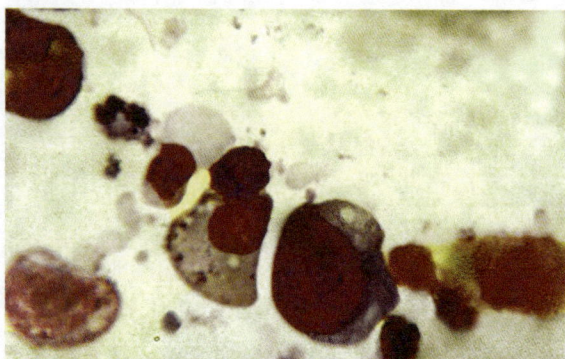

图4-49 不同阶段凋亡的生精细胞

a. 能明确疾病的部位和性质。

精子的成熟过程是在附睾中完成的。其核质进一步浓缩，染色质极度压缩，可以避免核质中的基因在精子运动的过程中丢失。顶体区也是在附睾阶段逐步由高尔基氏体在附睾分泌物的支持下转化而形成的，附睾的分泌功能使顶体素完全成熟并附着在顶体膜上，并为尾器的着丝体完成轴丝结构和运动基础的化学结构作准备。因此，我们认为精子形态和生精细胞的凋亡增加，常与血睾屏障的损害疾病有关，常见于感染、隐睾症、化学物质损伤等疾病。精子成熟的障碍即是高畸形精子症，在染色片中可以看到各种形式的畸形精子，可以判断疾病发生的位置在附睾以上。若见到各种凋亡的生精细胞，则可估计疾病与血睾屏障受损有关，甚至病变涉及睾丸本身。精子浓度越小，见到生精细胞的级别越低，疾病深度越大。副性腺受感染时常可见到腺上皮细胞脱落，这更有助于临床的确诊。

临床上诊断阻塞性无精子症的患者，在精液涂片染色时，也见不到精子，但若见到生精细胞，也可确定它并非阻塞性无精子症，只不过生精细胞不能转化成精子。若发现这些生精细胞都是停留在某一阶段，例如都是次级精母细胞或都是初级精母细胞，则很可能是先天性基因疾病或隐睾症。

　　b. 能了解病原体。

　　只要仔细观察，许多病原体在染色片中常可以被发现、被检出，如毛滴虫、弓形体、霉菌类在染色片中可被见到，有时还可见到菌丝；细菌感染时常可见到成堆细菌，若是污染的细菌，在染片时经过稀释、离心、推片，菌体应呈分散状态，数量也很稀少。如果在细胞内见到细菌存在，这些细菌可以肯定是病原体。虽然不能肯定细菌的种类，但可知其种属，这对临床治疗也应该是有价值的。

　　在生精细胞的胞质内和核内出现包涵体，以及精子的头、中段和尾器上见到一些细小珠状颗粒附着，在电镜下见到的这些珠状颗粒都是插在膜里生长的病毒小体。由于病毒、支原体属与衣原体都是无细胞结构和形态的原生质，它们都具有必须依附活体细胞生长的属性，而因为精子没有胞浆，所以它们是插在精子膜上生长的。因此，若观察到精子有这些颗粒附着且衣原体和脲原体培养呈阴性，则可以推测是病毒类的感染，这对疾病病原体的诊断和治疗有所帮助。这些附着的珠状物形态各异，如有的有特异的附着点，因此，应考虑是不同种属的病毒感染。这时，精子的运动可能由于流体力学的变化而变得缓慢。如果精子形态的比例正常而精子运动缓慢，则应考虑是由副性腺分泌功能障碍或比例紊乱所造成的。

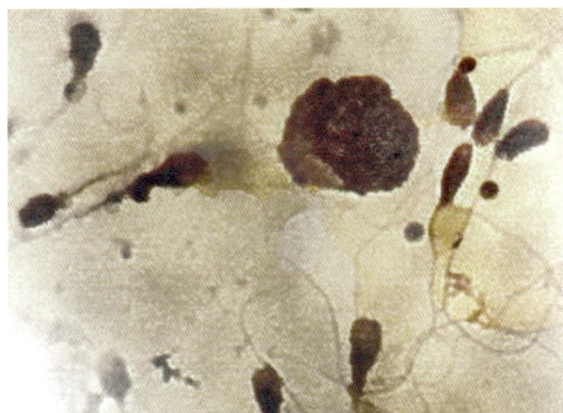

图4-50　病毒感染后附着在精子细胞上的病毒小体

　　c. 通过畸形率的计算能了解正常精子的比例。

　　结合精子浓度和运动率的变化，就能较好地评估生育力。生殖道感染时的其他辅助诊断方法还有：病原体的培养、免疫学检查、生化检查和影像学检查。病原体培养可以了解致病的原因；免疫学检查可以了解精浆中免疫的现状，估计感染的时态和机体反应的情况；生化检查的主要目的是通过检测各种副性腺分泌特征性产物来间接了解它们的功能与状态，因为副性腺出现炎症时，其分泌功能必然受到影响，在一定条件下选择一些辅助检查也是很有必要的。

表4-2　男性不育实验室项目结果分析表

病因	精液常规检验						精液细胞分析					精浆生化			备注
	精液量	pH值	液化	黏稠度	精子密度	活动率	活动力	圆形细胞	精子畸形率	脱落细胞	免疫细胞	α葡苷酶	果糖	酸性磷酸酶	
睾丸发育不良	↓	→	→	↓	↓	↓	↓	↑	↑	→	↓	↓	↓	↓	各级凋亡生精细胞
曲细精管病变	→	→	→	↓	↓	↓	↑	→	↑	↑	↓	→	→	→	各级凋亡生精细胞
附睾病变	→	→	→	→	↓	↓	↑	↑	↑	→	→	→	→	→	各级凋亡生精细胞
精囊病变	↓	↓	↑	↓	→	↓	↓	→	→	→	↑	→	↓	→	血色精液　精囊细胞
前列腺病变	↓	↑	↓	↑	↓	↓	↓	→	→	↑	→	→	→	↓	前列腺液黏稠
输精管道病	↓	→	→	↑	0	0	0	0	0	0	0	0	0	0	射精管病变则精液减少

　　注：正常→；减少或下降↓；增加或上升↑；消失0。

第四节　睾丸损伤性疾病

一、外伤

（一）外力损伤

外力损伤可分为人为损伤和意外损伤。人为损伤就是阉割睾丸，使其成为阉人。意外损伤包括睾丸破裂、睾丸脱位、睾丸扭转等。若青春期前损伤睾丸，由于缺乏正常的睾酮，则第二性征表现如女性，脂肪及毛发分布如女性，声调高，肌力差，性格腼腆，外生殖器形态正常，但呈细小幼稚型，性欲低下，血促性腺激素高而睾酮水平极低。若在青春期后阉割损伤，则可保持正常男性的第二性征，但无睾酮维持，性格发生变化，性欲消退，副性腺也发生萎缩。

（二）环境因素的损伤（包括 X 线损伤、高温及药物的影响）（参考第三章　凋亡生精细胞）

1. 化学药物的影响

在临床治疗中，一些药品可以对精子的生成或结构发生影响。例如，螯合剂的马利兰及三亚胺嗪（癌宁）对生殖细胞有类似辐射的影响。环磷酰胺可完全抑制精子的发生，故若用于非恶性疾病如慢性肾炎及类风湿性关节炎应慎重考虑。抗代谢药物如氨甲喋呤可使生殖细胞产生染色体异常，若用于治疗牛皮癣等疾病，则应考虑其有害作用。治疗痛风的秋水仙碱也有类似的副作用，抗癫痫的苯妥英钠可抑制 FSH 的分泌，继而影响生精功能，利血平等抗高血压药物亦可干扰正常的射精功能。其他睾酮的应用可由于抑制丘脑促性腺激素释放激素而抑制生精过程。有报告称呋喃类药物也可影响精子的生成。

在日常生活环境中，一些化学物质也可引起男性生殖功能障碍，如金属中的铅、汞、镉等，经多数动物试验已证实可以引起雄性生育障碍，包括少精子症、精子活力不足、精子畸形增多、睾丸容积减少、生精停滞、性欲减退和生育力下降。实验表明，大剂量的硼加入饲料喂养大鼠 60 天，可引起精母细胞和精子减少，生殖系统发育异常并伴有血浆 FSH 增高。慢性接触硼的大鼠和狗则出现睾丸萎缩。

农药中的二溴氯丙烷（DBCP）证实可引起生精上皮的变性。"开蓬"（Chlordecone）可引起生精过程停滞。

棉籽油中的棉酚引起生精功能障碍，现已引起众多学者的研究并得到证实。Vongsorasak 等在对棉酚的研究中注意到，棉酚还有抑制精子代谢及获能等作用，因此，棉酚可能会成为新一代的避孕药。

2. 放射线的影响

快速分裂的细胞（如生殖细胞）较容易受辐射损伤，但用大剂量放射线直接照射精子，对精子的活动力、存活率或代谢则并无影响或影响极小，只是可能引起染色体突变而影响受精能力。间质细胞及支持细胞对辐射不太敏感。

辐射效应与辐射的强度和时间有关，受辐射后细胞数逐渐减少，说明精原细胞受损导致其后的细胞数减少。精原细胞受辐射损伤可能是由于被直接破坏，而不是有丝分裂被抑制或早熟。适当程度的睾丸辐射损伤是可逆的。

3. 应激状态的影响

应激状态和情绪紧张对生育能力有损伤作用，这种情况在动物中早已被证实。狗在笼中关养，第一周可发生睾丸暂时性萎缩；牛经卡车长途运输会导致生育能力降低；动物及人手术后虽然 LH 水平不变，但睾酮水平降低；人在战斗训练、体育竞赛时雄性激素水平会降低，因而会抑制精子发生。

4. 其他高温的影响

高温对精子发生也会有损害作用。隐睾症患者的睾丸长期处于较阴囊内温度高 2℃的体温下，生殖上皮会发生不可逆性损害。患感染性疾病时的发热症状，可使精子发生暂时性抑制。紧身裤及热水浴可干扰阴囊的散热，因而可能增加阴囊内的温度而使精子发生受到影响。

第五节　睾丸肿瘤

睾丸肿瘤可发生于任何年龄，但较常见在三四十岁。隐睾症患者的发生率远比正常人高。在睾丸肿瘤中，精原细胞瘤占 40% ~50%，畸胎瘤占 20% ~25%，胚胎瘤占 15% ~20%，间质细胞瘤占 1% ~5%。睾丸肿瘤比较罕见，只占男性恶性肿瘤的 1.5%，但死亡率高。发病后生育与性功能都受到严重影响。大部分病人会发生睾丸肿大及疼痛，多数因睾丸肿大而求诊。临床表现具有多样性，主要表现除了局部症状外，还表现为雄性激素低下所引起的症状，如性欲低下、阳痿、第二性征的衰退和乳房增大的女性化症状。

睾丸间质细胞瘤是引起性腺功能过高的唯一原因。间质细胞产生过多的睾酮，随即转化成雌性激素，因此，患者体内的雌性激素反而高于正常人，表现为女性化，如乳房增大、阳痿、曲细精管退变等。因此只需根据其临床表现为乳房增大、阳痿及睾丸触及肿瘤即可确诊。这种疾病是极少见的。

第六节　副性腺结石

生殖道结石主要发生在附属性腺中，由于其临床表现不明显，常被忽略。临床上副性腺结石多在副性腺或泌尿系统感染后偶然被发现，发病率也不清楚，结石与感染常呈因果关系。当生殖道出现结石时，在精液镜检中可见明显的盐类结晶；当精囊和射精管出现结石时，常出现不射精的情况。通过 B 超、生殖道造影或 CT 检测常可确诊。

第七节　男性性功能障碍

男子性功能障碍的症状，往往不是患者的主观感受，而是患者对自己性能力表现的一种判断，是"患者"把自己的情况与他所认为的正常情况相比较后得出的感觉或认识。由于绝大多数人对正常性功能缺乏足够的了解，所以不同的人对同一现象可以有完全不同的理解与判断，因而他们的主诉也可能完全不同。因此，在记录患者的主诉时一定要分析患者的主诉症状，了解患者回答的"症状"的具体含义，否则，仅仅依据患者主诉症状的表面含义来进行诊治，容易发生错误。如有的患者认为自己是阳痿，但能够完成性交，只是自觉阴茎勃起不够"坚挺"，或者射精不够"有力"；有的患者自称是早泄，但性交可以维持数分钟；有的患者则称女方是"石女"，性交时插不进去，经过夫妻双方共同询问，才了解是由于女方紧并双腿，导致阴茎插不进去。这只是性知识的缺乏而不是真的不能完成交媾。

性功能障碍同样可以造成不孕，阳痿患者因阴茎不能勃起而不能完成交媾，不能将精液排入女性阴道内；不射精的患者，其阴茎虽能勃起，但不能射精，同样也不能使方方受孕；逆行射精的患者虽能完成交媾和射精，但射出的精液逆流进入膀胱，而不能排入阴道，同样也引起女方不孕；甚至性欲低下、性交频率过低，也可以造成受孕概率过低。常见的性功能障碍一般分为以下几种：

一、性欲的低下与性欲亢进

性欲是指在适当的刺激下产生要进行性交的欲望，即在一定的刺激下引起了性兴奋。当健康男子的性欲达到一定程度时，即出现阴茎勃起。所以每周或每月的平均性交次数也可以反映出性欲的强弱。性欲的强弱也很难有一个判断标准，因为每对夫妇之间的个性、体质、感情、经验、文化素质、工作环境及居住环境都有很大的差别，所以难以通过互相比较来界定其标准。

性欲的变化分为两种，一类是性欲旺盛，或称性欲亢进、性欲过盛，临床上较为少见；另一类是性欲低下或无性欲，临床上较为常见。性欲与年龄、全身健康状态有密切关系，它的个体差异也很显著。因此，性欲有无变化不能单纯根据个别情况下的一些现象来判断，应从日常的反应来衡量。只有长期在相同的条件下，在适当的刺激下不能引起性欲或在相同条件下性欲发生显著变化才可能认为不正常。

（一）性欲亢进

正常初婚时，夫妻每晚有一两次性交，只要不影响健康也属正常。只有极个别的夫妻，天天性交也不满足，甚至不论白天黑夜一天几次也不能满足性欲，这属于性欲功能亢进，表现为血睾酮含量上升。

性欲亢进的原因：

1. 精神障碍

精神病患者由于神经失调，自我抑制能力下降，可出现性功能亢进，常有异常性勃起和性欲亢进，尤其是在白天。对于这类患者不能简单下结论，需请精神科医生予以鉴别。

2. 脑部病变

大脑或丘脑的病变会引起丘脑性欲中枢的过度兴奋。

3. 脑垂体或性腺的早期肿瘤或分泌异常

由于促性腺激素及性激素分泌过多，可能出现性欲亢进；肿瘤晚期，则出现性欲减退或丧失。

4. 阴茎组织对睾酮异常敏感

（二）性欲低下

性功能是在神经系统与内分泌调节下，在一系列的条件反射和非条件反射支配下，由神经系统、内分泌系统、运动系统、呼吸系统以及循环系统等多个系统参与下完成的。它不仅受医学各个方面的影响，还受社会、心理等多方面的因素影响。只有出现与相应年龄不相适应、不和谐的性欲低下才属于疾病。

性欲低下的原因：

1. 体力因素

身体疲劳或衰弱，会影响大脑皮层的兴奋状态。过劳或大病后或长期患慢性疾病而致体力衰弱，均易引起性欲低下或无性欲。

2. 精力因素

过度劳累、紧张，可使大脑皮层某个兴奋灶处于过度兴奋的状态，而发生了其他中枢的抑制，亦可引起性欲低下。

3. 心理因素

这是很常见也很重要的因素。

（1）悲哀、忧虑、惊恐、愤怒等七情六欲可影响神经中枢。

（2）缺乏异性刺激或异性吸引力。

（3）长期遭受妻子冷遇，如妻子有外遇或从未有性满足，或妻子性冷淡，或恐惧妊娠，或厌恶性交等，也可引起男子性欲低下。

（4）其他心理异常，如阳痿、早泄等引起的心理自卑感，或生殖道炎症引起的不适感。

4. 内分泌因素

凡能引起睾酮分泌减少的疾病，都可以引起性欲低下。

二、交媾障碍

交媾障碍是指由于各种原因不能完成交媾，不能将精液排到女性的生殖道内的情况。按照疾病的原因可分为：

（一）阴茎先天性疾病

阴茎的先天性疾病有阴茎先天性发育不良与尿道下裂，导致不能完成交媾。先天性阴茎发育不良有：

1. 小阴茎

许多父母对自己孩子阴茎的大小很关心，但实际上小阴茎并不常见。小阴茎是在胚胎中形成的，它主要表现为阴茎大小异常而非结构上或形态上的异常，尿道口位置正常，睾丸大小也属正常。小阴茎的病因尚不清楚，可能与孕 20 周左右雄性激素分泌不足有关。某些情况下，小阴茎也可出现在以下病人上，如下丘脑或垂体异常（如无脑儿、先天垂体缺如、Prader – Willi 氏综合征、Kallmann 综合征、Meckel 综合征）、睾丸异常或染色体异常。小阴茎亦可见于正常婴儿。小儿期应用 1% 的睾酮霜治疗 3 ~ 6 个月，可使阴茎发育到中等大小，但应注意过多的雄性激素可使骨骺过早愈合而影响以后骨骼的生长。由于青春期正常的睾酮分泌能促进阴茎的发育，因此，若成年期仍表现为小阴茎，则反映了患者体内性激素的紊乱。除非确实是小阴茎，一般阴茎大小不会对性功能造成有害影响。

2. 其他阴茎发育异常

这是一些少见的畸形，如阴囊后阴茎、双阴茎等。

3. 尿道下裂

尿道下裂并不少见，大约每 125 个男婴中会出现 1 例。但在大多数情况下，异常只是轻度的，仅表现在冠状沟或阴茎头部。严重的尿道下裂可引起阴茎扭转、偏斜或弯曲，从而引起交媾障碍或射精障碍，精液不能排入阴道。尿道下裂一般用手术治疗，最适宜的年龄为 2 ~ 4 岁。

4. 尿道上裂

约 3 万个男婴中会出现 1 例尿道上裂，本病特征为尿道上壁缺如，即尿道开放于阴茎背侧面。尿道上裂可以是单纯性的，亦可能并发膀胱外翻和腹部畸形。较严重的尿道上裂患者，其阴茎短小，且向背侧弯曲，根本无法交媾。一般外科手术后，其性功能要恢复正常也是较困难的。

（二）纤维性海绵体炎

本病又称佩罗尼氏病（Peyronie's Disease），任何年龄均可发病，病因不明，但以中年人为主。患者的阴茎白膜上有一个或数个硬结，硬结多见于阴茎背侧面，可导致阴茎弯曲。一般来说，这种弯曲只有当阴茎勃起时才表现出来。病人可出现阴茎勃起性疼痛或阳痿，但亦有些病人没有性功能障碍。目前没有特殊的治疗方法，外科治疗有一定困难。

（三）阴茎异常勃起

常见原因有镰状细胞性贫血、红细胞增多症和白血病。由于血液中成分改变，引起末梢微循环动力学变化，导致血液瘀积，阻碍了正常勃起机制。由其他各种原因引起的局部血管梗塞，如外伤性阴茎血肿或尿道结石均可引起异常勃起。某些药物如肝素、胼苯哒嗪、噻嗪类都可能引起异常勃起。

阴茎异常勃起是一种急症，必须尽快处理，恢复海绵体静脉回流，以避免和减少勃起组织的损伤。处理方法有局部放置冰袋、手术分流、局部抽吸或局部输入低分子右旋糖酐。但目前尚无一种方法单独使用时取得满意的疗效。

（四）勃起障碍（阳痿）

对于阳痿的定义，专家意见各有不同，我国吴阶平教授认为，阳痿是指性交时阴茎不能勃起或过软，以致不能插入阴道完成性交活动。如果能将阴茎送入阴道则不能算是阳痿，只是勃起不坚。由于阳痿与精神、情绪、健康情况以及体力疲乏等因素有关，而且当女方对性交很冷淡或持反对态度时也可能影响阴茎的勃起，这都可能出现暂时性"阳痿"。因此，偶然的情况不能视为病态，只有在排除上述情况的影响后，在正常性刺激下反复多次失败才能诊断为阳痿。

阳痿的发病率为10%，当前有增加的趋势，已是男性学的重要疾病。对阳痿的研究至少有半个世纪，近年来由于医学工程学的发展，显微外科技术的广泛应用和导管介入治疗的兴起，阳痿的诊断与治疗有了巨大的进展，但仍然存在着许多有待研究解决的问题。

1. 阳痿的病因

阳痿按其发病原因可分为精神性阳痿和器质性阳痿两大类，器质性阳痿表现为阴茎在任何情况下都不能勃起，而精神性阳痿只是在性生活时不能勃起或进入阴道后又恢复松软。过去一般认为精神性阳痿占90%以上，近年来由于各种检查手段的进步，研究发现阳痿患者中半数以上是由于动脉梗阻、静脉闭锁不全、糖尿病或损伤而引起神经障碍、阴茎平滑肌疤痕以及性激素失调。Williams 提出，80%的阳痿症状是由某种器质性因素造成的。因此，器质性阳痿并不少见。Van Arsdalen 提出的器质性阳痿又可分为神经性阳痿、血管性阳痿和内分泌性阳痿，同时阳痿还与其他全身性疾病、外科与创伤性感觉神经紊乱、药物等有关。临床上许多患者存在着多种病因。

阴茎勃起是一个复杂的神经血管现象，除了需要三个血液动力学的协调（增加动脉血流量、海绵窦平滑肌松弛、减少静脉血的回流）外，还需要神经、神经递质、横纹肌、平滑肌以及白膜的参与。阴茎勃起有3条主要途径：心理性、反射性及夜间勃起性。其中夜间勃起性途径知之甚少。心理性及反射性途径在正常勃起时两者协同出现。目前认为阴茎小梁平滑肌松弛起到重要作用，平滑肌功能不全是阳痿的重要发病原因。海绵体内药物注射疗法的成功，提示阴茎勃起时神经递质的重要作用，并提示氧化氮（NO）是平滑肌松弛的主要神经递质。平滑肌、神经递质、血管、白膜的任何变化均可使勃起组织的反应减弱而导致性功能异常。

2. 阳痿分类及病理机制

（1）心理性阳痿。

1990 年，Junemann 认为10% ~30% 的阳痿患者是心理性阳痿。在1 823 名病人中，心理性阳痿在35 岁以上的患者中占70%。因此，勃起能力愈弱，心理性阳痿的发病率愈高，心理性阳痿是视、听、嗅刺激或幻想的结果。从大脑出来的冲动调节腰骶脊髓中心，首先是从边缘系统及视叶前丘脑下部区域发出促进或抑制的信号，通过脑桥及延髓腹外侧区抵达脊髓的中枢来激发或抑制阴茎勃起。一方面，心理性刺激不但是阴茎勃起的关键，还可以促进反射性途径（生殖器刺激），使勃起加强。一个具有正常性功能的人，反射性与心理性途径会发挥协同作用。另一方面，心理性刺激亦可完全阻滞勃起的过程，有下列两个可能的机制，其一为大脑达到脊髓中心可出现直接的抑制；其二为过度的交感神经信息输出或周围血液中儿茶酚胺增多，减少海绵体平滑肌的松弛。目前认为中枢性交感神经张力的增强是心理性阳痿的一个重要原因，这也解释了为什么有些阳痿病人对海绵体内注射疗效反应很差。

在临床处理的患者中，性交时的焦虑是最常见的心理状态。心理上的应激反应亦可产生性功能障碍（如婚后关系失调），其他刺激如抑郁、性恐惧、宗教性抑制或过去有心理创伤等均可导致阳痿。

（2）神经性阳痿。

直接刺激阴茎可产生反射性勃起，后者主要由脊髓骶2~4 侧角细胞副交感神经（骶勃起中心）控制，在此发出的副交感神经形成盆腔神经与盆腔神经丛连接，海绵体神经从此处进入阴茎。胸11 至腰2 灰质侧角的交感神经纤维亦进入盆腔神经丛、盆神经，阴部神经及海绵体神经的交感神经部分进入泌尿生殖系统。这些自主神经通过非肾上腺素、非乙酰胆碱的一氧化氮介质的释放来控制阴茎勃起。

除了自主神经外，躯体神经对阴茎勃起也起到重要的调节作用，躯体神经对完整的阴茎坚硬勃起是必需的。阴部运动神经源自脊髓骶段2~4 节前角，管制坐骨海绵体肌及球海绵体肌的张力产生坚硬度。阴茎皮肤和阴茎头的感觉冲动，是通过阴茎背神经、阴部神经及骶神经达到脊髓前角，由脊髓中枢来完成完整的射精反射弧。

勃起是抑制神经血管平滑肌的活动，因此，脑、脊髓、海绵体及阴部神经及其终末器官的功能失调或有疾病，均可产生性功能勃起障碍。

震颤性麻痹（帕金森氏病）是由多巴胺能传递系统障碍所致。激活多巴胺受体可以促进阴茎勃起，其他损害如脑瘤、阿尔茨海默病（痴呆症）及创伤均是视丘下中枢的不平衡或脊髓中心过度抑制而导致性功能勃起障碍。

脊髓疾病是神经性阳痿最常见的病因，疾病的性质、位置及范围决定了阳痿的程度，95%的上脊髓完全损害的患者可保持反射性勃起，但下脊髓（T11以下）损害只有25%的患者能出现勃起。一般不完全损害的患者优于完全损害者。

周围神经原性勃起功能障碍主要是由医源性原因或创伤引起的。在根治直肠癌、膀胱癌及前列腺癌时，海绵体神经是较易损伤的，如果在手术时能避免这些神经的损伤，患者是可保持勃起功能的。当骨盆骨折时，直接损伤或纤维化会影响海绵体神经，这时也会引起阳痿。

酗酒、维生素缺乏、广泛性淀粉样病变及糖尿病均可引起多发性神经炎，当损害海绵体神经时，则可导致阴茎勃起功能障碍。

多数神经功能障碍是不完全的，但手术或损伤时可出现完全切断。由于目前对阴茎交感神经尚无直接的测试方法，因此，临床工作者对神经性阳痿的诊断要留有余地。1994年，Lue等对阳痿作活检，进行一氧化氮合酶（Nitric Oxide Synthase）神经特殊染色，发现神经性阳痿患者的活检染色减少。有时亦可用单次海绵体电活动的电位差分析来诊断海绵体交感神经的活动力。有海绵体神经损伤的病人，其电位较短，振幅较直肠小。

感觉神经性阳痿的特点是虽有正常的晚间阴茎勃起，但不能维持坚硬的勃起，或受到正常性刺激时出现阴茎过早疲软。如双侧阴部神经切断（截瘫）患者失去了反射性勃起途径。随着男性年龄的增长，出现阴茎感觉及勃起功能减退，这是由粥样硬化引起的营养不良，进行性周围神经疾患及胶原的浸润所致。临床上发现47%的患者无临床神经疾患的体征，但有勃起性功能不全者均属亚临床的感觉紊乱。

（3）内分泌性阳痿。

睾丸、垂体及甲状腺与性功能障碍有关。糖尿病虽然是最常见的内分泌异常疾病，可是阳痿的发生不是由于胰岛素缺少，而是由糖尿病引起的并发末梢神经炎所致。

雄性激素对阳痿的作用迄今未能阐明，双侧睾丸切除后的男性仍能通过视觉刺激达到勃起的目的，这充分说明局部勃起反应并非完全依赖雄性激素，但雄性激素对男性性器官的成熟很重要。当男性生殖器官尚未完全发育时出现雄性激素减少，就可因生殖器官发育不成熟而出现不能勃起的情况。雄性激素受体可在骶髓副交感神经核、视丘下和大脑边缘系统被发现，这提示雄性激素对勃起有中枢性调控及影响。

1993年，一些科学家认为促肾上腺皮质激素—释放因子（CRF）是一种反馈神经肽。CRF受体可在大脑、垂体及睾丸间质细胞膜等处被发现，CRF是从睾丸间质细胞中分泌出来的，促使睾丸产生雄性激素，还通过大脑CRF受体影响性欲及性行为。

催乳素（PRL）在血清内的浓度增高时可以影响勃起功能，但其机制不明。高催乳素血症可由于垂体腺瘤、摄入药物或慢性肾衰而产生，常伴有性腺功能不全而导致阳痿。高催乳素血症患者补充雄性激素后也不能改善性功能，这提示可能是受到神经中枢的影响。目前发现周围血液中的高催乳素可拮抗雄性激素的活力。

甲状腺功能亢进或低落均与阳痿有关。阳痿患者血睾酮低时，纠正甲状腺功能不全后可以改善勃起功能，可是仅补充睾酮而不纠正甲状腺功能不全则不能恢复性功能，甲状腺对勃起的确切作用至今未明。

（4）动脉性阳痿。

阴茎勃起需要足够的动脉供血，阴茎供血主要来自阴部内动脉，可是有学者发现辅助的阴部动脉亦可成为海绵体的主要供血动脉。这些动脉来自上下膀胱动脉、闭孔动脉、股动脉或髂内动脉。动脉供血不全可源自创伤、先天型畸形，但大多数是由全身性动脉粥样硬化所引起的。平滑肌增生与脂肪在血管壁沉积是动脉硬化的特征，附加的危险因素为高血胆固醇、吸烟、糖尿病、高血压、放射性损害及会阴创伤。

在正常血管内，内皮细胞成为平滑肌细胞对循环物质及血细胞的屏障。内皮细胞产生的局部因子可改变血管的张力，这些因子包括血管紧张素转换酶（ACE），血管紧张素Ⅱ（AngⅡ）激肽、前列腺素、内皮素（Endothelin）、内皮产生的松弛因子（Endothelium – derived Relaxing Factor，EDRF）、依赖环氧合酶紧缩因子（Cyclooxygenase – dependent Constricting Factor）以及组胺。其中，Ang II 与内皮素为强有力的血管收缩因子并可促进平滑肌增生。EDRF、前列腺素及组胺为血管扩张因子并抑制平滑肌的生长，ACE 与内皮素增高。高血糖则刺激血管上皮产生第四型胶原。高血压由于改变了血管切应力（Shear Stress），导致内皮分泌并加强血管活性物，加速内皮增生及加强血管内膜通透性而影响血管。以上一系列变化引起血管内皮功能障碍，最后导致平滑肌细胞增生及血管壁胶原沉积。有高胆固醇血症者，促进脂肪在其血管损害处沉积，出现动脉粥样硬化及闭塞。在上述病变过程中，还有血小板发源的生长因子（PDGF）、上皮生长因子（EGF）、成纤维细胞（FGF）、Ang II、去甲基肾上腺素、类胰岛素生长因子（IGF – 1）等参与血管收缩。

在动物试验中，急性单侧或慢性双侧阴部内动脉阻塞均可用侧支循环来代偿，而仅引起中度勃起障碍。但在弥漫性动脉粥样硬化出现后，侧支循环亦受到影响而引起动脉性阳痿。因此，若高血压患者仅是血压高，则不足以使勃起功能不全。目前认为高血压伴有动脉闭塞性损害时才出现阳痿。

（5）海绵体阳痿。

近年来，对阴茎海绵体解剖和生理功能的研究取得了很大的进展，我们进一步了解到海绵体病理变化也是阳痿的病因。

①白膜疾病。

人类的白膜是一个复杂的结构，是由多层筋膜包围三个由勃起组织形成的圆柱体。为了能有效地发挥作用，这些筋膜层必须在阴茎勃起时有高度的坚硬度才能发挥中轴的力量，而在阴茎疲软时则变得柔软。这些筋膜层在勃起时必须对称地延长及增加周径，形成一个直立的勃起结构。

近年来，有关学者对白膜的结构与功能已进行了大量的研究。一个海绵体的纤维结构包括白膜、与膜内层放射状形成的海绵体内纤维支架、动脉周围与神经周围由胶原纤维形成的鞘。白膜内纤维的复杂性质于 1992 年才由 Lue 等阐明。膜内层纤维呈环形，而外层则呈纵形。一个健全白膜的胶原纤维与其下层的弹性纤维有密切的关联，这样才能进行正常的强有力性反应及柔软反应。这个多层次的排列，可使一层筋在另一层上滑动，这样就可以在阴茎勃起时阻止静脉血液外流。正常情况下，这种静脉阻塞机制与平滑肌小梁及小动脉松弛是同时进行的，这样才能使大量动脉血流入，将海绵体窦隙扩大。海绵体窦膨胀使白膜下的小静脉（位于海绵体窦状间隙壁与白膜之间）受压，白膜筋膜层互相滑动使导筋膜阻塞，减少阴茎静脉血外流而有助于形成一个完全坚硬的勃起过程。

②海绵体平滑肌疾病。

球海绵体的勃起组织的长度与周径可以有很大的延展。这个勃起组织是由互相连接的海绵体窦隙组成的，这些窦隙被平滑肌小梁分隔，被弹性纤维、胶原及疏松的蜂窝组织所包围，海绵体神经末梢及螺旋状小动脉与平滑肌紧密连接。球海绵体是海绵体窦隙形成的球形体，其中心部位是大的球形体，周围是小的球形体。球的壁层是由小梁状网络组成的。当窦隙平滑肌壁松弛时血液即可进入，勃起取决于这种顺应性。Krane 在 1989 年提出"平滑肌的松弛是取得一个好的勃起的最关键因素"，这个关键因素的任何异常都会减少血液流入量，从而使阴茎不能达到勃起状态。

阴茎平滑肌的松弛有神经、神经递质（胆碱能及非肾上腺能非胆碱能）以及源自内皮的物质调控，关于平滑肌在分子水平的管制机制至今未明。1990 年，有报道称细胞内环鸟苷单磷酸（cGMP）由一氧化氮（NO）的释出来调节，至于 NO 是否源自神经末梢或内皮，尚未肯定。G 蛋白是 NO 与 cGMP 之间的一个中间细胞内信号转导物。当 cGMP 升高时，可减少细胞内的钙离子，使平滑肌松弛，上述过程中的任何异常均可影响勃起。1993 年，Kim 报告称氧张力是一个管制小梁平滑肌张力的重要因子，当氧分压减少时，球海绵体平滑肌的松弛被抑制，后者可能是通过 NO 而形成的。

Rossmen 在 1990 年报告阴茎静脉结扎的近、远期结果，Sohn 在 1992 年报告阴茎血管重建手术的随访，两人均指出 30% ~50% 接受手术的患者不能得到远期疗效。1991 年，Wespes 用电子计算机分析正常人与阳痿患者的海绵体平滑肌，结果发现阳痿患者的平滑肌比正常人少，正常人的平滑肌纤维是 40% ~52%，而供血不足的阳痿患者为 19% ~36%，静脉闭塞功能不全者为 10% ~25%。当平滑肌纤维减少时，胶原纤维增多，因此 Wespesa 得出结论：如海绵体平滑肌活检结果认为是正常的，那么该患者是进行血管重建手术的好候选人。

目前认为阴茎超微结构与临床对动脉健全的估计有较强的相关性，由此，可观察到平滑肌的变化与阴茎动脉疾患的严重程度有关。Khawand 等报告称，阳痿病人的海绵体平滑肌细胞失去肌丝（Myofilament）的情况常见于糖尿病患者。这个变化首先影响阴茎动脉性阳痿患者的海绵体平滑肌。严重丢失肌丝的患者的动脉疾患较严重，且患者对罂粟碱海绵体注射不起反应。严重动脉瘤患者的平滑肌细胞的外形不整齐、破碎，失去基底层及可收缩的肌丝。在试验中，我们发现糖尿病患者及血管性阳痿患者均有海绵体平滑肌松弛失调。虽然目前尚未见有种特殊的超微结构来解释阴茎海绵体组织学与勃起性功能障碍的联系，但是对于血管性与神经性阳痿患者，平滑肌损害可能是一个关键的因素，即是加重原发病的原因。

要达到一次勃起，海绵体平滑肌松弛必须是同步且协调的。正常人的海绵体组织的电活动是同步的，可是稀少的海绵体肌的神经分布不能解释这个现象。由于海绵体内化学疗法的成功应用，这种快速交流或传播只能依赖平滑肌细胞间局部的神经递质来完成。心肌收缩时的协调需要裂隙连接（Gap Junction，GJ），后者是肌肉细胞间的通道，可使毗连细胞交流并交换离子与第二信使。Christ 等在 1991 年和 1992 年发表多篇论文阐明阴茎海绵体也有 GJ，这个发现解释了勃起反应的同步性。当 GJ 功能不全时，可以改变对一个特异的刺激后的平滑肌的收缩与松弛的协调。

③内皮（Endothelium）疾病。

海绵体组织的窦隙储存血液，窦隙壁由一层和静脉壁相似的内皮组成。内皮的作用在许多年前已被发现，乙酰胆碱需要内皮才能使海绵体平滑肌松弛。由于释放出血管活性物质，海绵体内皮能改变毗邻内皮的高度极化因子，前列腺素及肽内皮素（一种强有力的血管收缩物）等可在内皮细胞中被发现。

由于乙酰胆碱激活内皮细胞上的胆碱能受体，或由于增加血流的结构释出 NO，内皮细胞会影响平滑肌松弛。任何异常（如高胆固醇血症）都能减少或消除海绵体平滑肌的松弛。动脉粥样硬化会改变内皮细胞的扩张力量，在血流流量增加时亦使细胞释出 NO 的能力减弱，依赖内皮的松弛在糖尿病的情况下亦出现异常，失去管制内皮素的释出，而改变平滑肌的松弛并抑制勃起。

④神经递质（Neurotransmitters）缺陷。

近 15 年来，寻找阴茎神经的主要递质的工作一直在进行，虽然目前尚未找到确切的主要递质介质，可是近年来的研究已发现几个可能的候选者。

a. 乙酰胆碱。乙酰胆碱在骨盆神经受刺激释出后可诱发依赖剂量的三相勃起反应，由于阿托品不能完全阻滞神经刺激诱发的勃起，因此一定还有非胆碱成分参与。

b. 降钙素基因的有关肽（CGRP）。将 CGRP 注入海绵体后出现动脉血流增多，诱发海绵体平滑肌松弛与静脉闭塞。

c. P 物质（P Substance）与神经肽。两者均可诱发勃起反应，但阴茎组织产生量很少，因此难以将这两种物质列为神经递质。

d. 血管活性肠多肽（VIP）。这是个具有 28 个氨基酸的多肽，可在人类肠内产生，已被认为是一个有名的神经递质。将 VIP 注入动物模型可以诱发勃起。当骨盆神经被刺激后，阴茎组织中可产生 VIP。1992 年，Burnett 等报告称几种动物的 VIP 阳性神经元呈低密度状态。

e. NO 合酶（Nitric Oxide Synthase，NOS）。Nozaki 等于 1993 年发现阴茎神经元中含有高密度的 NOS，产生的部位与 VIP 相同。NO 在 1979 年即被认为是血管平滑肌强有力的松弛物质。NO 的作用是通过环鸟苷单磷酸（cGMP）激活的。NO 目前被认为是源自内皮的松弛因子（EDRF），是引起阴茎勃起的主要神经递质。

近十多年，对复杂阴茎勃起机理研究的重点已由血流动力学移向神经介质方面。已知有三种神经调节机制能参与调控阴茎海绵体平滑肌以及血管系统的张力，从而改变血流动力学，即胆碱能、肾上腺素能以及非肾上腺素能非胆碱能（Non-adrenergic Non-cholinergic，NANC）。目前多数学者认为 NANC 调节是一个极为重要的机制，而在此机制中，最重要的神经介质是一氧化氮（NO）。

NO 被认为是一种强有力的内皮衍化松弛因子，对阴茎勃起起到重要作用。药理因素亦可激活或抑制

NO 的合成，有机硝酸盐如硝酸甘油、硝普钠等在体内代谢生成 NO 并发挥作用，上述有机盐称为 NO 供体。虽然有机硝酸盐作为有效的血管扩张剂早已被广泛应用于临床，但其模拟内源性的有效物质 NO 的机理最近才被认识。

Dahiya 等指出，抗高血压药物硝普钠（Sodium Nitroprusside）作为一种能携带与释放 NO 的代表性药物，可应用于阴茎海绵体内注射（ICI）治疗。

阴茎勃起的机理十分复杂，对于硝普钠 ICI 中的应用以促进阴茎勃起的作用机理，涉及介质学说。现已发现存在于阴茎勃起组织及阴茎内螺旋动脉周围的这类介质甚多，如乙酰胆碱、血管活性肠多肽（VIP）、去甲肾上腺素、前列腺素（PG）、内皮衍生松弛因子（EDRF）和内皮素等，另外一些介质也被提及，如 5 - 羟色胺、组胺、儿茶酚胺、降钙素基因相关肽（CGRP）、神经肽等。在众多神经介质中，神经调控机理中被视为非肾上腺素能非胆碱能的最有关的应数 EDRF 的作用最为明确。Palmer 等证实，阴茎海绵体平滑肌细胞构成的血窦状小房内壁上的内皮细胞所释放的 NO 可解释 EDRF 的作用，由此 NO 成为促使阴茎勃起机制研究中的一个热点介质。

人体中的多种组织都会产生 NO，例如血管内皮细胞、血管平滑肌、血小板、巨噬细胞、嗜中性白细胞、神经质、肾小管上皮细胞、肾上腺、脑垂体、睾丸、附睾、胎盘和子宫肌层等。体内的 NO 主要在一系列 NO 酶系（NOS）的催化下合成，由 NOS 作用于 L - 精氨酸的胍基氮末端，随即产生等量的 L - 胍氨酸和 NO。NOS 在完成此氧化过程中还需要还原型烟酰胺嘌呤二核苷酸、黄素二核苷酸、黄素单核苷酸和四氢叶酸生物嘌呤等物质参与。NO 产生后，由于其具有亲脂性，可透过细胞膜并扩散到邻近的平滑肌细胞中，并作用于平滑肌细胞中的水溶性鸟苷酸环化酶，与该酶亚铁血红素分子中的铁离子结合并激活该酶，使环磷腺苷（cGMP）产生增多。cGMP 是人体内重要的第二信使，它可以产生一系列生理反应。由于 NO 的化学性质很不稳定，半衰期仅几秒钟，故目前人们主要从 NOS 及降解物硝酸和亚硝酸盐着手，间接了解 NO 的变化踪迹。由于这个原因，对于 NOS 的研究与了解比起对单纯的 NO 研究更为重要。

目前，根据 NOS 对细胞内钙离子钙调蛋白是否依赖这一特性，将 NOS 分为基本型和诱导型两种。前者为钙离子依赖型 NOS，存在于神经组织和上皮组织内，在体内仅在钙调蛋白及辅酶 II（NADPH）的协同下才起作用，它能够持续释放基础水平的 NO，主要参与血管张力调节和血小板的凝聚等，然而精氨酸衍化物对其有竞争性抑制作用。诱导型 NOS 为钙离子非依赖型 NOS，主要存在于巨噬细胞内，经细胞因子或内毒素诱导，短时间内产生大量的 NO，具有细胞毒性作用，并可被刀豆酸所抑制。

也有人提出依据其来源将 NOS 分为三类，即 nNOS（存在于神经组织的神经型的 NOS），eNOS（存在于上皮细胞内的内皮型 NOS），iNOS（存在于激活巨噬细胞内的诱导型 NOS）。尽管它们的作用与性质不同，但对平滑肌的基本作用相同。这样分类进一步说明 NOS 在体内分布的广泛性，目前已知盆腔神经、海绵体神经、阴茎背神经、阴茎海绵体动脉外膜神经丛、阴茎海绵体小梁及螺旋动脉都存在 NOS。

NO 参与人体生理反应基本的作用机理，是通过组织内环鸟苷单磷酸（cGMP）使平滑肌松弛，从而影响与干预各类脏器的功能。已知 NO 扩张和松弛平滑肌的作用可能是通过以下机制产生的：

第一，与 cAMP 一样，cGMP 可激活体内多种特异蛋白酶，从而发挥多种生理作用。例如激活蛋白 C 与细胞生长和平滑肌收缩有关。

第二，cGMP 可限制三磷酸肌醇的产生，从而导致平滑肌收缩松弛。

第三，cGMP 通过抑制磷酸二酯酶的活性，阻止 cAMP 的降解，从而使平滑肌松弛。

第四，NO 到达靶细胞后，使靶细胞膜电位产生超极化，启动钙离子并依赖钾离子通道，诱导平滑肌细胞松弛。

第五，cGMP 可促使肌球蛋白的氢键去磷酸化。

第六，原生酶产生的 NO 可直接作为神经递质，也可以作为某些神经介质发挥生物效应的终末介质。

第七，cGMP 还可以通过抑制血小板聚合，并使血小板黏附力减弱，调节白细胞的趋化性和黏附性，从而导致阴茎血流加速，阴茎充血增加。

大量免疫组化及电生理研究表明，阴茎组织中的 NO 至少有血窦内皮细胞系和 NANC 神经纤维两种来源，即由 nNOS 及 eNOS 所激发。通过激活 cGMP 系统，舒张阴茎海绵体平滑肌及扩张有关动脉，以此共同诱发阴茎勃起。Buynett 等和 Alm 等采用抗血清方法分别对鼠和兔进行检测，发现在其小脑、盆腔神经丛、海绵体神经轴、海绵体动脉外膜和血管内皮上均发现 NOS，因此人们认为阴茎海绵体中的 NO 来源于神经系统，即 nNOS。Finberg 等观察到 NO 合成酶抑制剂甲基精氨酸（L - NAME）可完全阻断电刺激大鼠骶髓所引起的勃起反应，Holmgnist 等和薛兆英等发现用左旋硝基精氨酸（L - NNA）均能降低海绵体内压和勃起反应，这提示分别阻断 NO 合成酶及鸟苷酸环化酶均可消除勃起反应，证实 NO 在勃起反应过程中的重要地位。

已知 NO 发挥其生物效应的基本方式是在细胞间进行信息传递。其具体可概括为：NO 通过激活鸟苷酸环化酶（Guanylate Cyclase，GC）发挥作用。NO 生成后，由于其亲脂性，可在邻近细胞间迅速扩散，与邻近的能合成或不能合成 NO 细胞中的 GC 上的亚铁血红素基团（Heme）中的铁离子结合，形成 NO - heme - GC 复合物，这种复合物又与 GC 中的卟啉相结合，造成结构形态的变化，于是 GC 被激活，使细胞产生大量 cGMP，cGMP 的迅速增加使阴茎海绵体平滑肌松弛以及张力降低，促使阴茎勃起。

硝普钠被视作一种能携带与释放 NO 的药物，Moneada 等已证实硝普钠能自发释放 NO。因此，硝普钠已同硝酸甘油、s - 亚硝基 - N - 乙酰青霉酸衍胺等药物一起归属为 NO 供体。

通过对硝普钠、罂粟碱/酚妥拉明在行 ICI 前后以及海绵体血液 NO 含量的对比研究发现，各种药物行 ICI 后，阴茎勃起后 NO 含量均有增加，这说明阴茎海绵体内皮细胞或神经调控有自发产生 NO 的能力，而硝普钠行 ICI 后 NO 含量明显高于其他药物并具有统计学意义，这表明硝普钠携带与释放 NO 的能力较强。

在阴茎勃起的过程中，动态血流变化是阴茎勃起的基础，同时也伴有海绵体血氧张力的变化。Vandi 等提出在阴茎勃起时，海绵体平滑肌松弛，螺旋动脉阻力降低，血窦顺应性增强，随着血窦动脉的变化，海绵体内血氧张力增加。而当阴茎软缩时，情况则相反，海绵体动脉至血窦通路关闭，海绵体呈低氧张力。

⑤阴茎静脉系统缺陷。

近年来，有些人认为往海绵体内注入血管活性物质后，阴茎不能正常勃起，有90%是由于静脉闭塞机制功能出现障碍。静脉闭塞功能障碍，可能是原发或继发于下列几个原因：

第一，海绵体平滑肌退化，导致海绵体窦隙扩大不正常，使白膜下小静脉受压不足而产生勃起功能不全。

第二，海绵体出现大的静脉通道（常见于原发性阳痿病人），使阴茎因大量静脉血回流而不能勃起。

第三，退化疾患（纤维海绵体炎、糖尿病）或创伤（阴茎断裂）影响白膜，使膜下小静脉及导静脉在阴茎勃起时不能得到足够压力。由于白膜失去伸缩性，白膜筋膜层滑动受到影响，使筋膜血从导静脉漏出。

第四，副交感神经或非肾上腺素能非胆碱能神经递质的释放不足，导致不良窦隙松弛以及静脉闭塞机制失常。过分的交感张力亦可使海绵体窦隙扩张不正常，导致静脉回流不完全闭塞（常见于心理性阳痿患者及严重吸烟者）。

第五，因阴茎异常勃起而进行手术纠正，使球海绵体—尿道海绵体的分流经常性开放。纤维性海绵体炎患者的阴茎失去弹性，亦可使静脉闭塞机制失常。

我们对阴茎静脉闭塞失常的病理生理原因的知识在增长，对静脉性阳痿的外科治疗手段在发展，对白膜在勃起过程中的作用也有了认识，且新的平滑肌功能障碍的诊断测试仪已问世。我们有了这些新的医学信息，对静脉闭塞功能障碍的治愈已有可能。

3. 阳痿的分型

阳痿的正确分型有助于诊断及治疗。马永江教授在文献综述中将性功能障碍分为四个类型。

Ⅰ型：20 岁以下的男性未能进行正常初次和维持足够勃起时间的性交，称为原发性阳痿，占总数的13%。产生原因为家庭不和、精神创伤、虔诚教徒、同性恋者、第一次有创伤性性交史，经常处于高度不安和焦虑状态。这类属于难治而顽固的人群。

Ⅱ型：20~35 岁的男性，主要在蜜月中因精神过度紧张而不能完成性交，有时手淫，早晨有精神性勃起能力及有性欲过度的情况。应用精神治疗，85%能治愈。

Ⅲ型：30～50岁的中年男性，任何情况下都没能激起性欲情绪和激情，与Ⅱ型相反，性兴趣比Ⅱ型低，晨间精神性勃起明显减少，手淫能力降低。应及时得到配偶支持和配合，此组治愈率为12%～26%。

Ⅳ型：50～70岁的老年男性，精神曾受刺激，如配偶死亡、离婚或泌尿生殖道手术导致性欲减退。急性患者往往与动脉硬化、糖尿病、酒精中毒、药物中毒有关。

Adrian 根据临床表现将阳痿分为三度。

0度：任何时候都不能勃起；

1度：有时勃起，但性交时消失；

2度：勃起无力，阴茎疲软，不能完成性交。

4. 诊断

（1）病史及全面体检。

包括阴茎有无勃起，性交情况，婚后有几年性功能正常，做过何种治疗，疗效如何，有无外伤史、糖尿病史或其他慢性病史，有无前列腺炎及精囊炎史。通过对病史的分析，基本上可以鉴别系器官性还是功能性阳痿。体检除全身范围外，还应特别注意乳房、神经系统、外生殖器及第二性征发育情况。

（2）实验室检查。

基本项目：尿常规、尿流率、肝肾功能、血脂、血糖及糖耐量、甲状腺功能、性激素等。

判断依据：

①无糖尿病伴发阳痿，血睾酮含量减少，FSH、LH 值正常或升高，表示性腺可能发育不良，如 Klinefelter's 综合征、Turner's 综合征、Reifenstein's 综合征等。

②若 FSH、LH 值正常，PRL 升高，患者睾丸大小及质地正常，则提示垂体病变，如微腺瘤、颅咽管瘤等。

（3）神经系统检查。

除检查体表深、浅反射及病理反射外，还应测定脑电图、肌电图、膀胱测压和造影、骶髓延迟反射试验。骶髓延迟反射阳性提示自主神经病变，且与糖尿病有关。

（4）血管检查。

①无损伤检查。

a. 夜间勃起试验（Nocturnal Penile Tumescence，NPT）。当病史、体检和无损伤血管检查结果不一致时，NPT 具有鉴别诊断的价值。如 NPT 正常则为精神性阳痿，如 NPT 异常则认为可能是血管性阳痿，需要进一步检查，常用阴茎硬度测试环。

b. 多普勒超声检查。应用手提多普勒超声波仪经皮检查每根阴茎动脉，根据多普勒波形分析和回声信号强弱来判断阴茎动脉的通畅程度。

c. 阴茎血流指数（Penile Flow Index，PFI）。根据多普勒脉冲图作定量分析，并与桡动脉测量进行比较，计算出 PFI 值。如果病人同时存在上肢动脉病多，可能会产生假阴性结果。

d. 阴茎动脉压测定和阴茎/臂指数（Penile Brachial Index，PBI）。采用多普勒超声探头、各种容积描记技术直接听诊等方法来测定阴茎动脉收缩压，能准确提示阴茎血流情况。同时测定上臂动脉压，计算 PBI 值。

e. 静脉阻断性容积描记术（Venous Occlusion Plethysmography）。此法可测定阴茎动脉血流量峰值。

f. 药物诱导阴茎勃起。往阴茎内注射罂粟碱等药物诱导阴茎勃起，测定阴茎硬度。

②损伤性检查。

a. 阴茎海绵体造影。往阴茎海绵体两侧注入血管造影剂，然后进行局部摄片，直接观察海绵体的形态情况，如有无痛性结节、疤痕等病变存在，可了解静脉回流情况，这对于考虑血管重建有指导意义。

b. 盆腔和阴茎内动脉造影。应用经皮穿刺股动脉进行双侧选择性髂内动脉和阴部内动脉造影。此法在技术上有一定难度，因此并未被广泛应用。

```
          ┌病史────────┐
          │              ├→心理性
          │阴茎硬度测试───┤
     病人─┤              │
          │生化检查：血糖、血脂┐
          │         血常规、尿常规
          │              ┌→器质性────┬──────┐
          └性激素水平检测─┘         │      │
                    ┌──────────┘         │      │
                    ↓              ↓         ↓
          血糖、糖耐量异常    血糖、糖耐量异常   血糖、糖耐量、
          性激素正常         性激素正常      性激素均异常
                    ↓              ↓         ↓
          血管性            神经性       内分泌性
                    ↓              ↓         ↓
      无损伤阴茎血流检查    膀胱测肌电图    睾酮等有针对性的
      血管数字减影(DSA)     脑电图        药物治疗
      阴茎海绵体造影       骶髓延迟反射试验
      选择性髂动脉造影
                    ↓              ↓
          血管重建手术        假体
```

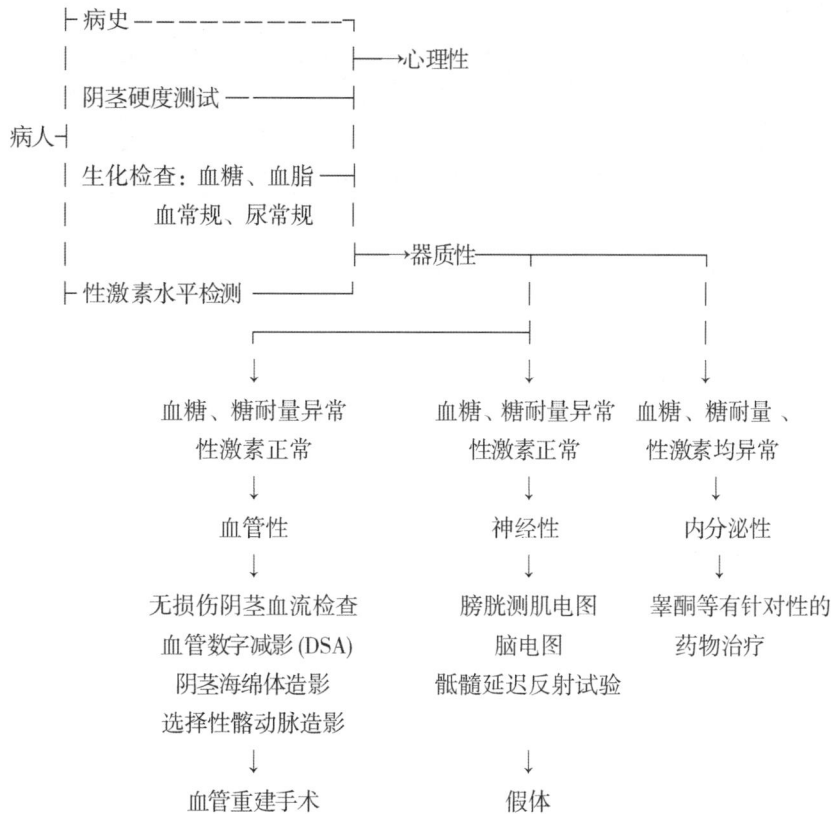

图 4-51　阳痿患者诊断程序

三、射精障碍

射精是一个十分复杂的生理反射过程，是中枢神经、外周神经、交感和副交感神经、性腺内分泌和生殖器官等多系统的协调性行动。在射精的生理过程中，首先血液循环中必须有一定量的雄性激素存在，这是引发性兴奋的动力基础，只有它的存在才能发动中枢性兴奋的应答。

外界的各种有关性的刺激在雄性激素的基础上诱发了性兴奋，表现为性欲的兴奋和阴茎勃起。此时如发生交媾行为，阴茎龟头上的神经感受器需要接受一定量的摩擦刺激，这个感觉冲动经阴部神经传入大脑的前庭区、丘脑下部前区和内侧视束前区，即高级射精中枢。脑内的多巴胺可促进这种兴奋，而 5 - 羟色胺则抑制这种冲动。当高级射精中枢兴奋达到一定阈限时，就会向后离心发出冲动，经脊髓前侧细胞回传到胸腰交感神经节（胸 12～腰 3），并经下腹神经使副性腺、输精管及附睾的平滑肌收缩，把精子与精浆压向后尿道内。当后尿道内的精液郁积到一定量后，尿道内压力增高，促使骶部副交感神经丛引发会阴部海绵体肌产生节律性收缩，把后尿道的精液经尿道口射出，下腹交感神经节在引发副性腺等平滑肌收缩时，还使尿道括约肌收缩，使尿道内口闭锁，防止精液反流入膀胱。这整个过程称为"射精"。

因此，射精过程必须具备一定浓度的血雄性激素，存在诱发性兴奋的外部因素，大脑及脊髓神经系统健全，龟头皮肤感受器必须受到足够的刺激，盆腔肌群反射正常，射精管及尿道通畅。在这些环节中，任何一个环节的障碍都可能影响射精反射的完整完成。一般射精障碍的常见疾病有：

（一）早泄

虽然早泄是一种最常见、最普通的性功能障碍，但临床上还没有确切的定义。原因为诊断是以女方性反应的快慢来对比衡量的，男方射精时间的快慢是相对的，男方射精快而不能使女方达到性高潮就存在了问题。这个出现的"问题"对男方并不是一种疾病，也并非存在疾病的表现。有些夫妇，即使男方快速射精也并不影响女方的性反应，女方仍能达到性高潮和性满足，这就不能认为男方有早泄。吴阶平教授认为："严格地说，只有在阴茎插入阴道之前出现射精才能称为早泄。偶然出现也不能称为病态，只

有经常如此，才可认为是病态。"

王有琦曾调查过已退休女工，约有60%的女工一生中从未有过性高潮的体验。夫妇要依靠双方不断地取得性生活经验才能和谐地达到性高潮，而且射精的快慢在不同的人之间有很大的差别，在不同的环境、不同的情调、不同的年龄以及不同的社会文化都会有很大的变化。许多人往往并不了解正常射精的快慢，而是误认为自己有"早泄"，这样就造成一种精神负担，继而引起一系列问题。

1. 早泄的原因

射精动作是在神经系统及内分泌调节下，由生殖系统及盆底肌群一系列复杂的反射动作呈连续反应出现的，因此其病因也是复杂的。其原因可能有：

（1）神经系统。由于大脑病理性兴奋或脊髓中枢的兴奋性增强，性中枢性兴奋阈限太低，所以性兴奋时十分容易引起射精反射。长期手淫，纵欲过度，房事过多、过频都是常见的因素。存在过于兴奋、过于恐惧、过于紧张等因素时也易发生早泄。如由于缺乏性知识，性交开始前，因精神过度紧张而引起早泄，这是新婚后引起早泄的最常见的原因。还有如患有神经系统疾病（如神经衰弱综合征），大脑的兴奋和抑制功能失调，抑制功能下降，对射精中枢的控制能力相对减弱，或因反射中枢性兴奋增强导致早泄。

（2）内分泌系统。血睾酮含量增高，易使射精中枢兴奋阈值增高，射精中枢易有兴奋冲动而过早出现射精。

（3）泌尿生殖道炎症。过去把前列腺和泌尿生殖道炎症作为早泄器质性的原因，但近年来通过对大量患者的调查，结果并不支持这种观点。然而还有人继续坚持这种观点，认为盆腔充血可诱发早泄的发生，炎症得到控制后早泄可以自然好转。

（4）心理因素。长期早泄者有共同的病史，主要特点是开始性生活时射精就很快。典型的病史是首次性交是在害怕被发现的环境下进行的（如在小汽车的后座，父母外出的青少年在家里等），结果形成了快速射精的习惯，其后即使在较松弛的性生活中，他们也改变不了已建立的射精方式。因此，我们可把早泄看成一种主要是精神生理方面的疾病。还有部分早泄患者有快速手淫排精，而后又感到懊悔，并有犯罪感的情况，这种情况往往在以后的性生活中诱发早泄。这些手淫早泄者的婚后配偶对快速射精的态度，对预后很重要，并能直接影响以后病程的发展。如果女方的反应是责备和不满，就会使男方在性交时产生紧张心理，更进一步导致男方提前射精。

（5）婚后房事频繁，身体虚弱和精神紧张。

（6）夫妇间不能密切协作，缺乏了解男女双方对性高潮的反应差异，因此性生活不和谐也易造成早泄。然而，如果夫妇双方能在了解性知识的基础上，相互配合，那么经过一段时间的摸索与实践，通过改变性交的方式，就会使射精逐渐延缓，女方也能达到高潮，从而实现双方到达和谐性生活的目的。

（7）早泄有时继发于时间的紧张感，在紧张或恐惧的气氛中常可发生。有时短暂发生于一段时间禁欲后，如配偶暂时的分离，都可能发生一时性早泄。

另外，身体处于疲劳状态，在体力劳动或脑力劳动后，感到疲劳，精力不足，便容易发生早泄。

（二）不射精症

不射精症是指阴茎能坚硬勃起，性交持续时间可能很长，但达不到情欲高潮和快感，不能在阴道内射精，因此结束交媾时，阴茎依然勃起，但常有梦遗。不射精症与逆行射精症有区别，后者虽亦无精液从尿道外口喷出，却有情欲高潮和射精动作、感觉，射精后阴茎疲软，第一次排尿时，尿液带有较黏稠的精液。

不射精症的病因有功能性与器质性两种。器质性病因较少见，比如生殖道的畸形，如尿道下裂、阴囊前置、精囊结石、脊髓病变、交感神经节切除等。功能性病因有原发性与继发性两种。原发性不射精症主要由于缺乏性知识，不懂得正确的性交姿势，抽动次数过少，或抽动幅度过小；或者性生活的环境不好而唯恐旁人窥视，造成心理上的紧张；或者婚姻关系紧张，对性产生畏惧以及性冷淡等心理，使性生活乐趣黯然、热情下降等。继发性不射精症是指原先有过射精，后因某些原因影响而发生不射精或手淫能射精，而在阴道内不射精的情况；或者外遇时能射精，而与妻子性交时则不能射精；或者同性恋可射精，而与异性交媾则不能射精等。其主要表现为选择性不射精或条件性不射精，有时在性交过频、过劳、酗酒、忧郁和其他精神因素下也会出现偶发性不射精。不射精主要是由龟头的刺激量不足或者大脑兴奋阈限过高所致。

不射精症须与逆行射精症等进行鉴别诊断。

表4-3 不射精症的诊断与鉴别诊断

诊断要点	不射精症	逆行射精	不排精症	无精子症
性交时间	很长	正常	正常	正常
情欲高潮	+	+	-	+
梦遗	+	-	+	+
性交后尿液检查精子	-	+	-	-
发病原因机理	多为性知识缺乏或射精管闭塞	尿道内括约肌松弛，机械性交感神经损害	药物性交感神经完全性损害，副性腺平滑肌不收缩	雄性激素缺乏致无精子产生

（三）逆行射精

正常情况下，在性交过程中待性刺激达到一定强度时，便会发生射精。虽然射精是在刹那间完成的，但具体分为两个阶段：第一个阶段是输精管、前列腺、精囊腺和射精管的平滑肌收缩将精液排入尿道；第二个阶段是尿道肌、盆底肌群强烈地有节奏地收缩，将精液射出。此时，膀胱颈的内括约肌紧紧关闭，而外括约肌放松，使精液可以顺利通过尿道排出体外。

因此，在射精这个短暂的过程中，需要膀胱颈的内、外括约肌密切配合。如果在一些因素影响下配合不协调，该关的不关，该松的不松，那么射精时精液就只能向阻力低的膀胱冲击，流入膀胱之中，而尿道外括约肌不够松弛，自然无精液排出，这就叫逆行射精。

引起逆行射精的原因有：

1. 膀胱颈括约肌的因素

先天性薄弱、后天手术损伤或外伤、尿道炎症后疤痕的影响以及结石的嵌顿等都可因长期排尿梗阻而引起内括约肌无张力或扩张，导致精液逆流。

2. 交感神经损伤

如胍乙啶、利血平等阻断交感神经功能，药物、盆腔的手术或外伤亦可引起尿道内、外括约肌发生共济失调。

逆行射精的诊断：

性交时有性高潮而没有精液排出或精液排出甚少者，应怀疑为逆行射精。应在性交或手淫后立刻检查尿液，如发现有大量精子和果糖者即可确诊。施行膀胱X线造影可显示尿道内口扩大。膀胱镜检查可发现膀胱颈口松弛、扩大，精阜与膀胱颈距离缩短。

参考文献

1. 吕德滨、黄平治：《实用简明男性学》，哈尔滨：哈尔滨出版社1988年版。

2. 江鱼、黄学斌：《男性的节育与不育》，杭州：浙江科学技术出版社1984年版。

3. 谷春霞：《性发育异常》，《北京医学》1988年第Z1期。

4. E. Nieschlag等：《男性性腺功能低下的诊断和治疗》，《生殖与避孕》1982年第2期。

5. 刘志明、江鱼：《精索静脉曲张与不育》，《中国男科学杂志》1990年第2期。

6. 邵羽等：《实验性精索静脉曲张对睾丸血流和睾酮分泌的影响》，《生殖与避孕》1990年第4期。

7. 向大昌、罗自强：《环境化学物质所致的男性生育障碍》，《生殖与避孕》1990年第4期。

8. 许德义等：《男性不育淋巴细胞染色体异常、姐妹染色单体交换及微核率观察》，《男性学杂志》1993 年第 3 期。

9. 董国勤：《前列腺炎与男子不育》，《男性学杂志》1993 年第 3 期。

10. 段东升：《氧自由基与精子功能》，《男性学杂志》1990 年第 2 期。

11. 方允中、李文杰：《自由基与酶》，北京：科学出版社 1989 年版。

12. 邢俊平、刘文善：《男性生殖道中免疫活性细胞分布及其意义》，《男性学杂志》1990 年第 2 期。

13. 沙家豪等：《抗精子抗体对人精子表面 ConA 受体影响的研究》，《男性学杂志》1993 年第 3 期。

14. 吴阶平等编译：《性医学》，北京：科学技术文献出版社 1984 年版。

15. 陈国武：《精液中白细胞功能的探讨》，《男性学杂志》1996 年第 3 期。

16. 周葵等：《溶脲脲原体感染对大鼠支持细胞分泌 IL－1 的影响》，《中国男科学杂志》1999 年第 2 期。

17. 纪凤英：《用 ELISA 法检测不育男子精浆中抗人精浆免疫抑制因子 IgG 和 IgA》，《男性学杂志》1995 年第 1 期。

18. 黄邱朝等：《128 对不育夫妇血清、精浆抗精浆免疫抑制物抗体与精液检查关系的分析》，《男性学杂志》1995 年第 1 期。

19. 马永江：《阴茎勃起障碍病理生理学的新观点》，《男性学杂志》1995 年第 1 期。

20. 程丽萍等：《溶脲脲原体感染对小鼠 T 淋巴细胞产生 IFN－r 的影响》，《男性学杂志》1996 年第 2 期。

21. 吴爱武等：《溶脲脲原体与精子膜蛋白共同抗原分析》，《男性学杂志》1996 年第 4 期。

22. 傅强等：《NO 供体作用阴茎海绵体前后血液生化研究》，《中华男科学杂志》2000 年第 3 期。

23. 傅强：《一氧化氮在阴茎勃起中的作用》，《男性学杂志》1998 年第 1 期。

24. 蒋晓刚、徐祗顺：《一氧化氮与阴茎勃起的关系》，《中国男科学杂志》1998 年第 1 期。

25. 王晓冬等：《白细胞精子症病人精浆可溶性白细胞介素 2 受体和精浆免疫抑制物水平变化探索》，《男性学杂志》1998 年第 1 期。

26. 陈国武等：《精液白细胞与精子功能间关系的研究》，《男性学杂志》1998 年第 2 期。

27. 傅耀文等：《睾丸生精过程中的细胞凋亡及影响因素》，《中国男科学杂志》1999 年第 2 期。

28. 梁志成：《遗传优生与生殖工程》，广州：暨南大学出版社 1992 年版。

29. 周庆葵等：《男科常见疾病诊断与治疗》，广州：暨南大学出版社 2010 年版。

第五章

男性生殖系统疾病的治疗原则

生殖系统的生理特征在治疗上具有重要意义：

（1）男性生殖系统功能与其他系统器官功能很大的差异在于，其已不完全是系统功能的自然生理表现，社会因素与心理因素对性生理和功能也可产生巨大影响。目前对生殖系统的生理和病理过程仍然有许多地方认识不足，甚至对一些生理过程也并不十分清楚。这不仅影响了对人类性功能的研究，也给生殖系统的治疗带来很大的困难。在治疗病理疾病时，应考虑心理因素的影响，医务人员的一言一行应十分慎重。

（2）精液是各个副性腺分泌物在排精时在阴道中混合，并立刻进行一系列化学反应的产物，精液常规检验只是检测反应后的结果。精子与副性腺分泌物的接触也是在体外才开始进行的。精子的浓度、形态、活动力以及生精细胞的凋亡和脱落主要发生在附睾和睾丸的曲细精管；精液的量和活动力及其他生化物理指标发生于副性腺分泌物。副性腺分泌物是精子排出后维护精子在女性生殖道中移行的重要保证。因此，副性腺感染和功能低下均可影响精子的活动。

（3）生殖细胞发生于卵黄囊胚胎发育时，移行到生殖嵴与组织构成生殖腺，而原始生殖细胞是优质的天然抗原，男性的由支持细胞包裹与机体分离，女性的则由滤泡细胞包绕，避免它们与机体的物质相联系，使原始生殖细胞及其碎片不与组织物质相接触，而不至于产生抗精子抗体。而且男性的副性腺会分泌免疫抑制物质，保护精子在女性生殖道中移行完成受孕。任何影响这些免疫系统的治疗都会影响疗效。

（4）生精细胞、附睾、副性腺的功能及性功能都依靠睾酮的支持，引起睾酮合成不足的疾病都可以引起这些器官功能低下。因此，治疗时必须有明确的诊断，才能进行有效的治疗。

（5）对中医治疗的体会。中医在我国广袤的土地上传承了3 000多年，它的理论基于道教的"天人合一"的观念，具有很长时间的实践过程。长沙马王堆古墓中出土的《素女经》竹简表明，在西汉时期中国已有完整的性医学著作，而且其观点和论述比现代西方观点更加完整，因此，它的治疗方法也有一定依据。近年来研究发现，中医药对生殖系统治疗有独特的疗效。中医是以方剂为基础的治疗，而不是以单个药物治疗为依据，中医治疗是以不同的体质为依据，按不同体质投以不同的方剂进行治疗；而西医是以病因为依据进行治疗，这不过是异曲同工而已，两者结合起来就是取长补短的中西医结合。近几年来发现生殖道感染的患者的病原体已逐步转向病毒和霉菌，这些用西医治疗也是很棘手的事，之后采用中西医结合治疗，许多都能得到较好的效果。

这里只是按笔者自己的理解收集一些治疗方法，并按临床症状分类加以综述。

第一节　无精子症和少精子症

无精子症和少精子症实际上是实验室的结果，应视为一种体征或症状，而不是一种诊断。因此，治疗应尽可能针对病因，而不是依据精子数量或活动情况。但是，当前由于许多患者往往精子数量少、找不到精子或不明确精子运动力低下的真正原因，因此少精子症和无精子症仍成为习惯上应用的一类疾病名称，而不能仅凭一次精液检查的结果来确定诊断。

一、无精子症的检查

引起无精子症的原因，主要是睾丸不能产生精子或者是输精管道阻塞使精子不能输出。精子不能输出称为阻塞性无精子症；精子不能生成则称为非阻塞性无精子症，或称为生精不良，一般在精液常规检查时没有发现精子或在沉渣中也没有发现精子。如果在精子染色片中发现有大量生精细胞存在，则说明输精管应是非阻塞性的。如果在体检时发现睾丸发育不良，则可能为先天性疾病，如染色体疾病和其他先天性基因突变疾病。隐睾也是影响精子生成的重要原因之一，这与隐睾的位置有密切的关系。这些疾病目前尚不能进行治疗，隐睾也应在 5 岁前进行手术纠治，11 岁后手术恢复生育的可能性很小，但有报道称仍有 20% 的患者可恢复生精功能。

若睾丸发育正常，染色体和 AZF 检测也正常，尤其是过去曾有生育史者，则多为继发性疾病和感染性疾病，如垂体性腺轴的疾病或其他内分泌器官疾病都可能影响精子的发生。过去没有生育史者，也可能是先天性疾病，如各种输精管道和副性腺的畸形和发育障碍性疾病。FSH 升高意味着生精能力低下，疾病可能发生于支持细胞，精浆生化检查亦有助于鉴别诊断，但治疗也是十分困难的，若是受其他疾病的影响也应先治疗原发疾病。患者若同意，可作生育辅助治疗解决。在确定是感染的患者后，如精液染色涂片中发现霉菌或包涵体等能明确找到病原体的患者，可以先控制病原体，待确定消除炎症后，再按少精子症进行处理。但支持细胞损伤后不能再生，生精功能恢复也很困难，如果损伤时间不长，则可试用甲状腺素激活残余的支持细胞，为生精细胞提供睾酮，从而恢复部分精子的活力。

二、少精子症的治疗

一般来说，无精子症中多为先天性疾病，而少精子症中多为继发性疾病。

（一）非阻塞性的原因

1. 染色体畸变

特别是性染色体畸变，对精子浓度、活动力及形态均有严重的影响。故精子浓度在小于 1 000 万/mL 时，都应作性激素检查及染色体和基因 AZF 检查，染色体和基因异常者基本无法治疗。性激素的结果主要用于评估睾丸的生精能力，尤其是一些嵌合体病例，若其生精能力正常，也有可能恢复一定的生育能力。一般 FSH > 9 μg/mL 都很难恢复。

2. 精索静脉曲张

精索静脉曲张的严重程度与精液质量并没有相关关系，有少部分人也可能引起少精子症。因此，不论精索静脉曲张的严重程度如何，都应着重关注其对精液质量是否有影响。精液质量受影响而未能发现病原体者应及早进行手术治疗。手术结果的疗效目前也尚无统一的意见，有报道称术后受孕率仅有 25% 左右，精液质量也不一定能有所改善。

3. 内分泌异常

整个生殖道的功能都依赖睾酮的存在，多种内分泌的疾病都可引起性腺功能低下，如垂体微腺瘤、糖尿病、甲状腺机能减退及肾上腺皮质素的异常均可造成少精子症。首先应作各种血清检查，如性激素、17 羟酮、甲状腺功能、血糖及糖耐量等，诊断明确后，先治疗原发性疾病，然后再考虑对症处理。

4. 生殖道感染

生殖道感染可影响精液中的各种指标，当感染影响血睾屏障的支持细胞时，则可能引起支持细胞凋亡和睾酮受体减少，睾酮不能支持生精细胞发育，导致生精细胞凋亡，引起精子数量减少。当慢性感染引起附睾或射精管道部分阻塞时，精原细胞和初级精母细胞凋亡，也会使检查时有精子数量减少甚至无精子的情况发生。

5. 免疫异常

睾丸受感染的患者大部分在由于生精细胞的凋亡，凋亡的细胞残余碎片或死亡的精子超过生殖道的免疫细胞清理能力时，可能会产生抗精子抗体。抗精子抗体也可引起生精能力的障碍而造成少精子症。

6. 外源性因素的影响（参考第三章　精子凋亡）

杀虫剂、有机溶剂、重金属、放射线、棉酚及一些药物如呋喃类等都可以引起精子数量减少，病因被消除后，一般 3 个月以上可以自然恢复，暴露 X 线后可能需要 1～2 年，且需要根据受损的程度而定。

（二）阻塞性无或少精子症的原因

可分为三类：

（1）先天性的输精管道的畸形；

（2）后天性的输精管道的炎症、外伤、肿瘤或结石引起的阻塞；

（3）人为的损伤，如输精管结扎。

如果是感染所致的阻塞，也可以是暂时性的，尤其在附睾中输精管道细长且盘旋曲折，易因炎症水肿而引起阻塞，一旦炎症得到控制、水肿消退，又可复通，但因为阻塞而产生的免疫反应不会自动消除。

引起少精子症的原因是复杂的，先要有比较明确的诊断，再考虑治疗的方法。因此，治疗前至少应进行详细的体检和精液常规检查、精液沉渣涂片染色检查、附属性腺功能测定、性激素测定及抗精子抗体的检查。首先要鉴别无精子症或少精子症是由性腺功能的障碍还是阻塞造成的，然后再进一步检查以确定病因。性腺功能的障碍基本上又可分为精原细胞分化的障碍和内分泌调节的障碍，精原细胞分化障碍如各种先天性异常一般不可能治疗，但染色体异常若是嵌合体，尚有治疗成功的报道。内分泌调节障碍多可用内分泌进行调整治疗，部分患者有治疗成功的案例。

（三）促进精子生成的治疗

精子的生成需要健全的脑垂体—性腺轴的调节、发育良好的睾丸组织及精原细胞、完整的血睾屏障及正常的附睾环境。任何环节的缺陷都可能影响精子的生成与发育。

目前对非阻塞性少精子症的种种治疗都是经验治疗，因为它尚没有足够的治疗理论依据，都是在实践摸索中的小结而已。而且一般促性腺激素升高者的治愈率很低，即使低促性腺激素疗效较好，通常也只有 15%～20% 的治愈率。

1. hCG 和 hMG 疗法

hCG 和 hMG 为类脑下垂体前叶促性腺激素。人类绒毛膜促性腺激素（hCG）是由胎盘滋养层细胞产生和分泌的 237 个氨基酸组成的一种糖蛋白激素，分子结构中包括 α 及 β 两个非共价键结合的亚基，其中 α 链与脑垂体前叶分泌的黄体生成素（LH）类似，其生理作用也与 LH 相似。两种激素均可以与作用于睾丸间质细胞和支持细胞上的 LH/hCG 受体，调节睾酮的生物合成核生精细胞的发育，促进性腺功能。

根据内分泌测定，可以精确诊断低促性腺激素型性腺功能低下症，对这些患者采用促性腺激素替代治疗可以达到很好的效果，并达到生育目的。然而这类病人的发病率很低，据世界卫生组织临床研究，6 682 例男性不育病例中只有 2 例伴有垂体问题，英国爱丁堡西部总医院近 10 年约 2 500 例男性不育病例中只有 5 例有垂体问题。Sherins（1982）报告这些促性腺激素低下症病人采用 hCG 和 hMG 替代治疗后，睾丸可以产生精子，而且当精子浓度低于 2 000 万/mL 时即可使其妻子怀孕。报告中，5 例小睾丸症经性激素测定都发现 FSH、LH 以及 T 值都明显低于正常水平，可以诊断为低促性腺激素型性腺功能低下症，用 hCG 和 hMG 替代治疗都达到满意的效果，用药后其中 1 例精子数达 1 000 万/mL，精子活率达 50%，由于该患者未婚而未知其生育情况。我国王益鑫、陈振兴等报告称，用 hCG 和 hMG 治疗 25 例无精子症、少精子症及小睾丸病例，均有较满意效果。

Lecermann 报告称，20 例患者切除垂体后，用 FSH、LH 替代治疗，全部恢复正常精子发生。另一组 33 例低促性腺激素型性腺功能低下症，用以上替代治疗后，有 27 例恢复精子发生。

对于大多数促性腺激素正常的少精子症和精子活率低下症，其病因尚未确定，对这些病人采用 hCG

治疗的效果尚难确定。若在治疗前测定睾酮，并作 GnRH 刺激试验，FSH 对 GnRH 的反应超过正常 3 倍或大于 9μg /mL 者，则提示为相对的高促性腺激素型性腺功能低下症，用任何形式的促性腺激素治疗都很少有成功的希望。

如果 FSH 对 GnRH 的反应低于正常水平（这种情况很少见），则采用 hCG 及 hMG 治疗，可使精子质量改善，并使患者妻子怀孕。曾有 17 例少精子症及精子活率低下症患者，经 hCG、hMG 替代治疗后 3 例精子质量改善，另 1 例精液检查虽未发现精子质量改善，但其妻子已怀孕。

用药方法：先用 hCG 5 000μ 肌注，每周一次，共 8 周；后用 hCG 每周一次 5 000μ 肌注，hMG 每周三次且每次 75μ，共 5 周；合计连续用药 13 周。

（1）低 Gn 性无精子症。hCG 5 000μ/次，每周一次；hMG 75～150μ/次，每周一次，连用 12 周。或者 hCG 每周两次，每次 2 000～4 000μ；hMG 每周一次，每次 75～150μ。

（2）正常 Gn 性无精子症、精液缺乏症。hCG 5 000μ/次，每周一次，连用 12 周。

其他使用促性腺激素的方法有许多种，笔者常使用的方法是：hCG 4 000μ/次且每周 2 次，hMG 75μ/次且每周 1 次，12 周为 1 个疗程。一般精子浓度均有不同程度的增加，精子形态正常，许多病例在精子浓度小于 2 000 万/mL 时也可使其妻子受孕。

2. 促性腺激素释放激素（GnRH）疗法

该疗法又称促黄体释放激素（Luteinizing Hormone Releasing Hormone，简称 LHRH），LHRH 及其类似物用于男性促生殖研究是近年在男性学研究领域中的一个重大进展。LHRH 的丘脑下部—垂体兴奋试验为男性不育的鉴别诊断、考核疗效以及估计预后提供了一个有价值的参考手段。用 LHRH 治疗男性特发性促性腺激素低下的性功能减退也是目前任何药物所不能比拟的，LHRH 同样可以用于治疗少精子症、无精子症、隐睾症、性功能障碍、青春期延迟等所致的男性生育障碍。过去 LHRH 需从猪的丘脑组织中提取，它是一种十肽结构，现在可人工合成九肽的替代品已有几十种，效果相同，且用药方便、安全可靠、无明显毒副作用，为临床治疗提供了良好的治疗条件。

（1）治疗男性特发性促性腺激素性性腺功能减退症（MIHH）。

这是由丘脑下部或垂体功能障碍引起的男性性功能障碍，既往无特效治疗。1982 年，Hoffmann 报告治疗 6 例，治疗后脑垂体促性腺激素（GTH）明显增加，4 例睾丸明显增大，43 周后 3 例生精。Skarin 等报告 1 例继发性 GTH 低下症患者，治疗 3 个月后生育力恢复并使配偶怀孕。1985 年，Brodie 等报告 18 例 MIHH 患者经 3～6 个月的治疗后，睾丸增大 3 倍，65% 的患者射出的精液中有精子。

（2）治疗少精子症和无精子症。

1973 年，Zarate 报告用 LRH 500μg，每周 2 次，连续 6 个月，治疗 10 例少精子症和无精子症患者，其精子数量均有改善，但 3 个月以后均有下降趋势。

1981 年，Schwarzstein 等使用 D－亮－LRH 连续治疗 20 天，结果 17 例少精子症患者的精子数量、活动率、前向运动率均有改善。该氏又报告用 D－色－LRH 分别以每天或隔天肌注一次，连续 90 天治疗 18 例患者，发现隔天使用 D－色－LRH 治疗的效果最好，每天肌注一次的治疗组开始有改善，之后又下降。这提示用药过量反而产生抑制作用。1986 年，吕德滨等用 D－丙－LRH 治疗 20 例患者，其中 9 例少精子症患者有 6 例在 30 天内达到正常，随访 3 个月仍有 3 例正常。11 例无精子症患者中除 1 例因精索静脉曲张无效外，其余均有改善，有 4 例患者的精液中虽无精子，但睾丸活检复查时精细曲管中已可见到精子。目前除了某些先天性或后天性睾丸器质性病变或阻塞性无精子症外，其他病症均可使用 LRH 治疗，且效果较稳定。

（3）治疗隐睾症。

隐睾症过去多用 hCG 治疗，其效果不是很理想。Happ（1978）和 Illih（1980）等分别报告使用 LRH 200μg，每天 6 次，经鼻喷雾用药，48 例隐睾患者中，38% 全部下降，28% 部分下降。1981 年，Hadziselimovic 等发现若配合 hCG 每周 5 000μ，连续 3 周，可使成功率提高到 82%。亦有人报告经脉冲给药，其效果更好。

（4）治疗性功能障碍。

1985 年，Rothfeld 和 Boyd 等均已证实 LRH 对大鼠的性行为有兴奋作用。1981 年，李永信等发现

D－丙－LRH对公鸡的性行为有促进作用。国外有研究报道称，单用LRH对正常人、性功能低下者和阳痿者性兴奋的作用和效果并不一致，这提示LRH对性功能的兴奋作用可能依赖雄性激素环境。1983年，Dorsa发现LRH对性兴奋的作用只与正常范围内的雄性激素水平相关。

（5）诱导青春期发育与治疗青春期延迟。

1982年，Hoffmann等曾成功地使用小剂量的LRH脉冲式给药诱发了4例青春期延迟患者的性发育和精子生成。1985年，Brodie报告18例患者的治疗效果，除2例外，其余效果均很满意。

影响LRH疗效的有关因素有：

（1）目前多数认为LRH治疗男性不育的效果与病情轻重有关：病情轻，效果好，反之则疗效差。LH基值不低，且对LRH刺激有反应者疗效较满意。

（2）与所用药物品种有关：人工合成的LRH类似物已不下千种，而各种类似物的活性强度半衰期长短均明显不同。只有使用小剂量、短时间、规律性或脉冲性的LRH类似物时，对性腺系统才有兴奋作用和促生精作用；反之，则起抑制作用，甚至出现药物去势。因此，使用LRH应定期（2~3周）测定FSH、LH和T水平以进行监测，才易达到较满意的效果。

（3）用药方法：现已基本肯定使用脉冲式给药方法，较符合生理节律，疗效较好。现已证实，正常成年男性的LRH脉冲频率为1~2小时/次。因此，临床使用时必须强调脉冲规律性。使用脉冲泵，其注射速度、剂量、频率等均可自动控制，只需每7~10天装一次药，即可长期使用，使用剂量宜小不宜大。

3. 其他促性腺激素疗法

（1）克罗米芬（Clomiphene）疗法。正常Gn性精子缺乏症：每日25~50mg或隔日50mg，连续用药25日后停药5日，共持续3~5个月。

（2）他莫昔芬（Tamoxifen）疗法。他莫昔芬是一种非类固醇药物，在人体中有抗雌性激素作用，它可以通过与体内靶器官中的雌性激素受体相结合，而抑制内源性雌性激素的作用，其反馈性可引起雄性激素分泌增加。其半衰期为7天，临床上常用于治疗乳腺癌、女性不排卵性不育症、乳腺增生等疾病。近年来，有报道称用他莫昔芬治疗男性少精子症也有一定效果，每日20mg，连续服用3~6个月。

4. 其他药物

（1）氨基酸。左旋谷氨酸、精氨酸每日4g，20世纪50年代，国外已有使用精氨酸治疗少精子症的报道，有效率在70%左右。有专家认为精氨酸是构成精子的重要氨基酸，补充足够的精氨酸有助于精子的发生。广东省过去曾使用的"精安"胶囊的主要成分就是精氨酸，当时统计的有效率也在70%左右。

（2）有报道称用ATP、辅酶Q_{10}、维生素E、叶酸等治疗，其疗效不确定。

5. 中药

中药如人参补中益气汤、八味地黄丸、肾气丸、五子衍宗丸、麒麟丸等。由于中药的成分复杂，目前尚未见有系统研究的实验报道。已有人观察到单一的黄芪浸出液对离体精子的运动有促进作用。但中药的治疗问题有待进一步研究和探讨。

总之，一般来说，血浆FSH明显升高的少精子症患者的治疗效果都不好，以尽早采用辅助受孕手段为宜，如人工授精、单精子注射辅助治疗等。对于轻度少精子症患者，可采用体外富集精子的办法，经处理后进行人工受孕。

（四）生殖道阻塞的治疗

阻塞性无精子症或少精子症是因为某些原因引起生殖道不同程度阻塞的表现。由于生殖管道的特性，其治疗受到了限制。

（1）附睾在脊椎动物中具有特殊作用，精子必须在附睾中进一步成熟，否则就会影响精子的核浓缩、顶体的形成和尾器的成熟。附睾上皮的损伤必然会影响附睾的重吸收和分泌功能。

（2）附睾中的生殖管道长约2米，管径细小且盘旋曲折，很容易因为水肿、粘连以及折叠而造成阻塞，阻塞后的恢复也较困难，目前基本难以用手术复通。

（3）除了输精管外，其他管道都与副性腺密切相连，使手术极具复杂性。

（4）输精管道的阻塞绝大多数都会引起抗精子抗体的产生，即使手术成功，使配偶怀孕的几率也很低。

生殖道阻塞的治疗方法：

（1）手术治疗的适应症只局限于输精管阻塞，而且复孕率低。曾有报道称，输精管结扎后复通手术的成功率较低，即使有精子出现，复孕率也仅为 10%。主要会引起免疫性不孕，很难处理。

（2）较好的治疗方法为单精子受精胚胎移植的辅助治疗或人工授精。

（3）有人报道称中药血府逐瘀汤有一定效果，曾有报道称用血府逐瘀汤加穿山甲等活血祛瘀药物治疗，六个月内复通率约为 10%。

第二节　生殖道的抗感染治疗

男性生殖道开口在精阜内，而精阜位于尿道内，因此泌尿道和消化道的病原体很容易进入生殖道内。在一定条件下，如免疫功能低下时，发生感染是常见的事，而生殖道中的前列腺首当其冲，最容易且最先引起感染，而其他副性腺腺体恰如一条藤上的瓜，也易被蔓延、感染。虽然生精细胞的发育和输送有一个完整的血睾屏障，血睾屏障包括支持细胞的细胞屏障，也包括免疫细胞组成的免疫屏障。当生殖道被感染，凋亡的生精细胞碎片和失活精子超过免疫屏障清理这些抗原的能力时，就能自主产生抗精子抗体抑制物质抗体 SPIM – Ab，以增强免疫细胞的吞噬能力并使自身产生抗体和补体，其中包括抗精子抗体 ASAb。为了对付外来的抗原，产生这些抗体是必然反应，过早地抑制抗体生成，无助于抗感染的治疗。

精子在被感染后，常引起高畸形率，这些畸形是附睾或睾丸损伤后产生功能障碍的后果。精子的变性是不可能自己复原的，必须在以后产生的精子中，才能看到精子的变化。因为一个生精周期需要 74 天，即使 4 周内能控制感染，也需在 14 周后才能检出正常的精子形态。

当体格检查和精液常规检查的一些参数与生殖道感染有关时，应先进行细菌培养，明确感染病原体的种类和感染的范围，重点先处理感染。由于感染主要发生在生殖道、生殖腺和副性腺的上皮组织，上皮组织被感染后必然会影响上皮组织的分泌及吸收功能，因此只有感染消除后，生殖道和副性腺功能复原，生育力才可能恢复。在抗感染治疗的同时，可依据精液的变化情况给予其他处理，以利于精液质量的改善。

特异性感染的治疗按特异性病原体进行治疗。一般特异性病原体如结核杆菌、梅毒以及衣原体等感染精子后，组织常受到不可逆的伤害，病原体消除后也会引起组织上皮破坏，使正常的生理作用丧失，疤痕的粘连亦可引起管道的阻塞，给生育力的恢复造成很大的困难。

非特异性的慢性感染，多数是慢性隐性感染，临床表现轻微或无临床症状，病人无法描述病程长短。长期隐性感染常可引起组织的纤维化和萎缩，致使组织功能丧失。

一、针对病原体的抗感染治疗

（一）病原体的处理

由于男性生殖道由血睾屏障与体液分开，一般水溶性药物不能直接弥漫进生殖道中，而脂溶性药物常呈碱性，且与血浆蛋白结合少，不能弥散到组织浆液中，但可以通过细胞膜的交换进入细胞内，通过细胞分泌进入精浆中。因此，只有脂溶性碱性药物才能透过副性腺组织，在腺泡内离解为非脂性离子状态，因而在副性腺内浓度高。脂溶性药物如大环内酯类、沙星类和磺胺类就属于此类抗菌素。相反，酸性药物在碱性血浆中离解为非脂溶性离子，亦不能弥散到生殖道中，如头孢类、氨苄青霉素等疗效常不理想。

　　抗菌素的选择除了要注意它的性质外，还必须考虑它的疗程，若疗程不足，易引起复发，单独一种药物的治疗，也易引起病原体的抗药性。因此，我们可以将几种有效的药物联合分成数组交替使用，这样可以增强疗效并减少抗药性的产生。以脲原体为例，目前我们培养的方法只是一种变色反应，我们曾在精液染色片中见到包涵体和精子上附着的颗粒。因此，我们用生精细胞中的包涵体消失为依据制定疗程。我们统计过病原体的复发率，4 周转阴就停药，则 6 个月内复发率为 45%；6 周转阴就停药，则复发率为 15%；8 周转阴就停药，则复发率为 4%。因此，我们决定以 8 周为一个基本疗程。最长的 1 例使用了 13 周，停药后 3 个月其妻子怀孕成功。

　　简单介绍一些常用的抗生素：

　　（1）TMP（甲氧苄氨嘧啶）对大多数 G⁺ 与 G⁻ 细菌具有广谱杀菌作用，TMP 与 SMZ 合用则有协同作用并可减弱抗药性。

　　（2）复方新诺明（百炎净 TMP 80mg + SMZ 400mg）每天两次，每次两片，连续服用三个月。实践表明其疗效不够理想，12 周正规治疗仅能使 30% 的病例治愈。因为当前列腺产生炎症时，血液的 pH 值明显升高，使血浆—前列腺的 pH 梯度发生变化，影响 TMP 透入组织。

　　（3）强力霉素（Doxycycline）在药敏试验中对脲原体和衣原体是比较敏感的，在生殖道中浓度也较高，半衰期长达 20 小时。它的主要作用是干扰病原体蛋白的合成。常在采样培养后或没有培养的条件下，或者在采样培养后尚未报告结果时，先使用强力霉素联合沙星类或利福平组成一组广谱抗菌素。它对支原体属感染和 G⁻ 感染的治疗效果都较令人满意，在实践工作中，具有一定价值。联合使用抗菌素可以减少抗药性的发生。

　　（4）芦氟沙星（Rufloxacin）是第三代氟喹诺酮类药物，在体外，其抗菌活性逊于氧氟沙星和环丙沙星，但在体内抗菌活性强。一些研究报道称在动物实验中发现芦氟沙星能增强巨噬细胞的吞噬能力，并抑制肿瘤坏死因子（TNF）的产生等免疫功能，而且半衰期长达 36 小时，代谢稳定，结构上含有硫基脂溶性，在精浆中的浓度比血清高 10 倍。尤其在精浆中具有免疫抑制物质的情况下，可使免疫系统的吞噬活性增强。因此，其特别适用于生殖道感染。其他沙星族药物如斯巴沙星、左氧氟沙星、环丙沙星、氧氟沙星等都是广谱抗菌素，对于细菌和脲原体、衣原体、支原体和一些病毒都可选择使用，喹诺酮类药物的作用主要是抑制 DNA 的旋转，使其失去活性，而易被免疫细胞所吞噬。

表 5-1　常用沙星族药物性质的比较

品名	半衰期	血浆/精浆浓度比值
环丙沙星	6 小时	1：1.2
左氧氟沙星	10 小时	1：2.2
氟罗沙星	18 小时	1：2.6
斯巴沙星	18 小时	1：2.8
芦氟沙星	36 小时	1：4.2

　　在使用沙星族药物时常见的副作用是恶心甚至呕吐，可在中药中加健脾药物，如茯苓、淮山、白术等；烦躁、失眠则加枣仁、远志，常可减少这些副作用。

　　（5）利福平（Rifampicin）在临床上常用于结核病的治疗，它也是广谱抗菌素，对 G⁻ 类细菌有效；也可以渗入生殖道中，所以常用于生殖道感染的治疗。

　　（6）甲硝唑（Metronidazole）适用于男性生殖道滴虫感染治疗，每天 0.2g tid，7 天为一个疗程。而且它是一种广谱抗菌素，对 G⁻ 杆菌和 G⁺ 球菌都有治疗效果。

　　（7）伊曲康唑（Itraconazole，又称斯皮仁诺）适用于霉菌类感染的治疗，一般用 0.2g tid 或氟康唑 0.5mg qd，治疗内脏霉菌感染需 30~90 天的疗程，治疗隐球菌感染甚至需要 6 个月。

　　（8）转移因子（Transfer Factor）为生物多肽制品，其主要含有 CD_4 和 CD_8，与体内淋巴细胞结合后有双向提高和抑制体液的免疫细胞功能，并可以增加 T 淋巴细胞数，特别适用于治疗病毒性感染和自身免疫疾病，所以也是重要的辅助治疗方法。

因此，笔者的经验除针对病原体给予相应敏感的抗菌素外，还常加转移因子和抗氧化剂，如 Co - Q_{10}、维生素 E 等，借以保护精子和减少对精子的损害，增强免疫吞噬功能，消除病原体。

生殖道感染的治疗主要依据不同的病原体给予不同的药物进行治疗，一般培养时都会进行药敏检查，但在选择药物治疗时，应考虑到生殖道存在血睾屏障，而且精液并不是在生殖道中已存在的体液，而是射精时由各个腺体分泌物分别依次排出而临时组合的体液，分泌后还要进行一系列的化学反应。而各个腺体的分泌物与血浆没有直接的渗透关系，血浆的药物必须渗透过细胞膜才能进入各个腺体细胞中，也必须通过腺体的分泌才能进入各种分泌液中。因此，只有脂溶性抗菌素才容易通过细胞膜进入精浆。在选择抗菌素时，必须考虑药物的渗透性，水溶性药物进入精浆中的浓度必然很低，只有脂溶性药物才能有较好的结果，我们需要在四环素类、红霉素类、磺胺类和沙星类等抗菌素中进行选择。这些抗菌素均为脂溶性广谱抗菌素，不但对各种细菌尤其是革兰氏阴性细菌有较好的消除作用，而且对支原体属和病毒类病原体也有一定疗效。

对于细菌类感染，我们多选择磺胺类、利福平、甲硝唑、土霉素族等广谱抗菌素，联合并交替使用，以减少抗药性。联合用药可选择不同作用的药物同时处理，扩大抑菌的范围，交替使用可以减少抗药性的发生。

治疗时必须夫妇同时进行，并用阴茎套隔绝病原体的相互感染。同时每周最少排精 2 次，以保持引流通畅。通常一个疗程为 10 天，滴虫消除率在 80% 左右，这时凝集现象也可消除。

在使用抗菌素的同时，应增加一些辅助性治疗。病原体在繁殖的过程中常产生氧自由基，氧自由基可破坏精子膜的结构，影响精子的存活和运动，因此可以同时使用一些抗氧自由基药物如辅酶 Q_{10}、维生素 E、维生素 C 等，但维生素 C 属于水溶性药物，进入生殖道中较困难。最常用的是辅酶 Q_{10}，它是一种内呼吸酶，且具有较好的抗氧自由基的作用，一般在心肌损伤或肝脏损伤时对肝细胞和心肌具有保护作用，因此，其与四环素族同时使用时有一定的护肝作用，可以减少药物对肝脏的损伤。

在药物治疗中，药物只能抑制病原体的生长发育，并不能完全杀死病原体，病原体需要免疫细胞的吞噬作用才能被完全消灭，因此，增强免疫能力也是治疗的重要部分。

转移因子为生物多肽制品，与体内淋巴细胞结合后有双向提高和抑制体液的免疫细胞功能，并可以增加助性 T 淋巴细胞数。转移因子含有 CD_4 和 CD_8，CD_4 与 T 淋巴细胞结合，形成 B 淋巴细胞，而 CD_8 与淋巴细胞结合，形成 T 淋巴细胞，这可改善免疫细胞的吞噬能力，在治疗过程中也可见到抗精子抗体的数量逐渐增加，特别适用于治疗病毒性感染和自身免疫疾病。在抗支原体属和病毒的感染治疗中，更需要充分调动自身的免疫能力来杀灭和清除病原体。

抗氧化剂如 Co - Q_{10}、维生素 E 等具有良好的抗氧自由基作用，可以减少病原体的代谢对精子和生精细胞膜的损害。辅酶 Q_{10} 是一种内呼吸酶，常用于心肌和肝脏疾病的辅助治疗，因此采用辅酶 Q_{10}，不但可以减少感染时对抗氧自由基的损害，而且可以增强对心脏及肝脏的保护，减少药物对心脏及肝脏的损害。

我们的治疗以精液涂片染色检查精子依附的颗粒和细胞内包涵体消失为标准，8 周后仍有 5% 的生精细胞可发现包涵体，这是我们把疗程暂定为 8 周的依据。我们观察治疗 4 周后，大部分附着在精子上的病原体可以消失，但生精细胞内的包涵体依然存在，尤其是细胞核内的包涵体不易被清除，估计这些病原体是引起复发的主要原因。因此，这些细胞内的病原体，尤其是细胞核内的病原体，必须在细胞破裂后，在细胞液中被阻止，在感染新的细胞时被中断，所以延长疗程是必需的措施。而且所谓培养阴性，并非指病原体已全部被清除，只是说明病原体很少，显色反应呈阴性而已，所以延长疗程也是较彻底治疗的需要。

中药治疗在中国有几千年的历史，实践中证明是非常有效的治疗方式，许多实验报道称六味地黄有很好的双向调节免疫作用。而在生殖道感染中，无论是输精管道的阻塞还是生精细胞和精子的过度死亡，都可以引起抗精子抗体的产生，因此，双向调节免疫功能是十分必要的，也成为我们治疗中不可或缺的部分。中药中的六味地黄具有增强和双向调节体内免疫的作用，而且中药的使用可改善药物的副作用。中药治疗因此成为治疗的重要部分。

笔者拟定的方剂是按西医的病理和治疗原则设立组成的，具体有：六味地黄汤、龟板和牡蛎。牡蛎软坚且含有丰富的锌元素，而锌在生殖道的功能和免疫功能上具有重要作用；六味地黄汤滋肾阴；龟板能养阴。

笔者主要针对生殖道感染尤其对病毒类的感染组成此方。以六味地黄为主体，按近年来的报道尤其是"非典"发生后研究中药对病毒的实验结果，中药中的茵陈、贯众、土茯苓、连翘、板蓝根、苦参、重楼等清凉解毒药物对病毒有明显的抑制效果，而龟甲、牡蛎，祛瘀软坚，具有改善微循环的作用。

笔者按西医抗感染的治疗原则，针对病原体、增强免疫和改善局部微循环环境组成清热祛毒方剂。

基本方剂：贯众 30g、土茯苓 15g、连翘 15g、蛇舌草 15g、熟地 20g、山茱萸 15g、淮山 15g、泽泻 15g、丹皮 15g、丹参 20g、龟板 15g、牡蛎 20g。

临证加减，中医治病注重体质的差异，若出现舌苔厚腻、舌尖鲜红等湿热征候，则加三仁汤以清热祛湿，或再加白术、苍术，健脾燥湿；若相火旺盛、舌鲜红无苔而口干口苦，则加重楼、苦参、龙胆草、败酱草等，清热解毒；若并发小便淋滴不尽，尿频、尿痛等泌尿系统症状，则加萆薢分清饮；若出现血精，则可加止血药物如仙鹤草、地榆、槐花、生地、白芨等。

根据潘明沃博士统计，70%的生殖道感染患者属于湿热下注的体质。参照他的处方，近年来笔者将其略为修正，改为下方：

修改方剂：蒲公英 20g、萆薢 15g、贯众 20g、连翘 15g、茯苓 15g、淮山 15g、扁豆 15g、黄檗 15g、旱莲草 20g、女贞子 15g、菟丝子 15g、桑寄生 15g、丹参 20g、苡仁 30g、龟板 15g、牡蛎 30g。

（二）精子凝集的处理

精子凝集是感染后抗精子抗体产生的表现，抗精子抗体可以损害精子的运动和受精能力，而抗精子抗体产生于 B 淋巴细胞，当炎症反应消除后，B 淋巴细胞的信息记忆并不会自动消失，而可以保留较长的时间。因此，消除抗精子抗体就是要避免病原体的重复刺激，用药物消除 B 淋巴细胞的信息记忆。西药常用可的松等类固醇治疗，但应注意当免疫能力受到抑制，而炎症没有得到有效控制时，常可引起炎症的复发。中药对免疫能力具有双向调节的作用，使用较为安全。可在上述的方剂基础上加活血化瘀药物如丹参 20g、桃仁 8～10g、王不留行 10g 等。它们具有双向调节免疫的作用，可以逐步消除 B 淋巴细胞的免疫记忆。精子凝集也是大肠杆菌属和滴虫类感染后二硫醯基链接的表现，当病原体消失，炎症消退，凝集就可以自然消退。

（三）霉菌感染的处理

近几年，我们在精液中发现合并霉菌感染，最早一例是女性腹部下坠、性交时疼痛，经几所医院治疗症状加重。我们在其宫颈涂片中发现许多条细长的索状病原体，并可见体部有孢子附着，经鉴定为玫瑰色毛霉菌。开始时用氟康唑 0.5mg qd 治疗 5 天，症状无明显改善，检查结果显示菌体仍然存在，便加服下列中药：黄精 20g、黄檗 15g、紫草 12g、木香 12g、白鲜皮 15g。连续使用 10 天后检查，自觉症状好转，菌体消失，嘱咐再服 10 天。之后我们在女性的宫颈、阴道、前庭大腺以及男性的精液中均发现过毛霉菌，同样如此治疗，效果都不错。这引起了我们的注意，之后我们在精液中还发现地丝菌、皮炎癣菌和隐球菌，加上过去常检查出的念珠菌、类酵母菌，一共 6 种。这些发现于精液中的霉菌应属于内脏的霉菌感染的范围，按这样治疗都有良好的效果，对于阴道的毛霉菌，单纯用中药坐浴的效果也很显著。这说明中药对霉菌有很好的疗效，而且没有不良反应。

二、受伤器官的康复

当病原体基本被控制后，各个受损害的器官并没有完全复原，组织细胞需要修复，各个腺体的功能需要恢复。如果腺体功能没有恢复，生精细胞的脱落、精子的畸形就不可能减少，精液的理化性状也不能改善。

（1）支持细胞对生精细胞的发育至关重要，支持细胞的微丝结构包裹着生精细胞生长，微丝断裂是引起生精细胞脱落的主要原因。因此，当炎症初步得到控制后，促进支持细胞的恢复是首先需要重视的问题。而甲状腺素与支持细胞具有密切的关系，使用少量甲状腺素（40mg qd）有助于受伤的支持细胞的复原。中药的补气血和补肾药剂也可能有助于支持细胞修复和附睾上皮细胞的再生。

基本方剂：北芪 30g、熟地 20g、首乌 20g、泽泻 15g、丹皮 15g、黄精 20g、山茱萸 15g、枸杞子 20g、女贞子 15g、菟丝子 15g、桑寄生 15g、肉苁蓉 12g、五味子 12g、蛇床子 12g 等。

使用这些补肾壮阳药物激活支持细胞，使其功能得到恢复。如果精子浓度很小，应检查性激素，若 FSH 很高，则恢复的可能性很低。

若病原体没有被完全清除，可再加贯众 20g、连翘 15g 或土茯苓 15g 等，一方面可以减少方剂的热性趋向平和，另一方面也可防止病原体复发。

（2）前列腺功能低下：前列腺功能低下表现为精液 pH 值升高、液化不良等现象。1982 年北京医学院（现北京大学医学部）生物系曾在《北京医学院学报》上报道，将雄小白鼠前列腺切除 4/5，分成两组同时进行食物喂养，其中一组加乌鸡白凤丸，一个月后发现添加乌鸡白凤丸组，前列腺细胞有明显的再生现象，未加乌鸡白凤丸组则再生不明显。他们认为乌鸡白凤丸作为女性经典的治疗药物，主要有促进子宫内膜生长的效果，而前列腺组织在胚胎发育时与子宫内膜同源，因此，具有相同的作用。我们使用乌鸡白凤丸治疗前列腺功能低下的病人有八九年，觉得这是一种非常好用的方法，但是必须在充分的抗感染之后使用，使用最少 1 个月，最长 7~8 个月，精液理化性质大都可以改善。

乌鸡白凤丸每天 2 次，每次 1 粒，1 个月为一个疗程。

其他如前列腺按摩（方法简便有效）、特殊光治疗、射频治疗等都可使用。总之，以无损伤治疗为主，尽可能不用有损伤的疗法，因为损伤性疗法即使可以消除感染，亦可能引起生殖道发生局部组织的纤维化，致使功能丧失或生殖道堵塞。如前列腺直接注射药物、输精管灌注药物等治疗前列腺炎和精囊炎，结果引起前列腺纤维化和输精管阻塞的报道并不少见。

精囊腺损伤后，主要表现为精液量减少，果糖低下，精子运动不良。如射精管伴发阻塞，则精子浓度低下，当前尚没有什么办法促使恢复，有待进一步研究。是否可以排出后立刻洗涤精浆用精液保存液加入，进行人工授精来解决，也有待研究和实践。

生殖道结石或者感染后输精管道梗阻可用手术治疗，但附睾管的梗阻手术治疗效果不甚理想。

第三节　免疫反应的处理

精子对男性也是一个自身抗原，但男性生殖道内有一组血睾屏障，将精子与自身免疫系统相隔，在正常情况下并不会发生自身免疫反应。当血睾屏障、精浆免疫抑制因子和主动免疫调节的正常防御机制失调或被破坏时，例如输精管道阻塞或附睾以上感染，引起大量生精细胞和精子凋亡，生精细胞和精子的残余物质的清除超过正常输精管道中的免疫细胞清理能力时，则可导致自身抗精子免疫反应，在体内产生抗精子抗体。大部分学者认为抗精子抗体主要发生在前列腺，且为分泌型的 S IgA，因而局部的抗精子免疫反应与全身系统的免疫反应并没有密切的相关性。故此，男性精子血清免疫测定，一般认为实际价值不高，在正常生育人群中约有 20% 出现血清抗精子抗体呈阳性，而实际并没有发生不育的情况。而用精浆检测出 S IgA 阳性，以及镜检下发现精子自然凝聚对诊断意义比较重大，精子镜检下的自然凝聚多见于 15 分钟以后出现，这是由于凝聚必须待精子运动时互相碰撞后才会发生，就像免疫珠试验那样，需要一定的碰撞概率，因此在精液常规检查时，需等待较长时间才能发现精子凝聚发生，否则易被忽视。

精浆中的抗体是由淋巴 B 细胞产生的，感染未消除时，精子及精子的残体作为抗原，在持续刺激下，抗体的产生很难消除。即使抗原被吞噬停止，B 细胞产生抗体的记忆也难以在短时间内自动消失，所以生殖道感染后对产生抗精子抗体的消除需等待炎症消除后，精子不再被吞噬，而且需有较长的时间才能逐渐消除。

处理方法：

（1）在处理精子自身凝聚时，首先要进行抗感染治疗。只有病原体消失，免疫反应恢复后，免疫细胞不呈高度敏感而不再吞噬精子，在没有抗原持续的刺激下，才能逐步消除免疫细胞产生抗体的记忆。

（2）用类固醇类药物可以消除 B 细胞产生抗体的记忆，抗体复制分泌逐渐减少，凝聚反应才能逐步消除。Prednisone（强的松）各家应用的方法不同，我们常用 20mg tid，每 7～10 天减少一半，一个疗程为 28～40 天，几个月后可使精子抗体降低或消失。Betamethasone（培他米松）0.5mg tid，连续 30～50 天为一个疗程。培他米松副作用小，不需减量且可以较长时间使用。

（3）洗涤法。用含 5%～10% 的人血清蛋白生理盐水或培养保存液洗涤几次，洗去精子表面的抗体，然后用精子混悬液作人工受孕。王一飞等曾用此法使患者配偶妊娠成功。

（4）抑制精子发生。长期应用睾酮如丙酸睾酮 500mg 肌注，每周一次，连续三个月，抑制精子发生，减少精子被吞噬以中断抗原刺激，使抗体分泌逐渐降低或消失。目前已很少人使用。

（5）中医治疗。中国医学是一个丰富的宝藏，中药不是单一的化学成分，而是使用一组方剂，它的药理作用广泛而多效，有的可随机体状态不同而异，如六味地黄丸已经证实具有双向调节免疫的作用。现代医学研究经动物试验，也证实清热解毒和祛瘀活血的药物都具有双向调节免疫的作用。在使用抗生素药物时，加上中医治疗常会有较良好的疗效。

第四节　副性腺功能低下的治疗（弱精子症的治疗）

弱精子症是指精子浓度正常而精子运动缓慢，尤其是直线运动的精子数量不足。精子运动速度缓慢一般称为弱精子症。由于精子运动缓慢在阴道滞留过久，在阴道酸性环境中易受到损伤，因此，弱精子症也是男性不育的重要原因。引起弱精子症的原因一般有：

（1）精子尾器结构发育不全，精子尾器是由精子细胞的着丝体经过附睾阶段逐步形成和完善成熟的。如果附睾功能障碍，则可能引起尾器发育障碍或者功能障碍。

（2）当附睾功能不全如炎症时，附睾的重吸收功能障碍，睾网液不能被浓缩，而导致附睾中渗透压过低，使精子细胞中的核不能进一步浓缩，精子细胞中的胞浆亦不能从颈部排出，导致精子畸形率增加，从而使精子运动时流体力学改变而影响精子的正常运动。

（3）精囊腺分泌的果糖、盐类、蛋白和前列腺分泌的盐类、酶类如水解酶、免疫抑制物质都是离体后精子复苏、运动、存活所必需的条件。这些性附属腺体的分泌异常，如果果糖低下，精子得到的能量不足或者水解酶不足会引起液化不良，精液过分黏稠，增加精子运动阻力等，也会引起精子运动力的低下。

（4）精浆中存在抗精子抗体，也会引起精子的制动和凝集。

（5）感染时病原体的代谢常产生氧自由基，氧自由基可引起精子膜通透性的改变而导致精子尾器活动的障碍。

所以，引起弱精子症的原因是很复杂的，生殖道感染和副性腺功能低下是引起弱精子症的主要原因。

男性生殖道感染时，并发副性腺分泌功能障碍者有 70%～90%，其中附睾功能低下，引起重吸收障碍，则精子核蛋白不能置换、精浆不能浓缩排出，以致胞浆小滴残留、高尔基氏不能形成顶体、附睾分泌功能低下，引起尾部线粒体排列紊乱，以致尾器发育障碍，引起短尾、断尾、卷尾的畸形；精囊腺功能障碍以致精浆稀薄，精子在阴道得不到保护；果糖分泌不足，不能为精子提供能量，影响精子运动和柠檬酸钠分泌减少，以致精液 pH 值降低，前列腺功能低下的特征产物如锌、柠檬酸、酸性磷酸酶及镁都可降低，而且免疫抑制物质分泌不足可引起女性产生抗精子抗体。

如果精囊腺损害严重，将并发果糖浓度下降，多见于 G⁻ 杆菌及支原体感染引起的前列腺炎和精囊炎。副性腺感染治愈后，其分泌功能很难完全恢复，尤其合并精囊感染，精液量少，果糖浓度低仍很常见。因此有人认为果糖浓度低是感染晚期征象而不是诊断的依据。两种腺体同时感染时，由于两种腺体分泌均减少，凝固与液化的酶达到新的平衡，精液液化可能正常，但精子活动力仍然低下。附睾感染时，附睾上皮分泌的肉毒碱降低，而且重吸收功能低下，导致渗透压低，这些都可能影响精子的成熟。

在治疗时首先必须尽量找到病因，对病因进行处理。因为只有消除病因后，才能逐步恢复各个副性腺功能，只有副性腺功能恢复后，才能使精子的形态和功能恢复。

在治疗过程中，可用辅酶 Q_{10} 进行辅助治疗。辅酶 Q_{10} 又称癸烯醌（Ubiquinone 10），是人体细胞呼吸链的激活剂，作用于质子移位及电子传递，而且有很好的抗氧化作用，可以减少氧自由基对细胞膜的损伤，增强细胞膜的完整性和非特异性的免疫。感染时，病原体多数在代谢过程中产生自由基，使用辅酶 Q_{10} 对精子也是一种保护措施，还可以减轻药物对肝、心、肾的副作用。在生殖道上皮损伤后亦可改善组织的康复，临床上常可发现使用辅酶 Q_{10} 后，精子运动得到改善和畸形率下降。

近年来研究，中药黄芪对离体的精子也具有增强活动的效果，菟丝子等有抗氧化作用，丹参、桃仁、田七等活血化瘀药物有改善微循环和双向调节免疫作用，黄精、熟地、首乌等补肾壮阳的中药具有促进附睾功能恢复的作用。因此，在病原体基本控制后改用这些中药，促进附睾功能的康复，对精子顶体不足和尾部畸形的患者有一定改善作用。对精囊腺功能低下的患者康复治疗效果不是很显著，有待进一步探索。

前列腺功能低下的患者使用乌鸡白凤丸治疗效果还是比较好的，但也有些对疗效并不是很满意者可试用下文中提到的其他方法。

精液液化异常是指在射精后半小时精液不能完全液化，它包括精液不液化、液化迟缓和液化不全。自Bunge（1954）首次提出至少有一部分生育力低下患者是由于精液液化异常引起后，其重要性才受到重视。

人类精液初排出时呈凝胶状并在短时期内液化。其呈凝胶状是由精囊腺分泌的结构蛋白所构成，而液化则是从前列腺分泌的水解酶使结构蛋白分解的过程。一般在精液排出后 2 分钟开始液化，5 ~ 20 分钟内完全液化。精液这一特征是为了保护精子在阴道酸性环境中能够正常复苏和获取能量。

凝胶状的精液在扫描电镜下可见细长的束状纤维交织成密集的网，网眼很小以致将精子包裹，使其不能活动。液化时，蛋白纤维完全断裂成不同形状的块状物。Koren 等在对精液液化机制研究中，将精液液化分为三个阶段：第一阶段肉眼下凝胶状物质溶解，超微结构下不同形态的颗粒逐渐消失；第二阶段为溶解的蛋白质降解为肽；第三阶段肽再降解为氨基酸。

多年来的研究认为，精液中存在精囊凝固因子及前列腺液化因子。目前已发现多种参与或影响精液液化的因子，其中以蛋白酶系统最为重要，其对精液的液化起到蛋白水解作用。锌、镁及钙离子可以完全抑制精液液化的第一阶段，并能被乙二胺四乙酸钠（EDTA-2Na）所逆转，这进一步证实了液化过程是在蛋白酶作用下的水解过程，因为重金属是巯基阻滞剂，即酶的抑制剂。螯合物（EDTA-2Na）对液化的逆转作用也支持这一论点。

液化因子中的蛋白酶包括 α - 淀粉酶、溶菌酶、糜蛋白酶样酶、氨基肽酶、胶原酶样酶、胰蛋白酶、透明质酸酶以及唾液酸酶等。其中 α - 淀粉酶和糜蛋白酶样酶已用于临床治疗精液液化异常或作为人工授精时的促液化剂。其他酶亦被分别加入液化异常的精液中以加速液化过程，但未获得满意效果，这提示精液液化可能需多种酶同时参与。精液凝胶蛋白带有糖基，故与精液凝固有关的唾液酸或果糖在精液中的含量可能会影响液化过程。由于液化因子主要来源于前列腺，因此作为液化因子的酶类物质只有在前列腺分泌活动低下时，酶类的活性才降低，而使凝固状态在精液中占优势，液化与凝固因子间的平衡进而被打破，精液表现出液化异常。慢性前列腺炎时，前列腺分泌活动降低，精液不液化发生率明显升高。由于相当一部分慢性前列腺炎患者同时合并有精囊炎，即同时精囊分泌活动降低，这样就有可能使凝固因子与液化因子在同时降低的水平上达到新的平衡，这可以解释为什么有些前列腺炎患者并无精液液化异常现象。另外，一些体内因素也可影响精液液化，这些因素包括体温、阴道 pH 值、渗入阴道的各种酶和细胞碎片以及由于激素影响而出现在女性生殖道的变化等，而精子数量和性质与液化并无相关性。

精液不液化及液化迟缓均可影响生育力，其中液化迟缓的精液在凝块部分或完全液化后，精液黏稠度往往还很高，不液化而黏稠度高的精液均可使精子活动受到限制，即使活动也不能快速向前。Nilson 报道以精液不液化为唯一指标的占 11.8%，也有报道精液不液化占男性不育的 1.19%，我国花家福等报道精液液化异常占男性不育的 9.8%。由此可见，促使精液液化将会使一部分生育力低下者恢复正常生育力。

一、精液液化异常的治疗方法

（一）口服药

苗延宗报告 15 例精液液化异常病例，治愈 9 例，其方为：当归 20g、赤芍 15g、木通 10g、丹皮 10g、乌药 10g、知母 20g、黄檗 15g、黄芩 15g、甘草 7.5g，煎服，每天一剂，结合西药颠茄合剂 10mL，每天三次口服，及超短波理疗前列腺。一般用药 9~12 天，无效者继续服用 20 天。

李文瑞等将精液不液化分为两类：肾阳虚弱、湿浊不分者选用丹溪萆薢分清饮加味；湿热下注膀胱、久蓄湿热、气化失司者选用程氏萆薢分清饮加减。患者服用上药后精液均液化。

北京医学院生物系在动物试验中发现乌鸡白凤丸有促进副性腺再生的功能，精液液化延长主要导致慢性前列腺炎引起前列腺组织机化，导致分泌功能低落，水解酶分泌量不足，因此促进前列腺组织细胞再生则可以提高前列腺分泌功能。

花家福等报告对精液液化异常者采用透明质酸酶 1 500U 每天一次肌注，连续 20 天为一个疗程，随访 81 例，女方妊娠 20 例。

（二）外用药

目前使用较多，且多为酶，常用的有：

1.α-淀粉酶

该药有栓剂及混悬液两种。栓剂是性交后塞入阴道，可使精液在 20 分钟内液化。栓剂已使用多年，但最近才公布其配方及制法。混悬液为 Locke 液的 5% α-淀粉酶稀释液，用法为性交后将溶液注入阴道并使髋部抬高 30 分钟。

2. Alevaire 溶解剂（四丁酚醛溶解剂）及 Sputolysin 溶解剂（二硫苏糖醇溶于磷酸盐缓冲液）

Alevaire 溶解剂是在性交前用注射器将 60mL 溶液注入阴道灌洗，或按精液与溶液 1:1 作人工授精。该溶液 pH 值与精子活力所需保持一致，对降低精液黏度作用很强。Upadhyaya 等在对 Sputolysin 液化作用的研究中发现，其对黏稠精液溶解作用较 α-淀粉酶及 Alevaire 溶解剂快，而对精子活力的影响最小。

3. 糜蛋白酶及胰脱氧核糖核酸酶

有报道称，将糜蛋白酶及胰脱氧核糖核酸酶直接加入精液中可促使其液化或降低精液黏稠度而对精子活力无影响。

表 5-2　α-淀粉酶栓剂配方

药剂	含量	配剂
α-淀粉酶	50mg	12.5g
可可脂	1.892g	473.0g
聚山梨醇酯	88mg	22.0g
碳酸氢钠	22mg	5.5g
蒸馏水	0.22mL	55.0mL

表 5-3　Locke 液配方

药剂	配方 I	配方 II
氯化钠	0.9g	0.95g
氯化钾	0.42g	0.02g
碳酸氢钠	0.03g	0.02g
氯化钙	0.024g	0.02g
葡萄糖	0.1g	0.1g
蒸馏水	100mL	100mL

（三）物理方法

对迟缓液化后的黏稠度很高的精液，可将其精液标本放入加压注射器中，通过 18 或 19 号针头加压注入玻璃容器中，标本再倒回注射器，反复 5 次后精液可与液体相似，而对精子并无损伤。

二、精液液化异常在生育控制中的应用前景

由于精液具有短暂凝固的特性并且在凝固过程中精子运动受限制，因此，人们试图通过人为造成精液不液化，来达到避孕的目的。

Battacharay（1970）首次报道将 5% 甘氨酸浸润的棉球置入阴道内，在肉眼和显微镜下均可见到精液液化受到抑制。Syrer（1972）等观察到新鲜精液加入硫酸铜可完全抑制其液化。Koren 等报道锌、镁及钙离子可抑制精液液化的第一阶段。有人对 1 600 种印度植物在 2% 浓度的精液中，进行体外筛选试验，其中 90 种对输精道及附睾内容物有凝固作用，49 种对已液化的精液有再凝固作用，作者认为这与植物中丰富的鞣酸有关。Mandal 等在对 101 种化合物的筛选中发现 20 种能抑制精液液化，18 种有完全阻止精液液化的效能，其中尚有 10 种有良好的杀精作用。故有学者预测抗精液液化剂特别是兼有杀精作用的是很有前景的阴道避孕剂。

Vongsorasak 等在对棉酚的研究中注意到，0.75～1.25mm 浓度的棉酚可延缓人类精液的液化，且性交后试验中穿过宫颈黏液的精子减少。他认为棉酚抑制精液液化过程可能是通过减弱精液中酶成分对蛋白的降解作用所致的。由于棉酚还有抑制精子代谢及获能等作用，因此，它可能成为新一代的阴道避孕药。

第五节　男性性功能障碍的治疗

一、性欲低下

性欲低下除了指年龄增长引起性欲减退外，还包括在正常情况下任何年龄阶段出现的与年龄不相适应、不和谐的性欲减退现象。

（一）引起性欲低下的原因

1. 体力因素

过度劳累、大病之后或长期慢性疾病引起体力衰弱，均易导致性欲低下或无性欲。

2. 精力因素

在脑力劳动中过于紧张、过于劳累，神经系统过于兴奋，都可使其他中枢出现抑制状态。

3. 心理因素

（1）受过于悲伤、忧郁、惊恐、愤怒等七情六欲的心理影响。

（2）异性缺乏吸引力，如夫妇感情破裂，丈夫或妻子有外遇，或妻子性冷淡、恐惧妊娠、性厌恶等，因而长期遭到妻子冷遇。

（3）心理上认为老年期不应有性要求，或认为性是淫荡、亵渎而产生厌恶感。

（4）内分泌因素。凡引起睾丸功能障碍或低下的疾病都可导致血睾酮水平低下，进而引起性欲低下。

（5）其他因素。在阳痿、早泄、慢性生殖道感染长期未痊愈恢复时，性欲低下。

（二）治疗原则

（1）查清及去除病因。

（2）雄性激素。较长时间给药，可以提高性欲。

（3）唤醒妻子的热情。

妻子的态度对性功能障碍的治疗至关重要，因此，在性功能障碍治疗中得到妻子的配合是至关重要的环节。在性功能障碍疾病中，妻子对性的冷淡也常是引起性疾病的因素。许多妻子在性交时，刚有了性欲，而男方就已射精，女方尚未达到高潮，男方已单方面获得了满足而入睡，此时女方却正处于性兴奋期，这种情况如果经常发生，久之会使女性产生性厌恶，性事就会难以唤醒妻子的热情。单方面治疗常得不到理想的效果。

人的各种高级感觉器官如视、听、触摸都可以引起性欲，各种概念、回忆、文字、图画、音乐都可以引起性兴奋，尤其是语言、文字及图画均可引起许多条件反射。但是引起男女性兴奋的机制并不一样，男性主要靠视觉，图画、文字、体态、色彩都可以引起男性的性兴奋，而女性则主要靠听觉和触觉，轻轻地抚摸、细细地密语都易引起性激动。因此，夫妇之间"沉默不是金"，男性唤醒妻子性热情的原则主要是：

①在柔和的灯光下，尽情地裸露肌体线条。亮处才能看清楚楚动人的体形与如花似玉的容貌。"眼神是心灵之窗"，有光亮才能看清彼此求欢的眼神，看到眼神中传递的激动人心的信息。

②柔和地触摸"动情区"。所谓动情区是指如颈侧、口唇、乳房、乳头、大小阴唇、阴蒂、会阴前庭及大腿内侧等部位。"芳唇是情欲大门"，充分触摸"爱门"，除了能使女性产生一种快感外，还可诱发性欲。

③反复、频频地刺激妻子的动情区，可慢慢地诱发妻子的性激情。国外一些专家的研究显示，诱发女性的性兴奋一般需要 40～60 分钟。女性出现激情后，主要通过眼神来表达，通过含情脉脉的秋波、充满期待的眼光表示自己的性欲被激荡起来了，此时妻子的表达又可激发男性的兴奋，彼此相互挑逗更可提升双方的中枢神经系统的兴奋性。这种方法可改善性欲低下、性冷淡、性厌恶的状态，有利于恢复正常的性状。

（4）性感集中训练。

第一周：双方尽量裸露身体，相互拥抱静卧，互相用手轻柔抚摸对方的背部及手臂半小时。如果感到阴茎勃起，有了性欲要求，则必须自我抑制。

第二周：除了要继续第一周的动作外，还要增加语言刺激，双方互相讨论自己的感受以及其他感兴趣的话题。抚摸的范围可以扩大到其他动情区，但不抚摸阴部。有性交要求时，也必须自我抑制。此阶段持续时间可增至 1 小时。

第三周：除了按第二周的动作及语言进行刺激外，抚摸的范围可以扩大到全身各个部分，此时若双方都产生性兴奋可以试行交媾。一般成功一次后，多能巩固效果。如果失败，可以重新开始。

（5）气功治疗（铁裆功）。

铁裆功是我国古代医学气功方法的一种，它适用于性欲低下者，而且有益于保持老年人性功能的正常。局部按摩可促进血液循环和新陈代谢，对治疗血管性阳痿及内分泌性阳痿均有一定的作用。此法的用力强度与次数都要循序渐进，练习以不感到疼痛和不适为好。逐渐增加力度与次数，练习到一定程度后，用力要尽可能大，次数也可增加到数百次。

方法一：

①坐、卧、立位均可，双手交替像数念珠那样轻揉睾丸，每日早晚各一次，每次 100～300 次。

②用手抓住阴囊和阴茎，向下牵扯，每日早晚各一次，每次 100～300 次。以阴囊有轻度酸胀与双侧皮肤有牵拉感为度，用力不宜过大过猛。

方法二：

①双手搓热，一手托住阴囊与睾丸，一手放在前面阴毛处，然后双手一起用力挤搓阴茎与阴囊 100 次，然后交换双手位置，再挤搓 100 次。

②双手搓热，双手放在阴囊与阴茎两侧，来回搓动双手，搓揉阴茎与睾丸 100 次。

③双手放在阴茎与阴囊两侧并夹紧，用力向上与向下牵扯各 100 次。

④双手分别搓揉双侧睾丸各 100 次。

唤醒妻子的热情、性感集中训练及铁裆功是治疗各种性功能障碍的基本方法。

二、阳痿的处理

（一）精神及心理性阳痿的治疗

对心理性阳痿的治疗主要集中在精神治疗与性教育两个方面。妻子在治疗过程中的配合是取得良好治疗效果的一个重要因素。阳痿心理治疗方法与其他性功能障碍的治疗非常相似，都必须遵循以下原则：

首先，要让双方都能认识到以下四点：

（1）性功能障碍是常见的，因此并不意味着患者都是精神异常的。

（2）性并不只是男性对女性或者为女性的行为，而是双方共同参与的行为。性不仅仅指性交，还包括其他的亲密关系。因此，发生性问题时不应责怪任何一方，有性交往困难时，配偶都应担负一定责任。

（3）当性交往不能得到满足时，应加强其他的交往，如语言、抚摸等，并进一步了解对方的感情、交往能力及配偶需要，这些都有利于增强性相互作用的有效性。

（4）用过去的感情或行为来推测目前状态是否有害，各方主动地承担责任而不是将责任推给对方，这是改变性的相互关系的有效方法。

阳痿的心理治疗效果，取决于每例的详细病史，诸如引起性功能障碍的原因，有无其他功能紊乱或性问题等。多数阳痿患者有性交恐惧，这是一种性焦虑的表现。当不能勃起而又想改善、提高性功能时，容易产生性焦虑。有时女方有意或无意地要求对方勃起或女方脸上出现冷落、淡漠、讥讽的神情都可能使患者病情加重。

治疗早期应先仔细分析产生焦虑的原因，设法减轻焦虑和改善焦虑所引起的不适宜的行为表现。

其次，是进行验证与语言解释，把患者的焦虑公开化，让女方知道患者面对的问题，提出解决的计划，减轻性焦虑的负担，建立良好的关系。

最后，介绍性感集中训练的原理，首先要抑制性活动，将注意力集中在触摸的感受上而不进行性交。不要过多地谈论和考虑这些行为的目的以免影响感受的集中。若不能勃起的主要原因是害怕性交，那么不准备性交或性反应，这种害怕心理就会消除。同时必须使阳痿患者认识到光靠意识是不可能勃起的，因为勃起是一个反射性的结果。因此，治疗者需要付出更多的时间与努力，以帮助患者改变他追求性的目的与期望性的倾向。

有一个重要的问题，许多患者一旦出现勃起，就急于性交，担心这种勃起的情况很快就会消失。因此，在性感集中接触阶段，出现勃起反应，且阴茎坚硬时，女方应有意停止抚弄阴茎的动作，待勃起消退，使男方体会再次接触又能再次勃起的感受。这样做的原因是，勃起是一种反射，时有时无是正常现象。

当性感集中训练在爱抚及无目的的抚摸情况下获得了足够的勃起时，应让双方把性感集中扩大到生殖器的接触，可能的话，将阴茎插入女方阴道之中。

（二）内分泌性阳痿治疗

针对由各种内分泌疾病引起阳痿的治疗方法。

（1）性激素及促性腺激素只适用于丘脑下部、脑垂体疾病及性腺功能低下。hCG 1 000～3 000μ/1～3周或500μ，2次/周，丙酸睾酮25mg qod。

（2）肾上腺皮质素及甲状腺素分别适用于肾上腺及甲状腺功能低下。

（3）多巴胺增效剂或类似多巴胺类适用于丘脑下部与脑垂体微腺瘤所致的高催乳素血症者。溴隐亭（Bromocriptine）是一种麦角环肽，属于多巴胺受体激动剂，主要抑制脑垂体前叶泌乳激素和生长激素的分泌，临床上用于高催乳素血症引起的各种疾病。男性高催乳素血症主要表现是少精子症、性欲低下和阳痿。

（4）内分泌腺手术，如垂体肿瘤、女性化肿瘤、皮质增多症、甲亢等。

（三）阳痿的药物治疗

（1）阴茎海绵体注射疗法（化学假体）：将罂粟碱30mg与α-受体阻滞剂（酚妥拉明 0.5～1mg）或

酚苄胺或前列腺素 E 直接注射入阴茎海绵体，一般注射后 2～15 分钟，阴茎可以持续勃起 2～4 小时。

（2）全身药物治疗：精神性阳痿可用少量安定、维生素 B 类、维生素 E、唾液酸激素、中药鹿茸等壮阳药。器质性阳痿可用微循环改善剂，如维生素 B1、维生素 B12、维生素 E 及 ATP、氯酯醒及中药等。

（3）NO 类药物的治疗。近些年来对 NO 与阴茎勃起机制的研究，为深入研究器质性阳痿的发病机理提供了新的途径。

①内分泌因素阳痿。各种原发和继发的性腺功能不足均可引起阳痿。Chamness 等研究发现去势一周后的大鼠阴茎中 NOS 活性显著降低，说明 NOS 活性受到雄性激素的影响。Luss 等进一步研究发现去势后给予雄性激素替代，可使大鼠阴茎中显著降低的 NOS 恢复正常，而同时给予睾酮和 5α 还原酶抑制剂 finasteride 则不能恢复 NOS 活性，这说明双氢睾酮是影响 NOS 活性的雄性激素。由此推知，凡是影响体内雄性激素水平的因素如某些药物、疾病、放射线等均可能通过影响阴茎 NOS 进而引起阳痿。这些实验结果也为临床应用雄性激素有效治疗某些阳痿提供了依据。

②糖尿病性阳痿。糖尿病人中阳痿的发生率为 50%，一般认为其原因主要是支配会阴的神经发生病变，此外，糖尿病还可引起血管狭窄而导致阴茎供血不足，以及代谢紊乱、精神因素等。有研究发现糖尿病阳痿病人的离体组织对电刺激和 ACh 的舒张反应明显减弱，说明糖尿病阳痿病人舒张的神经和内皮依赖性机制均受到损坏；而其对罂粟碱和硝普钠的舒张反应与非糖尿病病人无显著性差异，这说明损害主要发生在神经和内皮细胞的 NO 的合成和释放环节上，而海绵体平滑肌未被损害。

③老年性阳痿。随着年龄的增高，阳痿的发病率逐渐上升，据国外统计，男性 40 岁时阳痿的发病率为 1.9%，65 岁时达 25%，80 岁时高达 75%。老年性阳痿的发病与多种疾病有关，如性腺功能减退、合并糖尿病、高血压、高脂血症等疾病。此外，长期吸烟、饮酒，长期神经、血管退行性病变及心理因素等也是导致老年人发病率高的重要原因。Garban 等发现 30 个月大的鼠的 NOS 活性明显减低。老年人血清睾酮水平减低，各种因素对血管、神经的损害均可导致阴茎中 NOS 的含量和活性下降，但对人类尚需更深入的研究，以进一步明确造成老年性阳痿的确切机制。

④其他因素。Brock 等发现手术损伤盆腔神经致阳痿者阴茎组织中含 NOS 神经纤维显著减少。Carrier 等发现部分切除海绵体神经后的大鼠的 NOS 神经纤维显著减少，而单侧切除海绵体神经后 6 个月，损伤侧海绵体中含有的 NOS 神经纤维恢复接近正常水平。这可解释临床上有些盆腔手术引起病人阳痿，术后 6～18 个月有可恢复勃起功能的情况。Carrier 等的研究还发现用放射线照射也会导致海绵体组织的血供、神经支配和平滑肌损伤。

随着 NO 的发现和其对阴茎海绵体平滑肌舒张所起的独特作用的启示，人们已把对 NO 的机理的研究转向了临床应用。最初 Zorgniotti 和 Lizza 等应用口服 L－精氨酸的方法来治疗阴茎勃起障碍，取得一定疗效，但他们未作对照研究，故其结果可信度有待进一步探讨。1992 年，Stief 等应用 NO 载体 Linsidomine 海绵体注射治疗阳痿 63 例，29 例完全勃起，21 例接近勃起，13 例中度勃起，以后亦陆续有类似报道。亦有应用甲基蓝（这是一种 NO 的抑制剂，用来研究治疗持续勃起）而获得成功的报道。

1993 年，Wang 等在猫身上采用 NO 另一种供体硝普钠获得成功，1994 年，Hellstron 等在猕猴身上用硝普钠进行阴茎注射，获得成功。然而对人体使用硝普钠的效果尚不一致。1995 年，Luis 等用一定剂量的硝普钠对 60 例患者进行阴茎海绵体注射，患者均出现不同程度的勃起，且无一例出现低血压、局部疼痛等不良反应。而 Brock 于 1993 年对 3 例阳痿患者采用硝普钠阴茎海绵体注射的方法，结果出现患者阴茎中度胀大，不能达到性交目的的情况，并且出现严重低血压，其中 2 例需注射肾上腺素才使血压复升。Hull 等发现 NO 在提高勃起功能的同时可抑制射精，这可能与抑制交感神经活动有关，或许这对治疗早泄有用。

总之，NO 这一新发现的生物活性物质在阴茎海绵体平滑肌中的调控机制已得到广泛认识和认可，NO 载体物质以及抑制拮抗剂已用来证实 L－精氨酸/NO 系统在阴茎海绵体勃起中的重要作用。但 NO 类物质的临床运用尚处于起步阶段，其作为治疗阳痿的新一代药物虽然具有巨大的潜力，但还有待进一步的开发。

（四）血管重建手术

血管重建手术的目的，是将原来减少的动脉基础血流量提高到较高水平，在适应刺激下，增加必要的血流量，以保证阴茎完全勃起。重建手术的方法有很多，这里只能简单介绍几种具有代表性的手术方法：

（1）腹壁下动脉—阴茎海绵体吻合术。此为 Michall 于 1973 年提出的手术方法。经腹直肌旁切口暴露腹壁下动脉，并在阴茎根部暴露阴茎内侧海绵体，进行端侧吻合。此手术最大缺点为腹壁下动脉长度不够，而导致远期效果不好。之后有人将大隐静脉作为搭桥材料，而获得较高的供血量。

（2）腹壁下—阴茎动脉吻合术，又称 Michall Ⅱ 型手术，采用腹壁下动脉与内侧阴茎背动脉端侧吻合。此手术只适用于阴茎背动脉能逆行与阴茎深动脉出口相通者。

（3）股动脉—静脉—阴茎动脉吻合术，称为 Crepsoce 术，自前臂、手背或足背取一段静脉，连接于股动脉与阴茎背动脉或深动脉之间。

（4）阴茎背静脉动脉化。Virag 首先提出此手术，即结扎阴茎背静脉近心端，将背静脉与腹壁下动脉端端或端侧吻合。指征是阴茎静脉机能不全或混合型血管性阳痿。

（五）其他治疗

包括电刺激、负压治疗及封闭治疗等。

（六）假体植入

许多哺乳类动物的阴茎勃起组织发育较差，且只有一条"阴茎骨"（baculum）来支持阴茎的勃起，因此植入阴茎假体就是建立一个人体的"阴茎骨"，以支持软弱的阴茎达到满意的性生活，从而达到治疗的目的。

三、早泄的处理

由于大脑或脊髓中枢的性中枢兴奋阈过低，容易引起兴奋而导致射精过快，这种情况多由长期手淫、纵欲、房事过频引起。手淫通常在害怕被人察觉的情况下进行，结果形成了快速射精的习惯，导致以后即使在较松弛的环境下也难以改变已形成的条件反射。患者因早泄而产生精神、心理压力，若此时女方展露出不满的神情，则更易使男性在性交时产生紧张心理，导致提前射精。性交过频使心理长期处于紧张状态，也可能会引起早泄的发生。

由于早泄多发生在心理紧张状态下，因此，处理早泄主要是解除患者对性交的紧张与焦虑。

处理原则：

（一）夫妇同治的原则

这就要求夫妇双方一起就诊，女方的关怀、体贴和鼓励是消除男方性焦虑的重要条件。性交过频的患者，应中止一段时间，同时男女双方也应适当地一起参加一些文体活动。规律的生活有助于缓解性紧张状态，也可增强体质。

（二）性感集中训练法

正常的性生活不仅是传宗接代的需要，也是人类最基本的需求与乐趣，难怪性功能障碍者在求治时有那种恳切、急迫和痛苦的心情。然而，许多性功能障碍是由各种各样的心理、精神因素所引起的。因此，性感集中训练是治疗心因性性功能疾病最为实用和最有效的方法。因此，对夫妇双方详细介绍并使之理解有关性知识、性反应周期以及针对不同情况介绍不同的性行为方式，能使之达到治疗的目的。

（三）延长射精时间的训练

1. 手淫法

在性感集中训练后，可以适当延长男方手淫时间。手淫时尽量沉湎在手淫的快感中并探索射精阈发动阈的时间，在射精阈前，停止手淫以阻止射精，以后逐渐延长手淫时间使之超过 15 分钟，直至能自主地掌握射精的时间。

2. Stop – start 法

让妻子帮助男性进行手淫，当男方欲射精时，女方停止抚弄阴茎的动作，待男方射精意识消退后再度抚弄阴茎，如此反复数次后再进行阴道性交。这样可以改变原有的射精条件反射，延缓射精中枢的兴奋阈限。同时，女方也可以通过抚弄阴茎启动情欲，这更有利于双方性生活的和谐。

3. 阴茎指压法（捏挤法）

用坐位或男方仰卧位性交，在阴茎送入阴道前，女方用拇指与食指、中指的指腹相向地捏压阴茎冠状沟前的龟头和阴茎系带处，捏挤的力度以有挤压感而又没有疼痛感为度，当将达到射精状态时，男方示意女方，女方又以每次约 4 秒的速度用手指捏挤阴茎，直至射精感消失为止，然后再继续性交，如此反复3~6次，如阴茎能在阴道内持续 4~5 分钟，之后可加快速度并让其射精。这种方法成功率很高，Masters – Johnson 报告治愈率可达95.1%。治疗前应向夫妇双方说明，这是一种通过训练加强丈夫控制能力的方法，经过反复训练能很自然地转入正常性生活，但是这种方法一定要配合女性的挤捏才能达到理想效果。

（四）缓激法

这个治疗原则是通过延缓对男性生殖器官的刺激，来推迟射精反射和激发女性的性高潮，这也是咨询门诊常用的有效方法。在交媾过程中男女是同一行为中的双方，而早泄的诊断是以女方的感受来衡量与判断的，因此，治疗中应重视妻子的参与。在性感集中训练后，女方迫切要求性器官接触时，男方应保持冷静，因为当一方不同意时，另一方的占有欲愈强烈。因此，当阴茎插入阴道后，静止不动或只缓慢地撼动（晃动）、亲吻、轻抚，乃至抚摸乳房与乳头，不仅会增加女方的快感，而且也会激发女性的性高潮。我国古代《玉房旨要》已提出九浅一深的交媾原则，也就是这种方法的鼻祖。当男方有射精感时，甚至可以将阴茎抽出体外，待射精预感消除后再插入，反复地间断，直到女性高潮时，才加大幅度实现自己的高潮。

（五）药物治疗

目前尚未有药物可使所有病例均能收到理想效果，因此，只能根据不同的病因给予不同的药物来进行治疗。

1. 镇静剂

如鲁米那 0.03g tid、非那更 12.5mg bid 或性交前服用安定、安眠酮、利眠灵等，这对性格外向、好动的男性较适宜，这些药物能对神经系统起到镇静作用，相对提高射精中枢的阈值，延缓射精动作，从而达到延迟射精的目的。

2. 交感神经抑制剂或副交感神经兴奋剂

射精反射受交感神经控制，通过药物降低交感神经兴奋性，可以达到延缓射精的目的。

（1）Smith 等提出每天使用 α – 受体阻滞剂苯苄胺（Phenoxybenzamine）10~30mg，效果良好。

（2）King 氏用氯丙咪嗪 25mg tid。氯丙咪嗪原是抗精神病药物，它具有强大的镇静作用，可以阻断去甲肾上腺素对皮层的兴奋作用，加强 5 – 羟色胺对大脑的抑制作用。King 氏在偶然中发现它对治疗早泄也有良好的作用。

（3）局部药物。性交前5~10分钟，在龟头局部涂抹 1% 可卡因或地卡因、3% 氨基苯甲酸乙酯霜或 1% 达克宁霜均可降低阴茎头部感觉神经的兴奋性。

（六）中医与针灸治疗（见后）

四、不射精症的处理

不射精症多为功能性的，功能性中多数是由性知识缺乏引起的。因此，处理不射精症主要是要了解清楚患者致病的原因，对他们进行必要的性知识教育，开导与鼓励其对性进行正确的认识，并消除对性行为的畏惧与忧虑，进而通过坚持夫妇同治的原则，指导进行性感集中训练。一次成功的射精就意味着不射精症得到了永久性治愈，有人辅以针灸与挑治亦可获得成功。

器质性不射精症，伴有低张型膀胱内压曲线（即膀胱内压在深呼吸或停止呼吸时出现明显波动），提示高位神经中枢异常。可用左旋多巴（Levo-Dopa）激活脑内多巴唑系统，或用胺磺异丙嗪（Dimetothia-zine）抑制脑内 5 - 羟色胺系统来提高高级神经系统的兴奋性。三羟苯丙酮可以激活交感神经系统，以促进射精活动。

脊髓损伤的不射精症能否治愈，主要取决于脊髓功能的恢复程度，没有特殊的处理办法。曾有采用电动按摩器获得成功的案例，亦可试用维生素 B_1、维生素 B_{12}，但疗效不佳。

五、逆行射精的处理

逆行射精多为器质性疾病，治疗方法常用有：

（一）膀胱颈缝缩术

在直视下暴露膀胱颈，切除膀胱颈上唇黏膜及其下的疤痕，显露颈部肌肉，然后将颈口缝缩。此手术适宜施行过膀胱颈手术者，糖尿病者及尿道狭窄者应禁用此手术。

（二）药物治疗

对羟福林（Synephrine）、丙咪嗪（Imipramine）、苯福林（Phenylephrine）等肾上腺素能兴奋剂或苯吡丙胺（Pheniramine）、溴苯吡丙胺（Bromphe - niramine）等抗组织胺及抗胆碱能药物可以提高膀胱颈张力。对糖尿病性末梢神经障碍所引起的逆行射精，有报告显示用 N - 去甲麻黄碱（Phenylpropanolamine）或溴苯吡丙胺治疗情况得到好转。

（三）收集精液作人工受孕

由于治愈逆行射精存在着许多实际困难，因此收集精液作人工受孕，成为最广泛而较简便的方法，其成功率也较高。

具体方法：口服碳酸氢钠或用等渗碱溶液（如 Ringerls 葡萄糖液）冲洗膀胱，以碱化尿液，提高膀胱内尿液渗透压，以防止精子受损，射精后收集尿液，分离出精子，进行人工受孕。

第六节　受孕的指导

在治疗不育的男性患者时，患者是以配偶是否妊娠作为治愈标准的，而医生只能针对患者的症状进行处理，治愈是以临床体征及检测结果的改善为标准的，标准不一致常引起一些矛盾。在不育症的治疗中，如何提高受孕的概率也是医生指导患者的应有内容。

交媾是受孕的首要条件，没有交媾不可能发生妊娠。但并非每一次交媾都有妊娠的可能，性交频率、性生活质量、生活方式及女性排卵规律都与妊娠概率有着密切关系。因此，正确地认识有关性的问题，及时指导病人正确地进行性生活，也应是不育症治疗的一个不可或缺的部分。

一、生活方式因素与男性生育力之间的可能关系

射出的精子与卵子在受精前需要经历一系列的变化过程，其中经历获能过程是很重要的环节。精子成熟时，其顶体膜上被包裹着很多大分子糖蛋白物质，它们可以抑制顶体酶系统，保证其不被激活，在射精过程中精囊腺和前列腺分泌的大分子物质也覆盖在顶体膜上，它们可使顶体酶系统不被过早激活，

因为顶体膜的活性时间很短，过早被激活将失去顶体攻击卵泡的能力。精子的获能过程包括清除顶体覆盖物并高度激活和活化顶体酶系统这两个环节。随着时间的延长，ATP、cAMP、钙、锌离子、蛋白质、植物凝集素将结合到各个位点，这就是精子获能过程。因此，获能是指精子离开雄性生殖道后获得受精能力的过程，获能主要发生在子宫和输卵管内。获能无种属性或器官特异性，直肠、膀胱、眼前房水等有生物体液存在的部位，甚至无生物体液存在的简单培养基中也能使精子获能。精子获能需要一定的时间，不同个体的最佳获能时间不同，延长获能时间可使精子充分获能，当然这也必然会使部分精子逐渐丧失生命力。

获能本质是精子在女性生殖道或体外适宜环节中经历一段时间后，磷脂、胆固醇及液相、通透性、渗透性等发生一系列的变化，并伴随着精子数目和质量的变化。

体外精子获能试验的结果表明：普通培养基比高渗培养基更利于精子获能，普通培养基最佳获能时间为 6~12 小时，48 小时后精子活率与活力有明显的个体差异，其存活率也与排出精液的质量有关。活率变化程度低于顶体完整性变化程度。顶体完整性良好的精子首先减少，而其活动性也不会立刻丧失。精子顶体完整性与受精率、卵裂率、受精卵卵裂速度密切相关。

Oldereid 从 1987 年 1 月开始，历时 18 个月，通过调查收集 312 名不育男性患者有关的生活方式情况，除去精子缺乏者，对 252 例的精液进行实验分析，研究生活方式因素与男性生育力之间的可能联系。总结出对男性生育力可能产生影响的因素包括：

（1）使用兴奋剂（酒精、咖啡、麻醉剂、烟草）；

（2）暴露于能升高阴囊温度的环境（蒸汽浴、热水浴、坐位工作、较紧的内裤）；

（3）参加规律的体力劳动；

（4）与射精频率有关的性活动。

检验结果：

（1）可能升高阴囊温度的生活方式不能解释各组精子质量差异，至少不是不育的重要原因。

（2）规律地、适度地饮酒和喝咖啡（每天一杯）未发现对精子质量有害，已知慢性酒精中毒可降低精子活力，这主要与增加饮酒量有关。吸烟与精子质量也无相关性。

（3）高强度体力劳动可能对睾丸产生消极影响，但业余时间参加不同程度的体力劳动和运动对精子质量无明显影响。

（4）射精次数增加，射精量可能减少（P<0.02），但前向运动和正常形态的精子的比率反而增高。每周射精次数增加，短期内精液量和精子可能减少，但连续调查总数相加并无明显变化。提示在长期内重复射精，睾丸能有补偿能力。因此，调查研究认为节欲并不能提高精子运动速度，相反，对临界性精子无力的患者，在一定限度内增加性交次数以改善精子运动却是可行的。1990 年，WHO 组织和资助肯尼亚、瑞士、中国（南京）和以色列四个国家代表四个不同民族、不同纬度的地区，每个地方选用一年内正常生育的男子 100 名，每天常规检查精液一次，连续 30 天，观察精子浓度、活动力、活动率和排精量的改变。四个国家结果基本相同，精液量改变不大，精子浓度从第 6 天开始减少至原基础的 80%，而且保持到第 30 天精子浓度都没有改变，而精子活力反而增加。

正常睾丸每天每克睾丸组织可产生 1 千万个精子，20 克睾丸组织每天可产生 2 亿个精子，只要这些精子是健康的，就有足够提供妊娠的条件。因此，每天一次性生活并不是导致不育的因素。而精子的运动与受孕是两个不同的体系，但它们都与不同的酶系统有关，酶是有一定活性时间的，因此，越新鲜的精子，酶系统的活性越强，这是增加性频率提高精子运动能力和受精能力的基础。英国有人用放射标记法观察猩猩的精子贮存时间与受孕率的关系，发现成熟的精子在体内贮存 7 天后受孕率下降 60%。这也就说明节欲方法不仅不能提高精子受孕率，反而会使受孕率下降。

二、性交的频率

正常男性的性生活频率应该是多少，实际上并没有一个明确的标准。经常遇到一些患者诉说，某医生说要控制性交频率，或者用女性体温表指导性交时间，因而有的人一个月才性交 1~2 次。实际上性交频率越低，受孕概率也越低。

1988—1992 年王均贵等在男性门诊中以咨询方式获得病人性生活资料。被调查者 352 例，他们的年龄在 17 ~ 68 岁之间，平均年龄为 33.5 ±9.28 岁，其中 60% 的被调查者处于 26 ~ 35 岁之间。352 例中有不育患者 158 例；按病种分，阳痿 80 例、早泄 49 例、精索静脉曲张 15 例、附睾炎 10 例、性欲低下 9 例、不射精症 7 例、精囊炎 6 例、遗精 6 例、前列腺感染 5 例、精液囊肿 2 例；其他外伤、阴茎海绵体硬结、斜疝等原因不明。根据患者就诊时主诉的勃起、性交、性高潮等情况进行性功能评价。性功能正常 194 例，占总数的 55.1%，性功能障碍 145 例，占总数的 41.2%，未评价 13 例，占总数的 3.7%。

表5－4　性功能正常组的性生活及与国外资料比较

年龄组（岁）	既往	现在	P 值	Kinsey 资料	既往	现在	P 值
	性交频率（次/周）				性交时间（分/次）		
21—	3.79	2.71	<0.001		3.34	12.43	>0.05
26—	3.65	2.08	<0.001		2.89	13.76	>0.05
31—	2.44	1.02	<0.001		2.45	14.00	>0.05
36—	2.34	1.42	<0.001		2.05	14.00	>0.05
41—	2.98	1.07	<0.05		1.74	11.89	>0.05
>46	3.92	1.20	>0.05		1.80	8.93	>0.05

注：既往指婚初阶段，现在指就诊时情况。

表5－5　性功能正常者性交时间分布

性交时间（分）	2—	5—	11—	16—	21—	31—	>41
例数	45	66	30	22	23	5	3
百分比（%）	23.20	34.02	15.46	11.34	11.86	2.58	1.55

结果显示：性功能正常者既往性交频率与现在频率表现为随年龄增长而降低，差异具有显著性。194 例中，频率下降 112 例，占 57.7%；频率不变 77 例，占 39.7%；频率增加 5 例，占 2.58%。性交时间与年龄变化无显著差异。保持不变 126 例，占 64.9%；延长 38 例，占 19.6%；缩短 30 例，占 15.5%。本资料性交频率与 Kinsey 资料一致。性功能正常者既往频率最大值为 17.5 次/周，现在频率最大值为 14 次/周。既往性交最长时间为 90 分钟，现在最长为 60 分钟。

在正常第一次妊娠时间的调查中，85% 是在新婚的半年之内，这与新婚后频繁的性生活有着密切关系。只有在排卵期较频繁地进行性交才能提高受孕的概率。

在自然界动物性行为研究中，一般高等动物在一个发情期内并非只性交一次，雌体一般要接受 10 ~ 20 次的性交以增加受孕的概率，有学者通过观察发现猩猩在一个发情期内与不同雄性平均交媾 24 次。中国古代马王堆出土的竹简中记载了古人对性交频率的要求，小于 25 岁的每天 2 次，25 ~ 30 岁的每天 1 次，30 ~ 40 岁的每两天 1 次，50 岁的三天 1 次，60 岁的五天 1 次。1998 年，调查统计美国 20 ~ 30 岁青年性交频率为每周 9 次。这也就说明性交频率一般对性功能没有什么影响，但与受孕概率有关。

三、精子运动力与受孕关系

有报告利用人类精子可穿透仓鼠卵泡透明带的试验来了解精子运动力与穿卵能力的关系，发现当精子浓度大于或等于 2 千万/mL 时，精子穿卵率与精子运动力呈现明显的正相关关系。当直线运动的精子占活动精子 60% 以上时，穿卵率为 60%；直线运动的精子占活动精子 40% ~60% 时，穿卵率为 30%；直线运动的精子占活动精子 20% ~40% 时，穿卵率仅为 10%；直线运动为 0 级时，穿卵率为 0。穿卵率相当于精子的受孕概率，由此可见，精子的受孕概率与精子浓度及活动率无明显关系，而与精子能活泼地直线迅速运动的精子数量有关。精子特性测定仪 SQA 就是利用光点效应直接计算在一定时间内，通过该光区内直线运动的精子数，换算出 SMI 值，该值达到 160 以上时，精子即有受孕的可能。这种检测方法使用简便，得到的数值稳定，对临床诊断及治疗的判别具有一定参考价值。但这个值受到精子完整形态的影响，当精子具有完整顶体大于 30% 时，这个结果是可靠的，当完整顶体小于 30% 时，这个结果也就不可靠了。

四、性交频率的调节及提高性生活的质量

性交时精液排在阴道后穹隆，精子自行游向宫颈隐窝，然后上移至输卵管峡部等待受精。英国有人利用输卵管结扎的志愿者在手术时顺便用腹腔镜观察，精子从阴道到输卵管峡部的最短时间是 75 分钟，而隐窝中的精子陆续到达输卵管的时间，没有办法观察到，估计是在 10 小时左右。因此，建议病人在精液常规检查中各参数基本正常时，在预计出现宫颈排卵期黏液的前一天开始同房，每天一次，连续四天。排卵期宫颈黏液消失后，不可能再受孕。平时交媾频率至少每周两次，这样可以保持精子的再生状态。在自然界中，植物的种子发芽率也是越新鲜越高的。精子的生理功能除了传宗接代外，并没有其他作用，因此保持精子的新鲜状态具有重要意义。这样的交媾频率有助于提高受孕率，而一个月仅十次左右，病人也比较容易接受。

多数不育患者都十分焦虑，希望每次性交都能令女方受孕，因此每次交媾都如完成任务一样例行公事。国外一些学者在绵羊的交媾试验中发现在母羊发情期时给予惊恐的灯光或声音刺激，会导致排卵中止。有人发现妇女在情绪紧张、不安时，脑垂体分泌紧张素增加，这会导致输卵管挛缩，影响精子通过。因此，受孕应是在性享受的欢乐中完成的。在所有的脊椎动物的性行为中，都必须有一定的调情过程，短的 10 分钟左右，长的需 1~2 小时，所以完满的性生活也是受孕的重要因素。

Master 与 Johnson 的研究结果表明，人类性生活中男女的性启动并不相同，一般而言，男性是以视觉为主的，文字、图画、影像、体态以及色彩都可以引起性兴奋，但女性是以听觉和触觉为主的，必须通过甜言蜜语和紧密的触摸才能引起性兴奋，所以调情是必需的。一般来说，调情 1 小时左右才能唤醒女性性激情。女性性兴奋时，体内的神经系统、内分泌、循环及呼吸系统以及盆腔各器官都处于兴奋状态，阴道分泌物增加，子宫及输卵管发生节律性收缩，这有利于精子通过子宫及输卵管，即有利于精子受孕。因此在性生活时应重视调情这一环节，尤其在排卵期的性生活，必须有足够的调情时间与适当的调情方法，医生也有责任让患者清楚调情的重要性。

五、排卵时间的掌握

德国 Billings 提倡的自然避孕法是妇女观察自身月经周期中宫颈黏液（CM）变化，以此为依据在适当的时间内进行房事，以达到避孕或受孕的目的。目前此法已在世界一百多个国家和地区被人们广泛应用，并为不同的人群所接受。该法的避孕有效率达 98%，上海地区临床初试成功率达 92.5%。

根据 Kopito 等的报告，周期早期和经前期宫颈黏液量最少，平均为 43mL，而排卵期最多，平均为 568mL。Wolf 等发现在排卵期前后由于雌激素作用，黏液量最多，而滤泡期及黄体期的黏液量仅为排卵期前后的 30% 和 50%。排卵期新鲜的宫颈黏液中含水量占 95%，Bergmen 指出含水量需占 93% 以上，方有利于精子穿透移行。拉丝度与黏液中长分子、分子支链及分子间拉力有关。排卵时拉丝长度可达 15~20cm，排卵后变短甚至消失。精子在 CM 中的寿命与拉丝度平行。排卵期出现大量羊齿状结晶，最大拉丝度与精子的接受力和穿透力一致。

Eric Odeblad 发现宫颈黏液具有 G、L、S 三种类型，G 型黏液在月经周期的不孕期堵塞宫颈管，雌激素开始上升时宫颈黏液转化成 L 型黏液。L 型黏液柔软而呈润滑水样，黏液出现在排卵前 2~3 天，排卵前宫颈黏液持续分泌和排出，并呈稀水样，黏度降低，无细胞。其大部分分子链排列成胶束状结构，与宫颈管平行，丝条之间具有一定间隙（而且 pH 值为 7.4），可作为精子通过的通道。国外有学者研究发现，每 2 000 个精子中只有 1 个可进入宫颈，许多大头、精浆小滴残存的弯尾、折尾和运动力低下的精子均被筛除，这是女性生殖道第一关的筛除。

排卵后 L 型和 S 型黏液消失。排卵后在黏液孕激素作用下分泌物减少，变得黏稠，大分子排列呈网状，不利于精子通过。

利用宫颈黏液估计排卵期的好处是操作简便。易于女性自己掌握。1991 年广东省妇幼保健院宁云霞

主任统计 56 例 175 个周期，对正常妇女排卵期的尿 LH 峰值、基础体温、宫颈黏液及 B 超检测排卵进行比较，B 超观察排卵的时间与尿 LH 峰值接近，一般在尿 LH 高峰值后 24 小时内排卵，符合率为 97.6%；而 B 超观察与基础体温排卵时间平均相差 ±3 天，符合率仅为 64.3%；B 超观察与宫颈黏液量最大量及典型羊齿状结晶出现呈正相关，符合率为 93.2%。教会患者观察及记录透明白带的出现时间，那么，利用宫颈黏液排出规律估计排卵是可行的。精子直线运动的平均速度为每秒 25 纳米（nμ），以宫颈口至输卵管峡部约为 16cm 计算，精子从宫颈口至输卵管峡部需 10 小时，精子顶体获能时间需 6 小时，这时精子到达输卵管峡部时已满足精子已完成所有准备条件，一些小头精子、无顶体精子、未成熟的精子，因为不能完成获能反应被阻留在子宫腔，这是女性生殖道第二关的筛除。再经过输卵管口第三关的筛除，真正能到达输卵管峡部的精子只有十几、二十个而已。因此，只要在肉眼观察到排卵期宫颈黏液排出的前一天或 B 超检查发现排卵的前两天开始连续 3～4 天每天同房一次，就可提高受孕的概率。

第七节　中医的诊治

中医药用于诊断与治疗不育症已有悠久的历史。最早我国的道教就认为男女交媾是阴阳交合，是符合道教的阴阳学说的，以后发展的中医中也有专门研究性学的专家。早在两千多年前就有关于该方面的文献记载，马王堆出土的竹简记载了男女性生活七损八益的要求以及诱发情欲的药物和壮阳的药物。《景岳全书》已提出"凡男子阳痿不起，多由命门火衰，精气虚冷或七情劳倦损伤生阳之气，多致此症"，随着中医药的发掘与现代科学技术的发展，男性学作为一门独立学科而崛起，中医药在男性学的研究和应用上取得重大的进展。这里收集了一些文献资料，可供参考。

一、阳痿

中医"内经"早有记载，将"阳痿"称为"阴萎"。《景岳全书》称："阴萎者阳不举也。"阴茎为厥阴肝经所达，为宗筋所聚，阳明气衰则宗筋不振。而肾主藏精又主肾气，肾气虚弱则阳事不举。因而历代医家认为本症与肝、肾、阳明三经有关。

阳痿病因甚多，《类证治裁》认为："伤于内则不起，故阳之萎，多由色欲竭精，斫丧太过，或思虑伤神，或恐惧伤肾……亦有湿热下注，宗筋弛纵而致阳痿者。"因此，总的来说，中医认为命门火衰是导致阳痿的一大原因，这符合现代医学的精神性阳痿诊断。

中医的病因病机归纳为：

（1）肾气虚弱。劳损过度或情欲过早，少年手淫，损伤肾气或先天禀赋薄弱，肾气虚弱，命门火衰，阳事不举。

（2）劳伤心脾。思虑忧虑，饮食不节，损伤心脾，心脾虚弱，肾无所养，肾气虚弱。

（3）七情所伤。抑郁伤肝，惊恐伤肾，导致肾虚火衰，阳事亦当不举。

（4）湿遏命火。暴饮暴食，酒色过度，胃肠积滞湿热，阳明气衰致湿热下注，故宗筋弛纵，命火衰减，阳事萎软无力。

阳痿使用的方剂：

（一）命门火衰

治法：温肾壮阳。

（1）右归丸加减：熟地、山药、山萸肉、枸杞子、菟丝子、肉桂、附子、巴戟天、仙灵脾、阳起石、鹿角胶，水煎服。

（2）益气补血起萎汤：人参 10g、黄芪 24g、白芍 18g、川断 18g、甘草 10g、白术 20g、当归 24g、枣仁 24g、元肉 30g、山药 30g。

（3）附片 10g、肉桂 10g、党参 30g、熟地 10g、枸杞子 30g、杜仲 10g、仙茅 10g、仙灵脾 10g、巴戟天 10g、苁蓉 10g、山药 10g、当归 10g，水煎服，加用五子补肾丸。

（4）五子衍宗丸。

（二）心脾两虚

主症：阳事不举，面色萎黄，纳呆乏力，舌淡苔少，脉虚弱。

治法：补气血，益心脾。

（1）归脾汤加减：党参、白术、茯苓、黄芪、元肉、枣仁、木香、当归、补骨脂、菟丝子、仙灵脾，水煎服。

（2）补肾健脾丸：仙茅、仙灵脾、阳起石、党参、白术、菟丝子、熟地、当归、山萸肉、五味子、柯子肉、旱莲草、女贞子、覆盆子、牛膝、蛤蚧，蜜丸服用。

（3）加味人参归脾汤：党参 30g、黄芪 30g、白术 20g、当归 10g、茯神 10g、远志 10g 、元肉 30g、枣仁 30g、广木香 3g、菟丝子 10g、仙灵脾 10g，水煎服，加服五子补肾片。

（三）肝郁不疏

主症：阳痿或起而不坚，精神不悦，胸闷不适，舌暗红，脉弦细。

治法：疏肝解郁。

（1）逍遥散加减：柴胡、白芍、当归、川楝子、白术、茯苓、甘草、香附、补骨脂、菟丝子、枸杞子，水煎服，或逍遥散加金铃子、小茴香。

（2）柴胡疏肝汤加味：柴胡 10g、甘草 6g、枳壳 12g、白芍 15g、川芎 10g、香附 10g、青皮 12g、橘核 10g，水煎服。

（3）不倒丸：黑附子、蛇床子、仙灵脾、益智仁、甘草。

（四）湿热下注

主症：阳事不举，体困倦怠，小便热赤，舌苔黄腻，脉象沉滑。

治法：清湿热，养宗筋。

（1）龙胆泻肝汤：龙胆草、车前草、泽泻、木通、萆薢、黄芩、黄檗、苍术、苡仁，水煎服。

（2）三仁汤：杏仁 9g、白蔻仁 6g、厚朴 9g、苡仁 20g、法半夏 9g、通草 5g、滑石 15g、竹叶 9g、石菖蒲 6g、藿香 9g、佩兰 9g。

（3）知柏地黄汤加三妙丸。

（五）成药

（1）龟龄集。具有补脑益髓、补阴滋肾功能。取龟龄集 0.6g，于早饭前 2 小时用淡盐水送服。现代药理研究证明本药具有强心作用，与 β 受体效应有关，赋阳滋阴作用与脑垂体—皮质功能有关。临床研究表明其安全可靠，可长期服用。

（2）颐和春。具有益肾壮阳作用。它能促进性器官组织蛋白含量增加，类肾上腺皮质素，有镇静和增强免疫的作用。

（3）雄狮丸。具有补肾壮阳益精填髓功能。雄狮丸与人参皂苷同样具有明显延长生长期的作用。

（4）男宝。用于肾阴不足、阳痿滑泄等症。

（5）其他。抗痿丸（健阳片）、阳春药、补肾片、男春宝、鹿马壮阳丸、龟鹿补肾丸等。

（六）针灸（包括针灸、穴位注射、电针等）

以肾俞、关元、阳关、然谷、复溜、足三里、三阴交、中极、曲骨、气海等为主穴，进行针或灸或鹿茸精穴位注射。

二、早泄

早泄是一种普通又常见的性功能障碍，至今对其尚无一确切定义，历代医家中少有作此专题论述的。但因早泄是常见病，所以在此设专节讨论。

（一）相火炽盛

主症：心悸少寐，怔忡不安，头晕目眩，口苦舌干，情欲亢进，过早泄精，舌红苔黄，脉弦数。为相火炽盛而上炎，火扰神明而神情不安，相火妄动，则精欲亢进，精关受灼而固摄无能。

治法：清泻相火。用龙胆泻肝汤加减：龙胆草、栀子、黄连、车前子、柴胡、木通、川楝子、当归、生地、甘草、珍珠母，水煎服。

（二）阴虚阳亢

主症：脉细数，阴虚内热，舌红苔少，五心烦热，虚烦不眠，腰酸膝软，火扰精舍，阳事易举，封藏失固，泄精滑精。

治法：潜阳滋阴。知柏地黄丸加减：知母、黄檗、生地、山茱萸、枸杞子、泽泻、丹皮、金樱子、沙苑蒺藜、龙骨、牡蛎，水煎服。

（三）肾气不固

主症：肾气虚弱，命火不足，故性欲低下，早泄遗精，小便清长而夜尿频数，舌淡苔白，脉沉细。

治法：固肾益精。金匮肾气丸加减：肉桂、附片、山药、熟地、山萸肉、茯苓、泽泻、五味子、金樱子、桑螵蛸，水煎服。

（四）成药及单方

（1）六味地黄丸。

（2）金锁固精丸。

（3）五倍子20g，文火水煎30分钟，再加温开水乘热熏蒸阴茎，水温降至40℃，浸泡阴茎10分钟。每晚一次，15～20天为一个疗程。

（4）桂枝10g、白芍10g、生姜5g、甘草5g、大枣15g、生龙骨30g、生牡蛎30g，水煎服。

（五）针灸及其他

穴位：①肾俞（双）气海；②小肠俞（双）关元；③膀胱俞（双）中极。每次一组，针或胎盘组织液穴位注射，交替使用，15～20次为一个疗程。

三、不射精症

不射精症可由多种原因所致，以功能性多见。按中医病机划分：

（一）肾阴亏损

主证：房事不节，淫欲过度，阴虚则阳亢，以致相火旺盛，心肾失交，精关不开，故交而不射。

表现：性欲亢进，强阳不射，心烦少眠，性情急躁，面色无华，梦遗失精，舌红，脉弦细数。

治法：交通心肾，滋阴壮水。

（1）菟丝子、枸杞子、熟地、山萸肉、黄檗、茯苓、知母、山药、丹皮、黄芩、枣仁、柴胡，水煎服。

（2）知母12g、黄檗10g、熟地30g、白芍30g、丹皮10g、山药30g、泽泻10g、五味子15g、玉竹15g、蒺藜15g、苍术15g，水煎服。

（3）菟丝子、路路通、穿破石各20g，女贞子18g、旱莲草18g、枸杞15g、丹参15g、淫羊藿10g、丹皮 10g、郁金 10g，水煎服。

（二）肾阳不足

主症：素体阳虚，禀赋不足或戕伐太过以致肾阳衰微，肾阳不足则气化失调，导致不射精。

表现：头晕疲乏，精神萎靡，面色无华，腰软膝冷，性欲减退，勃起不坚，气化不足则精关不开，不能射精。

治法：滋补肾阴，养育肾阳。

（1）桂附地黄汤加减：熟地、泽泻、附片、山药、山萸肉、丹皮、茯苓、仙灵脾、肉苁蓉、肉桂，水煎服。

（2）左归饮合右归饮加减：熟地 20g、山药 20g、山萸肉 15g、枸杞子 15g、菟丝子 30g、童参 30g、覆盆子 15g、肉桂 6g，水煎服。

（3）羔睾丸汤加减：阳起石 30g、淫羊藿 15g、炙黄芪 15g、紫石英 15g、巴戟天 9g、芦巴 9g、茯神 9g、白术 9g、广木香 9g、党参 12g、枣仁 12g、陈皮 6g、炙甘草 6g、羊羔睾丸 1 对，水煎服。

（三）七情失调，肝郁化火，心火亢盛

主症：情志不遂，郁怒伤肝，木火相劫，心火亢盛，精关开启失调。

表现：性情急躁，失眠多梦，性欲亢进而交不射精。舌质红，苔黄，脉弦细数，口舌生疮。

治法：疏肝泻火，清心润躁。

（1）龙胆泻肝汤加减：龙胆草、柴胡、黄芩、栀子、生地、菖蒲、甘草、木通、竹叶，水煎服。

（2）开郁种玉汤：当归 10g、白芍 30g、白术 10g、茯苓 10g、丹皮 10g、花粉 6g、香附 10g、石菖蒲 10g、细辛 10g、牛膝 10g、甘草 5g，水煎服。

（3）逍遥散加减：柴胡 10g、白芍 15g、当归 10g、茯苓 15g、白术 10g、薄荷 5g、生姜 3 片、牛膝 10g、车前子 10g、王不留行 15g，水煎服。

（4）四逆散加减：柴胡 15g、白芍 30g、枳实 10g、炙甘草 10g、乌药 10g、槟榔 10g、王不留行 15g、木通 6g、黄芩 10g、附子 3g，水煎服。

（四）心脾不足，肾虚精亏

主症：劳心伤脾，由心及脾，致脾虚不运，气血乏源。气血不足致精少不泄。

表现：交而不泄，伴有心悸失眠，食少纳呆，舌淡苔薄，脉细弱。

治法：健脾补气，益肾养心。

（1）归脾汤加减：党参、黄芪、白术、生姜、当归、远志、木香、枣仁、炙草、菟丝子、补骨脂、山萸肉、巴戟天，水煎服。

（2）温肾益精汤：林道明等使用归脾汤加减 20 天后改用温肾益精之法，熟地、山药、杜仲、黄芪、菟丝子、补骨脂、山萸肉、巴戟天、枸杞子、牛脊髓 2 条，水煎服。

（3）程志清等用，熟地 15g、枸杞子 15g、覆盆子 15g、桑葚 15g、菟丝子 15g、山萸肉 9g、五味子 6g，水煎服。

（4）桂枝 10g、白芍 10g、生姜 10g、大枣 20g、甘草 5g、龙骨 30g、牡蛎 30g，水煎服。

（5）服用"抗痿灵"。

（6）取 0.3g 麝香敷于脐，通关开窍。

（7）针灸及其他：针或灸取穴，大敦、曲泉、曲骨、中极、横骨、阳廉、中谬、关元、次谬、肾俞、足三里等，每次取穴 3~4 个。

四、遗精

遗精是指非性生活时发生精液外泄。有梦而遗称为梦遗，无梦或见色精自出者为滑精。遗精一症与肝肾二脏有关，因肾藏精，肝司疏泄，肾虚精关不固而滑脱，肝阳强则相火内炽而遗精。张景岳认为：

"遗精滑精，总皆失精之病，虽其症不同，而其所致之本则一。"未婚成年男子偶尔遗精，多为壮年气盛、精满自溢的正常现象，无须调理，若过于频繁，使人衰惫，应属病理表现。

（一）心肾不交

烦劳用心过度，耗血伤阴，心阴虚损则心火亢盛，肾水渐亏，虚心扰动精室而遗精；思虑伤脾，精失固摄而遗。

主症：心神不宁，头晕头昏，怔忡健忘，虚烦少眠。小便短赤，舌红，脉细数。

治法：滋阴降火，交通心肾。

（1）三才封髓汤合交泰丸加减：生地、天冬、山萸肉、黄连、肉桂、党参、茯神、远志、甘草、夜交藤、牡蛎，水煎服。

（2）黄连清心饮加减：黄连6g、茯神9g、当归9g、枣仁9g、丹参15g、山药15g、龙齿12g、远志6g、莲须6g，水煎服，心阴不足加玄参、麦冬，日久难止加牡蛎、金樱子，以收涩固精。

（二）肾虚不固

主症：遗精滑泄，精关失固，头昏目眩，耳鸣腰痛，神疲力乏，形体瘦弱，舌红少津，脉弦细数。

症候分析：房事过度，久必伤肾阴。肾阴虚则相火妄动，干扰精室而泄精。肾阴亏，心阳亢盛故多梦，头昏目眩、耳鸣。腰痛乏力为肾虚之候。舌淡红少津，脉细弦数为阴虚内热之症。

治法：滋养肾阴，固肾摄精。

（1）金锁固精丸加减（或六味地黄丸加味）。沙苑蒺藜、芡实、莲须、煅龙骨、煅牡蛎、金樱子、五味子、菟丝子、补骨脂、仙灵脾，水煎服。

（2）六味地黄丸加味：熟地、山茱萸、山药、茯苓、丹皮、泽泻，虚火盛者加知母、黄檗、地骨皮，水煎服。

（三）湿热下注

主症：遗精频繁，甚者精液自流，小便赤涩不畅，大便后重不爽口苦咽干，舌苔黄腻，脉濡数。

症候分析：湿热内生下于肾，扰动精舍，经久不愈，故频繁滑泄，湿热下注膀胱，气化不利，则小便赤涩，大便后重不爽为湿热在胃肠，湿热熏蒸，则口苦咽干，舌苔黄腻，脉濡数多属湿热象。

治法：清热利湿。

（1）萆薢分清饮加减：萆薢、黄檗、石菖蒲、茯苓、白术、莲子心、丹参、车前子、木通、泽泻，水煎服。

（2）成药单方及验方：

①张观荣应用方药：熟地、山萸肉各15g，山药20g，枸杞子、菟丝子、巴戟天、川杜仲各12g，金樱子、芡实各20g，煅龙骨、煅牡蛎各30g，水煎服。

②李兴培方药：党参、熟地、芡实、莲须各12g，天冬、茯苓各10g，龙骨、牡蛎、金樱子各12～15g，五味子6～10g，砂仁6g，甘草3g，水煎服。随症加减：腰痛加桑寄生、菟丝子、全毛狗脊各10g，口干喜冷饮盗汗加知母10g、熟地易生地、党参易北沙参各15～25g，自汗者加黄芪15g、防风6g、白术12g。

③杨宗义应用"秘精汤"治疗遗精滑泄，效果较好。处方：生牡蛎10g、生龙骨10g、芡实10g、生莲子10g、知母6g、麦冬6g、五味子6g，水煎服。

④金锁固精丸。每次15粒，每日三次。

⑤壮腰健肾丸。每次一丸，每日2～3次，感冒发烧者忌服。

⑥刺猬皮一只焙干研末，每次服3～5g，每日三次。

⑦五倍子末15g，调醋敷脐，隔日更换一次。

（四）针灸及其他

（1）马小平应用针刺会阴穴为主，治疗顽固性遗精12例，并随症配穴。心肾不交配心俞、神门、内关，肾阴不固配肾俞、太溪，湿热下注配阴陵泉、内庭。方法：会阴穴用直刺，单针不灸，单捻转不提插，1.5～2.0 寸为宜。配穴方法，心俞、内关平补平泻；肾阴、太溪予以补法，亦可针灸并用；阴陵泉、内庭针而不灸用泻法，每日或隔日一次，留针 20～30 分钟、5～7 分钟行针一次。

（2）何德鲤报道采用针刺治遗精，主穴八穴，用快进针，上下提插捻转 3～5 分钟。配穴：肾虚配关元、中级、命门、肾俞；脾虚配足三里、三阴交；心虚配神门、内关；湿热配足三里、阴陵泉。

五、血精

肉眼观察所排泄精液为红色，或显微镜检查可见大量血细胞成分，称为血精。现代医学认为，本病的发生与精囊炎有关。《诸病源候论·虚劳血精出候》载："此劳伤肾气故也。肾藏精，精者血之所成也。虚劳则生七伤六极，气血俱伤，肾家偏虚，不能藏精，故精血俱出也。"其阐述了肾虚是血精的主要病因。

（一）病因病机

1. 热伤血络

房事无度或素体阴虚，肾精亏损，或因热性病邪热伤阴，应用过多助阳药物，致热盛伤阴，阴虚则生热，热传精舍，血络被灼，血精出。

2. 封藏失职

辛劳过度，脾气不足，气血两虚，气虚则统摄失职，血虚则精亏。肾主封藏，肾气不固则精失秘藏，气不摄血，则精血皆出。

3. 湿热伤精

过食醇酒辛辣食品，积滞不化，损伤脾胃，运化失调，湿热滋生；肝胆湿热下注，热郁下焦，伤及血络而致血精。

（二）辨证施治

1. 络伤阴虚

主症：射精疼痛，精液肉眼观红色，阴部坠胀不适，口干咽燥，心烦少眠，苔薄白，脉弦数。

症候分析：阴虚则阳亢，迫血妄行，损伤血络；精舍灼伤故精液带血色。射精疼痛，热盛则肿故而阴部坠胀，热扰神明则失眠心烦，口干咽燥，脉数为热象。

治法：滋阴清热，凉血止血。

（1）生地、黄檗、白薇、槐花、丹皮、滑石、竹茹、当归、甘草梢、土茯苓，水煎服。

（2）罗彦以犀角地黄汤加味治愈本症患者，西医检查拟诊：精囊炎，前列腺炎。处方：水牛角 50g、生地 30g、白芍 15g、丹皮 15g、仙鹤草 15g、白茅根 30g、当归 15g、鲜藕节 20g，水煎服。

2. 气不摄血，肾虚不固

主症：精液红色，神疲力乏，目眩头昏，多梦少眠，腰酸膝痛，性欲低下，苔白，脉细无力。

症候分析：人之阴气具有固摄之功，血之行依附于血之统，气虚则血失统摄，肾气不固，精失封藏则血精俱下。脑为髓海，肾虚则目眩头晕，多梦少眠。肾虚则腰酸膝痛，性欲减退。脉细无力为气血皆虚之征象。

治法：养血益气，健脾固肾。

四物汤加味：熟地、党参、当归、川芎、白芍、黄芪、阿胶、菟丝子、生蒲黄、侧柏炭、杜仲，水煎服。

3. 下焦湿热，伤建精室

主症：精液色红，面红耳赤，咽干口苦，神宁不安，头晕心闷，小便黄，大便结，会阴及睾丸疼痛，苔黄腻，脉滑数。

症候分析：湿邪下注于精舍，伤及经络故见精血。湿热瘀滞，经脉不利故阴睾丸胀痛。湿热侵扰肝经，疏泄失常故而胸闷烦躁，面红耳赤及头昏，口苦咽干。大便干，小便黄，苔黄腻，脉滑数均为湿热之症。

治法：清热利湿，凉血止血。

（1）龙胆泻肝汤加味：柴胡、栀子、黄芩、生地、当归、车前子、木通、滑石、龙胆草、丹皮、赤芍，水煎服。谭学林对本症患者采用本方治疗，效果亦好。处方：公英、栀子、黄檗、苍术、木通、车前子、生地、丹皮、枳壳、生藕节、元胡、远志、五味子、肉桂、生甘单，水煎服。

（2）成药单方验方。

魏嘉陵报道应用知柏地黄汤加味。滋补肾水、清降虚心，治愈一例血精患者。处方：细生地13g、建泽泻10g、山萸肉10g、粉丹皮10g、生山药13g、云茯苓10g、肥知母10g、川黄檗13g、血琥珀6g（冲）、白茅根、扁蓄草各10g，甘草梢8g，间日一剂，水煎温服。

参考文献

1. 吕德滨、黄平治：《实用简明男性学》，哈尔滨：哈尔滨出版社1988年版。

2. 江鱼、黄学斌：《男性的节育与不育》，杭州：浙江科学技术出版社1984年版。

3. 吴阶平等编译：《性医学》，北京：科学技术文献出版社1984年版。

4. 王益鑫、陈振兴：《hCG和hMG治疗男性性腺功能低下症》，《男性学杂志》1993年第3期。

5. 窦京涛：《人绒毛膜促性腺激素调节睾酮分泌机理的研究概况》，《男性学杂志》1993年第3期。

6. E. Nieschlag等：《男性性腺功能低下的诊断和治疗》，《生殖与避孕》1982年第2期。

7. 董国勤：《前列腺炎与男子不育》，《男性学杂志》1993年第3期。

8. 丁兵等：《抗结核抗体检测在附睾结核诊断中的应用》，《男性学杂志》1993年第3期。

9. 李永海：《精液液化异常》，《男性学杂志》1990年第2期。

10. 李文瑞：《男性不育治验》，《中医杂志》1985年第7期。

11. 花家福等：《精液迟缓液化症的研究与治疗》，《男性学杂志》1988年第1期。

12. 徐晨、黄平治：《解脲支原体引起男性不育的机理研究》，《男性学杂志》1992年第2期。

13. 张树成等：《人精子体外获能中活率和活力的变化》，《男性学杂志》1993年第4期。

14. 杨向东：《不孕夫妇中男性生活方式与其精子质量的关系》，《国外医学计划生育分册》1994年第1期。

15. 王均贵等：《352例男科病人性生活情况调查》，《男性学杂志》1993年第3期。

16. 朱月华等：《自然避孕法研究——官颈粘液、阴道上皮细胞及尿中雌、孕激素在月经周期中的相关变化》，《生殖与避孕》1993年第5期。

17. 刘卫林、邵海枫：《精液中解脲支原体与男性不育的相关性探讨》，《中华泌尿外科杂志》1990年第2期。

18. 李永梅、刘文善：《男性附属性腺感染与精液质量及不育的研究概况》，《男性学杂志》1988年第1期。

19. 苗延宗：《中西医结合治疗精液不液化》，《中华泌尿外科杂志》1980年第1期。

20. 徐晋勋等：《Billings自然避孕法作为计划生育措施的临床初试》，《生殖与避孕》1990年第2期。

21. KOpito LE, et al. Water and Eiectrolytes in Human Cervical Mucus. *Fertil Steril*, 1973, 24 (7)：499.

22. Wolf DP, et al. Human Cervical Mucus. IV. Viscoelasticity and Sperm Penetrability during The Ovulatory Menstrual Cycle. *Fertil Steril*, 1978, 30 (2)：163.

23. 傅强：《一氧化氮在阴茎勃起中的作用》，《男性学杂志》1998年第1期。

24. 蒋晓刚、徐祇顺：《一氧化氮与阴茎勃起的关系》，《中国男科学杂志》1998年第1期。

25. 黄平治：《什么叫辅助生殖技术》，《中国男科学杂志》1999年第2期。

26. 何同胜、陈闽艳：《芦氟沙星的免疫调节作用》，《中国医院药学杂志》2000年第10期。

第六章

辅助生育技术

第一节　概况

　　生殖医学是 20 世纪末才发展起来的一门新兴边缘学科，它涉及妇产科学、男科学、生殖生理学、胚胎学、细胞学、分子生物学、心理学、伦理学、法学、遗传学、优生学、免疫学、基因学、显微外科学等学科。

　　生殖是人类生存、民族繁衍的永恒主题，配子的正常产生、成熟、输送、结合、种植和生长是人类得以繁衍的物质基础。由于工业化的迅猛发展，环境污染日益严重，加之各种因素相互作用不断加剧，使生命之源的产生发生障碍，配子结合无能，通往生命之旅受阻，生殖活动被迫终止。为了延续生命过程，在深入了解生殖过程的基础上，当生殖发生障碍时给予医学的帮助已成为学界的共识，于是便产生了一门新兴技术——辅助生育技术（Assisted Reproductive Technology，ART）。ART 是指对配子、胚胎或者基因物质进行体内外系统操作而获得新生命的技术。广义的 ART 主要包括人工授精（Artificial Insemination，AI）、体外受精—胚胎移植（In Vitro Fertilization and Embryo Transfer，IVF - ET）及其派生技术的大部分。

　　人工授精是指用人工的方法将精液注入女性体内以取代性交途径使其妊娠的一种方法。1790 年 John Hunter 在英国伦敦将一严重尿道下裂患者的精液用注射器注入其妻子阴道内，导致一次成功的正常妊娠。19 世纪 Sims 选取了 6 位性交后试验结果呈阴性的妇女，利用其性交后阴道内的精液为她们实施子宫腔内授精（IUI），其中一名妇女成功妊娠。1884 年美国费城 William Pancoast 成功进行了第一例人类供精人工授精（AID）。1954 年 Bunge 和 Sherman 首次使用冷冻精子人工授精获得妊娠成功，但直到 20 世纪 70 年代中期该项技术才被广泛应用。广东省妇幼保健院生殖科于 1987 年建立冷冻精子库。近年来，AI 技术不断改进，受孕率不断提高。尤其随着精子处理技术的发展，使 IUI 在临床上应用越来越多，日后 IUI 可能成为治疗输卵管通畅的不孕症的首选 ART。

　　随着生殖医学的发展，以及对不孕不育病因的深入研究和人们对生育的迫切要求，AI 已不能满足人类对生殖的需要，因而产生了 IVF - ET 及其派生技术。IVF - ET 是指在自然周期中或用促性腺激素刺激多个卵泡发育后，在卵泡成熟时，将卵子从卵巢中取出，在体外使它与精子结合并发育至胚胎，然后再移植至子宫内的高新技术。19 世纪末，Walter Heap 第一次成功地施行兔子胚胎移植。20 世纪初，许多学者成功施行了动物胚胎异种移植。美籍华人张民觉 1959 年与 Pincus 合作，成功完成兔子体外受精实验，张民觉成为体外受精研究的先驱。他的动物实验为日后实现人的体外受精和试管婴儿奠定了良好的基础。1978 年 7 月 25 日，世界第一例试管婴儿 Louis Brown 在英国诞生，成为医学史上的里程碑。此后许多国家建立了 IVF - ET 研究实验室，到 1992 年底，全世界约有 10 万个试管婴儿出生。

　　我国 IVF - ET 技术开始于 20 世纪 80 年代。1985 年 4 月中国台湾地区首例试管婴儿出生；1986 年 12 月中国香港首例试管婴儿诞生；1988 年 3 月 10 日在原北京医科大学中国大陆首例试管婴儿诞生；1988 年 3 月 18 日首例配子输卵管内移植婴儿出生；1988 年 6 月 7 日首例赠送胚胎试管婴儿在原湖南医科大学出生；1989 年原广州市第二人民医院有 2 例试管婴儿诞生；1992 年 6 月原北京医科大学第三医院首例赠卵体外受精试管婴儿出生；1995 年 2 月 6 日首例冻融胚胎试管婴儿诞生；1996 年 9 月 8 日首例代孕母亲试管婴儿出生；1996 年 4 月 30 日原中山医科大学生殖医学中心显微操作单精子胞浆内注射试管婴儿诞生。

第二节 人工授精

　　人工授精技术是指通过非性交方式将精液放入女性生殖道内，以期精子与卵子自然结合，达到妊娠目的的一种辅助生育技术，是人类生殖工程领域中实施较早的技术之一，也是目前人类辅助生殖技术中用于治疗不孕症的常用技术之一。

　　早在 2 世纪 Talmud 已提出人工授精的可能性；1790 年 John Hunter 为严重尿道下裂患者的妻子行夫精人工授精获得成功（世界上第一例人工授精）；1884 年 William Pancoast 成功进行了首例供精人工授精；1890 年 Dulemson 将人工授精应用于临床获得成功；1954 年 Bunge 等成功进行了首例冷冻精子供精人工授精。原湖南医科大学人类生殖工程研究室用冷冻精液行人工授精成功。1984 年原上海第二医学院用洗涤过的丈夫精子行人工授精取得成功。广东省妇幼保健院于 1987 年用冷冻精液人工授精也取得成功。

一、人工授精的分类

（一）根据精液来源分类

　　（1）夫精人工授精（Artificial Insemination with Husband Semen，AIH），即用丈夫精液进行的人工授精。

　　（2）供精人工授精（Artificial Insemination with Donor Semen，AID），即授精用的精液来源于健康志愿者。

　　（3）混精人工授精（Artificial Insemination with Mixed Semen，AIM），即将受精者丈夫的精液和志愿者的精液混合后使用。但实质上是供精人工授精，供精和丈夫精液混合的目的，实际上仅仅是精神安慰，并无实质性意义。由于不同个体精液之间免疫反应等因素，受孕成功率较低，现在混精人工授精已基本不使用。

（二）根据精液贮存时间长短分类

　　（1）新鲜精液人工授精，指精液离体后尽快进行处理后进行的人工授精。

　　（2）冷冻精液人工授精，指精液离体后进行超低温保存（一般保存于 $-17℃$ 液氮罐中），当需要时，可将冷冻精液复温后进行人工授精。

（三）根据授精部位不同分类

　　（1）直接阴道内授精（Intravaginal Insemination，IVI），指直接将整份精液注入阴道后穹窿部和宫颈外口。本法无须暴露子宫颈，操作简易。适用于女方生育无障碍，男方精液检查正常，因某种原因如严重早泄、阳痿、特殊体型等不能性交者。

　　（2）宫颈管内人工授精（Intracervical Insemination，ICI），指将液化后的精液或经处理后的精子悬液 $0.3\sim0.5\text{mL}$ 慢慢注入宫颈管内，其余精液放于阴道前穹窿。本法主要用于性交困难，或性交不能射精，而通过手淫或使用按摩器能排精者，以及精液不液化患者（精液需经体外处理才能液化者）。

　　（3）宫腔内人工授精（Intrauterine Insemination，IUI），指将处理过的精子悬液 $0.3\sim0.5\text{mL}$ 通过导管直接注入子宫腔内（前向运动精子数在 10×10^6 以上）。精液应在人工授精前 2 小时取集，精液必须经过处理，去除其中的细胞碎片、精浆中的免疫物质、前列腺素等，预防精液中前列腺素进入子宫后引起子宫痉挛性收缩，产生剧烈腹痛、恶心、低血压等不良反应，同时可筛选高活力的精子，避免不良子宫颈因素缩短精子游动的距离，提高妊娠率。若在授精周期内同时采取促排卵措施可提高成功率。IUI 是当前最常用的一种人工授精方法，适应证广泛，如少、弱、畸形精子症，精液不液化症，免疫性不育症，宫颈因素不孕症和原因不明不孕症等。

　　（4）直接腹腔内授精（Direct Intraperitoneal Insemination，DIPI），指将处理后的精液 0.5mL，用 22cm 的 19G 长针经阴道后穹窿注入子宫直肠窝内，输卵管伞部将卵子和精子吸入输卵管内完成授精过程。DIPI 适用于不明原因不育症、男性因素不育症，更适用于由于子宫颈狭窄导致 IUI 操作困难者。

DIPI 的优点包括：

①由于大多在诱发排卵周期进行，有更多的卵母细胞，受精机会增加。

②精液经过洗涤、上游等处理，人工改善精子质量，直接将精子注入腹腔，缩短精子上游的距离，在腹腔液中还可获得能量，增加受精机会。

③由于刺激周期的原因，腹腔液量增加，局部的高雌激素水平有利于精子的存活与获能，增加受精机会。

④与体外受精—胚胎移植（IVF – ET）比较，避免了取卵母细胞带来的损伤，减少了体外受精的环节，降低治疗费用。

但有报道，DIPI 虽有上述优点，但 DIPI 的累积妊娠率并不比 IUI 高。

（5）直接卵泡内授精（Direct Intrafollicle Insemination，DIFI），指在阴道 B 超引导下，通过阴道后穹窿处穿刺至卵泡内，将处理过的精液制成 $4 \times 10^6/\text{mL}$ 的精子混悬液，将 0.2mL 的悬液通过穿刺针注入卵泡。如有多个卵泡，也可多卵泡注射，每个卵泡注入 0.2mL 悬液。余下悬液可全部注入腹腔。本法于 1991 年由 Lucena 首次成功进行。

DIFI 操作过程简单，无须麻醉，费用低，心理创伤小，是治疗不孕症的新技术。适用于少、弱精子症，宫颈因素不孕症，排卵障碍，尤其是卵泡不破裂的不孕症。

（6）经阴道输卵管内授精（Transvaginal Intratubal Insemination，TITI），指经阴道插管通过子宫腔至输卵管的一种人工授精技术。目前有多种方法在临床上应用：

①在阴道超声引导下行输卵管插管；

②在腹腔镜监测下行输卵管插管；

③徒手凭经验、感觉行输卵管插管；

④输卵管灌注法（Fallopian Tube Sperm Perfusion，FSP），指利用子宫腔压力使输卵管内口张开，将精子悬液注入宫腔、输卵管中。

从理论上讲，输卵管内授精较之其他人工授精方法有如下优点：

①输卵管内授精环境更符合生理状态；

②使排卵时输卵管内有更高的精子密度；

③可改善和防止暂时性或部分性输卵管阻塞；

④可使精子进入 Douglas 窝。

但近来前瞻性研究未显示 TITI 优越于 IUI。

TITI 将移植管插入一侧输卵管内，术前必须做子宫输卵管造影，了解输卵管情况。TITI 较适合输卵管一侧正常而对侧有解剖或功能改变、卵巢对刺激反应低下者，也适用于宫颈因素不孕症、子宫内膜异位症、男性因素不育症、不明原因不孕症等。

（7）子宫颈帽人工授精（Cervical Cap Insemination，CCI），指用 0.5mL 精液注入子宫颈管，剩余精液盛于子宫颈帽内，将其套在子宫颈上。子宫颈帽要在阴道内保留 6～10 小时，使精子受到保护，不致被酸性阴道环境伤害。

（8）经腹腔精子与卵子移植（Peritoneal Oocyte and Sperm Transfer，POST），指将精子和卵子直接放入腹腔。

二、人工授精的适应证和禁忌证

（一）人工授精的适应证

1. AIH 的适应证

（1）精液正常但性交困难和精液不能射入阴道。

①某些畸形体型使性交不能完成；

②严重尿道下裂；

③不射精症；

④严重早泄、阳痿，逆行射精症；

⑤女性性交时阴道痉挛；

⑥阴道解剖结构异常、子宫脱垂等。

这类患者治疗比较容易，只需取其丈夫的精液，在其妻子的排卵期，把精液注入生殖道内即可。

（2）存在障碍精子在女性生殖道内运行的因素。

①子宫颈因素。子宫颈因素导致的不孕在不孕妇女中占 5%～10%。宫颈黏液在排卵前最有利于精子穿透宫颈管。宫颈黏液一方面可以储存精子，慢慢释放到宫腔、输卵管，另一方面对异常精子、活动力欠佳精子起过滤作用，防止其进入宫腔。宫颈黏液还参与精子获能。排卵期宫颈黏液丰富，稀薄而有弹性，无细胞，偏碱性。深层宫颈锥形切除、电灼或冷冻治疗，息肉或肌瘤，慢性宫颈炎等可致宫颈黏液少而稠，有细胞而不利于精子穿透。可以通过性交后试验发现子宫颈因素。

②女性免疫性不孕。女性对精液的免疫反应可能是由于细胞介导或抗体介导引起的，是一种局部而不是全身反应。女性由于抗精子抗体机制导致不孕，如补体介导的精子毒性，精子在宫颈黏液中的制动，干扰顶体反应与获能，直接妨碍受精。

（3）男性免疫性不育。精液存在抗精子抗体，施行人工授精，精液必须经实验室处理。

（4）精液质量异常。

①精子数量异常：不少于两次的精液连续检查，精子计数少于 $20 \times 10^6/\text{mL}$；

②精液量异常：精液量多于 8mL 或少于 1mL；

③精子活动率低下：活动精子少于 50%，有畸、弱精子症；

④精液液化不全或不液化。

（5）不明原因导致的不育。

（6）精子冷冻保存用于 AIH。一些病人在可能影响生育的治疗前保存精子，作为生育保险方式。如细胞毒性治疗，肿瘤患者采用化疗药物治疗之前。

2. AID 的适应证

供精人工授精因涉及社会道德、法律和伦理问题，应谨慎使用。

（1）绝对性男性不育：如无精子症、死精子症、先天性睾丸发育不良等。

（2）男方携带不良的遗传基因：如精神病、癫痫、严重的家族性遗传病如黑蒙性痴呆等。男方患常染色体病，如多指、趾及并指、趾畸形等，或男女双方均是同一常染色体隐性杂合体，如白化病。

（3）不能治愈的少、弱、畸形精子症。

（4）夫妇间特殊血型不相容因素所致的不育，如男方为 Rh 阳性血型，女方为 Rh 阴性血型而生育患先天性溶血性贫血的婴儿，从第二胎起采用 AID。

（5）免疫性不育，且经治疗无效者。

（6）其他不育因素：如难以治愈的严重精液不液化，不明原因导致的不育，输精管阻塞、输精管结扎术后复通失败者。

（7）女方的条件：年龄在 35 岁以下为宜，其生育功能应完全正常，包括卵巢功能健全、生殖道通畅。

既往使用 AID 治疗的严重少、弱、畸形精子症患者，输精管阻塞患者，射精障碍患者等，现在可以用丈夫精子做卵胞浆内单精子的显微注射，有可能获得与自己有血亲关系的后代，医务人员必须向他们交代清楚，若他们坚持放弃该技术，仍用 AID 治疗，必须与其签署知情同意书之后，方可为其实施 AID 治疗。

在 AID 治疗前，不育夫妇双方必须签字表示理解和同意。

（二）人工授精的禁忌证

（1）女方有全身性疾病或传染病，如严重心脏病、肾炎、肝炎等。

（2）女方生殖器官严重发育不全或畸形，如子宫发育不全或严重子宫畸形等，对于子宫畸形曾导致反复流产者，应首先行子宫畸形矫治术后视情况试行人工授精。

（3）生殖器官炎症，如泌尿生殖系统感染或性传播疾病。

（4）一方患有严重遗传性身体或精神疾病。

（5）一方接触致畸剂量的射线、毒物、药品并处于作用期。

（6）一方有吸毒等严重不良嗜好。

（7）输卵管欠通畅。

（8）女方无排卵。

（9）夫妇双方对人工授精有顾虑者。

三、AID 的指征、供精者的选择

（一）AID 的指征

供精人工授精的指征主要有以下两方面：

（1）男方精液严重异常，不可能使女方受孕。如无精子症，重度少、弱、畸形精子症等。

（2）男方有遗传性疾病，其子代患病概率较高，为避免子代患病而采用供精人工授精。

美国生殖医学会 1998 年 10 月公布的《供精人工授精指导意见》，对其适应证提出以下六项指征：

（1）男方有无精症、严重少精症或明显的精子或精液异常；

（2）男方有已知的遗传性疾病，如血友病及染色体异常；

（3）男方患不能矫治的射精障碍，无论其原因为创伤、手术、药物或精种异常；

（4）女方为 Rh 阴性血型且已被 Rh 因子致敏，而男方为 Rh 阳性血型；

（5）在应用辅助生育技术，如体外受精胚胎移植，以及输卵管内配子移植或输卵管内合子移植过程中，发现明显的男方原因导致受精失败如不受精、明显的少精及畸形精子症，或因男方免疫性不育，而又不可能行卵细胞浆内精子注射者；

（6）单身女子要求生育。

美国生殖医学会还规定接诊的医生及为其做供精人工授精的工作人员不得为患者提供自己的精液。

（二）供精者须满足的选择

1. 不能作为供精者的指征

（1）年龄超过 35 岁。随着年龄增加，精液质量下降，染色体畸形率增加。

（2）与受精者有亲缘关系。

（3）患有性病及其他传染病，如肝炎、结核等。

（4）有生殖系统疾患，如睾丸炎、附睾炎、前列腺炎、尿道炎等。

（5）嗜烟、嗜酒、吸毒。

（6）有癌症、糖尿病、癫痫、心脏病等家族病史。

（7）有遗传病史，家族三代成员中有出生缺陷，如先天性畸形或染色体检查异常。

2. 供精者须满足的条件

（1）精液质量必须达到正常人的最低标准。精液排出后 30 分钟，精子活动率 > 60%，活动力 a≥25% 或 a+b≥50%，精子计数 > 60×10⁶/mL，正常形态精子 > 15%，pH 值为 7.2~7.8，离体后 30 分钟内液化，无感染和凝集现象。

（2）防止性病传播。每个供精者必须做血清学检查：RPR、乙肝两对半、丙肝抗体及其他性传播疾病检查。由于人类免疫缺陷病毒（HIV）初次感染后有 6 个月的潜伏期，在此时检测可能出现假阴性，使用新鲜精液有感染 HIV 的危险性，所以所有冷冻精液都要在 6 个月后复查 HIV 检测，结果为阴性方可供临床使用，禁用新鲜精液行 AID。

（3）一般要求。

供精者应身体健壮，容貌端庄，智力较好。供精者和受精者丈夫肤色、发式、眼睛颜色相似，种族相同，ABO–Rh 血型相同。

若一个赠精者已为 5 个患者赠精并获得妊娠，即不能再用此人的精液，以避免今后出生子女近亲结婚的可能。

国家卫生部 2003 年 9 月 30 日发布的《人类精子库基本标准和技术规范》中"人类精子库技术规范"对供精者的基本条件、筛查程序及健康标准作出了明确的规定，现转录如下：

（一）供精者基本条件

（1）供精者必须原籍为中国；

（2）供精者赠精是一种自愿的人道主义行为；

（3）供精者必须达到供精者健康检查标准；

（4）供精者对所供精液的用途、权利和义务完全知情并签订供精知情同意书。

（二）自精保存者基本条件

（1）接受辅助生殖技术时，有合理的医疗要求，如取精困难者和少、弱精症者。

（2）出于"生殖保险"目的。

①需保存精子以备将来生育者；

②男性在其接受致畸剂量的射线、药品、有毒物质、绝育手术之前，以及夫妻长期两地分居，需保存精子准备将来生育等情况下要求保存精液。

（3）申请者须了解有关精子冷冻、保存和复苏过程中可能存在的影响，并签订知情同意书。

（三）人类精子库不得开展的工作

（1）人类精子库不得向未取得卫生部人类辅助生殖技术批准证书的机构提供精液；

（2）人类精子库不得提供未经检验或检验不合格的精液；

（3）人类精子库不得提供新鲜精液进行供精人工授精，精液冷冻保存需经半年检疫期并经复检合格后，才能提供临床使用；

（4）人类精子库不得实施非医学指征的、以性别选择生育为目的的精子分离技术；

（5）人类精子库不得提供 2 人或 2 人以上的混合精液；

（6）人类精子库不得采集、保存和使用未签署供精知情同意书者的精液；

（7）人类精子库工作人员及其家属不得供精；

（8）设置人类精子库的科室不得开展人类辅助生殖技术，其专职人员不得参与实施人类辅助生殖技术。

（四）供精者筛查程序及健康检查标准

所有供精志愿者在签署知情同意书后，均要进行初步筛查，初筛符合条件后，还须接受进一步的检查，达到健康检查标准后，方可供精。

1. 供精者的初筛

供精者的年龄必须在 22～45 周岁之间，能真实地提供本人及其家族成员的一般病史和遗传病史，回答医师提出的其他相关问题，按要求提供精液标本以供检查。

（1）病史筛查。

①病史。

询问供精者的既往病史、个人生活史和性传播疾病史。

A. 既往病史。

供精者不能有全身性疾病和严重器质性疾患，如心脏病、糖尿病、肺结核、肝脏病、泌尿生殖系统疾病、血液系统疾病、高血压、精神病、麻风病等。

B. 个人生活史。

供精者应无长期接触放射线和有毒有害物质等情况，没有吸毒、酗酒、嗜烟等不良嗜好和同性恋史、冶游史。

C. 性传播疾病史。

询问供精者性传播疾病史和过去六个月性伴侣情况，是否有多个性伴侣，排除性传播疾病（包括艾滋病）的高危人群。供精者应没有性传播疾病史，如淋病、梅毒、尖锐湿疣、传染性软疣、生殖器疱疹、艾滋病、乙型及丙型肝炎，并排除性伴侣的性传播疾病、阴道滴虫病等疾患。

②家系调查。

供精者不应有遗传病史和遗传病家族史。

A. 染色体病：排除各种类型的染色体病；

B. 单基因遗传病：排除白化病、血红蛋白异常、血友病、遗传性高胆固醇血症、神经纤维瘤病、结节性硬化症、β - 地中海贫血、囊性纤维变性、家族性黑蒙性痴呆、葡萄糖 - 6 - 磷酸脱氢酶缺乏症、先天性聋哑、Prader - willi 综合征、遗传性视神经萎缩等疾病；

C. 多基因遗传病：排除唇裂、腭裂、畸形足、先天性髋关节脱位、先天心脏病、尿道下裂、脊柱裂、哮喘、癫痫症、幼年糖尿病、精神病、类风湿性关节炎、严重的高血压病、严重的屈光不正等疾病。

（2）体格检查。

①一般体格检查：供精者必须身体健康，无畸形体征，心、肺、肝、脾等检查均无异常，同时应注意四肢有无多次静脉注射的痕迹；

②生殖系统检查：供精者生殖系统发育良好，无畸形，无生殖系统溃疡、尿道分泌物和生殖系统疣等疾患。

2. 实验室检查

（1）染色体检查：供精者染色体常规核型分析必须正常，排除染色体异常的供精者。

（2）性传播疾病的检查。

①供精者乙肝及丙肝等检查正常；

②供精者梅毒、淋病、艾滋病等检查呈阴性；

③供精者衣原体、支原体、巨细胞病毒、风疹病毒、单纯疱疹病毒和弓形体等检查呈阴性；

④精液应进行常规细菌培养，以排除致病菌感染。

（3）精液常规分析及供精的质量要求。

对供精者精液要做常规检查。取精前要禁欲 3～7 天。精液质量要求高于世界卫生组织《人类精液及精子—宫颈黏液相互作用实验室检验手册》（1999 年第四版）精液变量参考值的标准：精液液化时间少于 60 分钟，精液量大于 2 毫升，密度大于 60×10^6/毫升，存活率大于 60%，其中前向运动精子大于 60%，精子正常形态率大于 30%。

（4）ABO 血型及 Rh 血型检查。

（5）冷冻复苏率检查。

应进行精子冷冻实验。前向运动精子冷冻复苏率不低于 60%。

3. 供精者的随访和管理：精子库应加强对供精者在供精过程中的随访和管理

（1）供精者出现下述情况，应立即取消供精资格：

①生殖器疣；

②生殖器疱疹；

③生殖器溃疡；

④尿道异常分泌物；

⑤有新的性伴侣。

（2）至少每隔半年对供精者进行一次全面检查；

（3）精子库应追踪受精者使用冷冻精液后是否出现性传播疾病的临床信息；

（4）供精者 HIV 复查：精液冻存六个月后，须再次对供精者进行 HIV 检测，检测阴性方可使用该冷冻精液。

4. 对外提供精子的基本标准

对外提供用于供精人工授精或体外受精—胚胎移植的冷冻精液，冷冻复苏后前向运动精子（a + b 级）不低于 40%，每份精液中前向运动精子的总数不得低于 12×10^6。

四、影响人工授精成功率的因素

各中心之间人工授精的成功率存在较大差异。但由于各中心研究方法不同，如病人选择、诊断标准、精液处理、授精时间、统计方法等存在差别，所以难以对人工授精的成功率进行比较。另外，对人工授精的成功率的调查研究不应该只限于回顾性、小样本的调查统计，而应尽量设计一种随机大样本的调查计划，以便真正了解人工授精研究对哪些类型的不孕不育夫妇最为有效。

人工授精成功率与不孕不育原因、不孕不育夫妇的年龄、不孕不育年限、内分泌状况、子宫内膜情况、黄体功能、丈夫精液情况（供精者精液质量）、人工授精的时间、人工授精操作者的情况等均有一定的关系。

正常人群中每对夫妇不避孕婚后 1 个月妊娠的概率为 25% 左右，婚后 6 个月的怀孕率为 60% ~ 70%，婚后 1 年的怀孕率约 87.7%。不孕不育夫妇由于存在各种不孕不育原因，即使采用超排卵的措施也有可能无法怀孕。2001 年我国 IUI 总成功率为 20% 左右。影响人工授精成功率的因素包括：

（一）年龄

随着年龄增大，女性的生育能力下降，卵子的质量和数量下降，在卵母细胞减数分裂时，染色体不分离，或卵母细胞线粒体 DNA 缺失，还有部分原因是女性子宫内膜容受性降低。女性这种生育能力的降低与曾有的生育情况无关。所以，有许多文献报道，随着年龄增加，人工授精后妊娠率呈下降趋势。

根据美国 1989 年的资料显示：女性年龄小于 25 岁，分娩率为 28%；25 ~ 29 岁为 18%；30 ~ 40 岁为 16%；35 ~ 49 岁为 14%；大于 40 岁为 6%。

Corsan 等回顾性分析 40 岁或以上的女性接受 IUI 的妊娠结果，发现年龄超过 43 岁的 136 例 IUI 中没有一例成功妊娠。他们还发现 40 岁、41 岁和 42 岁妇女中有生育能力的分别占 9.6%、5.2% 和 2.4%。

Stone 分析了 9 963 例人工授精周期年龄对妊娠率的影响，结果显示：年龄小于 25 岁，妊娠率为 18.9%；26 ~ 30 岁为 13.9%；31 ~ 35 岁为 12.4%；36 ~ 40 岁为 11.1%；41 ~ 45 岁为 4.7%；45 岁以上为 0.5%。

据最近 20 年美国和欧洲的资料显示，30 岁以上，特别是 35 岁以上的妇女，生育能力明显下降。原因包括：

（1）排卵功能减退；
（2）着床率下降；
（3）妊娠失败率上升；
（4）子宫局部及系统功能下降，难以适应妊娠；
（5）遗传异常影响受精和妊娠的维持，也会造成子代异常，如 21 - 三体综合征。40 岁以上的妇女无论采用何种助孕技术，每周期的妊娠率约为 10%，而自然流产率则大于 50%。

男方精子活动力和正常形态精子数是男性生育能力的最重要指标。人工授精成功率高的是女性年龄较小、输卵管通畅、无排卵障碍、无中或重度子宫内膜异位症并且男方无严重不育因素的夫妇。

（二）卵巢年龄

卵巢年龄与其生物学年龄可以不一致，很多因素会造成卵巢功能提早衰退而影响卵泡发育和排卵。盆腔内黏连或某种输卵管手术有可能影响卵巢的血液循环。输卵管积水的压迫等也不利于卵泡发育。有报道称，在 IUI 周期内只有 1 个卵泡时妊娠率约 7.6%，2 个约 10.0%，4 个约 14.0%，6 个约 16.9%。

（三）不孕年限

不孕年限越长，患者年龄越大，妊娠率越低。Nuojua - huttumen 等行 CC/hMG/IUI 治疗的 811 例不孕患者中，不孕年限不超过 6 年组有 646 例，妊娠 92 例，妊娠率为 14.2%，不孕年限超过 6 年组有 165 例，妊娠 10 例，妊娠率为 6.1%。但也有人认为妊娠率与不孕年限无关。

（四）不孕的原因

1. 原因不明不孕症

原因不明不孕症占不孕症的 15%～20%。原因不明不孕症可能存在各种原因，夫妇之间可能存在细微异常，如排卵、配子运输、受精和着床等细微缺陷。美国生殖医学会执行委员会颁布的标准检查包括精液分析、性交后试验、排卵及子宫输卵管碘油造影或腹腔镜检查（只能检查输卵管通畅与否，对输卵管上皮细胞的功能和分泌无法检查）。上述各项检查均正常，可诊断为原因不明不孕症。原因不明不孕症未经任何治疗，每月自然怀孕率为 1%～3%。对原因不明不孕症的治疗，目前多数研究者认为促排卵和 IUI 联合使用可明显提高妊娠率。

2. 子宫内膜异位症

轻度子宫内膜异位可试用 COH（控制促排卵）和 IUI，中、重度患者先治疗后再行 IVF–ET。

3. 男方因素

精子活动率、前向运动精子率、精子活动力和正常形态精子数与妊娠率关系最为密切。精子活动率 ≥30% 和活动精子总数 $\geq 5 \times 10^6$ 是行 IUI 的最基本条件。

IUI 可作为少、弱、畸形精子症不育的有效治疗方法。无精子症者可用 AID 治疗。阳痿、早泄者可用 AIH 治疗。

4. 排卵障碍

用促排卵和 IUI 联合治疗排卵障碍患者的成功率最高，周期妊娠率可达 30%。

（五）精液处理方法

因精浆中含有前列腺素、蛋白质、异常和死亡的精子、抗精子抗体、细胞成分及有害微生物等，这些物质能抑制或影响精子的活动及其受精能力，诱发子宫痛性痉挛，引发盆腔感染，还有可能损伤细胞及组织，影响早期胚胎发育，甚至通过精浆传染一些疾病如性传播疾病（STD）、获得性免疫缺陷综合征（AIDS）等。所以，禁止将未经处理的新鲜精液直接用于人工授精。

1. 优选精子的目的

（1）确保精液达到符合要求的精子密度；

（2）减少或去除精浆内的前列腺素、免疫活性细胞、抗精子抗体、细菌和碎片；

（3）降低精液的黏稠性；

（4）促进精子获能，改善精子能力。

2. 常用的精子优选技术与妊娠率的关系

目前临床上常用方法有精子洗涤法、上游法、下游法、冷藏/肝素孵化法、Percoll 密度梯度离心法、玻璃纤维过滤分离法、血清白蛋白过滤法等。Carrell 等对 363 对不孕不育夫妇进行促排卵治疗后行 IUI，比较了下列五种精子优选法的精子悬液行 IUI 的妊娠率。

（1）精子洗涤法。这是最简单的精子优选技术，适用于精子数正常、活动力好、比较清洁的标本，妊娠率为 8.9%。

（2）下游法。将精液放在一种较重、较黏的培养液之上，精子自上往下游动，运动方向和其所受重力作用的方向一致，活动精子向下集中于下层的培养液中，从而与不活动精子、精浆中的细胞碎片等分离，妊娠率为 7.7%。

（3）上游法。活动精子利用逆自身重力而游动的特性与其他精子分开，妊娠率为 14.1%。

（4）冷藏/肝素孵化法。妊娠率为 11.0%。

（5）Percoll 密度梯度离心法。聚维酮包被胶体硅形成的介质对精子有悬浮作用，可减轻离心对精子的损害，具有分离活动精子的作用。本法可以回收绝大多数的活动精子，因而被广泛使用，妊娠率达 16.1%。

中途放弃治疗是人工授精最终失败的一个重要原因。在6个治疗周期内，治疗的周期数越多，成功的概率就越大。在 Remobi 等研究的489例促排卵后的 IUI 中，有94%的妊娠发生在前4次的人工授精中。另外的文献表明在前6次的人工授精中，每个周期都有成功妊娠的可能性，但在6个周期以后，妊娠的可能性就极小了。大多数患者的妊娠发生在他们接受连续治疗的前6个周期内。为此，医务人员应该向患者耐心解释，争取患者的理解和配合，至少应完成4~6个周期的治疗，若仍不成功，再重新检查和考虑女方可能潜在的不孕因素，进而改用其他的助孕技术。

五、人工授精的并发症

人工授精在自然周期内并发症较少，在用药促排卵周期内较易发生并发症。

1. 卵巢过度刺激综合征

卵巢过度刺激综合征（OHSS）是促排卵药物使用于人工授精后发生的严重并发症。严重的 OHSS 发生率约为1%，可通过 B 超监测卵泡发育，并对 E_2 水平进行监测。针对患者年龄、体重及卵巢基础状况调整用药剂量。年轻患者以及多囊卵巢患者发生 OHSS 的概率较高，在使用 GnRH - a 的周期内尤应注意。

2. 异常妊娠

多胎妊娠发生率可超过20%，异位妊娠发生率为4%~8%，自然流产率为20%~30%。在使用促性腺激素的 IUI 中，当患者年龄小于30岁，有多于6个的成熟卵泡，并且 E_2 水平高于 3 660pmol/L 时，尤其要小心多胎妊娠的可能性。

多胎妊娠发生率的显著提高，一个主要原因是孕妇年龄偏大、生育能力下降时较多使用促排卵药。如荷兰1995年促性腺激素的使用量是1984年的10倍。

3. 盆腔感染

盆腔感染比较少见，Youleh 研究发现，800例 IUI 中只有1例发生输卵管炎。精液处理是预防感染的重要环节，另外，医务人员行 IUI 时还应注意以下几点：

（1）在患者生殖道感染的急性期内不可行 IUI；
（2）在操作中应尽量避免将阴道宫颈分泌物带入宫腔；
（3）尽量减少插管次数，IUI 导管的选择不可过硬，避免损伤阴道及子宫。

4. 痉挛性下腹痛

精液中前列腺素对子宫的刺激可引起痉挛性下腹痛，在精液洗涤的过程中要尽量将精液中的前列腺素去除。应控制精子悬液注入子宫腔的速度和量，注入子宫腔的量不超过1mL。

5. 女性生殖道形成抗精子抗体

Moreffi - Rojas 等对41例妇女行 IUI 前后的血清抗体进行检测，发现行 IUI 后4%~8%的妇女抗精子抗体呈阳性。

6. 出血

少数患者有少量出血，其原因有：

（1）做人工授精前未查清子宫位置，导致进入子宫腔的方向不准确，动作粗暴，或导管较粗糙，损伤子宫内膜；
（2）少数患者子宫内口紧，导管不能一次进入，反复操作，损伤宫颈黏膜；
（3）用宫颈钳钳夹宫颈造成局部损伤出血。

如宫颈表面少量出血，未流入宫腔，对人工授精妊娠率影响不大。如子宫内膜出血，会影响精子获能，使精子凝集，影响精子活动力，使人工授精成功率降低。

7. 卵巢肿瘤

连续多次促排卵是诱发卵巢癌的高危因素。一般连用3个周期而未妊娠者应暂停促排卵，最多不超过6个周期。

8. 休克

极少数患者可能由于紧张、恐惧或腹部疼痛剧烈而诱发休克。

9. 先兆子痫

Smith 研究发现，供精人工授精妊娠后先兆子痫的发生率比夫精人工授精后妊娠先兆子痫发生率高。免疫因素是先兆子痫发生的原因，抗原因子可能在于精子本身。

六、人工授精的安全性

对 AIH 的安全性大多数人是认可的。对于 AID 的安全性人们则仍存在一些质疑。用于 AID 的冷冻精液如果来自经过国家批准，而且已获得审批证书的人类精子库，则冷冻精液的质量、遗传病及性传播疾病等方面已经通过严格的检查，应该是安全的，可以放心使用。关于低温冷冻及复苏过程在精子遗传方面是否会损害精子的 DNA，研究报道不多。1968 年有人报道，认为冷冻复苏过程不会伤害精子的 DNA，冷冻储存 75 周以上的精子 DNA 未发现有重大改变。大多数学者认为，在使用卵黄缓冲液作为保护剂时，染色体的畸形率不会增加。

1991 年，Martin 等认为，冷冻前后精子染色体畸变率无明显差异，冷冻前为 10.5%，冷冻后为 8.5%，数目畸变率冷冻前为 5.2%，冷冻后为 3.0%。他们还发现冷冻不会影响性染色质的比率，大体上维持在理论值 50% 左右。

用冷冻精液行人工授精出生的婴儿的畸形率不高于正常妊娠的先天异常的发生率。

Sherman 研究发现，1964 年至 1973 年 10 年间的 571 例经冷冻精液人工授精出生的婴儿中，只有 7 例有先天异常，先天异常的发生率为 1.2%，而自然妊娠的先天异常发生率为 3%。另外，冷冻精液人工授精后妊娠的自然流产率为 8.7%，而正常人群的自然流产率为 15%。

所以，到目前为止，AID 和 AIH 一样，是一种安全的人类辅助生殖技术。

第三节　体外受精与胚胎移植

人类自然的受精发生于输卵管的壶腹部，体外受精与胚胎移植技术是令配子在体外受精，然后移植所获得的胚胎到子宫腔的一种技术，所以又称为试管婴儿。1978 年世界上第一例体外受精与胚胎移植的婴儿出生，划时代地开创了人类不孕不育症治疗技术的新篇章。经过 30 多年的发展，辅助生育技术取得长足的进步，也极大地丰富了生殖医学的内容。

一、IVF - ET 的适应证、禁忌证、并发症

（一）适应证

1. 输卵管性不孕症

输卵管性不孕症约占不孕症的 25%。IVF - ET 适用于以下患者：

（1）炎症引起的输卵管阻塞或通而不畅者；

（2）输卵管结扎术后的患者，尤其是经手术治疗失败者；

（3）由于宫外孕而切除双侧输卵管的患者；

（4）输卵管缺如者。

IVF - ET 为这些患者提供了新的治疗机会，特别是子宫以及下丘脑—垂体—卵巢轴正常的病人，是这种技术的最大适应证，治疗效果较为令人满意。

2. 男性因素导致的不育症

男方的少、弱、畸形精子症或复合因素的男性原因导致的不育症，经精子优选富集后行宫腔内人工授精或结合使用促超排卵技术后仍未能获得妊娠的患者。由于体外受精时所需的精子悬液浓度较低和所需的精子数较少，故 IVF – ET 能帮助提高受精的概率。但精子数极少（ $<2 \times 10^6/mL$ ），成功率也较低。

3. 子宫内膜异位症

轻、中度子宫内膜异位症的患者经多次宫腔内人工授精失败的，以及重度子宫内膜异位症患者可考虑行 IVF – ET 治疗。

4. 原因不明不孕症

可能是由于精子运输、精子受精能力异常，输卵管伞的拾卵功能障碍或黄素化未破裂卵泡综合征等原因。经其他辅助生育技术治疗后，特别是经精子优选富集，并且使用宫腔内人工授精结合使用促超排卵技术后仍未能获得妊娠的患者，可行 IVF – ET 治疗。

但近年来发现，原因不明不孕症的 IVF – ET 成功率明显低于输卵管性不孕和输卵管内配子移植（GIFT）者。由于 GIFT 更合乎生殖状况，且较简便，成功率高，故原因不明不孕症治疗有优先选择 GIFT 的趋势。国外有学者认为，若有条件，术前宜做输卵管镜检查，如输卵管内腔发现有黏连、纤维化、息肉等病变，则应选择 IVF – ET。

5. 免疫性不育

免疫球蛋白中的 G 抗体可抑制受精，精子数量越多，抗原越多，越能激发免疫反应。对于免疫性不育，在尝试其他方法无效以后可考虑 IVF – ET。

6. 顽固性多囊卵巢综合征（PCOS）

经反复（>3 次）促排卵治疗，尤其是促排卵和宫腔内人工授精未获成功者，可考虑 IVF – ET。

7. 其他适应证

IVF – ET 其他适应证包括：女性癌症患者化疗或放疗前的胚胎冻存、赠卵的 IVF – ET 治疗。

（二）禁忌证

（1）提供配子的任何一方患生殖、泌尿系统急性感染性或性传播性疾病，或有酗酒、吸毒等不良嗜好。

（2）提供配子的任何一方接触致畸剂量的射线、毒物、药品并处于作用期。

（3）接受卵子赠送的夫妇中，女方患有生殖、泌尿系统急性感染性或性传播性疾病，或有酗酒、吸毒等不良嗜好。

（4）女方子宫不具备妊娠功能或患有严重躯体疾病不能承受妊娠者。

（三）并发症

1. 流产

自然流产是指临床妊娠 24 周以内，胎儿体重小于 500 克的妊娠自然终止。1986 年 Strptoe 和 Edwards 等观察 IVF – ET 中 767 例临床妊娠及 500 例分娩的自然流产率，年龄 30～40 岁组为 24.1%，40 周岁以上组为 41.9%，表现为年龄大者卵子的质量下降。自然妊娠后流产率估计为 10%～20%。在妊娠者中，用药（CC、hMG、GnRH – a）与否和是否流产无关。

1995 年，爱尔兰 Hattison 等比较了用 IVF – ET 方式妊娠及等待 IVF – ET 治疗期间的自然妊娠者，前者自然流产率为 16.5%，后者为 5%。说明经 IVF – ET 方法的妊娠，流产率高。

美国 1998 年度 IVF – ET 临床妊娠率每治疗周期为 30.4%，每取卵周期为 35.5%，每移植周期为 37.8%；分娩率每治疗周期为 25.1%，每取卵周期为 29.1%，每移植周期为 31.1%，流产率为 17.6%。

行 IVF – ET 后导致高流产率的相关因素：

（1）胚胎染色体异常率（61%）与自然妊娠后自然流产胚胎染色体异常率（56.7%）相比有所升

高，但无统计学意义。

（2）患者的年龄。经 IVF – ET 治疗后，年龄小于34岁的妇女平均每个治疗周期妊娠率为32.4%，临床流产率为24.2%；年龄大于35岁的妇女平均每个治疗周期临床妊娠率为15%，临床流产率为75%。流产率高的原因是年龄大的妇女卵母细胞数量减少，质量也差，且子宫容受性和对激素的反应也有不同程度的下降。

（3）植入胚胎数及多胎妊娠。植入3或4个胚胎与植入1或2个胚胎比较，前者流产率升高有统计学意义。所以，应当严格限制移植胚胎数量，预防多胎妊娠的发生。

（4）肥胖。体重指数（BMI）>25，特别是腹部肥胖者，不孕症治疗后的妊娠率降低。在多囊卵巢综合征中，胰岛素抵抗（IR）与 IVF – ET 治疗后早孕流产有密切联系。

西班牙的研究结果表明：接受 IVF – ET 的712例患者中，总流产率为13.3%，BMI>30者流产率为38.1%；25<BMI<30者流产率为15.5%；BMI<25者流产率为13.3%。故建议肥胖患者在接受 IVF – ET 前减肥。

（5）生殖道感染。子宫和阴道感染，如子宫内膜炎、各种阴道炎和阴道病等不同程度地提高了接受 IVF – ET 后的流产率，细菌性阴道炎的流产率为23.3%，正常菌群妇女流产率为18.5%。

（6）免疫异常。多次接受 IVF – ET 后的流产患者黄体期宫腔灌注液中细胞因子 IL – 1β、基质金属蛋白酶（MMPs）浓度显著升高，而 IFN – Y 和 IL – 10 浓度显著降低。

2. 宫外孕

自然妊娠约200例中有1例宫外孕。近年来国内外宫外孕的发病率有明显提高的趋势。上海报道近20年来宫外妊娠发病率提高了2~3倍，占总妊娠数的2%。美国宫外孕从1970年的4.5%提高至1978年的9.4%。北京地区宫外孕与分娩总数的比为1∶90。1991年，美国 IVF – ET 注册的宫外孕发生率为5%。国内从1987年到1995年，185个接受 IVF – ET 后妊娠的案例中，宫外孕发病率为3.2%（6/185）。宫外孕发病率在 IVF – ET 中明显高于自然妊娠。导致宫外孕的危险因素为子宫内膜异位症、盆腔炎、宫外孕病史。

3. 宫内孕合并宫外孕

从1985年到1989年，国际合作注册的2 092个 GIFT 周期中，有601例临床妊娠，妊娠率为28.7%，其中5例为宫内合并宫外妊娠，占0.83%。1948年，在自然妊娠中，宫内、宫外同时妊娠约为1/30 000，1982年为1/2 600，发病率的提高可能与近年来促排卵药物的应用而导致多胎有关。1989年美国 IVF – ET 注册表明，在接受辅助生育技术治疗者中有20例是宫内、宫外同时妊娠，12例（60%）获得活产，7例自然流产，1例人工流产。2 811例 IVF – ET 妊娠者中有11例（0.4%），1 112例 GIFT 妊娠中有6例（0.5%），GIFT 结合 IVF – ET 治疗的141例妊娠者中有3例（2.1%）。

宫内孕合并宫外孕可能影响患者未来的生育能力，并可能引起宫内妊娠流产。

4. 多胎妊娠

在自然妊娠中，多胎妊娠的发生率约为$1∶89^{n-1}$（n代表一次妊娠中的胎儿数）。在 IVF – ET 中，为增加妊娠成功率，每次移植3~4个前期胚胎，多胎率可达到30%甚至更高。在应用促超排卵时，必须注意成熟卵不能超过3个。

5. 卵巢过度刺激综合征

卵巢过度刺激综合征是在助孕时使用促超排卵药物引起的，与患者的敏感度、使用的药物种类及用量有关，其表现的严重程度也不同，严重者如不进行适当治疗，可导致生命危险，是一种严重的医源性疾病。

（1）发生率：在接受促排卵治疗的患者中卵巢过度刺激综合征总体发生率为23.3%，重度一般低于2%。药物中以 hMG 最易导致本病，氯米芬的危险性最小。纯的 FSH、GnRH – a 并未减少卵巢过度刺激综合征的发生。在受孕周期内的发生率为非孕期的4倍。

（2）病理改变。

①卵巢增大，特别是卵泡囊肿及黄体囊肿形成，伴有间质水肿；

②毛细血管通透性增加，引起急性血液外移，有胸腹水，甚至全身水肿，血液浓缩，肝、肾灌注量

减少，肝、肾功能严重被损害，或引起低血容量休克，出现凝血障碍，形成血栓。

（3）分类。

尚无统一的 OHSS 分类标准，因此文献记载的 OHSS 发生率有较大的差异。

①Golan 分类。

a. 轻度。

Ⅰ级：有轻度腹胀，血清 E_2 > 5 550pmol/L（1 500pg/mL）。

Ⅱ级：卵巢增大，但≤5cm。症状往往出现在排卵后 3~6 天，月经后缓解；若妊娠，症状往往加重，且持续时间较长。

b. 中度。

Ⅲ级：除腹部有胀满感外，还有恶心。

Ⅳ级：有呕吐、腹泻等消化道症状。中度者卵巢增大，直径 < 12cm，体重增加≥4.5kg。

c. 重度。

Ⅴ级：除有Ⅳ级表现外，可引起血栓形成，卵巢直径增大 > 12cm，血清 E_2 > 11 100pmol/L（3 000 pg/mL）。

②Rizk 分类。

a. 中度。

不适、疼痛、恶心、腹胀，有腹腔积液。超声检查可见腹腔积液及卵巢增大，血液学和生物学指标正常。

b. 重度。

A 级：呼吸困难、少尿、恶心、呕吐、腹泻、腹痛；腹腔积液，腹部显著胀大，或胸腔积液；超声检查显示卵巢增大及显著腹腔积液；生化指标正常。

B 级：所有 A 级症状；有巨大量的腹腔积液，卵巢显著增大，严重呼吸困难及显著少尿；生化指标改变，包括血细胞比容增加、血清肌酐升高及肝功能损害。

C 级：出现 OHSS 的并发症，如呼吸窘迫综合征、肾功能衰竭或静脉血栓形成。

③Navot 分类（见表 6-1）。

表 6-1　Navot 分类表

一般重度	极重度
不同程度卵巢增大	不同程度卵巢增大
大量腹水和（或）胸水	张力性腹水和（或）胸水
红细胞比容 > 45% 或较基础值增加 30% 以上	红细胞比容 > 55%
白细胞大于 15 000	白细胞大于 35 000
少尿	少尿
肌酐 1.0~1.5mg/dl	肌酐≥1.6mg/dl
肌酐清除率 > 50mL/min	肌酐清除率 < 50mL/min
肝功能异常	肾功能异常
全身水肿	血管栓塞症、急性呼吸窘迫综合征（ARDS）

另外，根据 OHSS 发生的时间，又分为以下两型：

a. 早发型：发生在注射排卵剂量的 hCG 后 3~7 天，其发生与卵巢对促性腺激素的反应有关，并且被外源性 hCG 激发。

b. 晚发型：发生在注射排卵剂量的 hCG 后 12~17 天，多伴有多胎妊娠，系内源性 hCG 所致。晚发型往往比早发型严重。

（4）OHSS 的高危因素和低危因素（见表 6-2）。

表6-2 OHSS的高危因素和低危因素

高危因素	低危因素
年龄<35岁	年龄≥35岁
PCOS或PCOS样	低促性腺激素水平
身材瘦小	肥胖
高E_2水平（ART>4 000pg/mL，传统促排卵>1 700pg/mL）	低E_2水平
卵泡数>20，使其促排卵>6	卵泡少
卵巢项链征	静止卵巢
妊娠	未孕周期
黄体期hCG维持	黄体酮维持黄体期
采用GnRH-a方案	未用GnRH-a方案

6. 其他并发症

出血（取卵造成阴道出血发生率为0～1.3%）、感染（盆腔炎的发生率为0.2%～0.5%）、卵巢扭转、脏器损伤、腹膜后血肿等。

二、卵浆内单精子注射的适应证、影响因素和安全性

1978年世界上首例试管婴儿诞生，开辟了女性不孕症治疗的新纪元，同时也给部分男性不育患者带来希望。但仍有约30%的男性不育患者不能通过常规体外受精—胚胎移植技术生育。少、弱精子症患者的精子在体外受精中不能穿过卵母细胞透明带实现精卵融合，受精率低下。因而，产生了显微辅助授精技术。

1992年比利时自由大学中心的Palermo等将卵浆内单精子注射用于人类配子而获得首例妊娠。卵浆内单精子注射（ICSI）辅助授精，即在显微镜下将单个精子直接注射到卵细胞浆内，达到授精的目的。卵浆内单精子注射治疗对精子要求很低，而受精率可达到65%以上，着床率超过20%。

经过全世界大量临床实践，与早期透明带打孔（ZD）、部分透明带切除术（PZD）和透明带下授精（SUZI）等相比，ICSI有以下优点：

（1）受精率高；

（2）有更多的胚胎可供移植；

（3）多精受精率显著降低，理论上多精受精率为零；

（4）精子数量、形态对受精无影响，精子活动率对受精也无明显影响；

（5）精源对受精无影响（自然射精，逆行射精，取自附睾、睾丸）。

ICSI治疗的适应证包括：

1. 少精子症

ICSI仅需数条精子即可以成功受精、妊娠。ICSI是针对严重男性因素不育患者最有效的治疗方法。目前尚无统一明确的ICSI治疗标准。由于各实验室ICSI指征差异较大，以及患者精液参数的波动，一般认为下列情况需行ICSI辅助授精：

（1）严重少精子症患者，精子浓度≤1×10^6/mL；

（2）当精子浓度为（1～5）×10^6/mL，活动率<40%（Ⅰ级以上），或Ⅱ级以上运动精子<25%，或畸形精子率>85%。

应注意极少部分隐匿型少精子症患者，其精液在常规显微镜下检查未发现精子，可通过1 800g离心5min后涂片再镜检，有可能找到精子。

2. 弱精子症

（1）精子活动率<20%，或活动力均在Ⅰ级以内；

（2）精子平均路径速度小于每秒20μm，精子平均前向速度小于每秒20μm；

（3）不活动精子无自然受精能力，可通过低渗试验选择活精子，或通过睾丸、附睾穿刺获取精子。

3. 畸形精子症

按严格标准进行精子形态学检查，正常形态精子<4%。圆头（顶体缺乏）精子无自然受精能力，IC-SI 是目前唯一可以使其受精的方法，但施行 ICSI 后，常无法使卵子激活，受精率和妊娠率均较低。

对轻度男性因素不育患者，临界性少、弱精子症，处理精液后，一般均可获得足以进行传统 IVF－ET 的精子，可先行常规 IVF－ET，不应采用 ICSI 治疗。有学者提出的建议可以作为选用辅助生育技术方法的参考（见表6－3）。

表6－3　精液参数与辅助生育技术方法的选择

	ICSI	常规 IVF－ET
精子计数	$\leqslant 1 \times 10^6/mL$	$>5 \times 10^6/mL$
活动率	<20%	>30%
活动力	<1	>2
活动精子数	$\leqslant 1 \times 10^6/mL$	$>5 \times 10^6/mL$

4. 前次 IVF－ET 不受精

原因不明的 IVF－ET 不受精可能是由于顶体反应，也可能是由于精子穿过透明带、卵膜融合等过程存在问题。Cohen 等发现有完全受精失败史的患者，再次行 IVF－ET 的受精率不会超过 25%。Palermo 等给前一次行 IVF－ET 受精失败的患者再次用 ICSI 辅助受精治疗，可获得较高的妊娠率。所以，目前认为，若前次常规 IVF－ET 受精率<25%，则再次行 IVF－ET 时应行 ICSI。

5. 无精症

通过手术从附睾或睾丸可获得数目很少或活动力很差的精子，常规 IVF－ET 需要的精子数量较多，因此，必须使用 ICSI。

阻塞性无精子症患者睾丸的生精功能正常，但输精管阻塞，精子不能排出。这类患者可行附睾手术取得精子。早期用显微附睾精子抽吸术（MESA），现多数中心用经皮附睾穿刺抽吸取精术（PESA）。若附睾缺如或完全机化时，从睾丸取出的曲细精管精子（TESE）行 ICSI 亦可治疗阻塞性无精子症的不育。

非阻塞性无精子症是由于睾丸精子生成障碍所致的，可采用睾丸曲细精管精子或精细胞 ICSI 治疗严重生精功能低下的非阻塞性不育患者。但生精障碍往往由于遗传性疾病，如 Y 染色体微缺失等所致的，故应慎重，并向患者交代遗传的可能性。

6. 圆头（顶体缺乏）精子或完全不活动精子

对于圆头（顶体缺乏）精子或完全不活动精子，ICSI 是唯一的治疗方法。不活动精子可以通过低渗试验选择活精子或直接应用其睾丸精子行 ICSI。由于目前医学界对圆头精子进入卵细胞后的受精过程尚缺乏了解，圆头精子行 ICSI 的安全性尚无保证，应慎重。

7. 冷冻保存卵和体外成熟卵子

成熟卵子以冷冻方式保存，或不成熟卵子经体外培养成熟（IVM），透明带变硬，精子不易穿透，为保障受精，建议行 ICSI 辅助授精。

8. 精液冻存

行 IVF－ET 夫妇男方取精困难者，为预防取卵后不能射精，可先收集精液冻存备用。精子经冷冻后活动能力下降，受精能力也可能下降，可用 ICSI。

9. 种植前遗传学诊断

需行种植前遗传学诊断（PGD）的胚胎，受精前为避免透明带上黏附精子对聚合酶链反应（PCR）或荧光原位杂交（FISH）结果产生影响，有必要采用 ICSI。

10. 二日龄卵补行 ICSI

在 IVF – ET 中不受精的成熟卵子，第二天可补行 ICSI 辅助授精，受精率仍可达 70% 以上。

ICSI 适用范围越来越广，但不能取代 IVF – ET，用正常精液进行 IVF – ET 与 ICSI，两组的妊娠率无明显差异。但 ICSI 的治疗费用昂贵，耗时，而且是一种侵入性治疗。所以，ICSI 只限于有适应证的患者。

三、从体外受精—胚胎移植衍生的新的助孕技术

配子移植技术是将男（精子）女（卵子）生殖细胞取出，进行适当的体外处理后，将精卵配子移植入女性体内的一类助孕技术。有经腹腔和经阴道两种途径，将配子移入腹腔（配子腹腔内移植，POST）、输卵管（配子输卵管内移植，GIFT）及子宫腔（配子子宫腔内移植，GIUT）等部位。

（一）配子输卵管内移植

配子输卵管内移植（GIFT）是将男女生殖细胞取出，并经适当体外处理后通过输卵管伞端，移入输卵管内，使其在输卵管内完成受精和早期孕卵发育，然后进入子宫腔着床，进一步发育，长成胎儿。这个过程称为配子输卵管内移植。

1983 年 Fesarik 等在显微外科手术治疗输卵管阻塞的同时行配子输卵管移植术成功妊娠，为 GIFT 技术首次成功。1984 年，Asch 等进行首例腹腔镜下 GIFT 临床妊娠成功。我国大陆首例配子输卵管内移植婴儿于 1988 年 3 月 18 日诞生（原北医大三院），1997 年我国首例经阴道配子输卵管内移植（TV – GIFT）婴儿诞生。

1. 基本条件

（1）至少有一条形态和功能都基本正常的输卵管。

（2）女方具备有妊娠功能的子宫，身体健康，没有严重躯体疾病，能承受妊娠与分娩。

（3）卵巢储备功能基本正常。

（4）经过处理后，精液的精子浓度应达到每 20 ~ 25μl 有 5 万 ~ 10 万个活动精子。

（5）提供配子的双方都没有生殖道、泌尿道急性感染性或性传播性疾病。

（6）提供配子的双方都没有吸毒、酗酒等不良嗜好，禁烟酒一个月以上。

（7）提供配子的双方近期都没有接触致畸剂量的射线、毒物、药物等。

2. 适应证

（1）原因不明不孕症。

原因不明不孕症在不孕症中所占比例各地报道不一，为 16% ~ 28% 不等。由于原因不明，治疗缺乏针对性，治疗效果不理想，因此，原因不明不孕症曾经是 GIFT 的主要适应证。在 GIFT 多国研究中，共有 2 092 例 GIFT，其中 38%（795/2 092）为原因不明，20% 为子宫内膜异位症，19% 为男性因素。其他有 IUI 失败、输卵管轻度黏连、宫颈因素和免疫因素等。

（2）男性因素。

少精子症、弱精子症比较常见。精子浓度为（5 ~ 20）× 10^6/mL，或精子浓度正常但精子活动率在 20% ~ 40% 之间，或精子活动力 II 级以上 < 25%，AIH 妊娠的机会较少，可考虑 GIFT。

（3）子宫内膜异位症。

I ~ II 期子宫内膜异位症，如年龄 > 30 岁，或不避孕 3 年未孕，应予以积极的辅助生育治疗，包括 GIFT。

III ~ IV 级患者，先给予药物或手术治疗，然后根据输卵管和精液的条件可先用 IUI、GIFT 或 IVF – ET 治疗。妊娠率与子宫内膜异位症的严重程度相关。

（4）连续 3 次或 3 次以上 IUI 均未怀孕者。

（5）排卵障碍。

黄素化未破裂卵泡综合征，如经 hCG 诱导排卵无效，在以后的周期中可考虑行 GIFT 助孕。

（6）其他因素导致的不孕症。

如轻度盆腔黏连、宫颈因素、免疫因素等可用 GIFT 治疗。

3. 禁忌证

双侧输卵管缺如或阻塞、严重盆腔黏连、子宫形态异常和腹腔镜操作所有禁忌证。

4. 成功率及影响因素

（1）据报道，移植 4 个卵的成功率为 21.4% ~ 30%，多胎率为 17.3%；移植 5 个卵，妊娠率为 40.3%，多胎率为 32.3%，流产率为 22%，异位妊娠率为 5% ~ 7%，死产率为 2.3%，胎儿畸形率为 2.8%。

（2）影响因素。

①年龄：随着年龄增长，生育力下降，胚胎染色体的异常率增加，自然流产率上升。如供体年龄 20 ~ 24 岁，流产率为 14%；年龄 >35 岁，流产率为 44.5%；年龄 >45 岁，流产率达 50%。ART 的年龄限制目前仍无统一意见。

②卵巢储备功能：生育力下降的主要原因是卵巢。质量较好的卵泡对 FSH 的刺激较敏感，较早对 FSH 起反应而排卵，留下的卵泡能力较差，需要较高的 FSH 刺激才能引起反应。妇女在 37 ~ 38 岁时卵巢功能开始衰退，卵细胞的丢失加速。

③移植的卵子数：大多数中心限制移植 3 或 4 个卵子。在一定范围内，移植的卵子数越多，妊娠率就越高。据 Craft 等报道 1 071 例 GIFT，未限制移植卵子数时，临床妊娠率为 33.6%，移植 1 个卵子妊娠率为 10%，移植 2 ~ 4 个卵子妊娠率为 21.4%，而移植 4 个以上卵子妊娠率为 28% ~ 41.3%，但同时多胎率由 17.3% 上升到 32.3%。

④不孕原因：不孕的原因也会影响 GIFT 的治疗成功率，不明原因不孕症成功率为 48%，男性因素导致的不孕治疗成功率为 33%，免疫性不孕治疗成功率为 30%。

⑤吸烟：接受 GIFT 治疗的夫妇，如有一方吸烟史超过 5 年，获卵数将减少 40%，妊娠率和流产率也受影响。Chung 报道主动吸烟者，腹腔镜下行 GIFT 妊娠率为 15.8%，活产率为 10.5%；被动吸烟者妊娠率为 46.2%，活产率为 23.1%；不吸烟者妊娠率为 45.5%，活产率为 33.3%。

⑥卵子成熟同步化：在控制下促超排卵（COH）后卵泡大小较均匀、成熟较一致时，GIFT 的妊娠率为 37.8%，如卵泡的发育不一致时，GIFT 的妊娠率仅为 15.7%。

⑦麻醉：Chung 观察腹腔镜下行 GIFT 不同麻醉结果，全麻（84 周期）妊娠率为 31.0%，流产率为 21.4%，硬膜外麻醉妊娠率为 59.1%，流产率为 40.9%。腹腔镜下行 GIFT 的麻醉首选硬膜外麻醉。

⑧腹腔充气种类：腹腔镜手术中最常用的腹腔充气气体为 CO_2，或 90% N_2、5% CO_2、5% O_2 的混合气体，或空气。无明确的腹腔充气种类对 GIFT 结果影响的结论。

（二）合子输卵管内移植

体外培养到受精卵阶段再移植的目的在于鉴定卵子确实已经受精，这个过程称为合子输卵管内移植（ZIFT）或原核期卵输卵管内移植（PROST）。

适应证适用于配子输卵管内移植未成功的患者及女方有抗精子抗体者。

（三）输卵管内胚胎移植

在体外受精并培养到胚胎阶段后再移植，称输卵管内胚胎移植（TET 或 TEST）。

适应证多用于 GIFT 或 PROST 失败后有男性因素需要看胚胎质量者，可对胚胎进行着床前诊断。

（四）赠卵体外受精冻融胚胎输卵管内移植

赠卵体外受精冻融胚胎输卵管内移植是一种新的方法，在开始应用中采用附睾抽吸的精子在体外与赠送的卵子结合，形成胚胎后，冻存后再适时移植到女方输卵管内。

适应证适用于某些男方原因引起的不孕症或女方排卵异常的患者，但女方的输卵管必须通畅。

（五）宫腔配子移植术

将卵子和处理后的精子直接移植到宫腔内，称为宫腔配子移植（GIUT），主要适用于输卵管阻塞。山东省人民医院自 1990 年到 1995 年间共施行 64 例，67 个周期，获临床妊娠 11 例，妊娠率为 17.2%（11/64），1992 年 5 月 15 日我国首例 GIUT 婴儿诞生。

宫腔配子移植的优点是程序简化，不受体外受精培养环境的不良影响，对实验室要求较低，降低患者的治疗费用和耗费的时间。它的局限性在于不知道移入的卵子是否受精和胚胎的质量如何。

第四节 辅助生育技术的伦理问题

辅助生育技术是 20 世纪发展起来的最为激动人心的技术之一。每当一项新技术问世，人类社会缺乏思想准备，对先进技术的挑战来不及给予适当的回答，人们不知道该怎么办时，便产生了伦理问题，即人们的价值观念之间的差异以及对人类社会今后的发展缺乏确定的预见。直至今天，人们对有关的辅助生育技术问题依然众说纷纭。

一、辅助生育技术可能产生的生殖方式

辅助生育技术是指将性与生殖分开的技术，包括人工授精，体外受精—胚胎移植，卵子、精子和胚胎的冷冻保存，配子输卵管移植，代理母亲，卵细胞胞浆内单精子注射，植入前遗传学诊断助孕，无性生殖或人的生殖性克隆等。

自然的人类生殖过程由性交、输卵管受精、植入子宫、子宫内妊娠等步骤组成。人类自然生殖的历史长达数百万年。辅助生育技术就是代替上述自然过程的某一步骤的手段。辅助生育技术可以使用第三者（供体）的卵子或精子，也可将胚胎植入第三者的子宫，即使用代理母亲。理论上上述各种辅助生育技术可以组合产生多种生殖方式。

（1）性交妊娠；

（2）用丈夫精子对妻子进行人工授精；

（3）用供体的精子对妻子进行人工授精；

（4）用丈夫的精子在体外使妻子的卵受精，发育成胚胎后植入她自己的子宫；

（5）用供体的精子在体外使妻子的卵受精，发育成胚胎后植入她自己的子宫；

（6）用丈夫的精子在体外使供体的卵受精，发育成胚胎后植入妻子的子宫；

（7）用供体的精子在体外使供体的卵受精，发育成胚胎后植入妻子的子宫；

（8）用丈夫或供体的精子在体外使妻子或供体的卵受精发育成胚胎后植入一名妇女的子宫；

（9）把胚泡从供体转移到受体子宫中（产前收养）；

（10）用人工胎盘在子宫外发育，也称体外发生；

（11）无性生殖，将卵中的核取出，然后将体细胞的核移植，发育成胚胎后再植入一名妇女的子宫；

（12）孤雌生殖或孤雄生殖，即从单个性细胞生出一个完整的机体。

二、生命伦理学的基本原则

（一）不伤害

不伤害是技术发明者和使用者最基本的义务。不伤害是不给服务对象或病人带来原本完全可以避免

的肉体、精神、经济上的伤害，包括痛苦、残疾、疾病等。

（二）有利

生殖技术应该维护服务对象或病人的利益，有利于病人的健康福利和家庭幸福。2003 年卫生部《人类辅助生殖技术和人类精子库伦理原则》中对有利于患者的原则作出了具体的规定。

（三）尊重

包括尊重病人的自主权、知情同意权、保密权和隐私权。

1. 尊重病人的自主权

辅助生育技术的应用与患者的配偶和家庭息息相关，家庭协商至关重要。工作人员应该认真负责地为他们提供指导性（而非指令性）的咨询，将所选择的技术的优缺点详尽地、用他们能够理解的方式告知他们。最后是否采取该项技术，由病人自己作出决定。

2. 尊重病人的知情同意权

知情同意的原则在 2003 年卫生部颁发的《人类辅助生殖技术和人类精子库伦理原则》中有详尽的规定。在应用辅助生育技术时，医务人员应该对相关技术的选择提供咨询意见，最终由病人自己作出决定。知情同意包括信息的告知、信息的理解、自愿表示的同意、同意的能力（包括理解信息的能力、对自己行动后果进行推理的能力）。

知情同意是医生与病人（包括病人亲属）之间相互交流、协商，有时还包括医生耐心说服病人的整个过程。

3. 尊重病人的保密权和隐私权

生殖技术人员往往有更多机会接触病人的隐私。凡涉及病人身体特征和机密信息的个人隐私，生殖技术人员必须为病人保密。不尊重隐私、泄露个人的秘密会伤害个人及家庭，也会损害医患关系。

（四）公正

对患者应该公平对待，决不能歧视，正如唐代大医学家孙思邈所说："若有疾厄来求救者，不得问其贵贱贫富，长幼妍媸，怨亲善友，华夷愚智，普同一等，皆如至亲之想。"

三、相关辅助生育技术应用的伦理问题

辅助生育技术已成为治疗不孕不育夫妇的常规手段，打破了人类自然繁衍的连续过程和方式，是生殖医学划时代的一场革命，是观念上、伦理上的一场革命。同一切科学技术的应用一样，辅助生育技术的应用必然会引发大量复杂的社会、伦理和法律问题。如何提高对这些问题的认识，如何合理、正确运用和控制这些技术，使它朝正确的方向发展，已成为迫切需要解决的社会问题。

辅助生育技术的伦理问题和争论，一方面是围绕 ART 技术产生的伦理问题。因为 ART 技术本身存在一定的局限性和缺陷，过分依赖技术、迷信技术可能导致不合理应用，甚至滥用，并由此产生伦理问题。另一方面则是与传统的观念相抵触而产生的伦理问题。

辅助生育技术在伦理学上是否可以被接受，主要标准是看它能否对人类的健康和发展带来实在的好处，为社会及大多数人谋利益，能否增进家庭幸福，以及对社会和他人有无损害。

（一）供精人工授精

供精人工授精使第三者的遗传物质进入家庭，把人性和生物性分开，破坏了婚姻的心理、生物的统一性，打破了遗传的双血亲家庭，使传统的道德观念受到强烈的冲击，出现了具有血缘关系的"遗传学父亲"，与道德和法律承认的"社会父亲"并存的情况。AID 子女的遗传学父亲和社会父亲不能重合，自然会引起父子（女）关系的复杂化。

由于 AID 切断了婚姻与生儿育女的纽带，这种父子（女）关系非传统婚姻的单纯父子（女）关系。

所以，在认定 AID 子（女）法律地位上一直存在争论，主要有以下几种观点：

（1）视为生母及生母之夫的婚生子女，享有婚生子女的法律地位；

（2）视为生母之夫的养子女，适用有关收养的法律规定；

（3）视为生母之夫的继子女；

（4）视为新型的子女，不能比照现有的子女类型，应由法律作出特别的规定。

在法律实践中，对 AID 子女的法律地位的认定也是一个不断发展的过程。世界各国的规定也不尽相同。我国卫生部 2003 年在《人类辅助生殖技术和人类精子库伦理原则》中规定：医务人员有义务告知受者通过人类辅助生殖技术出生的后代与自然受孕分娩的后代享有同样的法律权利和义务，包括继承权、受教育权、赡养父母的义务等，以及父母离异时须对孩子监护权作出裁决；医务人员有义务告知接受人类辅助生殖技术治疗的夫妇，他们对通过技术出生的孩子（包括对有出生缺陷的孩子）负有伦理、道德和法律的权利和义务。

我国规定捐赠精子、卵子者对出生的后代既没有权利，也不承担任何义务。捐赠者和受方夫妇及出生的后代必须保持互盲。医疗机构和医务人员必须对捐赠者和受者的有关信息进行保密。

对单身妇女能否接受 AID，学术界有两种不同的意见。

1. 赞同

其理由包括：

（1）生育权是一切自然人与生俱来的权利，而不是仅限于夫妻之间或者处于生育期的男女之间才能享有的权利，只是不同年龄段的自然人所享有的生育权的表现形式不同而已，应得到最大程度的保护，不应被人为剥夺；

（2）单亲家庭的增多是世界性的趋势，人们的价值观也随之不断改变，单亲家庭不再受到歧视，而且目前选择 AID 的女性大都受过良好教育并具备一定的经济条件；

（3）相关法律的建立，有助于 AID 技术的健康发展，科学技术的进步，包括生殖医学的发展，是时代的进步，不是以个人的意愿就可以改变的。

2. 反对

其理由包括：

（1）每个国家有不同的民族习俗、宗教信仰，有些文化共同体对 AID 难以接受；

（2）单身女性和孩子组成的家庭是不完整的，对孩子身心健康造成的影响是不利的，在现阶段的社会道德观下，会遭到歧视；

（3）如果满足了女性的生育权，男性的生育权又如何得到保障？这必然又涉及代理母亲的问题。

我国相关的法律、法规如下：

《人口与计划生育法》规定生孩子需要结婚证、生育证、身份证。在接受 AID 前必须三证俱全才能签订知情同意书。

2003 年卫生部《人类辅助生殖技术和人类精子库伦理原则》中规定医务人员必须严格贯彻国家人口和计划生育法律法规，不得对不符合国家人口和计划生育条例规定的夫妇和单身妇女实施辅助生殖技术。

《吉林省人口与计划生育条例》第二十八条第二款规定："达到法定婚龄决定终生不再结婚并无子女的妇女，可以采取合法的医学辅助生育技术手段生育一个子女。"

关于我国的单身女性是否可以通过 AID 生育子女，目前国家还没有法律规定。

（二）精子库

《人类辅助生殖技术和人类精子库伦理原则》对人类精子库的伦理原则作出了具体的规定，其中包括有利于供受者的原则、知情同意的原则、保护后代的原则、社会公益原则、保密原则和严防商业化的原则。

供精者必须原籍为中国，必须达到健康检查标准，每个精子库都必须建立一套监控机制，卫生部建立一个中央信息库，规定每一个供精者最多只能提供精子给 5 名妇女受孕，最大限度地减少后代近亲结婚的可能性。严禁以盈利为目的的供精行为。供精是自愿的人道主义行为，精子库仅可以对供精者给予必要的误工、交通和其所承担的医疗风险补偿。

（三）冷冻胚胎

世界第一例胚胎冷冻婴儿于 1983 年诞生。ART 的特点是需要贮存许多冷冻胚胎，因为依靠这一技术使不孕者孕育孩子可能不成功，一般需经过多次。因此，冷冻胚胎目前已相当普及，IVF – ET 周期中胚胎移植后剩余胚胎多进行冷冻，既减少刺激周期、节约成本，又有利于患者的健康和安全。

对于胚胎的本体论地位和伦理地位现在有两种截然相反的观点。一种观点认为胚胎是人，受精卵是人的开始。因为胚胎是人，就应该得到尊重。不应该把胚胎作为工具、手段来使用，不应该受到伤害，因为胚胎毕竟是人发育不可缺少的一个阶段。另一种观点则认为在八个细胞阶段以前，胚胎是一个多细胞个体，即使是多细胞个体，也只是成为一个人的前提，但本身还不是人。说胚胎不是人，是指胚胎不是社会意义上的人（person），即处在一定社会关系中，有理性、自我意识，在伦理上或法律上具有一定义务和权利的主体或行动者。在体外受精多余的胚胎如果放弃冷冻，不仅会造成胚胎资源的浪费，而且这些胚胎的其他处理方式，所面临的伦理问题更加难以处理。然而在处理问题上，当然由提供卵的母亲或养育父母作出决定，包括转让给他人、供医学家研究或销毁。

若将胚胎视为人或潜在的人，其法律地位很难确定。现在大多数国家没有确定其法律地位，这给如何使用和处置这些胚胎带来了许多法律、伦理问题。但有一条是肯定的，那就是胚胎不能买卖。至于冷冻胚胎的时间期限，各国多有法律规定，澳大利亚为一年，英国 1991 年规定有 4～8 个细胞的冷冻胚胎在保存 5 年后应使其消亡，于是英国人类生育和胚胎管理局下令销毁了存放在试管婴儿诊所的由 900 对夫妇捐献的 3 300 个冷冻胚胎，芬兰、西班牙为 10 年，美国、韩国和日本则要求冷冻胚胎时间不能超过供者的生育年龄。

某些中心要求供者必须在协议书上签字，选择以下处理方法：

（1）冷冻胚胎以备再用；

（2）额外胚胎可以捐赠给其他夫妇；

（3）多余冷冻胚胎可供研究；

（4）废弃胚胎放进中心，必须有详细登记记录。

（四）代理母亲

代理母亲是指出借或出租自己的子宫代替他人生育后代的妇女。或用自己的卵子通过体外受精，然后再将胚胎植入自己的子宫；或将他人在体外受精后发育的胚胎植入自己的子宫，足月后将生下的孩子交给契约方收养，代理母亲不再与孩子有任何往来，代理母亲不参与抚养孩子。

代理母亲是伴随 ART 必然出现的产物。最初是以利他行为出现的，完全是出自情谊的互助行为，不具有商业性质。它可以满足某些不孕不育夫妇抚养一个健康孩子的愿望，尤其是抚养一个具有夫妇基因的孩子的愿望。有的妇女虽然有正常的卵巢功能，但患有其他人工生殖方法不能解决的不孕症，如先天性无子宫、子宫切除、严重的无法治愈的子宫疾病、身体重要脏器患病而不能承受怀孕分娩，而夫妇迫切需要孩子，代理母亲便是唯一的出路。在有第三者参与的生殖中，代理母亲是最具争议、最易引起法律纠纷的生殖方式。关于代理母亲的生育，有两种完全相反的观点：

（1）反对代理母亲。

①代理母亲是不自然的，是用非自然的手段去达到本来自然的生育目的。

②代理母亲不仅是提供孕育服务，而且是接受他人的奴役。

③代理母亲和卖淫一样，后者将自己出卖为性工具，前者将自己变成"生殖容器"。

④将第三者引入生育过程，将削弱婚姻关系。

⑤代理母亲将腐蚀母子关系，是有意放弃孩子而去怀孕，如果代理母亲为了赚钱，就等于是买卖孩子。

（2）支持代理母亲。

①代理母亲可以满足特殊夫妇养育一个健康孩子的愿望，由于种种原因，妻子不能怀孕，代理母亲

成为唯一的出路。

②有的代理母亲乐意助人，为自己能帮助另一对夫妇送去"生命的礼物"而感到欣慰。

代理母亲在伦理方面有以下几个关键问题：

1. 代理母亲的地位

代理母亲与孩子的感情是难以割舍的，"十月怀胎"形成了真实的母子情。分娩后将孩子送给养育父母，对代理母亲感情上的打击无疑是巨大的。所以，决定代理前，一定要向双方交代清楚可能出现的后果。同时代理母亲所孕胎儿的精子可能来自病人的丈夫或其他供精者。卵子可能来自病人、代理母亲或其他供卵者。这样便形成遗传学父母、生物学父母和社会学父母之间错综复杂的关系，很容易出现法律上的纠纷。

2. 代理母亲的商业化

人体任何一个部分作为商品出卖或出租都是违背伦理的。代理母亲分娩婴儿之后，能从病人那里得到报酬，这完全是一种商业行为。一小部分代理母亲生孩子不是因为想要孩子，也不是因为愿意帮助别人，而是因为能从生孩子中得到金钱，把自己的子宫变成制造婴儿换取金钱的机器，是违背伦理的。也有一部分代理母亲是自愿的、无偿的（多为亲戚或朋友）。但由于怀孕时所受的心理和生理压力以及对今后健康的影响，给予代理母亲适当的经济补偿也是公平合理的。只要代理母亲不是以获利为动机，在伦理上还是被容许的。

3. 非医学原因代孕

有些人出于非医学的原因，不愿自己生育孩子而希望别人来替自己生育孩子，应予以禁止。

4. 代孕产生的其他问题

当子代出现畸形、缺陷或智力障碍，养育父母很可能会拒绝领养，孩子的归属将成为难以解决的问题。

由于代孕技术是某些不孕不育夫妇的唯一出路，只要有完善的法律法规，该项技术在伦理上是可以被接受的。2000年亚太地区妇产联合组织伦理委员会的一项调查显示，代理母亲的解放是一大趋势。1995年有两个国家批准代孕技术合法化，2000年上升为5个国家。

但是，由于代孕技术在伦理方面的复杂性，大部分国家已通过法律禁止商业性质的代理母亲。我国卫生部于2001年颁布了禁止代孕的法律。

（五）植入前遗传学诊断

植入前遗传学诊断（PGD）是指在胚胎植入前对其遗传物质进行分析，诊断胚胎是否有某些遗传物质异常，确定胚胎是否适宜移植的诊断方法。

1989年，Handyside对性连锁疾病患者行IVF－ET卵裂期胚胎活检、聚合酶链反应性别诊断，选择女性胚胎移植后妊娠成功，1990年世界上第一例经PGD后的健康女婴由此诞生，从而将遗传病的诊断提前到胚胎植入子宫内膜之前，能有效地防止遗传异常妊娠的发生，从此，PGD技术进入世界范围的推广应用阶段。荧光原位杂交（FISH）的引入，使植入前诊断的范围不断扩大。与此同时，PGD技术已进入世界范围内的推广应用阶段。

对PGD中的性别选择的支持观点包括：

（1）生殖选择是想生孩子的人的一种基本权利，性别选择是这种权利的延伸。

（2）通过这项技术能够避免某些性连锁遗传病如血友病，A、B假性肥大性肌营养障碍，Hunter综合征等，对于个人和社会都是有益的。

（3）如果父母生育一个自己期望的性别的孩子，父母和孩子之间的关系就会很融洽。

（4）相对于产前诊断（产前诊断手术时间多在怀孕16周以后，施行绒毛取材术一般也在怀孕10周以后）和选择性流产，PGD的性别选择相对仁慈、人道一些。

对PGD的反对观点包括：

（1）PGD的性别选择存在潜在的性别歧视。

（2）对 PGD 这种有限的医学资源的不合理和不公平的利用，会增加性别选择决定时的夫妻矛盾，增加社会上的性别歧视。

（3）尤为重要的是，可能会改变将来社会性别比例的平衡。

（4）性别选择对妇女来说也是一种精神和身体的伤害，有一定的风险，尤其是那些单纯为了选择性别而进行 PGD 的妇女。

生育自由的权利从来就没有被认为是一项绝对的权利，延伸为各种生育选择和对生育的各种要求。不论出于什么目的进行性别选择，都应进行医学和伦理学方面的评价。当用于避免性连锁疾病的孩子出生时，PGD 性别选择没有争议，在这种情况下的性别选择不存在哪种性别优于另一种性别，故不会出现性别歧视。PGD 中的性别选择中的各种利弊使得这种技术很难在伦理方面得到平衡。

1994 年美国生殖医学伦理委员会规定，为避免基因缺陷孩子的出生而进行移植前性别选择是允许的，非医学因素而单纯地进行性别选择则不能被接受。包括我国在内的很多国家也遵循这一原则。

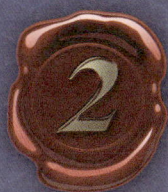

第二部分

女性不孕

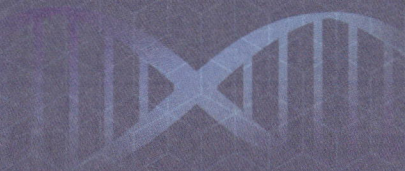

第七章
女性生理及不孕的检查

不育不孕的原因很复杂，往往双方都具有不育不孕的原因，因此，需要双方同步进行检查。女性不孕的检查目的，就是要了解女性的机体孕、育的条件。由于女性生殖系统的特征与男性完全不同，内分泌呈周期性改变，因此，女性需要检查的项目与男性有很大的差别。

女性一生从幼年到成熟到衰老可分为新生儿期、婴儿及儿童期、青春期、育龄期、更年期和绝经期，这些时期的划分与卵巢的发育、生理过程以及内分泌的周期性改变有着密切的关系，而内分泌的改变与卵泡的发育息息相关。

第一节　女性胚胎发育与生理特征

一、卵巢的胚胎发育

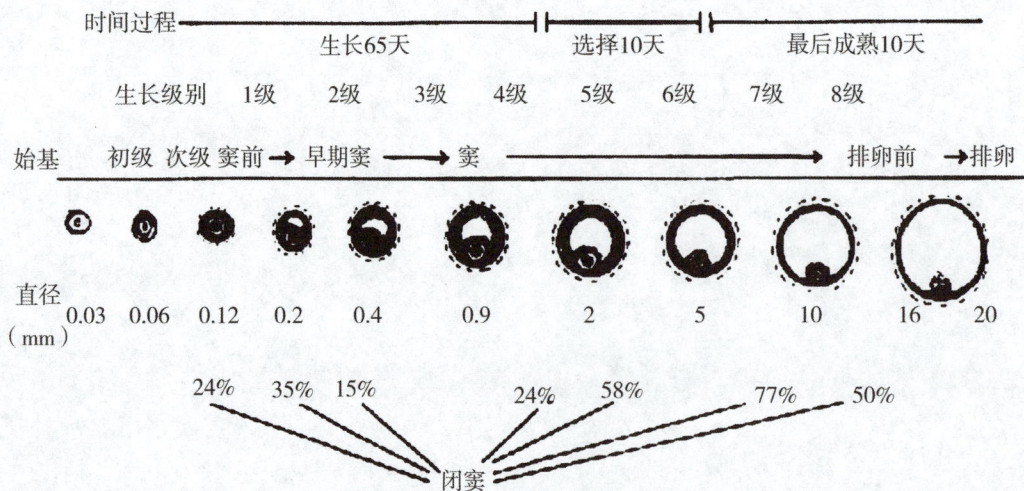

图 7-1　卵泡的发育过程

原始生殖细胞来源于卵黄囊，孕 6 周时移行到尿生殖嵴与中胚层细胞形成卵巢原始卵泡，由于女性胚胎中没有 SDY 基因，不会产生睾酮，卵巢原始卵泡则自然向女性发育，开始快速增殖，到孕 20 周时，已达到 $6 \sim 7 \times 10^6$ 个，此时卵细胞周围已有单层颗粒细胞包绕。在母体的 FSH 和 LH 的作用下每次都有一二十个颗粒细胞开始由原始卵泡分批分化为初级卵母细胞及次级卵母细胞，再继续发育到窦细胞前期和窦细胞期（相当于精子细胞期），窦细胞前期每个细胞都有 7～8 层颗粒细胞包绕。这些细胞以后发展为滤泡颗粒细胞，它们通过滤泡颗粒细胞分泌滤泡液，为卵泡细胞提供雌激素和营养，并隔绝卵泡与外界机体的接触。在发育过程的各期中都有卵泡自行闭锁与凋亡的情况发生，细胞数逐渐减少。到出生时卵泡数已经减少到 30 万个左右，而且大部分已发育到窦细胞期并处于自行闭锁状态。

二、卵泡发育与月经

女童发育到 11 岁左右，丘脑下部开始分泌促性腺激素释放激素（GnRH），刺激脑垂体分泌促性腺激素 FSH 和 LH，致使卵巢再次发育，卵泡开始增大，在周隙也开始形成卵泡内膜细胞和透明带。在一个周期中卵泡的数量、形态学及生化成熟度依赖于 FSH 和 LH 的量以及卵泡对它们的敏感度。每次有 7～10 个发育到窦细胞期的卵泡继续发育，在发育过程中，一般只有一个卵泡逐渐长大成为优势卵泡，优势卵泡继续发育直至排卵，其他卵泡都发生闭锁或凋亡。排卵后颗粒细胞继续增大，卵泡腔血液凝成血块成为早期黄体，颗粒细胞与血块黄素化，充满脂肪泡，血管进入颗粒细胞层，使颗粒层变成黄色，形成黄体。

卵泡发育过程中的颗粒层（滤泡细胞层）不断增殖并分泌雌激素（旧称滤泡素、动情素），形成黄体后又增加分泌孕激素（黄体素）。从基底募集到排卵，是卵泡成熟的必经之路，这也是一种选择和筛选的过程。每个卵泡的生长发育并不一定都能达到排卵的阶段，每次都有 15～26 个卵泡供选择。

有学者从患者的卵巢中取得 4～10mm 有腔卵泡，相当于募集期 4～7 级生长期卵泡，选取未成熟型的卵冠丘复合物（Oocyte－Corona－Cumulus Complex，OCCC），其形态特征是缜密的放射冠和紧密的颗粒细胞团，卵母细胞处在生发期，用适当的卵泡液加入绝经期促性腺激素（hMG），以颗粒细胞作培养剂，体外培养 32～72 小时，未成熟的卵冠丘复合物向中间型卵冠丘复合物转化，细胞直径增大，卵母细胞移向边缘，最后 50% 以上转为成熟的卵冠丘复合物，特征是颗粒细胞展开，细胞间距离加大，放射冠细胞分散，在体外培养中也有部分卵母细胞发生凋亡，即形态变得不规则，容积缩小，透明带间隙变宽，染色质非常致密，染色体凝固，核片断化，最后形成凋亡小体。

闭锁的卵泡从体外培养来看，三组不同年龄的卵母细胞凋亡过程的时间与凋亡率有明显差异，41～50 岁组凋亡过程时间最短，凋亡率也最高。从而可以得出这样的结论，随着年龄增

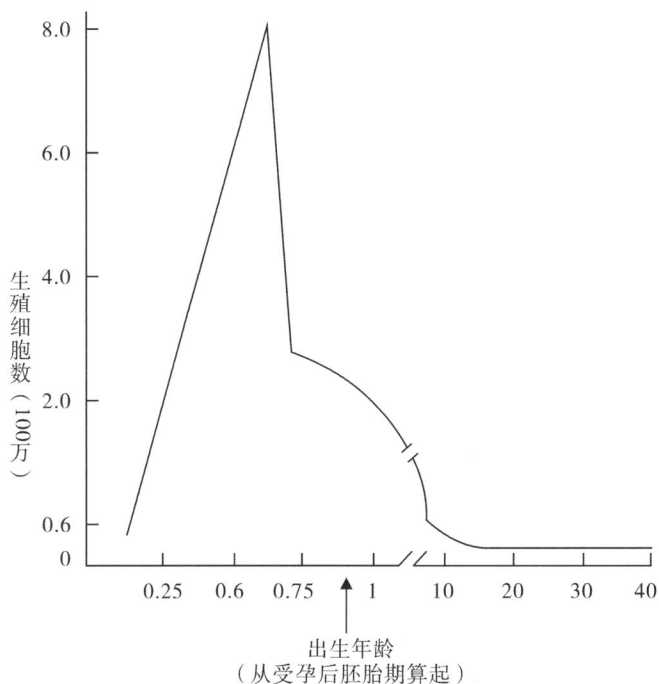

图 7－2 妇女一生中卵巢生殖细胞的变化

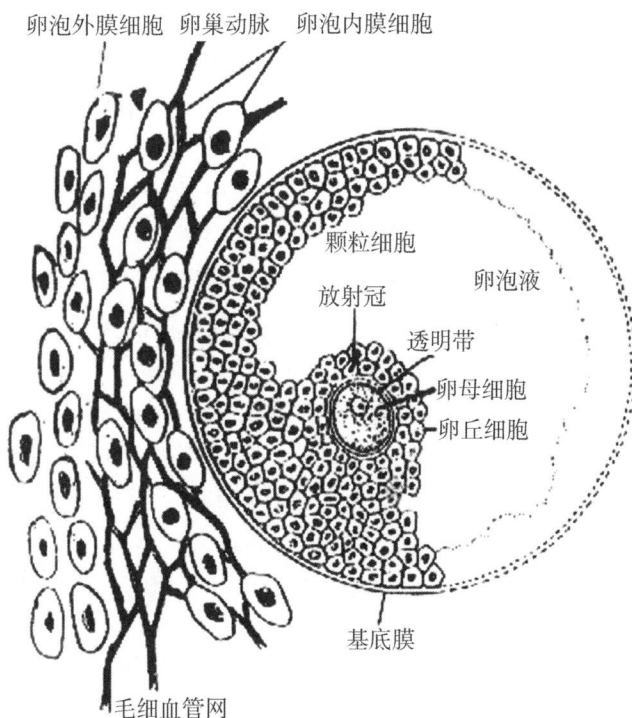

图 7－3 卵冠丘示意图

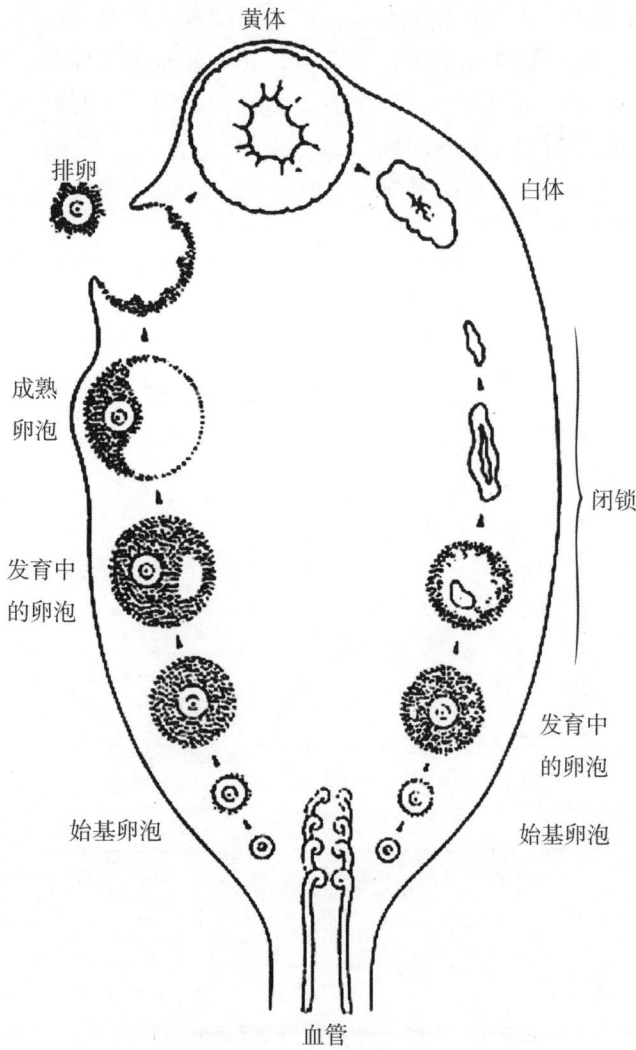

图 7-4 卵泡发育过程的卵巢切面

长，生育力降低，卵母细胞质量变差，对促排卵药反应下降。

Croucher 1998 年报道，在体外受精中，20~25 岁年龄组的妊娠率为 48%，而 41 岁以上年龄组的妊娠率仅为 8%。卵冠丘复合物从内到外包括卵细胞、透明带（Zone Pellucida，ZP）、放射冠（Corona Radiata，CR）、卵丘（Cumulus Oophorus，CO）、颗粒细胞（Granulosa Cells），包在基底膜内，无血流供应，卵泡内膜中有毛细血管，外面为卵泡外膜细胞及卵巢基质。

早在 1959 年，Falck 就通过动物试验，说明了小鼠卵泡雌激素的产生依赖卵泡内膜细胞与颗粒细胞的合作，以后 Hilliar、McNatty、Baird 等进行了一系列人类卵细胞的体外培养，结果都说明，虽然内膜细胞和颗粒细胞都可产生雌激素，但当两种细胞一起培养时，其产量可以大大提高。

卵泡的发育及雌二醇的生成需要颗粒细胞和内膜细胞两种细胞，以及两种促性腺激素 FSH 和 LH 的合作。内膜细胞具有 LH 受体，在 LH 的刺激下，生成睾酮和雄烯二酮，分泌到血循环中，或经基底膜到颗粒细胞。颗粒细胞上具有 FSH 受体，FSH 可活化芳香化酶系统，使雄激素转化为 E_2，并使颗粒细胞增殖，颗粒细胞中若还有 E_2 受体，可使颗粒细胞再增殖。E_2 集中在卵泡液中，并有一部分经血循环到全身靶细胞。

各个卵泡对 FSH 的敏感度并不相同，FSH 阈限值最低的卵泡生长最快。卵泡周期的第 9~10 天，颗粒细胞也获得 LH 受体而对 LH 起作用。每一个卵泡都有各自的卵泡液激素微环境。在排卵前，卵泡的卵泡液中雌激素与孕酮水平较高，雄激素的水平较低，小卵泡中雄激素的水平较高，而 E_2 和 P 的水平较低。在周期中期都可测到 FSH，在大卵泡中水平较高。LH 在 16% 的小卵泡和 70% 的大卵泡中可测得。

卵泡在不同阶段由于 FSH 不足而发生闭锁，其中 FSH 阈限值最低的卵泡，可继续发育长大，颗粒细胞增殖并分泌 E_2，形成排卵前卵泡。此时 LH 出现在颗粒细胞外层，产生 LH 受体，受到 LH 的刺激，颗粒细胞成熟，E_2 也产生 P。LH 与 FSH 的陡峰，使颗粒细胞不再分泌 E_2，而颗粒细胞继续分泌 P，LH 峰和 E_2 下降，cAMP 降低，卵泡成熟因子（Ovarian Maturation Inhibitor，OMI）受到抑制，准备进行排卵。若 LH 峰不足，则卵泡继续增大而不能排出。

卵母细胞的生长表现在细胞增大，透明带生成，微绒毛及裂隙形成，以及线粒体、内质网及高尔基体等细胞器的重新组合。

颗粒细胞和卵母细胞之间主要为微绒毛所贯

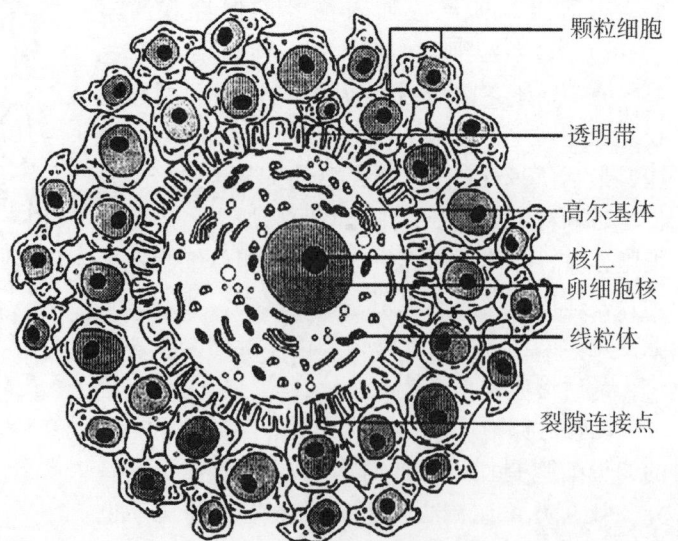

图 7-5 卵母细胞的生长

穿，通过这些裂隙，颗粒细胞可供给卵母细胞营养物质、蛋白质及信息。FSH 及 LH 峰后这些裂隙不复存在，cAMP 减少，启动排卵的程序。排卵时，卵泡张力增大，并突出到卵巢皮质层，血纤维蛋白溶酶原活化素（Plasminogen Activator，PA）活化卵泡壁上的血纤维蛋白溶酶原，使之成为纤维蛋白溶酶、活化胶原酶，使基底膜和卵泡周围基质融合，卵泡壁被蛋白消化酶消化；加上前列腺素的作用，使卵泡壁破裂，卵冠丘复合物随卵泡液排出。

　　排卵后毛细血管及成纤维细胞从周围基质增殖，并贯穿基底膜进入卵泡，2~3 天后颗粒细胞增大呈黄色，形成黄素化细胞，血管侵入，带进低密度脂蛋白。黄体分泌 E_2 和 P，负反馈影响促性腺激素，同时黄体还分泌抑制素，起到抑制 FSH 的作用。此期无卵泡发育。正常情况下，排卵后一周黄体逐步退化，黄体功能一般维持 14±2 天。黄体退化后，孕酮及抑制素减少，促性腺激素增加，引起下一周期卵泡选择，黄体 5 个周期后形成瘢痕，称为白体。如果胚胎植入，胎儿绒毛分泌人绒毛促性腺激素，则黄体不退化，继续分泌 E_2 和 P 来维持早孕，直到妊娠 8~10 周，黄体—胎盘发生转移，胎盘功能完全替代黄体功能。由于黄素化颗粒细胞、卵泡膜细胞、结缔组织及毛细血管增生，妊娠 6 周时黄体增大一倍，妊娠足月时又缩小到正常非妊娠期的一半大小。

三、月经的临床表现

　　月经是性激素即雌性激素、孕激素和性腺外激素协同作用的结果，表现为子宫内膜周期性的增殖和脱落、出血。排卵前雌激素作用于子宫内膜，形成增殖期，排卵后雌性激素、孕激素协同作用于子宫内膜，形成分泌期的改变，黄体萎缩后子宫内膜失去支持而脱落形成月经。临床上也有不排卵而在增殖期引起内膜出血的情况，称为无卵性月经。

　　月经初潮是指第一次来月经。月经初潮的年龄一般在 11~16 岁，初潮年龄与气候、遗传、卫生及生活条件有关。初潮是青春期开始的表现之一，最先出现乳房发育和阴毛生长，之后月经来临。

　　出血的第一天称为月经周期的第一天，两次月经第一天的间隔称为月经周期，一般月经周期为 28~30 天，25~45 天的月经周期均为正常，排卵后黄体萎缩而到月经来潮的时间一般为 14 天，比较恒定，月经周期长短与卵泡的成熟时间有明显的个体差异。月经一般持续 3~5 天，1~8 天也多属正常。出血量平均为 50mL，最高可达 80mL，对每个人来说都是比较恒定的。月经血色暗红，内含内膜碎片、分解物、宫颈黏液、脱落的阴道上皮细胞和细菌等。内膜中

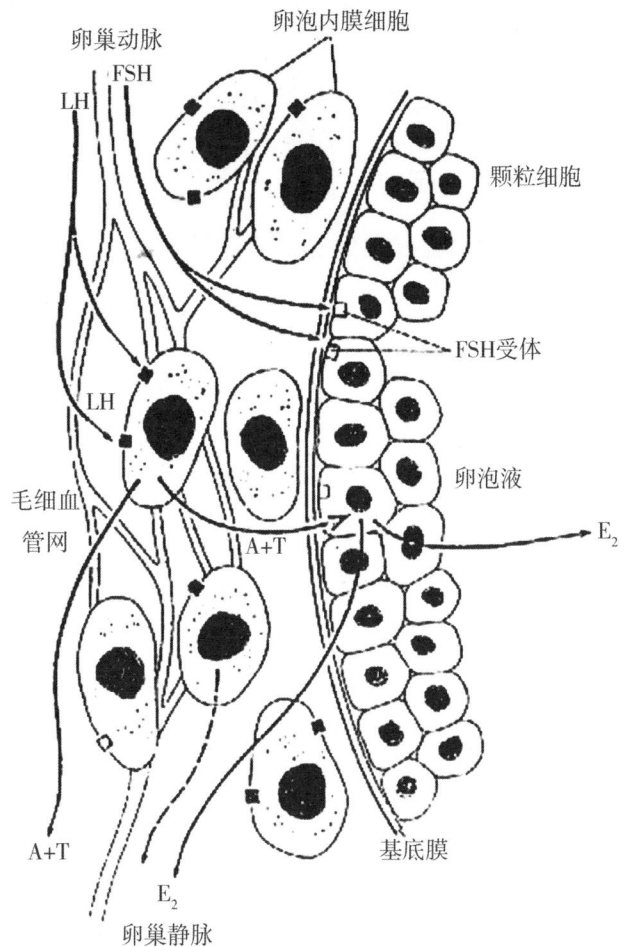

图 7-6　两种细胞、两种促性腺激素学说

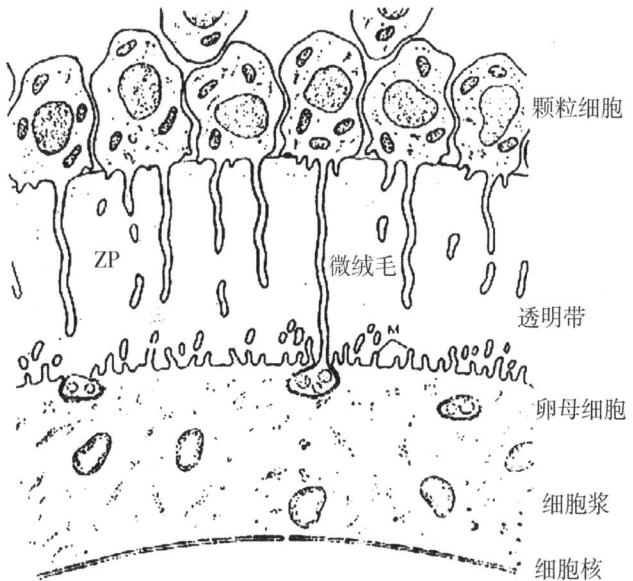

图 7-7　颗粒细胞和卵母细胞的关系

含有纤溶素，防止月经血凝固。流血多时若纤溶素不足就会有血块形成。

月经期宫颈和子宫充血，子宫略增大而柔软，宫颈外口张开，阴道黏膜充血，白带增加，部分妇女在经前有轻度不适感，如下腹胀、腰酸、乳房胀痛、腹泻或便秘等。少数人有头痛、嗜睡、情绪波动、易感冒等症状。这时应避免重体力劳动，注意保暖。此时子宫内膜有创面，应保持外阴清洁，不宜盆浴，忌性交，避免上行感染。

四、月经周期血中激素的变化

月经周期和卵巢激素有关。下丘脑产生的神经内分泌的 GnRH 通过垂体门脉系统到垂体前叶，促使 FSH 与 LH 的合成与释放。在 FSH 与 LH 的协同作用下，卵巢中的卵泡逐渐发育、成熟，并产生 E_2，E_2 的分泌逐渐升高，达到第一个高峰，随后 LH 分泌液突然增高，触发排卵，这也是排卵的标志。

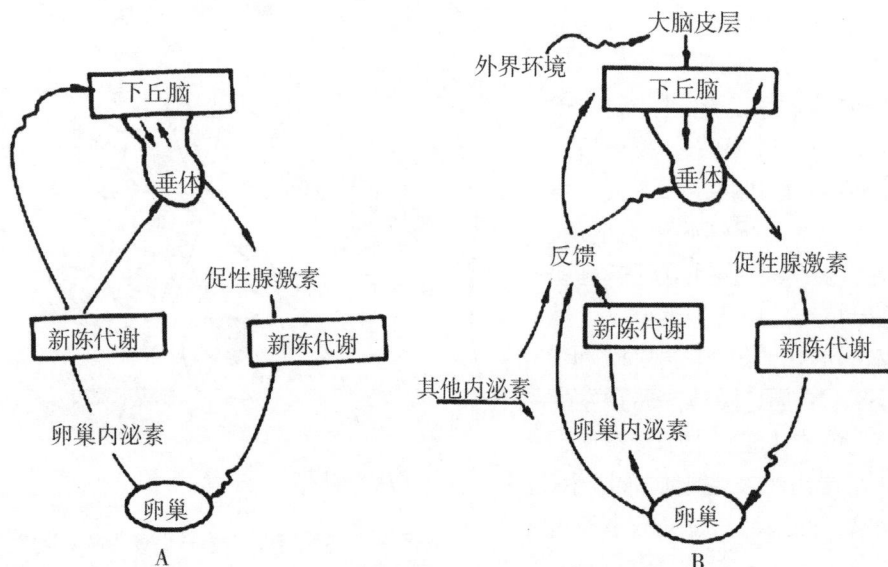

A. 下丘脑—垂体—卵巢轴　　B. 外界环境、大脑皮层和其他内分泌对下丘脑—垂体—卵巢轴的影响

图 7-8　下丘脑—垂体—卵巢轴

之后黄体形成，分泌 E_2 和 P，E_2 水平显示第二个较低的峰，P 值上升到 3ng/mL 以上，这也说明黄卵泡逐步开始成熟并分泌雌激素，E_2 由 148pmol/L（40pg/mL）逐步上升，当 E_2 在血循环中的浓度较低时，即 E_2 < 370pmol/L（100pg/mL）时，持续时间小于 36 小时，对垂体呈负反馈，即对 FSH 和 LH 呈现抑制作用，而对 FSH 抑制更重。此时 LH 约为 20IU/L（20mIU/mL），FSH 约为 10IU/L，当 E_2 上升到 925pmol/L（250pg/mL）时，即 E_2 的第一次高峰期，E_2 维持在 740~1 480pmol/L（200~400pg/mL），持续时间小于 36 小时，对丘脑下部的 Gn 有正反馈作用，此时 LH 达到 50~100 IU/L，FSH 达到 25 IU/L，促成排卵。排卵后 E_2 暂时下降，FSH 和 LH 也下降。黄体形成后，E_2 又上升形成一个较平坦的峰，P 从排卵前 3.2nmol/mL（1ng/mL）逐步上升到 48nmol/mL（15ng/mL）。黄体只维持 2 周后萎缩，E_2 和 P 下降，子宫内膜不能维持，引发月经来潮。卵巢内分泌 E_2 和 P，一方面作用于子宫内膜，使之发生增殖期和分泌期的变化，另一方面反馈性作用于丘脑下部和垂体，抑制 FSH 和 LH 的分泌。垂体和卵巢之间有着紧密的相互联系和相互制约的关系，但这种联系并不是孤立的，少量的 E_2 可促使丘脑下部产生 GnRH，并增强垂体对 GnRH 的敏感性。丘脑下部是中枢神经系统的一部分，一方面受靶细胞激素反馈性调节，另一方面皮层、边缘系统、间脑的神经纤维都可以到达丘脑，通过释放单胺类神经介质，如去甲肾上腺素、多巴胺、羟色氨酸、乙酰胆碱等，调节 GnRH 的合成和释放。因此，外界环境、身体内部的各种变化、情绪的变化及急慢性疾病都可以扰乱下丘脑—垂体—卵巢间的平衡而引起月经不调。

雄性激素由卵巢及肾上腺分泌，一般量甚微，在异常情况下，若雄性激素的比例过高，则会抑制丘脑下部的周期中枢，使 LH 不能周期性释放，从而使排卵受到影响。

五、子宫内膜周期性改变

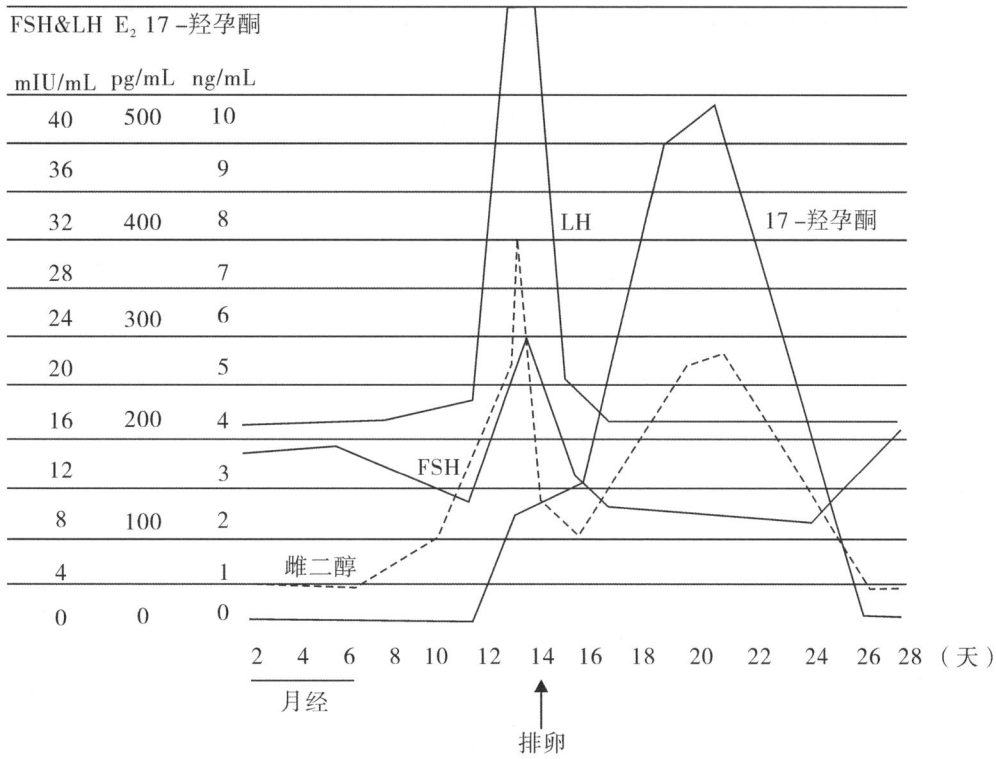

图 7-9　正常月经周期各种激素变化

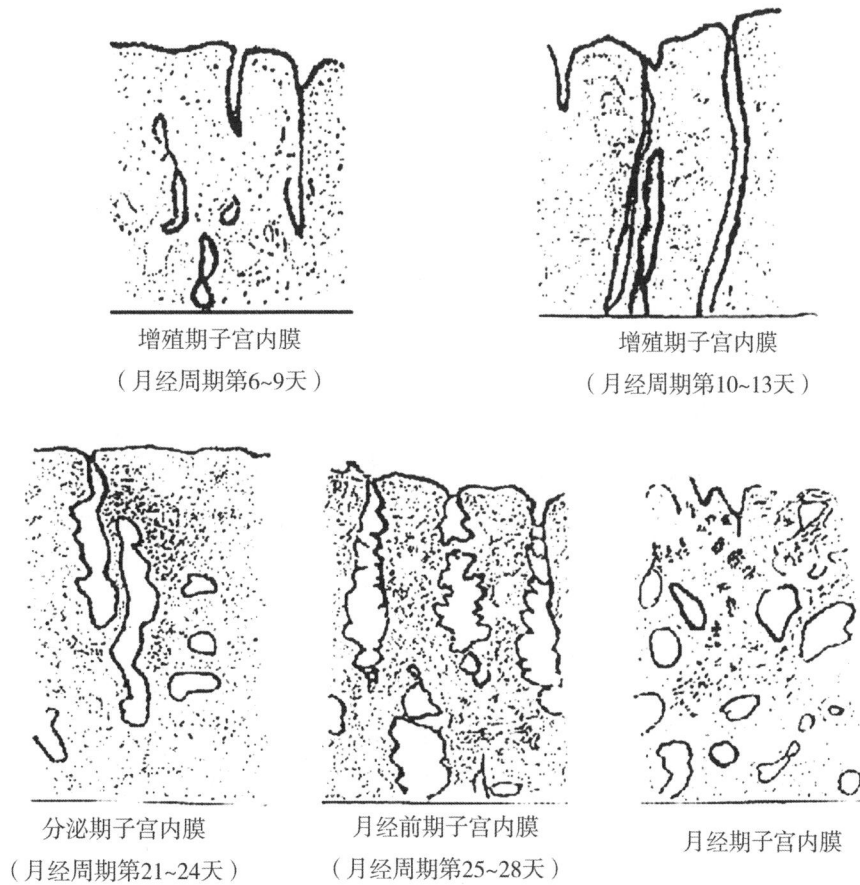

增殖期子宫内膜
（月经周期第6~9天）

增殖期子宫内膜
（月经周期第10~13天）

分泌期子宫内膜
（月经周期第21~24天）

月经前期子宫内膜
（月经周期第25~28天）

月经期子宫内膜

图 7-10　子宫内膜形态改变示意图

腺上皮细胞核分裂

腺上皮细胞假复层

腺上皮核下空泡

腺腔内分泌物

基质水肿

基质假蜕膜反应

基质细胞核分裂

基质内白细胞浸润

| 4 | 7 | 10 | 14 16 18 | 20 22 24 26 28 | 月经周期日数 |

| 月经 | 早 中 晚 增殖期 | | 早 晚 分泌期 | 子宫内膜变化 |

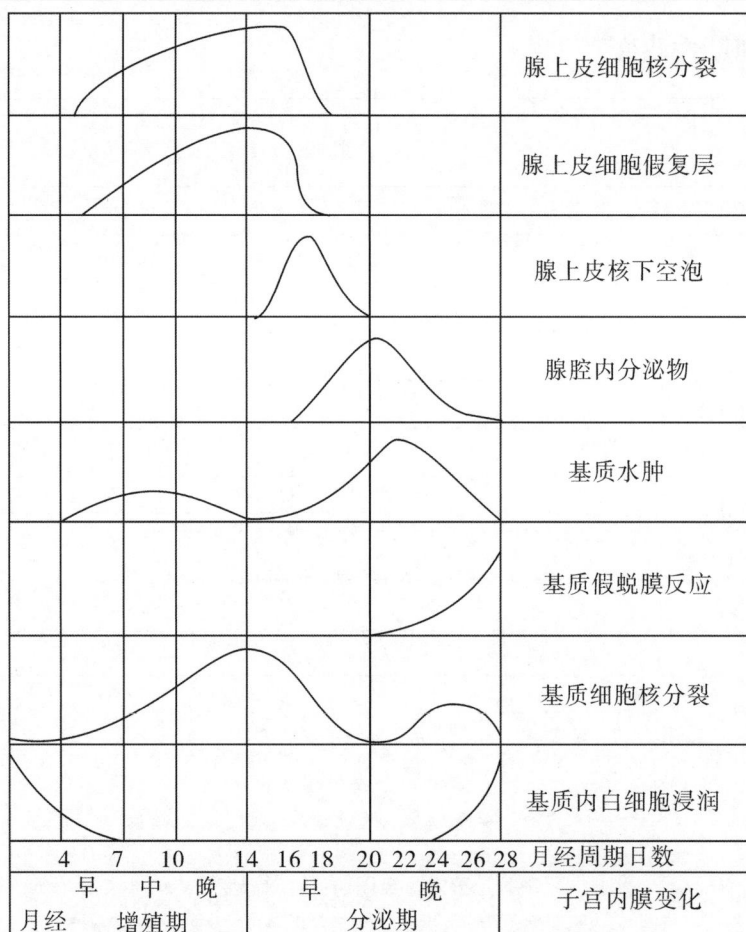

图 7 – 11　Noyes 子宫内膜形态学变化特点和月经周期日数关系

子宫内膜由三层组成，即致密层、海绵层和基底层。在分泌期可清楚分辨，最厚时可达 6 ~ 7mm。①致密层或表层：靠近宫腔部分，细胞致密，腺体少。②海绵层或中层：最厚的一层，腺体多而大，切面呈蜂窝状。这两层受卵巢激素影响而变化，故称为功能层。③基底层：最靠近子宫的肌层，它不受卵巢激素影响；腺体静止，无明显变化，月经期也不脱落，月经后的内膜由此层再生。

（一）增殖期的子宫内膜

月经的第 4 ~ 5 天，原有的内膜已经完全剥脱干净，柱状上皮从原有的基底层上开始生长，覆盖内膜表面，内膜薄，腺体稀少，腺上皮有少量核分裂，细胞呈星形，胞浆少，核大。到第 8 ~ 10 天内膜有不同程度的变化，表面上皮呈高柱状腺体，稍长有些弯曲，核呈假复层，基质有不同程度的水肿，基质细胞核分裂多，胞浆少，呈假裸核状。第 11 天以后内膜高度可达 3 ~ 4mm，表面上皮呈高柱状，腺体数量日益增多，变长而弯曲。间质小动脉延长达到内膜表面，呈螺旋状。

（二）分泌期的子宫内膜

排卵后黄体已形成，内膜在雌性激素准备好的基础上，继续受雌性激素和孕激素的协同作用，排卵第 2 天后，腺体上皮出现空泡，内有糖元，随着糖元堆积，核被推到底部，小动脉快速生长而且呈螺旋状，一周后间质出现水肿基质细胞围绕动脉。细胞核增大，胞浆增多，称为蜕膜前改变，内膜增厚至 7mm。黄体退化期开始，雌性激素和孕激素撤退，腺体塌陷，间质水肿吸收基质内可见淋巴细胞浸润，内膜呈蜕膜化改变，在月经开始前 4 ~ 24 小时，螺旋血管出现局部挛缩，基质细胞层灶性坏死，海绵体层一片片脱落，形成月经来潮。

子宫内膜的一系列变化主要是为妊娠做好准备，在排卵后的第 6 天孕卵着床，此时子宫内膜充满分泌物（孕卵的需要），内膜基质水肿可以减少着床的阻力，小动脉周围蜕膜样反应给血管壁以有力支持，防止血管过早破裂。孕卵没有受精，这些准备都成为不必要。月经来潮即是清除这些准备，迎接新的开始。

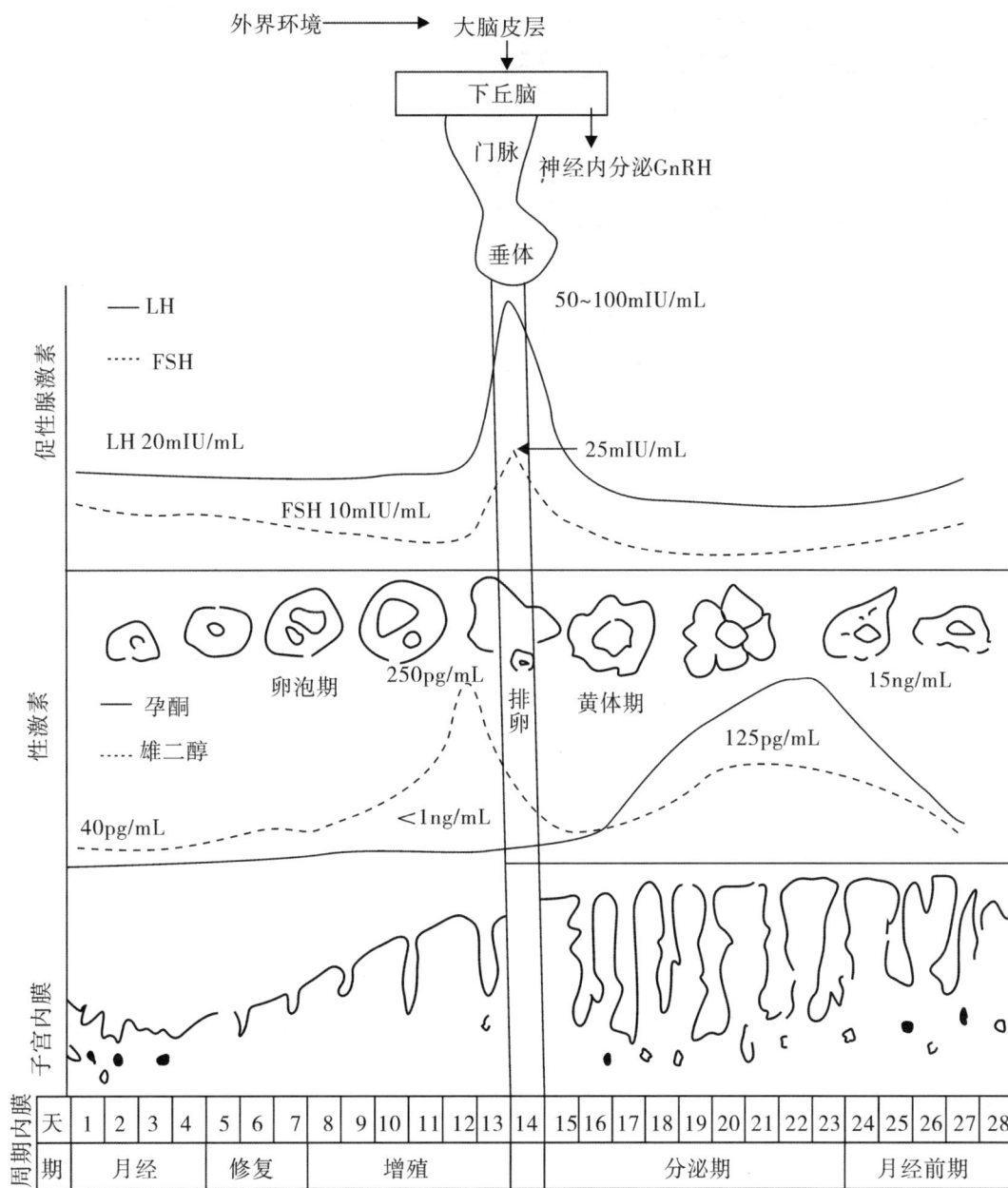

图 7 - 12　月经周期血中性激素与子宫内膜变化

六、月经周期激素变化的生物效应

（一）基础体温

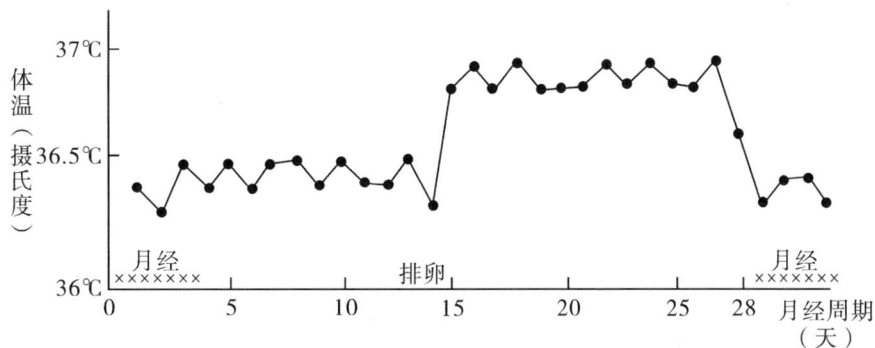

图 7 - 13　基础体温双相：体温升高的时间为 14 ± 2 天

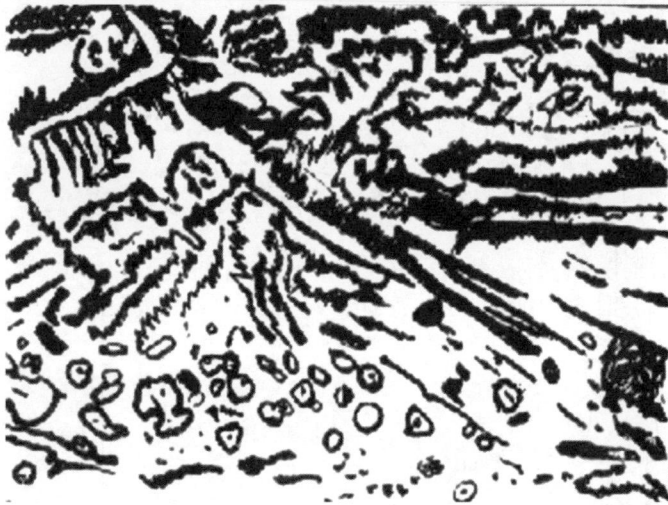

图 7 - 14　子宫颈黏液小圆体

孕激素开始升高后，它通过对丘脑下部的作用，可使基础体温升高 0.3℃ ~ 0.8℃，因此，正常的性激素周期改变时，基础体温就会出现双相的改变。通过体温曲线可了解是否有成熟卵泡，及黄体功能情况，这对黄体异常的病例原因的诊断和治疗观察有一定的临床价值。

（二）宫颈黏液的变化

在雌激素到达第一峰值时，雌激素可促使宫颈开张，并使宫颈树枝结构分泌稀薄的透明黏液，这些黏液丝间的空隙仅容一个正常形态的精子通过，它流到后穹窿，引导精子进入宫颈管内，避免阴道的酸性环境对精子造成伤害，而且也是对精子的初步筛查，将一些畸形的精子排斥在阴道中。这些黏液丝可被拉长至 10cm，涂片干燥后，可见典型的羊齿状结晶。排卵后在孕激素的作用下，宫颈口闭合，黏液变得浓稠，排卵期宫颈黏液依据量和涂片结晶类型检查，可以协助了解排卵的时间和雌激素水平。

1990 年广东省妇幼保健院妇科的宁云霞医师、李月萍技师等，曾对 175 个月经周期正常的妇女同时进行 B 超、LH 峰值、基础体温和排卵期宫颈黏液结晶的观察，了解排卵与 LH、宫颈结晶及基础体温的符合率关系，发现 LH 峰值相符率为 98.6%、宫颈黏液结晶为 90.4%、基础体温仅为 60.6%，而且基础体温的标识难以确定。因此，通过 LH 峰值与宫颈黏液结晶可以预测排卵时间，而从基础体温仅能了解是否有排卵及黄体形成。

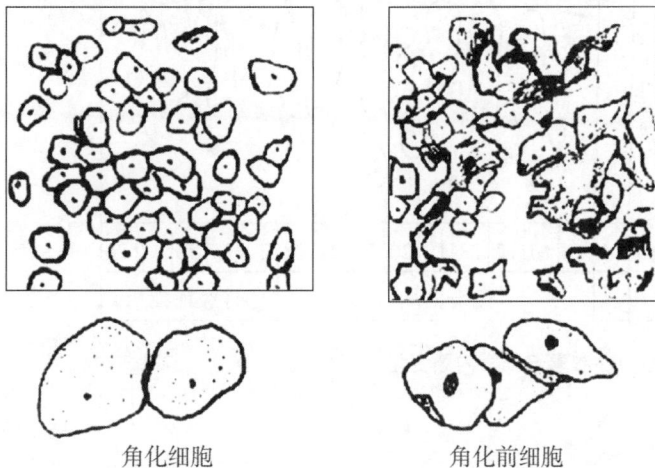

角化细胞　　　　　角化前细胞

图 7 - 15　阴道涂片

因为宫颈口是连接外界与腹腔的唯一通道，精子必须通过宫颈才能进入宫腔，而排卵期宫颈黏液由宫颈树状腺体分泌时，形成许多间隙，而且其 pH 值为 7.2 时最适合精子的存活，精子沿着这些间隙可以很快地离开恶劣的阴道环境进入宫颈，所以在排卵期宫颈黏液实际上也是在精子进入宫腔后起到引导和筛查作用。精液中的 pH 值缓冲剂只能维持 30 分钟左右，所以精子进入阴道后经过复苏，开始活动，而且必须在短时间内离开阴道，阴道的 pH 值为 3.0，足够使精子死亡。国外一些学者研究证明，阴道中每 7 000 个精子只有 1 个可以进入宫颈，因此宫颈是女性生殖道对精子的第一道筛查关口。

运动缓慢、无法直线运动以及畸形的精子大部分被淘汰。

宫颈中的免疫系统也很完善，除了许多 T、K 淋巴细胞外，其黏膜下还存在 B 淋巴细胞，提示宫颈部分就可能产生分泌型抗精子抗体（SIgA），一旦男性精液中免疫抑制物质减少，精子就可能受到攻击而产生 SIgA。WHO 提出用宫颈黏液与精液的相和试验或性交后试验，可以提示两者的相互结果。宁云霞于 1992—1994 年间于排卵期同时做宫颈黏液结晶、宫颈黏液与精液相和试验以及宫颈黏液的 IgA 测定等试验，均发现有显著的相关关系。这提示了宫颈产生抗体也是重要的不孕原因。

（三）阴道细胞的改变

阴道黏膜上皮是复层鳞状上皮，可分为表层、中层和底层。在阴道涂片中，平铺染色后的阴道细胞也可见到周期性的改变，在雌激素的作用下，细胞核小而致密，背景干净。在孕激素的作用下，细胞核较大而疏松，细胞成堆而边缘卷起。在更年期，雌性激素低落，阴道黏膜萎缩，只能见到核大而松散的底层细胞。

月经的周期变化不仅影响女性生殖系统的改变，也可能引起其精神、性欲、情绪和其他副交感神经的变化。

第二节　不孕女性的体质检查

一、体格检查

不孕女性的体质检查应包括心、肺、肝、脾、甲状腺等器官的检查，也应检查血常规与小便常规，以排除机体的急性或亚急性传染病和器质性疾病。女性妊娠时全身的新陈代谢都会发生很大的变化，心血管疾病患者可能因为血容量的增加而加重心脏的负荷，从而引起心力衰竭；肝、肾功能不良者，可能因为排泄负荷加重而导致病情的恶化；甲状腺、胰腺、肾上腺等内分泌疾病也会导致许多不良后果；肺结核、肝炎的活动期以及许多性传播疾病，如梅毒等，都可能导致母体和胎儿病情加重或引发先天性的感染。这些病症都应在女性孕前进行评估，看看其是否适合妊娠、在什么条件下妊娠较合适，还需要检查其乳腺发育情况，评估分娩后的喂养条件。

二、妇科检查

妇科检查是女性不孕的最基本的检查，虽然不能作为不孕女性生育能力的评估依据，但可大体了解其生殖器官是否有畸形、是否有肿块和炎症的情况存在，以及炎症的性质和病原体的种类。妇科检查也可了解女性的疾病史、月经史和婚后性生活情况，包括性生活频率、兴奋度和是否疼痛等。

妇科检查一般可以了解：

（1）先天性疾病。如对前庭大腺囊肿、处女膜闭锁、阴道纵膈、子宫发育不良、双角子宫等先天性疾病的初步诊断。

（2）妇科肿瘤。如对子宫肌瘤、卵巢囊肿等的初步诊断。

（3）生殖道感染以及病原体的种类。

阴道是身体内腹腔与外界连通的唯一孔道，在自然环境中，阴道的鳞状上皮随雌性激素的改变而沉积糖元，阴道杆菌可分解这些糖元而使阴道呈酸性，pH 值常保持在 3 左右。在这样的环境中，病原体一般很难生存，从而形成了第一道屏障。而宫颈管分泌物随性激素周期而变化，除排卵期外，黏液都非常黏稠，也可阻滞病原体的进入。因此，在正常的情况下，阴道并不会发生感染。然而随着社会的进步，女性对阴道过多的冲洗可能会使这些自然屏障发生菌群失调，从而导致感染概率日益增加。

Tuttle 等报道，常见的大肠杆菌、白色念珠菌和滴虫是阴道内三种主要的病原体。它们同样也会寄生在男性身上，降低精子活力或引起精子凝集。男女任何一方存在这些病原体，都可能使精子活力减弱。女性生殖道中的病原体可通过细胞学染色、分泌物培养和 PCR 等检测手段来发现。女性生殖道感染的种类，可归纳如下：

1. 原虫类感染

（1）滴虫感染。主要通过直接接触而互相传播，据统计，2004 年门诊感染率为 8%，2009 年约为 3%，有下降趋势。通过改善卫生条件可以逐步减少感染。滴虫的代谢能引起精子凝聚，这也是导致不孕的原因，应及时进行处理。

（2）弓形虫感染。弓形虫的终末宿主为猫科动物，它们的粪便中带有虫卵。弓形虫的幼虫主要寄生于肌肉中，因为其虫体只有疟原虫环状体那么大，一般并不会引起症状。但是，若幼虫寄生在胎儿脑部或胚卵中，则可能引起流产、早产或胚胎畸形，从而造成严重的后果。它也可能导致胎儿垂直感染。目前直接查找虫体很难，只能通过弓形虫抗体检查，若发现抗体呈阳性，应及时给予治疗。

2. 霉菌感染

霉菌感染仍以白色念珠菌为主，在阴道中检出的念珠菌不一定具有荚膜，而常见有出芽情况。念珠菌阴道感染通常表现为阴部瘙痒和白带增多，阴道发红，内有不流动的凝乳样或豆腐渣样糊状物质，阴道外口有苔藓样物质覆盖，并有白色粒状的菌块附着，少数人有疼痛感。妊娠妇女此症状更为明显，外阴部有发红、肿胀、肥厚、瘙痒糜烂等表现。从阴道或外阴直接检出念珠菌、小孢子菌或类酵母菌时，必须结合临床症状、阴道内部特点和炎症程度综合判定，否则易发生误诊。

近年来，在阴道和宫颈中还检出过毛霉菌、小孢子菌属孢子以及隐球菌。毛霉菌感染者白带增加较少，白带呈稀液样，临床症状不明显，毛霉菌可引起局部血管栓塞，早孕时可因其引起绒毛栓塞而发生流产。阴道内发现霉菌，如果没有症状，不一定需要治疗；但若在宫颈管内发现霉菌，就必须进行治疗，尤其是在滥用抗菌素的情况下，合并霉菌感染并不奇怪。我们发现3例精液被隐球菌感染，导致精子及生精细胞大量凋亡的病例，清除病原体后，恢复生精能力也很困难。我们没有对女性情况进行追踪，只发现毛霉菌宫颈感染主要表现为性交疼痛、尿痛和宫颈抬举痛；1例前庭大腺感染，症状为局部红肿，腺体肿大，有稀水样分泌物，炎症反应明显。毛霉菌对生殖的影响，尚未见报道。

3. 细菌感染

近年来研究发现，除大肠杆菌外，变形杆菌、雷伯氏菌和其他一些腐生菌，均可引起阴道和盆腔的感染，致使盆腔黏连，导致子宫内膜间质纤维增厚，从而影响胚卵的着床。淋菌在没有充分治疗的情况下，也可以使细菌发生 L 型变异，增加治疗的难度。

结核杆菌引起女性生殖道感染的病例并不少见，感染表现为局部生殖道呈乳酪化改变，局部生殖道上皮纤维化而不能复原。子宫内膜结核易引起胎盘前置或着床障碍，输卵管结核易引起宫外孕或输卵管闭塞，盆腔结核易引起输卵管黏连而造成不孕。

在妊娠前或妊娠期感染性传播疾病中的淋病，多数没有明显的临床症状，但淋病双球菌可能会引起化脓性输卵管炎，这也是引起不孕的重要原因。当胎儿娩出经过产道时，可能感染淋病性眼炎而致失明。梅毒螺旋杆菌也可通过胎盘引起胎儿先天性梅毒。

4. 支原体属与衣原体感染

支原体属和衣原体都具有病毒的性质，它们同样是没有细胞形态的原生质，必须依附活体细胞进行繁殖。已有许多研究证实，支原体属病原体会引起男性生精细胞的凋亡，也可引起女性输卵管的阻塞和流产、早产、畸胎、胎儿宫内发育迟缓及先天性畸形。正常的宫颈栓子不能阻止感染的发生。

近十几年发现，支原体属病原体和衣原体可引起生殖道的感染，尤其是第三届国际生殖会议肯定了脲解支原体和人型支原体可引起生殖道感染，这是当前导致不育的主要病原体。这两种支原体与盆腔炎、绒毛膜炎、产后宫内膜炎、胎儿宫内发育迟缓、低出生体重儿、早产、自然流产和不孕症等有密切关系。国内对1 178例妇女进行生殖道脲原体寄居状况调查的结果表明，孕妇，尤其是妊娠晚期的妇女脲原体寄居率高达 72.6%；绝经妇女、产后妇女和新生女婴寄居率分别为 30.0%、26.6% 和 27.8%。有人对 40 例原因不明的自然流产病例进行检测，检测出妇女的脲原体阳性率为 55.0%，而对照组仅为 10.0%。自然流产的胚胎组织及宫颈黏液，脲原体检测的阳性率明显高于人工流产和正常孕妇。自然流产病例中，脲原体阳性的子宫内膜呈现淋巴细胞和吞噬细胞浸润的慢性炎症反应。脲原体和人型支原体感染的检测目前多采用液体、固体鉴别，选择培养基进行分离和鉴定的方法。将收集的宫颈黏液或胚胎组织立刻接种于液体鉴别培养基中，脲原体可分解尿素而产生氨，如酚红指示剂变为红色且澄清，即可初步判断有脲原体生长，再将变红的液体接种于固体培养基中，如出现典型油煎蛋样特征的菌落，即可确诊脲原体阳性。近来也采用 PCR 技术来检测脲原体感染。

妇女尿道和宫颈的沙眼衣原体感染通常没有症状，但病原体能逃避机体免疫机制而长期存在，可进入和潜伏在子宫和输卵管中，造成早期自然流产和输卵管阻塞，引起不孕。Alger 报告称 52 例胎膜早破是由沙眼衣原体所致。在围产期感染衣原体时，衣原体可通过完整的胎膜感染胎儿，引起新生儿眼炎及肺炎。Witkin 等发现 92 名生育妇女中，血清测出衣原体者 9 例，占 9.8%；而在 258 例不孕妇女中，测出阳性者 44 例，占 17.1%，两组之间有显著性差异。他进一步的分析表明，无流产史的不孕妇女沙眼衣原体血清抗体为 13.5%（20/148），而流产 1 ~ 4 次不等的不孕妇女分别为 12.8%、12.1%、41.1% 和 60.0%，流产 3 次以上的妇女显著高于对照组。研究结果反映了慢性衣原体感染可增加妊娠早期流产的发生机率。

除沙眼衣原体外，性病淋巴肉芽肿衣原体亦可引起男女生殖道感染，女性上行感染可导致宫颈炎、宫内膜炎和输卵管炎，这增加了女性不孕和异位妊娠的危险。

由于衣原体只能在活体细胞中生长繁殖，因而分离培养方法复杂，不利于临床快速诊断。目前临床应用检测常用涂片染色法、直接免疫荧光试验和酶免疫法。涂片常用 Giemsa 染色检查上皮细胞浆中有无包涵体或核内空泡，此法特异性和灵敏度较低。

5. 病毒感染

国际上已将一些病毒感染称为 TORCH 感染，包括巨细胞病毒、风疹病毒、单纯性疱疹病毒等，这说明病毒感染在女性生殖道感染中已相当有影响。

病毒感染不容忽视，现在已有报道称除巨细胞病毒和单纯性疱疹病毒外，还有乳头瘤病毒、肝炎病毒、风疹病毒、腺病毒和艾滋病毒等。在男性精子的颈部和尾部中可见有珠状物附着，广东省妇幼保健院周庆葵等对精液细菌培养的阴性的少精子症病人的精液进行病毒组化检查，在 112 例病人中发现携带巨细胞病毒者 10 例，携带单纯性疱疹病毒者 2 例，在细胞中可见到包涵体或空泡，在女性宫颈的柱状细胞中也常可见到空泡。用抗病毒治疗后可见到空泡逐渐消失，估计也可能是病毒的感染。

在男性乙型肝炎大三阳患者的精浆中曾检测出 E 抗原阳性病例。文献报道称乙型肝炎病毒可通过胎盘、在分娩期接触母血或在产后接触母亲唾液、母乳喂养等途径传给婴儿，引起婴儿慢性肝炎及肝硬化。统计表明，患乙型肝炎的孕妇流产、早产、死产和死胎的发生率均高于无肝炎孕妇，而且肝炎病毒与艾滋病毒可通过胎盘垂直感染胎儿。

三、血清性激素检查

性激素反映性轴的情况，其中包括 3 个垂体分泌的促性腺激素和 3 个卵巢分泌的激素，由于性激素在不断的变化中，而且每种激素变化的规律也并不相同。因此，应在月经来潮时进行检查，因为这时激素水平最低而且较稳定，具有一定的可比性。在整个性轴激素中，丘脑下部的分泌是启动分泌，而垂体激素是引起变化的主要因素。

体内的性激素启动于丘脑下部，而丘脑下部与垂体及大脑都有紧密联系，丘脑下部分泌的 GnRH（促性腺激素释放激素）和 GnRn（促性腺释放激素）作用于垂体，垂体则是体内内分泌的调控中心，它除了分泌促性腺激素 FSH 和 LH 外，还分泌各种激素来调节和控制全身的各个内分泌腺的分泌，其中包括促肾上腺皮质素、促甲状腺素、促胰岛素、催产素以及尿崩素等，促性腺激素再作用于性腺产生性激素，这称为丘脑—垂体—性腺轴，它们控制全身的性活动。性激素检验包括垂体分泌的三种性激素（PRL、FSH、LH）和性腺分泌的三种性激素（E_2、P、T）。这组激素的检查对生育力的判断至关重要。

（一）性激素变化及意义

（1）雌性激素。雌性激素包括雌酮（E_1）、雌二醇（E_2）及雌三醇（E_3）。雄烯二酮（A）是各种雌性激素的前体，来自腺外肾上腺及脂肪转化，其量仅是 E_2 的一半。绝经后妇女的血循环中主要是 E_1，而且主要是外周转化。雌三醇是雌二醇和雌酮的代谢产物，它并非来自卵巢。雌二醇是雌性激素的主要生理活性来源，E_2 也正负反馈到垂体调控、垂体分泌。在正常妇女的周期中主要是测 E_2 的变化。

（2）孕激素。孕酮是由黄体分泌的有生物活性的孕激素，它的代谢物是孕二酮，排卵前孕酮在血清中含量较低，排卵后黄体形成，含量明显提高，当血清含量大于 18nmol/L（5.6ng/mL）时可以看到有排卵的指征。

（3）雄性激素。雄性激素在女性生理中起着重要的作用，它也是雌性激素的中间产物。卵巢的间质细胞和肾上腺都可产生雄性激素。雄性激素主要为睾酮：在正常妇女中，睾酮的含量维持在 0.2 ~ 3.0nmol/L 的低水平，而且没有明显的节律性变化。睾酮是由血液中的雄烯二酮转化来的。在血浆中将近

99%是与蛋白的结合体，其中50%来自卵巢，50%来自肾上腺。排卵前卵巢分泌量稍增，其分泌物是转化成睾酮和雌酮的主体。脱氢表雄酮（DHEA）来自肾上腺，它代表肾上腺雄性激素的上升，部分多囊卵巢患者DHEA上升。

（4）泌乳素（Prolactin，PRL）。泌乳素又称乳腺分泌素，主要由垂体泌乳素细胞分泌，它的主要生理功能为泌乳作用，亦与生殖生理密切相关。在正常情况下，PRL比较恒定，而且与E_2相互拮抗。在妊娠期，胎盘中分泌大量绒毛促性腺激素、雌性激素和孕酮来支持妊娠过程，同时引发乳腺的高度发育；当分娩后，胎盘排出，绒毛促性腺激素和雌性激素急剧地大量下降，而诱发PRL分泌增强，促使乳腺分泌。当卵巢功能恢复后，雌性激素分泌升高，又抑制PRL分泌，使周期性卵巢功能逐步复原。因此，PRL持续升高提示雌性激素诱发周期性排卵的障碍。在正常情况下，PRL分泌水平为20ng/L，分泌水平为21～30ng/L时须进一步观察，大于30ng/L时可诊断为高泌乳素血症。诊断高泌乳素血症时，应注意测定甲状腺功能，当甲状腺功能低下、促甲状腺激素（TSH）升高时，也可能有PRL的升高，作用于垂体的一些药物也可能促使PRL增高。PRL分泌水平大于100ng/L时多为垂体微腺瘤，应进一步作影像学检查。

（5）垂体促性腺激素。垂体促性腺激素可分为FSH（促卵泡激素）与LH（黄体生成激素），两者在结构上都有相同的α亚基。男性发育成熟后垂体促性腺激素分泌浓度平稳，而女性则呈周期性变化，男性的LH作用于间质细胞，使其产生睾酮（Testosterone），而FSH作用于支持细胞，使其产生雄性结合蛋白（ABS），部分睾酮与ABS结合，通过支持细胞分泌的睾网液来为生精细胞提供睾酮生长发育的支持。因此，男性的促性腺激素分泌较恒定。女性则不一样，每次月经时性激素水平都降至最低，FSH与LH分泌时开始缓慢升高，FSH作用于卵巢中的滤泡细胞，使滤泡细胞产生雌性激素，卵泡同样来源于卵黄囊的原始生殖细胞，卵泡发育时，滤泡不断发育成其屏障，并通过分泌的滤泡液，供应卵泡发育的营养和雌性激素。同样雌性激素又促使卵泡成熟，卵泡中期E_2升高对LH有正反馈作用，排卵前，FSH与LH均可迅速升高，FSH仅比基础升高2倍左右，而LH可升高5～8倍，形成一个陡峰。FSH与LH升高可提高蛋白酶的活性，与卵泡壁的破裂机制有关。FSH升高还可保证颗粒细胞上LH受体的生成，并发挥LH的促排卵作用。因此，当FSH水平过低或受到压抑时，可能会导致黄体期缩短或异常。FSH与卵泡的成熟有关，FSH过高常提示卵巢功能低下。

因此，国外一些学者认为FSH与LH在最低值时有一定比值，FSH/LH = 1.2～1.5/1，当其比值 > 2时，卵泡常在 > 26mm时也没有破裂或才逐渐萎缩，符合黄素化卵泡未破的诊断，FSH正常而黄体过高，常提示有多囊卵的存在。

当男性的性激素FSH与LH比值虽然仍在正常范围，但其比值 < 1时，常可导致男性精子密度降低，生精细胞凋亡数量增加；当其比值 > 2时，可见生精细胞凋亡，性欲低下。由此可见，FSH与LH对性腺原始生殖细胞的发育、支持细胞和滤泡的功能具有重要影响。

性激素的主导是丘脑下部—垂体—性腺轴，在此轴上任何一点的疾病都可能使性激素出现异常，而且由于病变出现的时期不同，所出现的症状也很不相同。例如先天性丘脑下部和垂体疾病，可发生在胎儿期及儿童期，导致全身出现各种内分泌低下的症状，如表现为侏儒症等发育障碍的疾病；若发生在青春期，则表现为发育不良、高血糖症和性腺发育障碍；若发生在青春期后，则表现为性欲减退和性腺功能障碍等，如少或无精子症、不射精症、性欲低下。

内分泌疾病的性激素变化简表

病变情况	FSH	LH	PRL	E_2	P	T	备注
丘脑下部疾病	↓	↓	↓	↓·	↓	↓	GnRH及各种促激素均下降
垂体疾病	↓	↓	↓→	↓	↓	↓	GnRH正常
高催乳症或垂体微腺瘤	↑→	↓→	↑	↓	→	↓→	
假性两性畸形	→	→	→	→	↑	→	ACTH升高,染色体46XX
环境污染	→	→	→	↑	→	↓	
多囊卵	↓→	↑	→	→	→	↑→	

注：→正常；↑升高；↓降低。

（二）检查方法

当性激素异常，须进一步检测丘脑—垂体—性腺轴损伤的部位时，可选择使用下列方法。

1. 枸橼酸克罗米芬刺激试验

克罗米芬是一种雌二醇受体竞争剂，通过在体内与雌二醇竞争雌二醇受体而发挥药效。由于它可与丘脑下部的雌二醇受体相结合，拮抗雌二醇与受体结合后，雌二醇失去对丘脑下部分泌 GnRH 产生的反馈抑制作用。应用克罗米芬后，丘脑下部 GnRH 分泌增强，睾丸分泌的睾酮也增加。因此，克罗米芬刺激试验是一种检查丘脑下部功能的有效方法。

克罗米芬刺激试验全程要 12 天。服药前两天测定血浆中睾酮和黄体生成激素的基础水平，之后连服克罗米芬（Clomiphene）10 天，每天 200mg，第 9、10 天采血测定睾酮和黄体生成激素，结果显示，正常成年男性的睾酮增长幅度为 40% ~ 220%、黄体生成激素为 72% ~ 245%。在青春期前，儿童试验反应呈阴性提示青春期尚未开始，但不能预示是否将开始发育。若年龄超过 17 岁，兴奋反应不明显，则应进行垂体功能检查。成年男子单纯性垂体幼稚症可以通过试验阴性得到确诊。原发性睾丸功能低下者，黄体生成素值一般偏高，兴奋后也不再上升，原发性无精子或精子稀少者试验结果呈阳性。

2. 促性腺激素释放激素（GnRH）刺激试验

这是一种检查垂体 FSH 和 LH 储备功能的试验。

促性腺激素释放激素是丘脑正常分泌的激素，现已被提纯，并有多种衍化物进行批量生产。正常男性注射 GnRH 100μg 后，在第 15、30、60、90、120 分钟时以及注射前分别采血 2mL，离心取血清测定 FSH 与 LH。

（1）正常反应：FSH 和 LH 值比基础提高 2 ~ 3 倍，而峰值在 15 ~ 30 分钟（10 肽）。

（2）过度反应：LH 值比基础增加 5 倍，而 FSH 比基础提高 2 ~ 3 倍，多为多囊卵患者出现的活跃反应。

（3）延迟反应：高峰出现向后延迟，多见于丘脑下部型闭经。因为垂体长期缺乏丘脑下部的刺激，造成垂体反应迟钝，但也可能正常。

（4）无反应或弱反应：高峰值不到正常限值，多见于垂体功能减退者，如席汉综合征、垂体手术后或放射治疗后垂体功能受损者。

因此，性激素的检测对生殖道疾病的诊断具有重要的价值，而且对疾病的治疗效果的评价也具有重要的参考价值，如患少精子症的病人，当精液形态学检查发现有较多凋亡生精细胞，而性激素检查仍然正常时，则可判断病变主要在曲细精管，经过对病原体的治疗后，生精细胞凋亡逐渐减少，精子密度也有可能逐渐恢复。如果 FSH 仍然高于 10μg/mL，则恢复的可能性很低。在女性多囊卵的病例中，性激素的恢复提示排卵功能可逐步恢复。

四、输卵管通道检查

精子进入女性生殖道后，必须能游动到输卵管峡部等待受精，女性排卵时输卵管伞端必须散开包裹卵巢，引导卵子排到输卵管内，移行到峡部与等待的精子进行受精。如果这条通道发生故障，精卵不能相遇，则不可能完成受精过程。因此，对不孕女性输卵管通道的检查也是必须进行的。一般对输卵管是否通畅的检查，最早是用通气检查，后来改用通水检查，检查的结果都是凭检查者的感觉来判别，没有客观的依据，最好还是用输卵管造影进行客观反映，可依据影像比较客观地判断输卵管的状态。从输卵管的影像中不仅可以看到输卵管的通畅程度，也可判断其是否完整光滑，甚至可见到蠕动情况。当然用腹腔镜检查能够更直观地了解输卵管的状态，但是这种损伤性检查不能作为常规使用。

五、B 超检查及排卵监测

（1）B 超检查。用于判断子宫的大小和位置；鉴别增大的子宫是否妊娠、是否出现肌瘤；诊断盆腔包块的性质是否为卵巢肿瘤；了解胎儿的发育情况或是否有先天性畸形；观察卵泡的发育情况及有无排卵。

（2）用 B 超检查监测卵泡发育的情况。根据月经周期估计卵泡在后期的发育规律，一般连续检查 4 天，观察卵泡能否不断增大，以及能否在发育到 21~24mm 之间自行破裂，如果在发育到 20mm 以后自然萎缩，这样卵泡同样没有成熟；如果大于 26mm，这时可能 LH 的陡峰较低，卵泡的减数分裂因子没有成熟，即使能排卵，也同样不能受孕。在选择检查时机时，一定要了解月经周期，每个人的卵泡成熟周期并非完全一样，因此选择检查时机不能用一个模式来决定，检查过早易造成误诊。另外，还可以选择一些特殊的检查来协助分析。

六、宫腔镜与腹腔镜检查

借助冷光源纤维镜对宫腔与腹腔直接进行观察，可以比较直接地了解、分析引起不孕或流产的宫腔或腹腔的病变；对一些疾病也可直接治疗。

通过上述检查才能基本上了解生殖器官的状态、卵巢的功能、内分泌的情况以及有无感染的存在，这样才能正确地评价生育力，并制订合理的生育计划。但有些妇女婚后多年未孕或多次流产，男女双方均未发现器质性病变，这被称为原因不明不孕症，其中部分可能与免疫因素有关，应进一步进行检查才能明确诊断。

第八章

女性不孕的原因及治疗原则

国际上，一般不育症是指婚后同居两年并有一周 2 次以上的正常性生活而没有生育的夫妇。但这个含义并不是很精确，不育症的发病率在各个地区和民族之间均有很大的差异。一般认为在育龄期夫妇中，约 8% 的夫妇有不育的问题，由此推算全世界 5 000 万 ~ 8 000 万人可能有不育的问题。据估计，全世界每年会增加 200 万对新夫妇，不育症虽然不是一种致命性疾病，但其往往会造成个人的痛苦、夫妇感情的破裂、家庭不和以及社会不安定，不育症已成为一个重要的医学和社会问题。现在科技发展，国家经济发展，社会安定，人民生活水平提高，人人都希望有个完美的家庭，因此医学界对不育症的预防和治疗的认识也应该进一步提高，措施也应该进一步完善。

男方只有不育症，而女方则有孕、产之分，不孕是指从来没有怀孕过，不产是指曾经怀孕过但无足月活产者。男性的不育与女性的不孕均有原发和继发之分。原发是指从来未曾妊娠过，而男方的继发不育是指男方曾使 1 个女性受孕过，之后出现不育；女方的继发不孕是指曾经有过妊娠或分娩，之后未再出现孕育。近年来国内外不育症都有增加的趋势，这和晚婚、晚育、人工流产、环境污染、性传播疾病等因素有着密切关系。

据统计资料显示，正常夫妇在正常的性生活中，婚后 1 个月内怀孕率为 25%，5 个月内为 40%，8 个月内为 75%，1 年内为约 87.7%。上海纺织系统 1989 年的资料表明，婚后 1 年的初孕率为 87.7%，2 年的初孕率为 94.6%，故将不孕症定为 2 年也适合我国的情况。

第一节　生育与年龄、性频率及其他因素的关系

一、生育与地区及文化的关系

国家计生委 1988 年对全国 2% 的已婚妇女进行抽样调查，调查结果显示，1976 到 1985 年，初婚妇女总不孕率为 6.89%；天津市最低，为 3.53%，青海省最高，为 19.08%。上海和华北地区的不孕率明显低于其他地区，西部山区明显高于东部经济发达地区。这可能与当地的卫生保健覆盖水平有关，也可能与气候、生活习惯等因素有关。

文化程度：初中文化程度妇女不孕率最低，为 5.04%；文盲妇女不孕率最高，为 10.6%；而大学文化程度妇女不孕率与文盲妇女相近。

民族：汉族妇女不孕率为 6.44%，而少数民族妇女不孕率为 12.49%。

二、生育能力与年龄的关系

（一）结婚年龄

在结婚后 12 个月内的怀孕率中，20 岁为 65%，30 岁为 54%，40 岁为 40%。结婚年龄在 20 岁以下

和 29 岁以上的妇女的不孕率,明显高于结婚年龄在 20~29 岁的妇女。

(二) 初潮年龄

初潮大于 19 岁者的不孕率明显高于初潮年龄低者。月经初潮较早者,规律性排卵和性成熟年龄也较早,营养条件和身体素质也较好。

英国牛津计生协会调查了 4 104 例不同年龄妇女的生育状况,资料表明,生育能力随着年龄的增长而下降。法国多中心报道了 2 193 例丈夫无精子而用赠精者的精液进行人工授精的妇女 12 个周期的累计妊娠率,25 岁以下组 ($n=371$) 为 73%,26~30 岁组 ($n=1079$) 为 74%,31~35 岁组 ($n=599$) 为 62%,35 岁以上组 ($n=144$) 为 54%。1991 年荷兰 Zaadstra 等报道了 751 例丈夫无精子的妇女进行赠精者人工授精 12 个周期的累计妊娠率,35 岁以下组为 70%~75%,35 岁以上组仅 49%。见表 8-1:

表 8-1 相关生育率与年龄关系

年龄组别	未生育妇女相关生育率(%)	已生育妇女相关生育率(%)
25~27	1.00	1.00
28~29	0.92	1.09
30~31	0.79	1.00
32~33	0.75	0.90
34~35	0.55	0.86
36~37	0.48	0.77
38~39	*	0.64
40	*	0.49

引自 N Eng J Med, 1982, 306: 404~406。

三、性交频率

在 4 年中每周少于 1 次性交,怀孕率为 16%,每周 1~2 次性交,怀孕率为 32%,每周 3~4 次为 51%,每周 5 次以上为 83%。Kentuky 调查了大量婚后一年内有正常性生活的不孕不育患者,从而研究导致其不孕不育的因素。调查结果显示,男性因素占 40%,女性因素占 40%~50%,未查出原因占 10%~20%,其中有的男女双方因素并存或同时出现两个以上因素。

第二节 卵巢功能障碍 (持续性不排卵)

女性不孕中性激素问题占 20%~40%,其中持续性不排卵占 15%~25%,稀发排卵占 8%~10%,不恰当排卵占 15%~20%,黄素化未破裂卵泡综合征 (LUFS) 占 3.5%~29%,其他问题有多囊卵巢综合征,表现为稀发月经或闭经。

一、性染色体异常

因为性染色体异常引起的性腺发育和性器官发育异常:

(一) 47, XXX 综合征

47, XXX 综合征表现为性染色体中 X 染色体增多一个,称为 47, XXX。其发病率不明,病人表现为

体型及肢体瘦长，原发性闭经，第二性征发育较差，如声音较尖细、喉结细小、皮肤细腻，多数有乳房发育但不充分。体检及 B 超检查显示卵巢细小；体检显示子宫呈幼稚型，性欲低落；性激素检测显示 FSH 水平偏高，其他较低。

（二）托纳氏综合征（Turner's Syndrom）

托纳氏综合征，其染色体核型为 45，XO，临床特征表现为短颈、项蹼、肘外翻、腭弓高、后发际低、眼睑下垂、眼距增宽、矮小，常伴多发性色素痣、先天性心脏病，性腺发育不良和原发性闭经。故第二性征不发育，生殖器官呈幼稚型，卵巢为条索状，有卵巢基质而无卵泡，发病率约为 1：5 000。部分病人表现为男性体型，多伴有隐睾。但亦有部分病人表现为正常男性体型，男性生殖器官正常，睾丸下降，而无精子，血清中促性腺激素偏高，雌性激素及睾酮偏低。

（三）两性畸形

两性畸形一般在患者年幼时就被发现，故在男性不育门诊中很少见。两性畸形可分为真两性畸形、混合性性腺发育不全、睾丸女性化综合征和性腺发育不全。

1. 真两性畸形（True Hermaphroditism）

体内具有卵巢和睾丸两种性腺组织者，称为真两性畸形。性腺可以是单独的卵巢或睾丸，更多见的是卵巢与睾丸在同一腺体内的混合组织，称为卵睾。Van Niekerk（1976）查阅了过去的文献，发现了 367 例两性畸形病例，其中卵睾占 64.5%。按发生的位置分，其中 46% 位于卵巢，26% 位于大阴唇，24% 位于腹股沟管，4% 位于腹股沟内环。94 例做过染色体检查，其中 58.5% 为 46，XX；12.8% 为 46，XY；28.7% 为嵌合体。有 50% 的患者被证明有排卵。一般外生殖器发育不良的病人，多数具有阴茎尿道下裂和单侧阴囊，故 2/3 被当作男性抚养。

2. 混合性性腺发育不全（Mixed Gonadal Dysgenesis）

病人常有染色体异常，最常见的核型为 45，XO/46，XY 嵌合体，一侧的性腺为条索状，另一侧为发育不全的睾丸。由于嵌合体的组型中包括 XO，故常合并托纳氏综合征样症状，亦有人将此症归入托纳氏综合征中。内外生殖器官的表现与性腺发育程度有关，所以表型也各异。性腺不发育侧，副中肾管不完全被抑制，所以子宫、阴道、外生殖器及至少一侧的输卵管是存在的。性腺之一又是睾丸，可引起中肾管发育，因而常具有两个系统的内生殖器。而外生殖器的发育表现，主要依据所分泌睾酮的水平而不同。睾酮水平不足时，将出现两性发育不全的外生殖器官，故大多数被当作女性抚养，仅少数表现为男性特征的患者被按男性抚养。病人精液中均无精子，促性腺激素增高，睾丸活检无生精细胞，治疗后常无法恢复生育能力。因凡有 Y 染色体而性腺发育不全者，性腺发生肿瘤的可能性较大，为预防肿瘤应切除性腺。

3. 睾丸女性化综合征（Testicular Feminization Syndrome）

睾丸女性化综合征或称雄性激素不敏感综合征（Androgen Insensitivity Syndrome），这种病人由于体内先天性靶细胞缺乏雄性激素受体，因而对雄性激素不发生反应。临床表现可因缺乏受体的程度不同，分为完全型与不完全型。

（1）完全型：自幼按女性抚养，婴幼儿期外生殖器官如正常女性，成年后多因原发性闭经而就医，表现为女性，身高正常，乳房发育，但乳头发育差，声音如女性，无喉结，智力正常，阴毛少或无，外生殖器为女性型，阴蒂不大，小阴唇发育较差，阴道为盲端且较短，无子宫和输卵管。睾丸可在腹腔内、腹股沟管内或大阴唇内，睾丸发育正常。血性激素及染色体测定为正常男性型，睾酮量正常，LH 及 FSH 也正常，染色体为 46，XY。这是缺乏睾酮受体的基因疾病，胚胎时期睾酮不能发挥作用而自动呈现女性体征，所以称为睾丸女性化。

（2）不完全型：乳房发育差或不发育，阴蒂增大或类阴茎，尿道口在会阴部，阴唇部分或完全融合，腋毛、阴毛稀少，睾丸在阴唇或腹股沟处，阴道短，无子宫和输卵管。血性激素测定为正常男性型，染色体为 46，XX。这多是先天性肾上腺皮质增多症引起睾酮分泌导致阴蒂增大而形成的假两性畸形。

4. 性腺发育不全（Swyer's Syndrom）

（1）XY 单纯性性腺发育不全：此类患者的生殖器官发育属女性，而染色体为 46，XY，仅性腺发育不全而无躯体其他方面的异常。性腺发育不全的原因，可能是某些基因因素的影响或基因缺陷，如 SDY 基因缺失或缺陷，使性腺在胚胎时期出现退化，或者为常染色体异常。因为缺乏使睾酮转化为双氢睾酮的 5a 氢转化酶，导致外生殖器官发育障碍。临床表现为体型类去睾者，上肢长，指距大于身高，生长与智力发育均正常，腋毛、阴毛稀少，乳房不发育，具有女性外生殖器官，但性腺为发育不良的睾丸，自幼被当作女性抚养，故以原发性闭经来门诊。这种睾丸发生肿瘤的可能性很大，应切除，然后用女性激素替代疗法，维持患者的女性社会角色。

（2）XX 单纯性性腺发育不全：临床表现与 XY 单纯性性腺发育不全相同，染色体为 46，XX，高促性腺激素水平，外生殖器官为女性，性腺呈条索状，为发育不良的卵巢，因原发性闭经而就诊。

二、丘脑下部疾病

多为继发于丘脑的疾病，如炎症、损伤、肿瘤、栓塞以及精神损伤等，临床表现为闭经（参见第九章"闭经"节），并常具有精神因素，如厌食症、体重减轻、精神忧郁或紧张。性激素测定表现为 FSH 及 LH <10 IU/L，月经第 9 天血清 $E_2 < 185$ pmol/L（50pg/mL），垂体兴奋试验呈阳性。可用 hMG/hCG 治疗促使卵泡发育或用 GnRH 脉冲治疗诱导排卵，可自然怀孕。丘脑下部病变包括颅咽管瘤，它可使丘脑下部与垂体间的体液关系失调，促性腺激素下降，临床表现为闭经、肥胖及第二性征发育不全。脂肪堆积在臀部、腹部、大腿上段、肩部和乳房，也称为肥胖生殖无能营养不良症。

1. Kallmann 综合征

常染色体异常，由于丘脑下部缺陷而不能有效地合成促性腺激素释放激素，引起性器官发育幼稚、原发性闭经，常同时出现色盲或嗅觉缺陷。GnRH 刺激反应低或无反应。

2. Prader – Willi 综合征

这也是一种不可逆的促性腺激素低下，其突出表现是智力低下。可用雌性激素、孕激素的周期疗法进行治疗，或用 FSH、LH 周期替代治疗，促使卵巢正常发育及排卵。

三、垂体性疾病

（一）席汉综合征（Sheehan Syndrome）

其病理特征是产后大出血垂体损伤而导致垂体功能低下，临床特点是垂体各种促激素的分泌均减少。早期症状不明显，席汉综合征引起的闭经可应用垂体促性腺激素促进排卵，但全身其他的改变仍需其他方法治疗。（参见第九章"闭经"节）

垂体功能低下也可能是由其他原因引起的，如：炎症、颅脑损伤或蝶鞍疾病压迫垂体。而且发生的时期不同，临床表现也不相同。青春期前主要表现为侏儒症、尿崩症等，青春期后主要表现为闭经、甲状腺功能低下、肾上腺功能低下、低血糖等症状。不同的临床表现，其治疗方法均有所不同。

（二）高泌乳素血症（Hyperprolactinemia）

这也是常见的垂体疾病，垂体的嫌色细胞分泌泌乳素（Prolactin，PRL），PRL 的氨基酸结构和生长激素的化学结构相似，1970 年 Frantz 等证明血清中存在泌乳活性物质，并发现其与生长激素不同。1972 年 Friesen 用放免测定 PRL 含量后，临床上对 PRL 进行了大量的研究，发现 PRL 升高可引起妇女卵巢功能紊乱而造成闭经、月经稀发、溢乳和不孕。从此，高泌乳素血症为妇产科医生所重视。

1. PRL 的生理情况

泌乳素在血清中具有 3 种形式：单节型由一个分子量构成，分子量为 22 000，在血循环中占 80% ~

90%；双节型由两个单节分子量构成，也称大分子 PRL，占 8% ~ 20%；多节型由多个单节分子量构成，分子量可大于 10 万。双节型和多节型的 PRL 与受体的结合能力低，临床症状不明显，免疫能力也没有改变。临床上有些病人虽然 PRL 升高，但生殖功能没有改变，可能与其双节型和多节型 PRL 占较大比例有关。最近发现，特发性高 PRL 血症的病人其 PRL 能与自身抗体结合且没有任何症状。

新生儿出生后，PRL 最高可达 500ng/mL，出生后 3 个月下降到低水平，这可能与母亲的雌性激素刺激有关。青春期时，随着雌性激素的升高，血清 PRL 也逐渐上升，正常生育年龄妇女的 PRL 值为 1 ~ 25ng/mL，平均为 8ng/mL，高于 30ng/mL 的为高泌乳素血症。

正常人垂体分泌的 PRL 呈脉冲式分泌，每 93 ~ 95 分钟出现一个峰值，平均幅度为 3 ~ 4ng/mL，入睡后升高，醒后逐渐下降。进食后 45 分钟 PRL 也上升，这可能与肠道分泌舒血管肠肽（VIP）有关。所以上午空腹测定较为适宜。各种应激状态，如手术、麻醉、运动、精神创伤、吸吮乳头、性交甚至妇科检查，都可能使 PRL 升高。

在月经周期中 PRL 的变化与 LH 同步，这表明其是对 GnRH 分泌的平行反应，在分泌期末，蜕膜样内膜和肌层也能产生 PRL。

妊娠早期卵巢的黄体至孕中期的胎盘都能产生大量雌性激素，可致垂体泌乳素细胞增生，血清 PRL 逐渐升高，到妊娠足月，PRL 可达 200ng/mL，为非妊娠期的 10 倍。PRL 虽然很高，但不泌乳，这是由于外周组织的高雌性激素抑制了 PRL 对乳腺的作用。妊娠后期子宫蜕膜基底部也可合成 PRL。PRL 进入羊水中，羊水中 PRL 比母亲血循环中 PRL 高 10 ~ 100 倍，可达 3 000ng/mL。一些学者研究认为，羊水中的高 PRL 与胎儿肺成熟有关。

产后不哺乳者于 2 ~ 3 周 PRL 下降至基础水平；哺乳者基础水平高，并且随着每次吸吮乳头，PRL 也不断释放，产后高 PRL 是引起持续闭经的主要原因。

2. PRL 的功能

（1）刺激乳腺组织生长及产生乳汁。

（2）妊娠蜕膜组织产生 PRL 在于调节羊水渗透压，并促使胎儿肺成熟。

（3）下丘脑、垂体、乳腺、卵巢、肾上腺及肝肾中均有 PRL 受体，因此这些器官与 PRL 的功能和代谢的调控都有一定关系。

McNeill 等证明了在人类颗粒细胞合成黄体酮时需要生理浓度的 PRL，在体外实验中发现，高浓度 PRL 起直接抑制卵巢分泌雌性激素和黄体酮的作用，并影响雄性激素的合成。总之，高泌乳素血症使丘脑下部 DA 释放增加，但垂体泌乳素瘤分泌的 PRL 对 DA 无反应，抑制了 GnRH 的分泌，导致一系列临床变化。

3. 导致高 PRL 的原因

（1）垂体微腺瘤：这是最重要的原因，在门诊高泌乳素血症中约 1/3 为垂体肿瘤，垂体肿瘤可分为直径大于 1cm 的大腺瘤和直径小于 1cm 的微腺瘤。垂体肿瘤均可引起 PRL 上升，而且仍为脉冲分泌，但失去昼夜的变化。

（2）下丘脑垂体柄疾病：下丘脑垂体柄疾病可能影响泌乳素释放，抑制因子（PIF）产生或运送紊乱，从而致使 PRL 增高。

（3）药物影响：多巴胺能抑制 PRL 分泌，因此能消耗多巴胺的药物或阻滞多巴胺的药物（如酚噻嗪类和雌性激素类）均可增高血清 PRL。

（4）原发性甲状腺功能低下：甲状腺功能低下时，TRH、TSH 分泌增加，致使血清 PRL 水平上升。

（5）肾上腺功能低下：糖皮质激素可以抑制 PRL 基因的转录和释放。在动物实验中，切除肾上腺可引起高 PRL 血症。有病例报告，肾上腺功能低下的病人，发生高 PRL 血症，应用糖皮质素治疗后，血清 PRL 可以恢复正常。

（6）慢性肾功能衰竭及肝硬化：PRL 经肾脏排泄，当肾功能衰竭时，血清 PRL 升高。5% ~ 20% 的肝硬化病例出现高 PRL 血症，50% 的肝性脑病并发高 PRL 血症，这可能是丘脑下部 DA 产生的缺陷所致。

（7）胸乳部神经刺激：胸部和乳房的摸扪、吸吮、带状疱疹和手术，均可通过脊髓反射释放 PRL。

（8）空蝶鞍综合征：性或创伤、手术等原因致使蝶鞍膈缺陷，蛛网膜形成疝，进入蝶鞍，压迫垂体和垂体柄，影响多巴胺通道，造成高 PRL 血症。

（9）异位 PRL 分泌：罕见。可发生在卵巢畸胎瘤，含有异位垂体组织时，可使 PRL 升高。

（10）特发性 PRL 血症：未查出原因，未见垂体腺瘤的高 PRL 血症者，可能微腺瘤太小，用现在的手段未能发现。

4. 临床症状

（1）月经改变和溢乳：闭经和溢乳是高 PRL 的典型症状，除此之外，也可表现为月经稀发、月经少、无排卵不孕、黄体功能不良、性欲减退等症状。另外还有挤压乳房可见乳汁、镜下可见脂肪滴，以及妇检时阴道较干燥，分泌物少等雌性激素缺乏症状。

（2）骨质疏松：由雌性激素长期缺乏所致。

5. 诊断

（1）病史：仔细询问病史，有否服用氯丙嗪、利血平或避孕药史，以及月经史、分娩史、手术史等。

（2）体检：注意甲状腺有否肿大、挤压乳房有否乳汁、生殖器官有否萎缩现象。

（3）检验：进行性激素测定以评估卵巢功能（最好分别多次测定）及 TSH（促甲状腺激素）的 T3、T4，以排除甲状腺功能低下等原因。

（4）促甲状腺激素释放激素（TRH）试验：静脉注射 TRH 500μg，15 分钟后再抽血检测 PRL 水平，正常比基础高 1~2 倍，但垂体瘤患者释放效应低于正常人。此法适用于轻度高 PRL 血症，伴有溢乳或月经量过少情况的患者的鉴别。当 TRH 试验低于正常时，应进一步检查。

（5）CT 或 MR 检查：用以排除垂体瘤及蝶鞍疾病的高 PRL 血症患者，进而排除垂体疾病。

6. 治疗

（1）病因治疗：针对引起高 PRL 的原因进行处理，如药物引起者应停止使用致病药物；甲状腺激功能低下者可以用甲状腺激素进行治疗；垂体瘤应用药物辅以手术或放射治疗。

（2）药物治疗：大多数高泌乳素血症引起闭经的病人，很少能自行恢复排卵和妊娠。多需采用药物进行治疗。

① 溴隐亭：为治疗垂体瘤的首选药物，是麦角新碱衍化物，能直接抑制 PRL 的分泌和合成，兴奋多巴胺受体，使血清 PRL 明显下降，持续 8~12 小时，于 6~8 周可出现排卵性月经甚至妊娠。用药量开始为 1.25mg/d，后逐渐增加至 2.5mg/d，最多可增至 7.5mg/d。不良反应为恶心、呕吐、头痛、眩晕和体位性休克。这些不良反应多出现于治疗早期，往往能在一周内消失，就餐后用药可减少不良反应。

② CV205－502：是一种新的非麦角衍生物，为多巴胺激动剂，对垂体瘤是有效的。开始剂量为 75μg/d，逐渐增加至 100μg/d，以后根据血清 PRL 水平调整剂量，最多可增至 800μg/d，PRL 降至正常水平后可使用维持量，直到妊娠即可停药。

7. 垂体泌乳素瘤的处理

（1）垂体微腺瘤。国外资料报告称，对垂体微腺瘤追踪观察了 4~6 年，增大者不常见，有些会自然缩小。Sisa 等对 38 例高 PRL 微腺瘤病例，每两年做一次 CT 扫描，无一例肿瘤有增大，2 例血清 PRL 增高，9 例症状得到自然改善。所以无症状的垂体微腺瘤可不予治疗，但仍需追踪观察。

以前认为垂体微腺瘤应长期用药治疗，但 Moriondo 等报告称，经过 1 年治疗，11% 的微腺瘤病人血清 PRL 可持续正常，月经恢复。经 2 年治疗，22% 的病人可得以永久缓解，如果溴隐亭量应用到 10mg/d，其永久缓解率更高。

1993 年 Molitch 总结了 1 224 例垂体微腺瘤病例，称有 872 例经手术治疗，最初复发率为 17%，长久治愈率为 59%。

（2）垂体大腺瘤。对大腺瘤的处理，一般先用溴隐亭使肿瘤缩小，而后考虑手术或持续用药。手术并发症为尿崩症，术后发生率为 10%~40%，但永久性尿崩症和垂体功能低下的发生率小于 2%。放射治疗只作辅助性治疗。

Molitch 总结 1 256 例大腺瘤的治疗，只有 400 例（32%）采用手术治疗，早期复发率为 19%，长期追踪复发率为 74%，若加药物治疗，治愈率为 45%~65%。

8. 垂体腺瘤合并妊娠

妊娠后垂体体积也会增大，若垂体腺瘤增大明显，很可能会引起严重头痛及视神经压迫症状，如视野缺陷、视力下降。Molitch 于 1985 年总结了 246 例垂体微腺瘤合并妊娠患者的病例，发现仅有 1.6% 的患者肿瘤增大。因此，溴隐亭治疗后出现的排卵及妊娠，基本上是安全的。而大腺瘤患者在妊娠时，肿瘤增大者约占 15% ~ 35%。

妊娠期间应密切随访，最好每 3 个月做 1 次视野检查，必要时使用溴隐亭，症状多可缓解。有报告称妊娠期间继续持续使用溴隐亭，并没有发现不良影响，如自然流产率、畸形率均没有增加；也曾对 300 例妊娠期间使用溴隐亭的儿童做调查，也没有发现不良影响。

产后喂奶，对肿瘤没有影响。停止喂奶时，应服用溴隐亭 3 周并复查血清 PRL 及 CT。

四、卵巢疾病

（一）多囊卵巢综合征（Polycystic Ovary Syndrome，PCOS）

PCOS 是生育年龄妇女常见的一种极为复杂的由内分泌及糖代谢异常所致的病理状态，以雄性激素过多及长期无排卵为特征。1935 年 Stein 和 Leventhal 将其临床表现归纳为月经稀发或闭经，多毛、肥胖而且不孕，称为 S - V 综合征。极少数 S - V 综合征患者有排卵，但大多数为未排卵，基础体温呈单相，月经第一天内膜已呈增殖期改变。只有一半的患者有临床表现，其中 25% 的患者除不孕外没有其他症状发生。近数十年来，由于临床实践和各种实验室手段的发展，人们对 PCOS 的认识得以扩大和加深，人们发现 S - V 综合征的定义远远不能适用于 PCOS，且仍有不少有待解决的问题，这也引起许多学者的兴趣。

PCOS 的典型特征为 B 超检查发现卵巢轻度增大，卵泡数增多，甚至每侧超过 10 ~ 15 个卵泡，大小约 2 ~ 6mm，分布在皮层，如项链状，或分散在整个卵巢，间质增生，血流增加，卵泡膜细胞增生并黄素化，病理特点为包膜增厚。临床上表现为长期无排卵，子宫内膜长期受到无对抗的雌性激素刺激而呈增生状态，易引起子宫内膜癌，而且由于雄性激素过高而出现多毛、痤疮等现象。多数 PCOS 患者体态肥胖，但无论是肥胖还是不肥胖，均有不同程度的胰岛素抵抗，即胰岛素功能不良，体内代偿性地产生过多胰岛素，以维持正常的血糖水平，导致高胰岛素血症产生。高胰岛素可刺激卵巢的雄性激素合成酶增加而使雄性激素增高；高胰岛素也可改变脂蛋白的代谢而产生高脂血症，导致远期的动脉粥样硬化、高血压和冠心病的发生。1998 年 Kidson 统计发现 PCOS 妇女心血管疾病的发生率比正常妇女高 7 倍。血清性激素检查特点为月经早期 FSH 降低、LH 升高，LH/FSH > 2，$E_1 > E_2$，T 值升高，如 LH/FSH 比值正常，则需进一步检查胰岛素值及糖耐量，提示有否胰岛素抵抗，也应与肾上腺皮质素疾病鉴别。

本病的症状多从青春发动期开始，各种症状可持续到绝经期，其临床症状已涉及妇产科、心内科、生殖内分泌、皮肤科及生育范围，因此易被人忽视，往往需要有关科室各种途径的通力合作，才能使患者得到合理的治疗。

1. 病因

PCOS 的病因尚不十分清楚。虽然近几十年来许多人致力于 PCOS 多方面的探讨，但仍没有明确统一的认识。简单介绍如下：

（1）与青春发动期的关系。

①起病时间：1990 年 Apter 等发现 200 名女生在青春期已有多毛和高雄性激素症，B 超检查为卵巢增大并有多囊卵泡，这些症状出现在初潮之前。随着年龄增长，部分可以逐渐转为正常，但排卵率和生育率均较低，大多数继续发展为典型的 PCOS。1994 年 Nobels 也报道称 PCOS 起源于青春期前。

②肾上腺功能初现的异常：有不少学者认为 PCOS 的内分泌异常起于肾上腺功能初现期，通常肾上腺功能初现开始于月经初潮的前两年，这是生长发育的开始，是性成熟的里程碑。1976 年 Yen 曾指出，此时肾上腺功能过盛，通过激活 17 羟化酶，增加雄性激素、雄烯二酮（A）、羟孕酮、雌性酮（E_1）等分泌，如果持续到成年不变或加强即形成 PCOS，这提示青春期肾上腺功能初现期的异常是 PCOS 发生的基础。

③促性腺素分泌异常：青春期开始，LH 基线升高，FSH 水平较低或正常，LH/FSH 比值升高，LH 对

外源的 GnRH 反应增强，这些是 PCOS 的典型改变。

④胰岛素抵抗（Insulin Resistance，IR）：青春期生长因子和性甾体激素增高，发生对胰岛素抵抗，可能是为了增强性激素的活性。

青春期雄性激素及其前体增加，在体外合成雌性激素，雌性激素又增加垂体对内源性 GnRH 的敏感性，同时也增强促性腺激素释放激素对卵巢的作用，此即青春期的 IR 使肾上腺高雄性激素转移到卵巢的过程。这个过程在成人的 PCOS 中也得以延续，没有改变。

（2）胰岛素及胰岛素样生长因子的作用。

胰岛素（INS）及相关的胰岛素样生长因子（IGF-1）可能是引起卵巢病理生理学改变的重要因素，在人类卵巢上皮上存在 INS 和 IGF-1 的受体。卵巢内这两种细胞受体均有促进 DNA 合成的作用，并能激活依赖于颗粒细胞上 FSH 的芳香化酶以及依赖于卵泡膜上 LH 的细胞色素酶。因此 INS 和 IGF-1 是青春期卵巢发育的重要调节因素，在促进雄性激素合成中也起着重要作用。许多事实表明，高胰岛素血症可促成高雄性激素症，这亦是多囊卵巢形成的重要因素。

1992 年 Homburg 等发现 PCOS 患者血清中 IGF-1 的水平与对照组相似，但胰岛素样生长因子结合蛋白（IGFBG-1）的水平远低于对照组，降低血清胰岛素水平可使胰岛素样生长因子结合蛋白水平提高。1995 年 Morris 也进行了类似实验，证明血清胰岛素水平下降，可使胰岛素样生长因子结合蛋白水平提高。在 PCOS 患者中卵泡发育不良且闭锁，其中 IGFBG 水平极低甚至缺乏，而正常排卵前的卵泡含有高浓度的 IGFBG-1，并可由黄素化颗粒合成，说明 IGFBG-1 是成熟颗粒细胞必需的物质，在 PCOS 中 IGFBG-1 降低亦是 PCOS 病人卵泡不能充分发育的原因之一。

（3）高胰岛素血症和胰岛素抵抗。

胰岛素是一种多功能的激素，其最主要的功能是调节葡萄糖的跨膜运输，它能调节碳水化合物、脂肪及蛋白质在肝以及肌肉和脂肪组织内的代谢，其他功能还有调节肾的钠储存、卵巢内甾体的合成。所谓胰岛素抵抗（IR），即当机体内生理水平的胰岛素的生理功能下降，利用葡萄糖水平的效能下降时，为了维持正常的血糖水平，机体代偿性地增加胰岛素的含量，形成高胰岛素血症。在 PCOS 患者中，不论肥胖与否，都具有不同程度的高胰岛素血症及 IR，然后才出现高雄性激素血症。在青春期这种情况是正常的，在成人后的 PCOS 却使病情进一步发展或加重，成为一种重要的致病因素。

1921 年 Archard 和 Theirs 已描述过"长胡子的糖尿病妇女"这一现象，首先肯定了高雄性激素和糖代谢异常的关系。1976 年 Kahn 等描述了 IR 导致的黑棘皮综合征是 IR 和高雄激素的 PCOS 发展引起的局部皮肤病变。高胰岛素引起高雄性激素已成为公认的现象。

高胰岛素血症是 PCOS 的基本特征，其中肥胖者的发生率为 50% ~75%，而非肥胖者的发生率也在 30% 以上。糖耐量降低的发生率在 20% ~40%。IR 的发生机制非常复杂，可能涉及胰岛素调节葡萄糖的合成、运输、利用以及降解等代谢过程中的许多器官和组织，如胰腺、肝脏、肌肉和脂肪等。在外周组织肌肉和脂肪的 IR 主要表现为受体后磷酸化异常，导致胰岛素信号传递缺陷。而雄性激素对 IR 的影响主要表现在肝脏对胰岛素的清除和降解，从而发生抑制作用，而胰岛素又是促使卵巢产生雄性激素的主要因素。Rajkhowa 等在 1994 年的实验报道中证实了这个论点。

（4）肾上腺在 PCOS 发病机制中的影响。

在 PCOS 研究中大多强调卵巢发病的因素，事实上肾上腺因素亦占重要位置。1996 年 Martikainen 等的实验结果证明，在肥胖的高胰岛素血症妇女中，过多的雄性激素分泌主要来自肾上腺。胰岛素可刺激肾上腺皮质产生雄性激素和皮质醇。这是由于肾上腺酶功能异常或者 PCOS 患者的肾上腺雄性激素对 ACTH 的刺激产生过敏反应。Mckenna 等认为这种敏感性是由于皮质醇清除率加速，引起 ACTH 代偿性分泌而导致分泌雄性激素过多。

（5）遗传因素。

1995 年 Dunaif 等认为 PCOS 的卵巢形态学变化是由一种基因缺陷所引起。许多学者也称 PCOS 有家族史。有人认为 PCOS 是 X 染色体长臂缺失的 X 连锁显性遗传的结果，也有人认为是遗传与环境相互作用的结果。有关遗传的问题有待进一步研究。

（6）双重缺陷的假说。

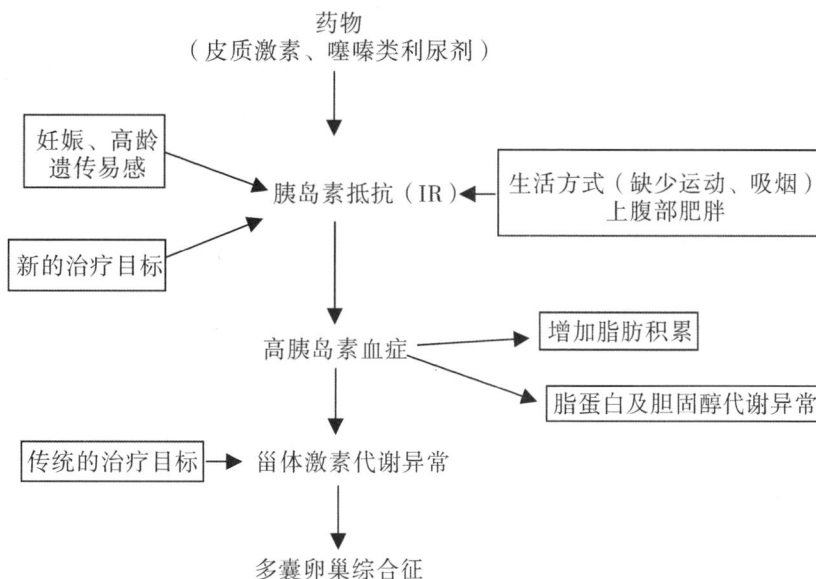

图 8-1　PCOS 及胰岛素抵抗形成途径

1994 年 Poretsky 和 Bethpiper 根据 1976—1994 年发表的 91 篇文献，提出 PCOS 是由独立的遗传缺陷联合形成的，即一方面是 LH 水平上升，另一方面是胰岛素抵抗。PCOS 的形成是高 LH 及高胰岛素血症两者协同作用于卵巢的结果，并建议以此假说为基础，指导对 PCOS 的发病机制的进一步研究。

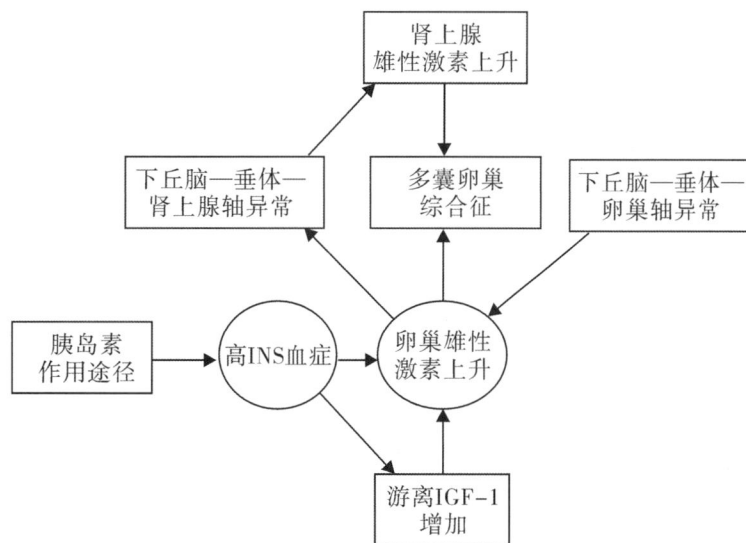

图 8-2　各种关于多囊卵巢综合征的发病机制假说之间的关系

2. PCOS 的病理生理学

PCOS 的病理生理学十分复杂，涉及范围十分广泛。数十年来国内外学者做了许多富有成效的研究，不断充实其内容，拓宽其视野，但不少论点尚存在争议，有待进一步的深入研究。近代比较趋于公认的论点有：

（1）LH 水平上升及 FSH 较低：正常卵泡早期 LH 约为 5IU/L，如 >10IU/L 则认为水平上升，其节律性也会发生改变，LH 峰值提前。过多的 LH 分泌仅发生在 PCOS 妇女身上，成为其不孕和流产的原因。

（2）雄性激素过多：高水平的 LH 可刺激卵泡膜细胞及间质细胞产生过多的雄性激素，IR 也可使肾上腺产生过多的雄性激素。

（3）总体雌性激素水平上升：IR 可抑制性激素结合蛋白（SHBG）在肝脏的合成，当 SHBG 降低时，过多的雄性激素 A 转化为 E_1，使 $E_1 > E_2$，而且无节律性波动。雌性激素升高后反而刺激 LH 对 GnRH 的敏感性，使 LH 继续升高，形成恶性循环，干扰垂体—卵巢轴的反馈机制。Adashi 等在垂体离体细胞培养中加入胰岛素后，发现 LH 分泌增加。1991 年 Rossmanith 在腹腔镜下电灼卵巢治疗 PCOS 时，发现 LH 减少，说明卵巢本身对 LH 也有调节作用。

（4）高胰岛素血症与胰岛素抵抗普遍存在，并起重要作用。

（5）多囊卵的形态学改变。

当前对 LH 升高的病因仍缺乏统一的认识，但对 LH 对生殖功能的影响的认识是统一的。

①LH 有控制卵泡发育的功能：在正常卵泡早期，低水平的 LH 使卵泡膜及间质细胞由产生孕酮前体变为产生雄性激素。LH 在排卵前可促使卵母细胞成熟，排卵后将卵泡变为黄体。排卵前在 E_2 峰的作用下，LH 也可产生峰值而促使排卵，若缺乏高水平的 E_2，LH 则不能形成高峰，使排卵功能受阻，卵泡及其中的卵细胞发育迟缓或停止，部分发生闭锁。

②对卵泡发育的影响：有少数 PCOS 患者偶有周期性发育，卵泡期过高的 LH 将诱导卵细胞过早发育，排卵时卵细胞已老化，受精能力下降或受精后着床困难，或胚胎发育停止，导致流产。

③对性轴的影响：下丘脑中的多巴胺对下丘脑释放 GnRH 有抑制作用。若下丘脑—垂体轴自身功能减弱，则多巴胺因代谢产生缺陷或外源性投入，均可见到 LH 血症升高。

④LH 可刺激肾上腺产生 E_1 及雄性激素：LH 使总体雌性激素水平上升，但 $E_1 > E_2$，而且无节律性波动，雄性激素也升高。

⑤LH 可抑制胰岛素的敏感度：高胰岛素血症及胰岛素抵抗成为普遍存在，LH 起了重要作用。

⑥LH 升高引起多囊卵形态学的改变。

3. 临床表现

多囊卵巢综合征是生育年龄妇女常遇到的问题之一，其发病原因复杂，临床症状因种族及人群不同常有差异，诊断标准无法一致，以致很难得到一个令人信服的发生率。一般认为多囊卵巢综合征的发病率在生育妇女中为 5%～6%，而在患有妇科内分泌疾病的妇女中为 50%～60%。

（1）月经失调。

PCOS 患者初潮年龄大都正常，但多在初潮后出现月经失调，初为月经间隔时间延长、月经稀发以致闭经。有的患者闭经一段时间后，又出现大量月经来潮，有时失血过多以致休克、贫血。这种情况多见于少女时期，因长期无排卵、无孕激素对抗，长期雌性激素的刺激，子宫内膜增厚，而剥脱不全时则行经不止。也有不少患者虽有周期性月经，但无排卵，只因不孕而前来就诊。

表 8-2 多毛评分标准

部位	评分	标准
上唇	1	外侧毛少许
	2	外侧形成小胡须
	3	胡须由外向内生长，未至中线
	4	胡须向内延至中线
下颌	1	少许散在的毛
	2	有小丛的毛生成
	3 和 4	覆盖下颌，少而深色
胸部	1	乳晕周围有数根粗毛
	2	胸中线有毛
	3	覆盖面积达到胸中线 3/4

（续上表）

部位	评分	标准
	4	完全覆盖
背上部	1	少许散在的毛
	2	分散稍多的毛
	3 和 4	完全覆盖，少而色深
背下部	1	少许中线分布
	2	少量毛横向伸延
	3	覆盖 3/4
	4	完全覆盖
上腹部	1	少许中线分布
	2	较多中线分布
	3 和 4	一半和完全覆盖
下腹部	1	少许中线分布
	2	沿中线条状分布
	3	沿中线带状分布
	4	倒 V 形生长与阴毛形成菱形
上臂部	1	少许稀疏分布少于 1/4 的臂外侧
	2	较多，未全部覆盖
	3 和 4	完全覆盖，少而色深
前背	1、2、3、4	完全覆盖外侧表面
大腿部	1、2、3、4	类似臂部分布
小腿部	1、2、3、4	类似臂部分布

（2）多毛。

毛发的生长、密度、周期均与种族及家族有关。正常妇女低浓度的雄性激素使腋毛、阴毛生长以及肢体毳毛变粗，这些也被称为性毛。它们与性激素关系密切，雌性激素使性毛生长缓慢，而雄性激素使性毛生长丛密。其余毛发，如头发，则不受性激素影响。PCOS 患者在高浓度雄性激素的影响下，不仅性毛浓密，而且面部、乳晕、下腹以及四肢的毳毛也生长浓密。PCOS 妇女的性毛受 3 个因素影响：

①血清的 SHBG 水平在 PCOS 妇女中下降 50%，使游离睾酮增多；

②毛发的生长周期受遗传及体内各种性激素影响；

③皮肤和毛囊中的 5α 还原酶的活性及水平，常因人而异，血中雄性激素水平与多毛程度不一定相符。睾酮被 5α 还原酶转化为双氢睾酮（DHT）后，引起皮脂腺分泌增强，故可同时出现痤疮及油性皮肤。偶有男性化症状，如声音低沉等。东方的妇女即使雄性激素升高，其多毛程度也不如白种人。判断多毛的范畴，1961 年以来一直沿用 Feriman – Gallwer 的评分方法（参见表 8 – 2）衡量。

（3）肥胖。

50%～75% 的 PCOS 妇女出现体态肥胖。睾酮增加可引起脂肪的堆积，高胰岛素血症及胰岛素抵抗均会引起脂肪代谢的障碍，导致脂肪堆积。除腹壁增厚外，也可引起内脏间的脂肪堆积，临床已发现睾酮增加与内脏脂肪堆积的相关性，肥胖更易引发心血管疾病，肥胖本身也会加重高胰岛素血症和胰岛素抵抗，也可导致妊娠率下降、流产率上升。即使妊娠成功，分娩时不但难产率高，而且易发生盆腔及下肢栓塞性静脉炎。

（4）黑棘皮症。

在 PCOS 妇女中有时可见皮肤出现灰棕色、增生软化或疣状改变等现象，它们往往分布在颈部、腋下或腹股沟，成片或大或小，这种表现称为黑棘皮症。它没有任何症状，因此常易被忽略。它的出现与 IR 的严重程度有关，经抗雄性激素及降低胰岛素水平的治疗，恢复正常排卵性月经后，往往随之好转。

（5）不育。

不育的主要症状是长期无排卵、血中雄性激素升高及 LH 在卵泡早期即开始升高。无论肥胖与否，均有 IR 及高胰岛素血症发生，而肥胖更能加重这些现象。肥胖患者更是不适宜怀孕，即使在治疗中偶然怀孕，也多以流产告终。用药物或手术治疗，降低雄性激素水平后即可见到胰岛素水平降低、IR 程度减轻及 LH/FSH 比率正常化，可以恢复排卵性月经，以致怀孕。

4. 诊断

PCOS 的诊断尚未完全一致，因此确诊也存在困难。对继发性月经稀发或闭经患者，痤疮、多毛以及肥胖患者，应考虑其有 PCOS 的可能。这种闭经属于 1 度闭经，对孕酮有反应。这些病人应怀疑是 PCOS，需要做 B 超及性激素检查。

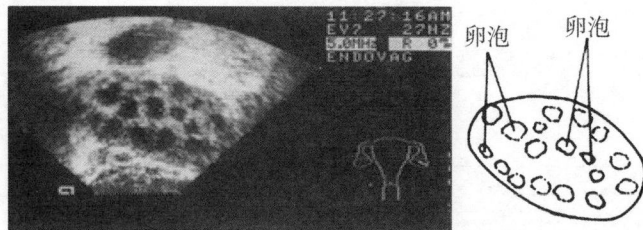

图 8-3　PCOS 的卵巢声像及示意图

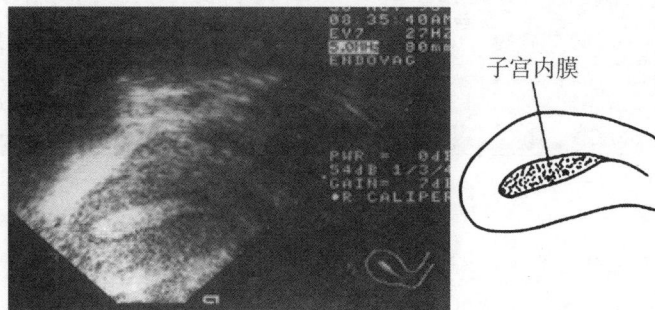

图 8-4　PCOS 的子宫内膜声像及示意图

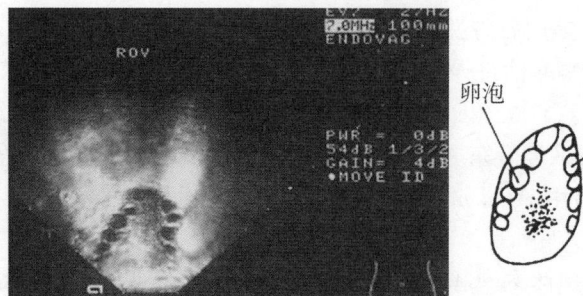

图 8-5　PCOS 的卵巢声像及示意图

（1）血浆中睾酮呈中度增高，约为 3.7～5.21nmol/L（100～150ng/dl），很少有超过 5.21nmol/L 的。约 50% 的患者 DHEA-S 及 A 均有升高，T 代表卵巢雄性激素，DHEA 代表肾上腺来源的雄性激素，A 则分别由卵巢和肾上腺分泌各半。

（2）卵泡早期的 FSH 处于正常或低水平状态，而 LH 升高，LH/FSH > 2.0，而月经期第 3 ~ 4 天，LH > 10IU/L，则不利于卵泡发育。LH 值与 T 值呈正相关关系。

（3）雌性激素异常，E_2 可能仍然低于正常水平，但过多的睾酮在脂肪中可转化为 E_1，使雌性激素升高，而 $E_1 > E_2$，总的雌性激素水平保持在卵泡期水平，周期变化很小，从而导致内膜增生，甚至形成内膜腺癌。

（4）怀疑是 PCOS 时，应做空腹血糖及空腹胰岛素检查，血糖 INS < 3.0 时，即有高胰岛素血症，并出现 IR。

（5）形态学改变：剖腹或腹腔镜下肉眼所见，卵巢体积增大 1/3 或 1/2，包膜增厚，包膜下可见多个大小不等的卵泡，表面不平，无排卵痕迹，未见黄体。B 超检查可见典型形态改变，卵巢增大，多囊卵呈项链状排列。不少学者主张用 B 超进行筛查后再进行其他检查。

5. 治疗

多囊卵巢的治疗目的除了建立排卵性月经以怀孕、纠正多毛和痤疮外，更重要的是减少子宫内膜癌、乳腺癌、糖尿病和心血管疾病的发生等远期效果。

（1）肥胖的治疗。

1982 年 Bate 和 Whitworth 曾报道 18 例不孕妇女的案例，她们的体重均超过标准的 20% 以上，在控制饮食后，体重减轻 15% 以上的 13 例中有 10 例怀孕。1989 年 Pasquali 等报道，14 例肥胖的 PCOS 妇女在低热量饮食 8 个月后，其中 8 例恢复排卵性月经，T、LH、INS 均明显下降。1992 年 Kiddy 等报道，24 例 PCOS 妇女经 7 个月的低热量饮食后，体重下降的 13 例，体重未降的 11 例，体重下降中的 9 例 SHBG 上升、T 及 INS 均下降，体重无改变者则无此改变。

根据临床观察这确有类似效果，故在治疗时应先设法降低患者体重，这对肥胖者尤为重要。

（2）抗雄性激素治疗。

雄性激素在引起病理改变过程中起到重要作用，所以首先应针对它进行控制，但其产生的来源可能是卵巢，也可能是肾上腺皮质素和脂肪组织，因人而异。来源往往并不是单一的，因此联合治疗才能有比较理想的效果。常用药物见表 8 - 3。

表 8 - 3　雄性激素过多疾病的治疗方案

药剂	剂量	生物效应	说明
安体舒通（Spironolactone）	75 ~ 100mg/d（分 2 次服）	雄性激素受体阻滞剂，拮抗某些雄性激素活性	多饮水可减少不良反应，> 200mg/d 时会引起月经过频
西米替丁（Cimetidine）	800 毫克，3 次/日，口服	雄性激素受体阻滞剂	大剂量才有效，不良反应少
地塞米松（DEX）	开始用 0.25mg/d，必要时 4 个月后增至 0.25 毫克，2 次/日，口服	抑制肾上腺雄性激素	正确使用无不良反应，可恢复排卵
口服避孕片（OC）	常规剂量	抑制卵巢雄性激素	高孕激素片可用于抑制卵巢雄性激素，低孕激素片用于避孕或维持月经周期
GnRH - a（Leuprolide Acetate）	1mg/d，皮下注射	抑制卵巢雄性激素	当 OC 不宜使用时，或与 OC 联合应用，或单独应用，但应用时间不宜过长
二甲双胍（Metformin）	500 ~ 850mg/d，口服或 400 毫克，2 次/日 × 6 个月	降低 INS 水平，提高 INS 敏感性	IR，高雄性激素症可随 INS 下降而改善

（续上表）

药剂	剂量	生物效应	说明
氟硝丁酰胺（Flutamide）	250 毫克，2 次/日，口服	非甾体的抗雄性激素制剂可改善痤疮及皮肤多油	对 DHEA－S 抑制最明显，与安体舒通合用效果最好
环丙氯地孕酮（Cyproterone Acetate，CPA）	50～100mg/d + 50ug 乙炔雌二醇	活性强的孕酮可抗雄性激素与雌性激素联合用对多毛有效	相当于高孕酮 OC，对多毛、痤疮有效，久服会抑郁，体重增加

①抑制卵巢的雄性激素。

a. 口服避孕药Ⅰ号、Ⅱ号：为短效避孕药（OC），其中Ⅰ号含乙炔雌二醇（EE）80μg、双醋酸炔诺酮（ND）1mg，常用以避孕和调理月经；Ⅱ号 ND 较多而 EE 较少，常用于 PCOS 中抑制卵巢雄性激素，都是于经期的第 5 天开始服用，服用 22 天，一个疗程为 3～6 个周期，然后停药 3 个周期以观疗效。

b. 安体舒通（Spironolactone，SPA）：近十余年抗雄性激素的重要药物之一。它是一种醛固醇和雄性激素受体的拮抗剂，安体舒通可减少雄性激素的产生并增加其清除率，可降低血清中的睾酮。它还可以降低 5α－还原酶活性，阻碍 DHT 与受体的结合，故对各种来源的雄性激素均有作用。许多学者认为 SPA 是一种非常好的抗雄性激素药物，对不同原因造成的雄性激素过多都有效果。针对不同原因，所需剂量各不同，一般为 50～200mg/d，但大剂量时易引起多尿、低血压、电解质紊乱以及月经过频或紊乱等情况。因此大多数学者主张联合用药，如联合使用 OC、DEX、二甲双胍、环丙氯地孕酮（CPA）、氟硝丁酰胺等。

②抑制来自肾上腺源的雄性激素。

a. 通常使用口服地塞米松（DEX）0.25mg，一日一次，一个疗程需 3～6 个月。DEX 很小剂量就可有效抑制肾上腺激素的产生，服药 3～6 个月后，即使停药仍可抑制雄性激素，使其在低水平保持较长时间。该药在晚上服用效果果最佳，更可抑制 ACTH 的峰值。泼尼松效果更强，且很少发生钠性潴留。但在应用期间要注意避免抑制过度，使用 2 周后应测定肾上腺皮质素浓度，以便调整药量，与 OC 同时使用效果更好。

b. 氟硝丁酰胺（Flutamide）是一种非甾体的抗雄性激素制剂，效果与安体舒通相似，也有报道称其与安体舒通联合用药效果更好。

c. 抑制周边雄性激素的目的是阻滞雄性激素在周边的作用，通过对雄性激素受体和 5α－还原酶的活性的抑制，使雄性激素失去活性。对高雄性激素程度较轻者，用环丙氯地孕酮（CPA）2mg 伴 EE 35～50μg/d，即有效果。但 CPA 可能加重高 INS 血症及糖耐量异常，因此不宜长期使用。

（3）对高胰岛素和胰岛素抵抗的治疗。

①低热量饮食及加强运动。1998 年 Legro 提出了治疗肥胖的 PCOS 的黄金标准方案，他强调体重减轻后可改善 PCOS 的内分泌基础，使血循环中的 INS 和睾酮降低。

②抑制 INS 的分泌。二氮嗪（Diazoxide）及生长抑素（Somatos tatin，SS）分别通过对胰腺 B 细胞发挥类肾上腺素作用，直接抑制胰岛素的分泌，但此类药物可加重糖耐量异常，故不宜长期使用。

③胰岛素效能增强剂。二甲双胍（Metformin）、曲格列酮（Troglitazone）均属双胍类降糖药物。其作用有：抑制小肠吸收葡萄糖；降低肝糖的合成；增加外周组织对胰岛素的敏感性，可降低代偿性胰岛素血症。其结果是：降低空腹胰岛素浓度；SHBG 升高 0.4～2 倍；游离睾酮减少；垂体 LH 浓度及 GnRH－a 刺激后反应浓度下降；40%～50% 患者恢复月经，少数自然怀孕；二甲双胍也可促进 CC 排卵的敏感性；可以逆转糖耐量及脂肪代谢异常。此类药物可连服 2～6 个月后再调整剂量。

④内啡肽受体阻滞剂。在肥胖而多毛的 PCOS 患者中 β－ep 水平升高，故认为 β－ep 至少可能是部分 PCOS 患者患高胰岛素血症的原因，临床实践证明，用 β－ep 受体阻滞剂纳洛酮（Naloxone）或环丙甲羟二羟吗啡酮（Naltrexone）治疗均有效。1998 年 Fulghesu 等提出使用纳洛酮 50mg，每日口服一次，6 周后高胰岛素血症可明显改善。

⑤孕酮受体拮抗剂。1996 年 Cameron 等提出应用息隐（Mifepristone）治疗月经过多的 PCOS 妇女，可预防子宫内膜过度增殖，每天一次，每次 2mg，连服 30 天，既可达到避孕的目的，又可减少子宫内膜增殖引起的大出血，但对要求生育者，不宜多用或久用。

（4）代谢并发症的处理。

1998 年 Taylor 提出应注意 PCOS 患者潜在的代谢异常现象及其对患者健康的长期影响，建议开展对长远的流行病学的研究。PCOS 发生于年轻妇女身上，使之面临近期代谢综合征的困扰，也可引起远期代谢并发症。这些并发症如高血压、冠心病、动脉硬化、糖尿病、高血脂症、子宫内膜癌等，常常是致命的。因此必须加强预防，检查她们是否过于肥胖。在治疗时，除按妇科原则治疗外，还应结合内科原则进行治疗。

对子宫内膜增生处理的目的是预防子宫内膜过度增生而导致子宫内膜癌，在抑制各种来源的雄性激素的基础上，抑制子宫内膜的过度增殖是必须的。孕激素可使 LH 刺激卵巢产生的雄性激素减少。

①孕激素的应用。

常用醋酸甲羟孕酮（又称安宫黄体酮，MPA），每日 10 ~ 20mg，连用 3 ~ 6 个月，口服 MPA 可抑制 50% 的 LH 和 70% 的睾酮，并增加肝脏对睾酮的清除率，长期使用可改善多毛和痤疮等症状，但会引起 HDL – C 的降低，影响有卵月经的恢复和不孕的治疗。

②口服避孕药的应用。

a. 避孕 II 号：因其含孕激素多于雌性激素，可通过抑制 LH 来减少卵巢分泌雄性激素，其所含的雌性激素可使体内的 SHBG 水平升高而雄性激素水平降低，通常使用 3 ~ 6 个周期为一疗程，之后再做促排卵治疗。

b. 妈富隆（Marvelon），也是短效避孕药，每片含炔雌醇 30μg、地索高诺酮 150μg，每天 1 片，持续 21 天，停药 7 天，开始第二周期，停药时月经来潮。

（5）促排卵方案的选择。

促排卵治疗只适用于女方不排卵的不孕症。在促排卵前必须明确输卵管情况并排除男方的因素。经过减肥、抗雄性激素、抗 IR 及高胰岛素的一系列治疗，在任何一个环节都有部分患者可恢复排卵或受孕，但多数患者还是需要促排卵治疗。近 20 年来 PCOS 的促排卵治疗有了很大进展。

①多囊卵巢综合征患者对氯米芬治疗抵抗时 FSH 的应用。

氯米芬（Clomiphene Citrate，CC）与体内雌性激素竞争结合受体，使雌性激素水平下降，而反馈导致 FSH 上升，促使卵泡的发育和成熟，成熟的卵泡可分泌大量 E_2，通过正反馈诱导 LH 排卵前的高峰，继而出现排卵，因此 CC 治疗并非直接刺激排卵，药物主要是依靠促使垂体分泌 FSH 和 LH 来使一批卵泡成长和成熟的。因此，CC 主要用于无排卵者或稀发排卵者的促排卵治疗，促排卵率达 80%。

CC 的作用很短暂，51% 在服药后 5 天被排出体外，肝功能差的人，不宜使用，低雌性激素者对 CC 无反应。用 CC 促排卵并不能提高卵母细胞的质量，因此，对有规律排卵的妇女并不能改善其受孕率。

常有人希望通过 CC 来治疗月经稀发的妇女，这是不恰当的。因为 CC 的效果仅限于使用周期，并不能引起卵巢规律性的周期变化，而且由于治疗时 CC 可导致 LH 的增加而加重多毛和痤疮的病症。所以，CC 仅在胰岛素抵抗好转、糖耐量降低及 LH 下降后，准备恢复生育能力时使用。

一般 CC 的常规用法是：月经的第 5 天开始，每天 50 毫克/次，共 5 天。试用 3 个周期后，如果无效，CC 的用量可增至 100 ~ 150mg/d，甚至 250mg/d，或增加使用天数至 10 天。如果增加后仍无排卵或黄体期缩短到 6 ~ 9 天（基础体温显示），可在月经第 9 天或 B 超测定卵泡已大于 17mm 时加注 hCG 10 000 单位，同时当晚开始连续使用 3 天。与正常排卵周期比较，使用 CC 后 LUFS 的发生率从 10% 上升至 31%，而且 CC 有抗雌性激素作用，与宫颈管的雌性激素受体结合能使宫颈黏液变稠，妨碍精子穿过；与子宫内膜的雌性激素受体结合，也可影响内膜发育而影响胚卵着床。因此可在排卵前后加用表雌三醇（Epiestriol），以改善宫颈管的分泌和增加内膜厚度，使之有利于精子的穿透和胚卵的着床。

Fluker（1996）对 CC 常规使用失败的患者提出建议：月经的第三天开始，每天服用 CC 100mg，并延长至 10 天，结果 47% 的病人出现了排卵。PCOS 患者可用 DEX 0.25 毫克/次/日。Singh 等（1992）在 CC

常规使用无效的病人中用 CC + DEX 9 个月，排卵率达 90%，妊娠率达 53%。

广东省妇幼保健院白云花园门诊曾试用二甲双胍 + DEX + 妈富隆 + 中药 3 个周期后，再测患者的性激素，大部分患者的 LH 及 T 值下降，而且在 B 超检测出现优势卵泡时，改用 CC + DEX + 中药促卵泡成熟 + hCG 促排卵。我们认为 PCOS 基本符合中医的宫寒不孕，可在月经第 5 天口服八珍益母胶囊 3 粒，一日 3 次，共 5 天；第 9 天开始服用熟地 20g、黄精 20g、杞子 20g、女贞子 15g、菟丝子 15g、桑寄生 15g、覆盆子 12g、五味子 12g、蛇床子 12g、车前子 12g，每天一服，分两次服食，共 5 天。3 个周期后，在估计排卵前 2~3 天用 B 超测定卵泡，当卵泡在 19~20mm 时，肌注 hCG 6 000~10 000IU 促使排卵，我们试用数例，都获得了满意的效果。

②人类绝经期促性腺激素（human Menopausal Gonadotropins，hMG）。

1947 年 Donini 曾试图从妊娠妇女的小便中提取 hCG，他用类似方法在绝经期妇女的小便中发现了 hMG，但直到 1957 年 hMG 的提纯才有了较大的进展，1958 年底才在几个患者身上得以应用，一例原发性闭经患者在应用 20 天后出现了排卵。1961 年 Lunenfeld 等在使用了 hMG 后加 hCG 6 个周期，使一例继发性闭经 6 年的患者妊娠并分娩。至今绝经期妇女的小便仍是提取 hMG 的主要来源。

hMG 可使 E_2 升高而促使一个或多个卵泡发育，每支 hMG 含 FSH 和 LH 各 75IU，可以单独应用，也可和 CC 联合应用。联合应用时应在月经第 3 天，每日用 CC 100mg，第 7、9 天各用 hMG 150mg，或从月经第 3 天起每日用 hMG 150mg。在 B 超的监视下，当卵泡直径大至 18mm，子宫内膜厚度在 0.8cm 以上时，肌注 hCG 5 000~10 000IU，然后自然性交稍频即可受孕。如果此周期有 6 个卵泡发育较好，应当采取 IVF－ET 或者放弃治疗，避免发生多胎妊娠。

应当每日在 B 超直接监视下，观察卵泡发育的速度和数量，最好同时监测 E_2 水平，选择应用 hMG 的剂量，尽量减少卵巢过度刺激综合征的危险。

③促卵泡激素（Follicle Stimulating Hormone，FSH）。

过去 hCG、FSH、hMG 都从妇女的小便中提取，1988 年以后，由于 DNA 技术的发展，DNA 的结构序列被发现，随着克隆细胞株技术的应用，现在人们已完成在金黄地鼠卵巢细胞株中重组人的 FSH 蛋白，即重组 FSH（r－hFSH），现在 r－hLH、r－hCG 都已投入成批量生产，并在临床成功使用，不但减少了污染，而且提高了疗效。

FSH 主要作用于颗粒细胞的 FSH 受体，使之产生 E_2，制止睾酮生长，使卵泡不被闭锁。在卵泡早期（选择期），FSH 可使一群不成熟的卵泡生长，每个卵泡都有自己的 FSH 阈限，超过此阈限的卵泡才能生长。单用 FSH，产生的 E_2 浓度与卵泡数不能相称，因为卵泡液中含有一种卵母细胞成熟抑制物（OMI），而 LH 的峰值可抑制 OMI，使卵母细胞最后成熟，当 LH 低下时，卵母细胞也不能成熟。因此，在卵泡晚期需加 hMG，促使卵泡成熟。

④促性腺激素释放激素（GnRH）脉冲式使用（用于使用 CC 无效的患者）。

脉冲式的 GnRH 给药：可经静脉注射或皮下注射给药，剂量每次 5~25μg，间隔 60~90 分钟一次，从卵泡早期直至排卵，在此期间每隔 2~3 天注射 hCG 1 次，每次 2 000IU，若注射后，E_2 水平未上升，即于 30 天停止。此法对肥胖的 PCOS 患者效果不佳。

使用 CC + hMG 或 FSH，同时加用 GnRH 脉冲式注射方案。

在月经的第五天开始用 CC 100 毫克/次/日，共 5 天，第 5、7、9 天加用 hMG 或 FSH 各 2 支，然后按脉冲式加用 GnRH。1996 年 Tan 等报道未加脉冲式给药，排卵率为 50%、妊娠率为 11.5%；加脉冲式给药后，排卵率为 70%、妊娠率为 20.3%。

⑤促性腺激素释放激素激动剂（GnRH－a）。

长期持续使用 GnRH－a，可抑制 PCOS 患者过高的雄性激素及 LH 水平，可改进卵泡对促排卵药物的反应、受精和着床的效果，提高妊娠率。

（6）PCOS 的外科治疗。

①卵巢楔形切除。

20 世纪初盛行此种方法，即切除 1/3 卵巢，毁除部分未成熟的卵泡，目的是使雄性激素明显下降，减少雄性激素对卵泡成熟的抑制，纠正垂体—卵巢轴的异常反馈，使卵泡内的抑制素下降、FSH 水平上升、FSH/LH 比例恢复、优势卵泡迅速成熟而排卵。

过去的文献报告称此法的排卵率为 90%，妊娠率为 50%。此法的缺陷在于手术后难免造成损伤和黏连，可能导致永久性不孕，而且也可能会引起不孕症的复发。

②腹腔镜手术。

包括腹腔镜下楔形切除、电凝、激光穿刺卵泡等方法。1996 年 Merchan 的报告中有 74 例采用电凝方法的病例，她们术后月经均恢复正常，随访 18 个月到 7 年，其中 62 例妊娠，其中有 42 例是自然妊娠，20 例是加 CC 后妊娠。不论何种手术均存在病例的选择和技术的精细问题。

（二）黄素化未破裂卵泡综合征（LUFS）

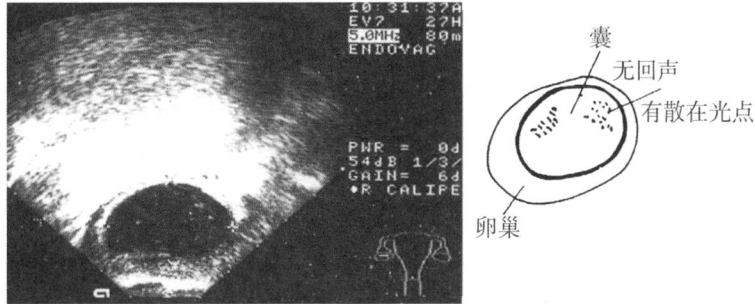

图 8-6 黄素化未破裂卵泡综合征声像（0~5 天）及示意图

LUFS 并无特殊的临床表现，月经周期正常，双相基础体温、宫颈黏液变化也正常，子宫内膜也有分泌期的变化，但发育较迟缓，黄体期较短，而腹腔镜检查却发现卵巢表面光滑无排卵斑，腹腔液中的 E_2、P 水平低。LUFS 的发病率在不孕症中约为可怀孕者的 3~8 倍，在不明原因的不孕症中则更高。

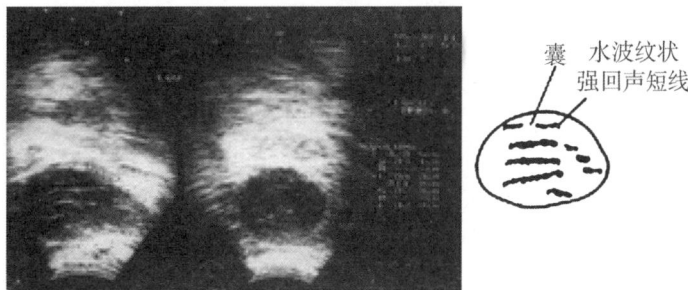

图 8-7 LUFS 声像（两个不同切面）（0~8 天）及示意图

LUFS 卵泡的发育不同于正常排卵的卵泡，其生长速度较快，LH 峰后急剧增长，并可持续长大，最大直径可达 8cm，直至下次月经来潮，在 B 超下均可观察到。

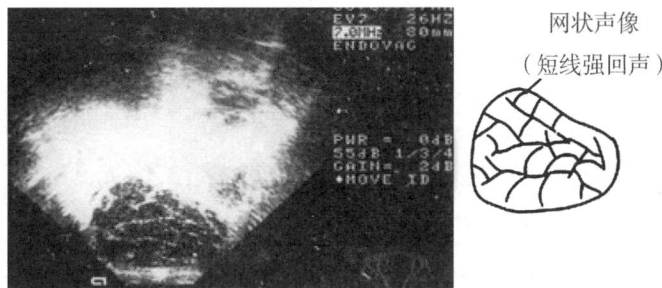

图 8-8 LUFS 声像（0~12 天）及示意图

性激素检测也有其特性：FSH 在卵泡早期及分泌期均高，排卵后下降需 4 ~ 5 天；LH 峰低且较正常人晚；E_2 显著增多，排卵前 E_2 峰值与 LH 峰值同时出现；P 值较低；PRL 有增高趋势；雄烯二酮升高。

关于 LUFS 的发病机制尚不清楚，可能与前列腺激素有关。动物实验表明，服用消炎痛后可产生 LUFS；LUFS 也可能与精神因素有关，如可以由精神紧张引起。在 PCOS 的病例中也可观察到 LUFS 的出现，即在控制下促超排卵（COH），多个卵泡发育到近成熟的卵泡大小时，注射 hCG 后无排卵，卵泡继续长大。这种情况可能是卵巢皮质增厚所致，只能人工取卵进行 IVF - ET。

腹腔镜下卵巢呈青灰色，可透出红色、均质透亮囊泡状结构，无排卵斑。还有这样的情况，B 超下见卵泡消失，但排出的卵泡被黏连的卵巢包裹，不能进入腹腔和输卵管，称为假 LUFS。对 LUFS 可用促排卵治疗，而假 LUFS 需用手术去除黏连，或用 IVF - ET 进行治疗。

（三）黄体功能缺陷（Luteal Phase Defect，LPD）

近年来的调查显示，有 10% ~ 40% 的女性不孕症患者的反复流产是 LPD 所致。它的临床特点是排卵后到下次月经来潮的时间，短于 12 天。即黄体期过短，卵泡成熟度低，引起反复流产。正常双相 BBT 标准为：

（1）高温期与低温区相差 > 3℃。

（2）高温期温度波动幅度 < 0.1℃。

（3）移行期 < 3 天。

如果其中任何一项异常即有 LPD 的可能。

血清的 P 水平差别很大，它不仅随 LH 的变化而波动，自身亦可有波动，因此在黄体期测定一次，不足以表示黄体功能，至少应测 2 ~ 6 次，甚至 1 日 3 次。也有人提议测定 24 小时小便的孕二醇。北京大学医学部检测的正常妇女黄体中期 73 个标本的 P 值为 25.92 ~ 67.84nmol/L（8.1 ~ 21.2ng/mL），黄体晚期为 3.84 ~ 16.32nmol/L（1.2 ~ 5.1ng/mL）。

黄体功能低下的原因可能与卵泡期的卵泡发育有关，如小卵泡排卵后，黄体发育不良，血清 P 值低下，以致子宫内膜发育迟缓。另一方面是子宫内膜受体的问题，如 PR 低，即使 P 值正常也不能使子宫内膜对 P 起反应，即假性黄体功能不全。E_2 可促使 ER 及 PR 的发生，P 则可抑制 ER 及 PR。小卵泡排卵 E_2 水平也低，因此推断 LPD 与卵泡期的卵泡发育有关。

目前较准确的诊断是按 Noyes 分期。子宫内膜分期与 Noyes 分期相差超过 2 天为异常，提前者为急进型，落后者为迟缓型，二者均与胚胎发育不同步，不利于胚胎的着床。

正常卵巢黄体需要正常的 LH，还需有生理范围的 PRL。过高或过低的 LH 和 PRL 均影响黄体的形成并导致 P 值低下，而且与卵泡不适当的发育有关。但 LH 和 PRL 均呈脉冲分泌，因此仅靠一次测定的结果是不够准确的，最少应检查两个周期，而且黄体前期的结果比后期更加准确。

治疗方法：一是用促排卵药物使卵泡发育好，二是在黄体期补充 hCG 或 P，或用少量雌性素刺激子宫内膜的 ER 和 PR 发育。

五、输卵管疾病

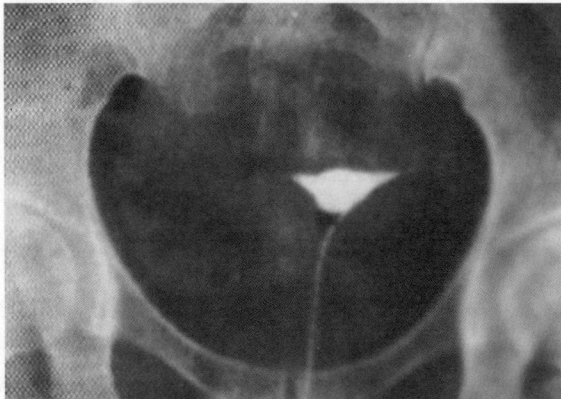

图 8-9 双侧输卵管间质部阻塞

输卵管上皮包含分泌细胞和纤毛细胞，与子宫内膜一样，也受性激素水平的影响，呈周期性变化。纤毛细胞在排卵晚期最为活跃，雌性激素使纤毛细胞增加，而孕激素使之减少，但可增强其纤毛运动力，有利于前期胚卵向子宫内运送。输卵管平滑肌的紧张度，随雌性激素的增加而增加，雌性激素还可以增加输卵管液，这些液体含有对胚卵有营养作用的乳酸盐和丙酮酸。输卵管的纤毛运动是从伞端开始向子宫方向的运动，因此，进入输卵管内的精子是处于逆流状态的，运动力较差的精子将被筛查掉。输卵管峡部的黏液与宫颈黏液一样具有周期性，输卵管也是筛查精子的重要关口。女性生殖道中存在三道筛查精子的隘口，即宫颈、子宫和输卵管。英国一些学者在猩猩的精子顶体进行放射性标识，发现这些顶体整个获能过程需6小时，而最终完成是在输卵管内。精子从获能开始，即精子顶体酶被激活后，顶体活性维持时间不超过24小时，所以估计人类的精子顶体活性不会超过猩猩。输卵管内含有大量碳酸盐、碳酸脱氢酶和透明质酸酶，估计这些物质与精子的顶体反应中的驱散颗粒细胞有关。

排卵时输卵管系膜与输卵管卵巢韧带协同收缩，使伞端移向卵巢表面，以捕获排出的卵子，卵子周围的颗粒细胞具有黏着性，这对捕卵过程很重要。卵子受精后，胚卵就开始分裂并向子宫移行，于受精后第4天，分裂的胚卵发育至桑葚期进入子宫。早期胚卵的运送靠输卵管的蠕动、纤毛的运动和输卵管液的流动。因此，输卵管的功能在生育过程中也具有重要的作用。日本长田等的报道显示，输卵管性不孕占不孕症的29.9%，我国的资料也显示该比例在20.0%~32.8%之间，因此输卵管疾病日益受到重视。

（一）输卵管阻塞

1. 与避孕的关系

流行病学的调查表明，应用宫内避孕器引起盆腔炎的危险度为未用宫内避孕器的2.6倍。口服避孕药对盆腔有保护作用，它可促使宫颈黏液变稠，阻止和减少上行感染，但不能对非细菌感染，如病毒、衣原体等，有预防和治疗作用。

2. 与人工流产的关系

北京大学医学部在559例IVF-ET患者中，发现继发性不孕者218例，曾有宫内妊娠的103例，在这103例中有人工流产史者占73.8%。鞍山市医院报道人流术后不孕占继发性不孕的62.4%。双侧输卵管阻塞的危险随人流次数的增加而增加，尤其是宫颈曾有衣原体感染者，人流后发生盆腔炎的概率比无感染者高3~6倍，约有20%的感染者流产后并发盆腔感染，腹腔镜下输卵管外形正常，而宫腔内发生梗阻、输卵管卵巢包块、输卵管伞端黏连和输卵管积水等。

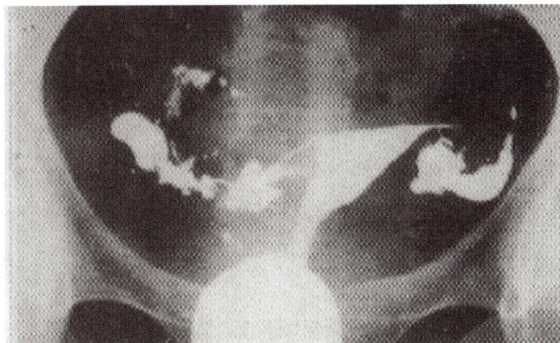

图8-10 双侧输卵管积水

表8-4 急性炎性包块与卵巢巧克力囊肿、卵巢囊肿蒂扭转、陈旧性宫外孕、阑尾周围脓肿鉴别

疾病	外形	边缘回声	囊壁回声	内部回声
输卵馆积脓	曲颈瓶状	欠光	厚	低回声，含大量分布不均点状回声
输卵管卵巢脓肿	圆形或肾形	粗糙不清	厚薄不均	不均质低回声，含不等量的沉积物
卵巢巧克力囊肿	圆形	光面清晰	厚	均匀，密集，粗，光点呈毛玻璃状，有的混有实性部分
卵巢囊肿蒂扭转	圆形	光	厚	无回声区内有局限性规则或不规则强光团
陈旧性宫外孕	不规则	不光、不整齐	不清	周围为实性回声，内有多个小而不等大的无回声，呈杂乱型回声
阑尾周围脓肿	不规则	不光、不整齐	不清	不均质低回声

3. 与日常生活的关系

近年来已很少在阴道常规涂片中发现正常的阴道杆菌，阴道pH值上升，这也提示正常的免疫机制已受到损害。究其原因，可能是与现代人过分洗涤阴道有关，而且滥用抗生素致使霉菌的感染概率增加。近几年，我们发现宫颈管内霉菌的检出率约为20%，而且不仅仅是过去常见的念珠菌，还有毛霉菌、皮炎癣菌和隐球菌。毛霉菌可直接进入周围毛细血管引起栓塞，一例中年女性外院诊断前庭大腺囊肿感染，静滴抗生素

2 天无效来诊，检查发现其右侧前庭大腺外口潮红、轻度水肿，腺体肿大如蚕豆，稍触痛，挤压有少许非脓性液体，涂片染色见大量毛霉菌菌丝及孢子，建议用中药坐浴三天后复查，霉菌消失，则病症痊愈。

4. 病原体的变化

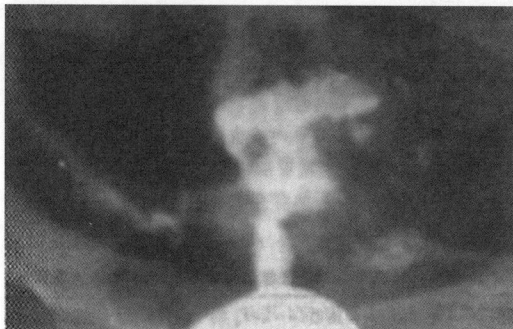

图 8 - 11　输卵管结核伴子宫内膜结核（子宫输卵管碘油造影）

过去常见的肠道细菌感染已明显减少，而非细菌感染近年来有明显增加的趋势。北欧报道，生殖道感染中沙眼衣原体（CT）感染占 90%；美国报道，估计每年新增加的衣原体感染病例在 400 万左右，男性尿道炎中，衣原体感染为淋菌感染的 3 倍。性生活频繁的妇女 CT 抗体阳性率在 20% ~ 40%，非妊娠妇女 CT 检出率为 3% ~ 5%，妊娠妇女 CT 检出率为 3% ~ 25%，继发性不孕妇女感染率为 10% ~ 78%。CT 感染无明显症状，感染病灶后呈纤维化，且反复迁延，可造成输卵管阻塞。

解脲支原体简称脲原体，在澳大利亚第三届世界生殖会议上，被认为是生殖道感染的主病原体，发病率在 46% 左右。我们在广东省妇幼保健院白云门诊中采用 7 日培养，阳性率达 43%。不论衣原体还是脲原体，过去都被称为大病毒，它们与病毒一样，是一团原生质，没有细胞形态，而且必须寄生在活体细胞中才可以生存，在精液中寄生在精子包膜下，或在生精细胞的胞浆、核内生长。在女性宫颈的柱状细胞中出现包涵体或空泡，我们发现不论是 CT 还是 UU 的阳性患者都可出现这种现象。我们利用这个指征判别治疗效果，男性需 8 周、女性需 4 周，这个现象 75% 可以消失，而且由于精子不再被吞噬，治疗后抗精子抗体也可以逐步自然消退。衣原体、脲原体以及病毒感染都可以通过性交相互传播，因此，易造成迁延、反复感染的情况。治疗时男方应该戴避孕套，避免相互之间继续传播，影响治疗效果。

（二）输卵管结核

输卵管结核感染后无明显症状，盆腔检查也无特殊发现。杨燕生报道，对 1 120 例不孕症患者做腹腔镜检查，确诊为输卵管结核的患者有 712 例，占 63.6%。由于患者没有及时就诊，因此发生输卵管阻塞，检查时输卵管已僵直，上皮破坏，已成为不可逆的输卵管阻塞。患不孕症并发有全身结核史者，在我国北方占半数。

北京大学医学部曾对 85 例不孕患者做腹腔镜检查，输卵管完全不能者中，盆腔结核占 75%，内膜异位症及非特异性盆炎各为 12.5%；通而不畅者中，上述三种情况各占 41.67%、33.33% 及 25%。根据不同的报道，结核引起的输卵管性不孕为 25.4% ~ 31.1%，因此，输卵管结核仍是不孕症的重要原因。

输卵管结核在腹腔镜下表现为输卵管僵直、呈结节状，部分可见乳酪样团块或腹膜有粒样结节。急性期表现为输卵管充血，浆膜表面粗糙，有白色细小纤维素渗出及大量粒状结节，黏连疏松并伴有浆液性腹水。慢性期，可出现管壁增厚、肿胀，间或周围有干酪样坏死物，输卵管和周围组织，如卵巢、肠管、大网膜及腹膜形成黏连性包块。黏连钙化期，出现输卵管僵化，被周围组织黏连固定，盆腔腹膜形成黏连包块。卵巢卵泡已不可见，有时输卵管伞端虽然暴露在腹腔内，碘油造影显示输卵管通畅，但因与卵巢黏连而被隔绝。盆腔呈多层次网状或条索状黏连，呈封闭或半封闭状态，黏连带上有见钙化点。最后输卵管硬化，峡部见串珠样变化，角部呈结节状。病理检查显示，有的有典型的结核肉芽肿，有的未见典型的结核结节，但管壁可见陈旧性玻璃样变，或干酪样坏死，宫腔内有干酪样物质。

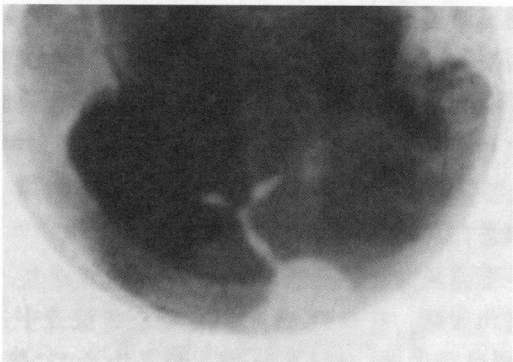

图 8 - 12　双子宫、单宫颈、双侧输卵管不通

（三）宫外孕术后

有二次宫外孕切除双侧输卵管要求的 IVF – ET 患者并不少，一般曾有一侧输卵管宫外孕者，对侧也常不通，特别是有腹腔出血或经手术治疗者。当切除输卵管时，应将输卵管全段切除，如留下一段则在 IVF – ET 时可能再次引起输卵管妊娠。

六、子宫疾病

（一）先天性子宫畸形

Jones 的统计资料显示，子宫畸形在 700 个妇女中就有 1 例，而子宫畸形的自然流产发生率比较高，其中双角子宫为 33.8%、单角子宫为 34.6%、纵隔子宫为 52.0%。诊断主要依靠腹腔镜来观察其外形，用碘油造影（HSG）或宫腔镜观察其内部结构。

在胎儿期母体接受乙烯雌酚（DES）治疗，胎儿暴露在 DES 环境中也易发生子宫畸形，在胎儿 9 周时，米勒氏管已具有 E_2 受体，胎儿在 DES 环境中就可能影响米勒氏管的发育，造成输卵管、子宫和阴道的畸形。267 例妊娠妇女曾在胚胎阶段服用 DES，她们的胎儿暴露在 DES 环境中。在这些胎儿成年后用碘油造影，发现 69% 的人子宫呈 T 形，角部狭窄，输卵管部位开始膨大，子宫下段也逐渐

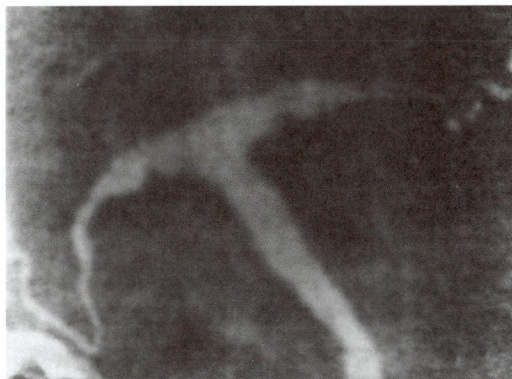

图 8 – 13　胚胎期暴露在 DES 环境中造成子宫畸形（子宫、输卵管碘油造影）

增大，边缘毛糙，提示有宫内黏连。美国曾有 200 万妇女在宫内妊娠期间暴露在 DES 环境中，她们的不孕率也明显高于其他未暴露者。

表 8 – 5　不孕症妇女在胚胎期胚胎暴露在 DES 环境内及未暴露者比较[*]

不孕类型	有暴露者（$n = 207$）	无暴露者（$n = 203$）
不孕症	92	45
原发不孕	69（33%）	28（14%）[**]
继发不孕	39（23%）	28（15%）[***]

[*] 16 例暴露妇女及 11 例未暴露妇女，既有原发不孕又有继发不孕。　　[**] P < 0.05　　[***] P < 0.05（引自 Senekjian EK, *Am J Obstet Gyneeol*, 1988：158, 493）

另外，先天性无子宫无阴道综合征（Mayer – Rokitansky – Kuster – Haser），患者表现为女性体型，染色体为 46，XX，表现为原发性无月经，检查显示无子宫，阴道短，有卵巢，能排卵，在 B 超下监测卵泡发育情况，可通过代孕 IVF – ET 获得后代，有的患者阴道过短，需进行成型手术。

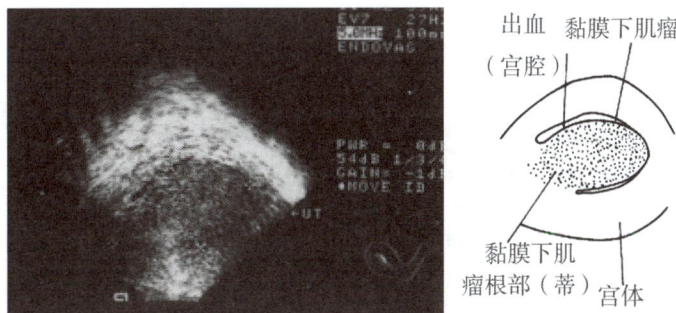

图 8 – 14　黏膜下子宫肌瘤声像及示意图

（二）子宫肌瘤

子宫肌瘤是盆腔内实质性肿瘤最常见的，发生在35岁以上的妇女身上的概率为20%，大多数没有临床症状，发展缓慢。黏膜下肌瘤易引起不孕症、流产、早产和胎位不正，偶见宫颈肌瘤使颈口移位。

（三）子宫内膜结核

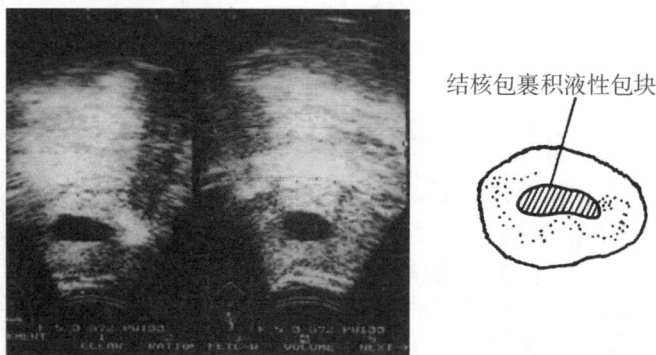

图8-15 结核性包裹性包块及示意图

在腹腔镜检查中发现子宫内膜结核者341例，同时做子宫内膜检查发现结核者70例，为20.5%。很多患者在内膜中只有分散的局部结核结节病灶，在增殖期特别是在内膜受高雌性激素刺激的阶段，较容易被发现。子宫结核来源于血或淋巴系统传播，也可能由腹膜直接传播。子宫内膜结核的无症状患者应采用抗结核治疗不少于2年。如病灶范围较大，病灶组织不能再生，局部形成疤痕、钙化或黏连，引起月经量减少和影响胚胎的发育与着床，可造成流产和不孕。

（四）子宫黏连（Intra – uterine Adhesions, IUAS）

子宫黏连一般发生在自然流产并刮宫或人工流产后4~6周，1~2次刮宫黏连的发生率约为16%，3次以上的发生率达32%。妊娠后的子宫或近期妊娠过的子宫受到损伤，是引起IUAS的主要原因。

黏连的病理表现主要有三种形式：

（1）多条黏连带从子宫前壁黏连到后壁，黏连带是一些无血液供应的纤维，可有白细胞浸润，但也可以包含一些内膜和肌肉组织，此类最为常见。

（2）黏连致密而血管丰富，肌肉也黏连。多见于子宫肌瘤术后或激光、电灼后，此类预后较差。

（3）内膜萎缩而发硬，不一定发生黏连，有的甚至伴有不同程度的侵入性腺肌症，预后最差。一次次的刮宫，新的黏连使原来薄的内膜带变为厚实的纤维带，把黏连限制在肌层，雌性激素不能进入内膜，从而使内膜发生萎缩而出现闭经。IUAS的发生一般与感染无关。产后第2~4周刮宫最易发生这种情况，特别是在哺乳的情况下，这个时期雌性激素低下而易造成内膜增殖延缓。

IUAS的临床表现不同，有的月经正常或闭经后对雌性、孕激素仍有出血反应；有的反复流产、早产及胎儿宫内死亡，这是因为宫腔缩小、内膜缺陷、宫肌纤维化而使子宫血流减少；有的植入性胎盘和前置胎盘的发生率增加。

继发性闭经，过去有刮宫史，对雌性激素、孕激素无出血反应者要考虑IUAS。宫腔镜和碘油造影可帮助明确诊断。

七、子宫内膜异位症（Endometriosis）

子宫内膜异位症是妇科的常见疾病，近年来发病率有增加趋势，这可能与晚婚、晚育有关。此外，近代诊断技术的发展有利于正确诊断。子宫内膜异位症是指子宫内膜的腺体及间质生长在子宫腔以外的部位，异位的内膜与在位的内膜同样受卵巢性激素的控制和影响发生周期性变化，出现增生期和分泌期的变化。异位的内膜在形态学上完全是良性，却与恶性肿瘤一样可以增生、浸润、扩散甚至经血管至远处播散转移，由此引发一系列的临床症状。

在 1860 年已经报道过子宫内膜异位症，但随后的 60 年里很少有人再对此症进行报道，直到 1927 年 Sampson 发表论文，提出内膜组织经由输卵管逆流进入腹腔的理论，此后子宫内膜异位症才逐渐引起许多学者的关注。近年来子宫内膜异位症的发病率明显升高，一是本症确实在增加，更重要的是人们对其的认识和警惕性提高了，检测手段的改进提高了诊断水平。我国自 20 世纪 80 年代以后，报道子宫内膜异位症的文献逐渐增加，涉及免疫、内分泌、不孕、急腹症以及药物和手术等各个方面，对内膜异位症的基础研究和临床治疗有了很大的进展，但也存在许多问题和难点，有待今后继续研究和解决。

（一）发病机制

子宫内膜异位症的病因及发病机制至今尚未查明，许多学者对其进行了广泛的探索，提出了许多推论与学说。

1. 子宫内膜种植学说

1921 年 Sampson 提出的经血逆流学说为许多人所接受，学者认为月经期间脱落的内膜碎片可经输卵管逆流进入腹腔，种植在卵巢表面或盆腔其他部位，并继续生长蔓延，形成异位病灶，许多动物试验也证明了此种可能。临床上在腹腔镜中观察到月经期间输卵管伞端有经血流出。阴道闭锁或有内膜功能的残角子宫的患者易并发子宫内膜异位，但此症仅在少数妇女中发生。

2. 体腔上皮化生学说

卵巢表面的生发上皮、盆腔腹膜等都是由体腔上皮分化而来的，具有高化生潜能，在反复经血逆流、炎症或长期持续的卵巢雌性激素刺激作用下，被激活而转化为子宫内膜，形成子宫内膜异位症。

3. 淋巴及静脉播散学说

远离盆腔部位的肺、胸膜、大腿等处偶可见子宫内膜异位病灶，有学者认为这是子宫内膜碎片通过淋巴或静脉播散的良性转移。即使是一般发生在卵巢上的子宫内膜异位症，也可解释为是由淋巴引流到卵巢的。

4. 黄素化未破裂卵泡综合征（LUFS）

LUFS 在解剖学上指有卵泡成熟而无卵泡排出，分泌期血清 P 值高的症状。北京大学医学部研究测定认为正常妇女排卵后腹腔液中 P 值，单排卵者为 326.9 ± 45.0nmol/L，双排卵者为 579.0 ± 273.8 nmol/L，而 LUFS 无排卵者仅 46.9 ± 27.3 nmol/L。正常妇女腹腔液中含有足够的 P，可使逆流的内膜组织蜕化成蜕膜细胞而消失，而 P 值不足时，逆流的内膜组织不能完全蜕化而残留下来，逐渐形成子宫内膜异位症。早期国外报道称 LUFS 在异位症中的并发率为 29%～79%，而近年来认为是 20%。

5. 遗传、免疫学说

许多妇女都有经血逆流到腹腔的情况，但并非都会发展成为子宫内膜异位症，因此可能有遗传或免疫因素的影响。Simpson 等报道子宫内膜异位症患者的直系亲属发病的危险度为 6.9%，而非直系人群为 1%。在临床中也可有母女、姐妹、表姐妹同患此病的案例。

许多学者从局部调控因子如免疫因子、内分泌因子、细胞因子、生长因子等多方面进行研究，发现在子宫内膜异位症患者的腹腔液中，巨噬细胞增多，白细胞介素（Interleukin，IL）的含量高于正常人。IL-1 是巨噬细胞分泌的产物，可诱导 T 细胞表达 IL-2，进而促进 T 细胞分化，增强杀伤细胞的杀伤活性；IL-6 可引起子宫内膜异位症的免疫和炎症调节系统紊乱；IL-8 可通过促进新生血管的形成，导致局部对子宫内膜种植的接受性提高；IL-10 可使患者自身抗体增高。由于子宫内膜异位症患者腹腔液中各种细胞因子水平的提高改变了细胞因子的结合、清除剂的代谢，而这些细胞因子的功能紊乱，促进了异位子宫内膜的增生及分化，导致子宫内膜异位症的发生。

目前多数学者认为，子宫内膜异位症的组织发生，很难以某种单一的学说进行解释，可能有多途径的起源。

（二）病理变化

子宫内膜异位症病理变化的主要特征是异位的内膜同样有周期性出血，从而引起周围组织的纤维化和疤痕。由于反复出血引起致密黏连，聚成大小不等的结节或包块。

1. 大体所见

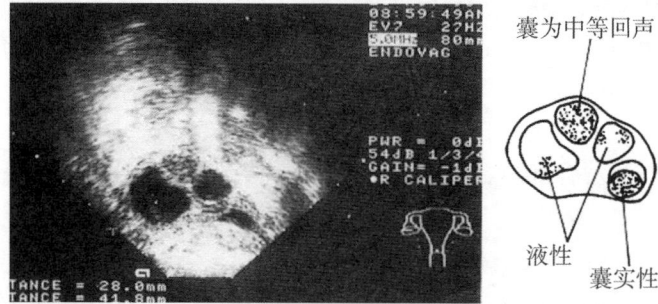

图 8-16　多囊肿型卵巢巧克力囊肿示意图

（1）约80%的子宫内膜异位症侵犯卵巢。经血从伞端逆流出来，首先与卵巢接触，而且卵巢的上皮特别活跃和敏感，一般为双侧。除了卵巢表面及皮质中出现紫褐色斑块或小泡外，卵巢内的异位组织因反复出血而形成单个或多个囊肿，表面呈紫蓝色或深褐色，囊肿直径自数毫米至25cm，内含棕红色黏稠的陈旧经血，故称巧克力囊肿。内膜反复出血导致囊内压力升高，囊壁出现小裂隙，微量血溢出，随即局部产生炎症反应和纤维化，使裂隙愈合并产生黏连。因此卵巢常与乙状结肠、子宫和阔韧带紧密相连，并固定于盆腔中不能移动。

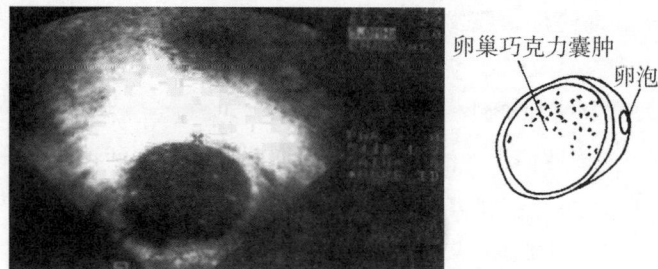

图 8-17　单囊肿型卵巢巧克力囊肿示意图

（2）输卵管与卵巢黏连时，输卵管蠕动受到限制，但伞端常通畅或部分通畅。偶然可见输卵管壁有结节性病灶阻塞管腔。

（3）子宫直肠窝是仅次于卵巢的病变部位，从输卵管逆流的经血由于重力关系必定沉积于腹腔最低处，因此子宫直肠窝也就成了子宫内膜异位症的高发部位。由于黏连以致直肠窝封闭或消失，病变常向两侧及后方浸润，种植于子宫骶骨韧带，形成多个结节，也可向下浸润直肠阴道隔。偶有广泛浸润宫骶韧带，包绕直肠，引起直肠狭窄。

（4）宫颈发生的子宫内膜异位症，表浅的可见到局部呈紫蓝色结节或肉芽突起，甚至有成串菩提状的肉芽组织。也有深入肌层的，偶有累及血管以致大量出血，需进行结扎止血。

（5）广泛的盆腔病变可能向前波及膀胱，则膀胱子宫反折腹膜消失，于子宫下段隆起肿块，使子宫固定。若侵犯输尿管则可引起输尿管狭窄。

其他远处转移则可产生各种不同的病理变化。

2. 镜下所见

典型的子宫内膜异位症应能在显微镜下见到内膜上皮、腺体和间质三种成分，但由于反复出血，典型的组织结构可能因被破坏而不能见到。由于周期性的内膜细胞脱落与出血，异位内膜囊肿增大，囊内压力增大，囊腔内膜往往被肉芽组织所代替，这种未找到内膜组织的"巧克力囊肿"占临床典型病例的1/3。镜下如看到含铁血黄素的巨噬细胞等出血证据，一般即可诊断为子宫内膜异位症。

3. 异位内膜与在位内膜的区别

已有学者对巧克力囊肿壁内膜的研究显示，异位内膜发育于在位内膜。研究显示，28例病例中异位内膜的发育大部分落后5～6天，而雌性激素受体与孕激素受体均低于在位内膜，异位内膜激素环境的变化使异位内膜的生物学特征不同于在位内膜。已知腹腔中的雌性激素、孕激素水平随着月经周期变化而变化，在增殖期与血流水平相仿或稍高，而排卵后雌性激素水平较血流高10倍，孕激素水平则高30倍。雌性激素对内膜有促进作用，并且正调节激素受体的增减，而孕激素大大高于雌性激素，却抑制内膜生长并可以使ER与PR合成下降。受体下降又进一步抑制高浓度雌性激素、孕激素发挥生物效应，使异位内膜发育受到影响。已有学者用电镜观察到异位内膜细胞内的线粒体和高尔基体发育差，提示细胞合成减少，这也提示异位内膜的生物学特性不同于在位内膜。

（三）临床表现

1. 痛经

痛经是子宫内膜异位症主要的临床症状之一。痛经常在经前开始，持续整个经期，有的还要延续到经期后几天才消失。月经后半期异位内膜增厚、充血，瘤体内压力增加，月经期经血聚集，囊壁承受压力突然增大，就会引起疼痛。痛经多呈进行性加重，疼痛部位多在下腹正中或偏向一侧。病变累及子宫直肠窝时，疼痛向直肠、会阴、腰背部或下腹部放射，严重时伴有恶心、呕吐、全身发冷、坐卧不安、疼痛难忍等症状。

痛经虽然是子宫内膜异位症的重要症状，国外报道却称其发生率仅为50%，国内近十几年来腹腔镜检查日益普遍，北京大学医学部曾对85例无主诉痛经而原因不明的不孕症患者进行腹腔镜检查，发现36例（42.4%）有子宫内膜异位症。痛经程度与病变位置有关，病灶在子宫直肠窝、宫骶韧带，仅有几个小结节或病灶位于深部致密组织时，常引起严重痛经，而病灶在卵巢时，即使大若拳头也不一定会痛经。

近年来对痛经的研究认为，经血和脱落的内膜组织含有高浓度的前列腺素（PGS），PGS具有强烈收缩平滑肌的作用，可引起痛经。有学者认为原发性痛经者经血中的PGS较正常人明显偏高，均有子宫内膜异位症的可能。临床上已发现不少青春期少女患痛经，其已被确诊为子宫内膜异位症。

2. 急腹痛

卵巢巧克力囊肿由于月经周期反复出血，囊壁呈纤维化增厚、粗糙，与宽韧带、子宫及附件黏连。由于囊壁厚薄不一，质脆而无弹性，当囊内压力增高时，内容物就可能从薄弱处穿破流出；压力降低后，破口自行修复，这些内容物刺激腹膜就可能引起急腹痛，当这些腹腔液被吸收，症状可自动缓解。但这些囊内物包含的异位内膜细胞也可能进一步扩散种植，引起更多的黏连，形成新的病灶。如果裂口较大，流出的量较多，产生较大的化学性腹膜炎症反应，就会有突发性下腹剧痛，腹痛时也可伴发恶心、呕吐和发热38℃左右，腹部有明显压痛、反跳痛及腹肌紧张等腹膜刺激征，因此常被误诊为阑尾炎、宫外孕、卵巢囊肿扭转以及黄体囊肿破裂等。患者虽然腹痛，但血压不下降，经过仔细询问，发现约有1/3的病人有类似腹痛的既往病史。检查宫颈有抬举痛，子宫后壁不平、宫旁有黏连性包块，但常因腹壁紧张，使检查结果不理想，若在子宫直肠窝及宫骶韧带，则摸到结节就可确诊。后穹窿穿刺抽出巧克力样液体。一旦确诊应立刻进行手术，分离黏连，清洗、切除病灶，以防止病情加重。

3. 性交痛

病变侵犯子宫直肠窝、宫骶韧带、阴道或性交碰到子宫内膜异位病灶时，常可引起疼痛，经期可有排便疼痛。

4. 月经失调

子宫内膜异位症常合并子宫肌瘤或子宫腺肌瘤，以致月经量过多或经期延长。如宫颈有表浅子宫内膜异位病灶可表现为月经前后有少量出血。

5. 发热

盆腔子宫内膜异位症可以有周期性低热，多于月经后出现，这可能与血液吸收有关。

（四）体征

典型的子宫内膜异位症表现为子宫后倾后屈、黏连固定。若合并子宫肌瘤或子宫腺肌瘤，则有不同程度的增大，而一侧或两侧能摸到囊性、光滑、厚壁的肿物，固定于盆腔或与子宫黏连在一起并有触痛。子宫直肠窝的结节是子宫内膜异位症最有代表性的体征，结节如米粒或黄豆大小，随子宫移动，触痛明显，位于子宫后壁、宫骶韧带或后穹窿位置。若是轻症病人，即使有经验的医生也可能检查不到阳性体征。而在腹腔镜的强光下仔细察看，才发现数粒蓝褐色斑点。有时 B 超发现巧克力囊肿大至 7～8cm，而妇检却查不到囊性肿块，这是由于附件区大片增厚的黏连掩盖了囊肿的边缘。病史有可疑时，即使子宫活动度好的病人，也必须做三合检查，触到痛性而硬实的结节，对子宫内膜异位症的诊断具有决定性意义。

（五）子宫内膜异位症与不育的关系

随着对子宫内膜异位症诊断水平的提高和该症发病率的日益增高，其与不孕症的关系也日益引起许多学者的关注。50%～60% 的子宫内膜异位症患者伴有不孕症。北京大学医学部曾对原因不明的 85 例不孕症患者进行腹腔镜检查，发现 36 例为子宫内膜异位症，占 42.4%。子宫内膜异位症患者不孕的概率为正常人的 20 倍。但子宫内膜异位症特别是轻症患者不孕的确切病因目前仍不十分清楚，许多学者从各个方面进行了研究，但目前尚难用某种机制来阐明。估计子宫内膜异位症导致不孕是多方面因素相互影响的结果。

1. 输卵管的功能

重度子宫内膜异位症患者的巧克力囊肿致使输卵管与卵巢之间的解剖关系改变，干扰伞端纤毛运动及输卵管的蠕动，影响拾卵的机制及卵子的输送，这个机制已为大多数人所接受。北京大学医学部对 36 例异位症患者在腹腔镜下做美蓝通液术，发现输卵管不通者仅有两例。当有大的卵巢巧克力囊肿及黏连存在时，阻塞首先发生在输卵管远端，近端阻塞多与输卵管宫腔内或浆膜下广泛出现的子宫内膜异位症有关。

Suginami 描述了在腹腔镜下通液，有 17.5% 的病人的伞端纤毛上覆盖着一层膨胀的膜，去除这层膜可以提高受孕率。

2. 卵巢功能的变化

卵巢是子宫内膜异位症的高发部位，这与卵巢组织的易感性有关，而且卵巢紧邻输卵管伞端，种植的机会最大，从而导致卵巢功能紊乱。Pounberg 等报道称，子宫内膜异位症妇女卵泡期泡膜细胞内缺乏 LH 受体，而且与病变程度呈平行关系。LH 受体浓度下降，使 LH 功能减弱，从而导致激素的合成及排卵发生障碍，并导致黄体发育不全，引发黄体功能缺陷，黄体期多数短至 8～11 天。Muse 等认为子宫内膜异位症患者常患有高泌乳素血症，泌乳素增高常可抑制促性腺激素的分泌，而干扰正常的卵巢功能，导致 LUFS 和前列腺素 PGS 升高，影响卵泡的生长和排卵。

3. 宫腔内环境的变化

近年来子宫内膜异位症患者宫内环境的变化，逐渐为学者们所关注。Li 等报道患子宫内膜异位症并伴有不孕者，黄体期子宫内膜发育迟缓的发生率为 14%，比正常对照组的 4% 有明显升高。Fedele 研究报道，子宫内膜异位症患者的子宫内膜显微结构异常，通过电镜进行组织学检查，发现异位症患者内膜表皮细胞异常的发生率为 77%，与正常的 10% 有显著差异，而腺上皮细胞和间质细胞的分裂相、基底空泡细胞和纤毛细胞均显著减少。巨噬细胞增加，巨噬细胞分泌的白介素 -1 增加，白介素 -1 可降低内膜细胞的糖原合成，破坏胚胎植入前后的内膜环境。另有报道称，黄体期宫腔液中的孕激素和蛋白酶抑制物的水平较低，因此可能改变宫内蛋白质的合成和分解，不利于胚胎的植入和发育。

4. 前列腺素的变化

前列腺素对女性生殖系统有多种影响。子宫内膜异位症患者的腹腔液中含有高浓度前列腺素，这些前列腺素可能来自异位内膜、巨噬细胞和腹膜反应。

5. 自身免疫

子宫内膜异位症的患者被发现其细胞和体液免疫均有异常，其巨噬细胞多为大巨噬细胞，这是自身免疫的表现。Muthur 等的研究证实，在子宫内膜异位症妇女的血清及阴道分泌物中存在抗内膜抗体及抗卵巢抗体。这些抗体的存在不仅可以影响卵子的着床，也可影响排卵及黄体功能，因此估计它与发病有关。许多学者认为多种免疫指标检测可作为诊断的参考依据。

（1）腹腔液中巨噬细胞数量增加，活力增加。

（2）腹腔液中 IgA、IgG 水平升高，淋巴细胞明显增加，而且 Th/T_3 比值上升。血清及腹水中 C_3、C_4 水平上升。

（3）腹腔液中的白介素含量均高于正常人，包括 IL-1、IL-2、IL-6、IL-8 和 IL-10，并随病情发展而增高。

（六）诊断与鉴别诊断

1. 诊断

子宫内膜异位症的诊断主要依据症状和体征的结果来判断，如有进行性痛经，妇检时摸到子宫固定、宫旁肿块、子宫后壁有触痛结节等就可初步诊断。1977 年 Ingersoll 曾报道术前诊断率称，有经验的医生的诊断率大约在 75%，而经验不足的医生的诊断率只有 20%。差别如此之大的原因主要是后者对本病的认识不足，实际上子宫内膜异位症并不都有痛经；而对于盆腔包块，只能依赖 B 超的诊断，但 B 超很难区别巧克力囊肿和囊性畸胎瘤，而临床医师并未查清其是否有黏连、活动差、压痛等情况，尤其是在没有进行三合检查，没有摸到子宫后壁和宫骶韧带的痛性结节的情况下，很难作出正确的诊断。

应该认识到子宫内膜异位症已经是常见的多发病。凡遇到不孕、痛经、性交痛、下腹痛的病人都应该想到子宫内膜异位症的可能，要系统详细地了解其病史，注意发病的高危因素，如月经初潮早、周期短、经期长，原发性痛经，经期剧烈运动以及家族史等。痛经有进行性加重，疼痛向肛门、会阴放射，盆腔检查子宫后壁、宫骶韧带或子宫直肠窝有触痛小结节，则临床诊断基本可以确定。

有些病例中，无特殊病史、无明显症状和体征的不孕患者，临床上确定诊断仍有困难，则需有其他辅助诊断。

（1）腹腔镜检查：此项检查是目前诊断子宫内膜异位症最可靠的方法，特别是对盆腔检查和 B 超检查无阳性结果的不孕或腹痛患者，更是唯一手段。腹腔镜可以直接窥视盆腔中子宫内膜异位症的病灶的典型外观；对可疑病灶进行活检，即可确诊；对病变的分布、大小可全面观察，可对本病作出正确的分期，决定治疗方案。在治疗中重复检查，可了解病变消退及分期、评价疗效进而修正治疗方案。

腹腔镜下子宫内膜异位的病灶的外观多种多样、颜色各异。一个患者可以同时有不同颜色的病灶，白色斑块多由瘢痕组织形成，其中含有少量散在的腺体和间质组织；红色息肉状病灶则多为原位的内膜组织形态；清亮病灶为腺体或扩张的腺体；黑棕色病灶多为出血或组织坏死；深黄或棕黄色病灶则为铁血黄素沉着。异位内膜侵害腹膜造成深部组织破坏，表面会出现皱缩而呈腹膜缺陷，Chatman 等在 1 118 例子宫内膜异位症患者的腹腔镜检查中发现腹膜缺陷占 27%。

在不同病灶中测定前列腺素含量，红色病灶 2 倍于棕色病灶，棕色病灶 2 倍于黑色病灶，故红色病灶活性最高，黑色病灶活性最低。腹腔镜下所见的巧克力囊肿，囊壁厚，表面呈蓝白色或隐约见咖啡色，常见咖啡色斑块，与周围组织黏连，如囊肿表面光滑、活动度好、无黏连，不能排除子宫内膜异位症的可能，可进行穿刺，抽出液若咖啡色即了诊断确立。

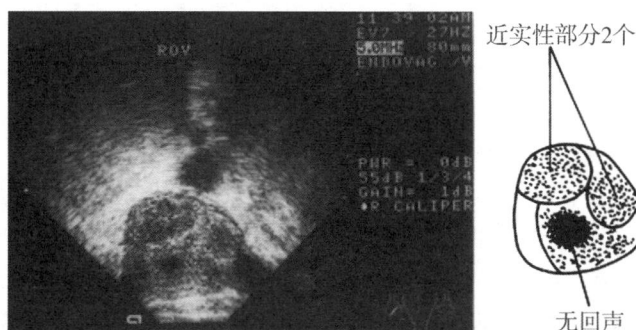

图 8-18　卵巢子宫内膜异位囊肿实体型声像及示意图

（2）B 超检查：这也是辅助诊断的有效方法，主要用于观察内膜异位囊肿的位置、大小、形状以及未被摸到的小包块。B 超显示的卵巢子宫内膜异位囊肿，囊壁较厚且边缘粗糙，尤其是与周围黏连较多时，边缘模糊不清，囊肿内见颗粒细小的回声，这是囊内液体浓稠的表现，但对子宫内膜异位病灶并无特异性，而且需与畸胎瘤、附件炎症肿块、陈旧性宫外孕进行鉴别。超声检查无痛、无创伤，易被病人所接受。

（3）CA125 测定：多年来研究的 CA125 抗原测定是鉴别卵巢上皮癌有用的标识物，它在内膜中高度表达。国内外已有许多将 CA125 测定应用于检测子宫内膜异位症的例子。CA125 水平在子宫内膜异位症中高低，与疾病的轻重和治疗反应相关。1989 年协和医院报道，正常妇女的 CA125 测定均 <35U/mL，ER 100 例子宫内膜异位症 94% 均 >35U/mL，尤其是中、重度患者阳性率为 100%，因此 CA125 测定也可用于其他良性非子宫内膜异位囊肿的鉴别。30 例子宫内膜异位症患者手术前后的 CA125 测定显示，90% 的结果与病情相符。但 CA125 的升高也与早期妊娠、急性盆腔炎、子宫肌瘤、月经期有关，因此作为筛查的特异性不高。

（4）盆腔 X 射线检查：包括气腹造影、碘油造影及双重造影，尤其是双重造影，它既能显示宫腔及输卵管，也可反映盆腔黏连及卵巢肿块，但对确诊意义不大。核磁共振对腹膜外病变很有意义，但对盆腔广泛性病变的敏感性并不高。

2. 鉴别诊断

（1）卵巢巧克力囊肿、卵巢良性囊肿及子宫肌瘤：卵巢良性囊肿如畸胎瘤与巧克力囊肿在 B 超下有时难以区别，需要依靠临床表现进行区别。卵巢良性囊肿无症状，不影响生育，无痛经，表面光滑，轮廓清楚，活动度良好。子宫内膜异位常会引起黏连，若与子宫黏连在一块，盆腔检查时常因分不出子宫与内膜而导致误诊。子宫肌瘤活动度好，无触痛，表面光滑，但应注意子宫肌瘤并发子宫内膜异位症。

（2）子宫直肠窝的结节与恶性肿瘤。

（3）卵巢癌：二者都有固定包块与子宫直肠窝种植的结节。但卵巢癌不伴发痛经与下坠感，晚期卵巢癌压迫盆底神经时可有下腹和腰骶部胀痛，但包块无触痛。一般情况下，常有腹水。诊断不明确时应尽早剖腹探查。

（4）结肠癌：子宫内膜异位症可蔓延到直肠，引起肠道狭窄及便血等症状，故需与结肠癌进行鉴别，结肠癌原发于肠黏膜，放射线、钡剂灌肠和肠镜检查即可鉴别。

表 8-6　急性炎性包块与卵巢巧克力囊肿、卵巢囊肿蒂扭转、陈旧性宫外孕、阑尾周围脓肿鉴别

疾病	外形	边缘回声	囊壁回声	内部回声
输卵管积脓	曲颈瓶状	欠光	厚	低回声，含大量分布不均点状回声
输卵管卵巢脓肿	圆形或肾形	粗糙不清	厚薄不均	不均质低回声，含不等量的沉积物
卵巢巧克力囊肿	圆形	光面清晰	厚	均匀、密集、粗、光点呈毛玻璃状，有的混有实性部分
卵巢囊肿蒂扭转	圆形	光	厚	无回声区内有局限性规则或不规则强光团
陈旧性宫外孕	不规则	不光、不整齐	不清	周围为实性回声，内有多个小而不等大的无回声，呈杂乱型回声
阑尾周围脓肿	不规则	不光、不整齐	不清	不均质低回声

（5）盆腔黏连与盆腔炎症。

盆腔炎症可有继发不孕、腹痛、痛经及月经紊乱等症状，二者易发生混淆，盆腔炎症引起的腹痛不仅限于经期，平时也常有隐痛，并常有急性发作，抗炎症治疗后，症状一般可以减轻。结核性盆腔炎症可导致经血量减少甚至闭经，患者一般都有其他器官的结核病史，或可检出其他器官的结核病灶，子宫直肠窝可摸到不规则的结节，附件也可摸到包块。盆腔 X 光检查包块，内有钙化，提示可能为结核病灶，碘油造影可显示输卵管有特殊表现，结核菌素试验、血沉、内膜活检都有助于鉴别。子宫内膜异位症的触痛结节在经期及经期后可增大，通过腹腔镜活检可明确诊断。

3. 分期

子宫内膜异位症虽是良性疾病，但它与肿瘤一样，可局部浸润、转移，侵犯盆腔内外的其他脏器。以往各个学者对本病治疗后妊娠率的说法差别甚大，根据各组选择病例的轻重不同而不同。因此需要有一个统一的分期法，以便对不同时期采取不同的治疗。1973 年 Acosta 在腹腔镜检查的基础上提出子宫内膜异位症的分期，这种分期简单但较含糊。1979 年美国生育协会（American Fertility Society，AFS）制定了一种评分方法，称为 AFS 评分法，1985 年再次进行修订，即 RAFS 评分法。目前，世界大部分国家或地区都使用 RAFS 评分法，1998 年在加拿大召开的第六届世界子宫内膜异位症研讨会上，已有学者指出 RAFS 评分法在多年使用中出现的缺陷，希望再次修订新的标准。

（七）内膜异位症的预防和治疗

1. 预防

子宫内膜异位症的发病机制复杂，难以完全防止，从预防的角度应注意：

（1）经期避免过强的劳动、体育、舞蹈，避免妇检挤压子宫，避免性交，以减少经血逆流。

（2）及早纠正生殖道畸形如阴道隔膜、处女膜闭锁、残角子宫、宫颈闭锁及子宫颈管闭锁等引起的经血潴留。

（3）经期、经前或刮宫术后，当月不要进行输卵管造影、通液或通气试验，以免将内膜碎片推入腹腔。

（4）宫颈电烙、冷冻、激光、微波、锥切等手术，均应在行经后短期内进行，以免下次月经来潮时，将内膜碎片种植在未愈合的创面上。

（5）切开子宫，特别是中孕期的剖宫取胎术，均应用纱布垫保护好切口周围及术野，关腹前用生理盐水冲洗腹腔，关闭腹膜后冲洗腹壁切口。

（6）宣传避孕的正确方法，避免意外妊娠，避免和减少人工流产。人工流产时要避免负压突然降低，以防蜕膜碎片倒流入腹腔。输卵管结扎可防止经血逆流，也可起到预防子宫内膜异位症的作用。

2. 治疗

子宫内膜异位症患者往往是因痛经与不孕来门诊求治的，治疗的目的主要是缓解疼痛，去除或减少病灶，恢复盆腔正常，改善生育功能。应根据患者的年龄、生育要求、症状轻重程度以及病变部位、范围，全面进行考虑，以达到治疗的目的。

（1）期待疗法：对于病变小、症状轻微的患者，应定期随访。若经期痛经可对症治疗，给予消炎痛、阿司匹林等止痛药，对年轻的轻微患者，进行一般的不孕检查和治疗，改善其排卵功能，子宫内膜异位症患者可能有其他的不孕因素，叮嘱患者在排卵期前进行较密性交，随访 1 年，约有半数妊娠。有研究认为，期待疗法与药物加手术治疗的效果相当。期待疗法的优点是节约费用，而且没有损伤组织的危险，也可避免药物的不良反应和引起不排卵的后果；其不利在于未对病灶进行特殊处理，如果随访期间未获妊娠，多数病人的疾病可能会恶化。现在多主张用腹腔镜检查确诊后，尽可能切除病灶，分离输卵管、卵巢的黏连，以促使尽早受孕。妊娠期间由于内分泌的变化，病灶将萎缩坏死，分娩后症状也可能得到自然缓解。近绝经期妇女，如能忍受疼痛，直到卵巢激素自然衰退，症状也可改善。

（2）药物疗法：子宫内膜异位症的发生、发展及消散均受内分泌的控制，异位内膜仍能在卵巢激素作用下增殖、出血，多数异位内膜含有 ER 和 PR，雌性激素在依赖疾病妊娠与闭经两种生理状态下，低雌激素水平引起内膜萎缩，而高孕激素水平则引起内膜蜕膜样变和萎缩。目前药物作用的目的就是通过模仿这二种状态来抑制异位内膜的生长，甚至促使其消退。药物治疗只能暂时抑制病情，停药后会有复发。

（3）假孕疗法：由于妊娠对子宫内膜异位症具有有利影响，因此很早就有人提出用孕激素治疗的设想。1959 年 Kistner 首先使用较大量的避孕药来治疗子宫内膜异位症，并获得了成功，避孕药中含有雌性激素与孕激素，避免单纯使用孕激素引起突破性出血而影响治疗。避孕药周期性给药，对内膜抑制不彻底，疗效差，停止用药后很快复发，故宜持续不间断用药。每天用炔诺酮 5mg、炔雌醇 0.05mg，如出现出血加大炔雌醇，一般给药6～12个月，相当于一个足月妊娠期。目前已有多种高效、长效药物配方可供患者使用。

在治疗初期，因药物刺激内膜引起充血，有的病情会有暂时性加重，但若坚持治疗，内膜坏死和吸收阶段的症状将逐步消失。不良反应为突破性出血、恶心、乳房胀痛、水潴留引起体重增加。停药后4～6周恢复排卵。通过治疗，病灶缩小，症状得以缓解，但不能根治。近期疗效为70%～80%，受孕率为20%～40%，复发率在68%左右。

（4）假绝经疗法：它通过抑制丘脑下部分泌GnRH，使垂体分泌FSH、LH减少，卵巢停止排卵，性激素低下，出现内膜萎缩而闭经。

①达那唑（Danazol）是一种人工合成的17α-乙炔睾酮，与雄性激素结合蛋白有亲和力，可使游离雄性激素与受体结合，所以有男性化倾向。常用量为400～800mg，分2～4次服用。从月经第一天开始，连续服用6个月，停药数周可恢复排卵。治疗后症状缓解率达90%，体征改善率在70%以上，妊娠率为25%，复发率为30%。不良反应主要有ALT上升、体重增加、痤疮、多毛、音调低沉、潮热、乳房缩小等男性症状出现。由于这些症状令人烦恼，约有10%的病人会自动停药。

②内美通（Nemestran，r2323）是一种新合成的19-去甲睾酮衍生物，20世纪80年代开始用于子宫内膜异位症的治疗，具有很强的抗孕激素活性和中度抗雌激素作用。它可抑制垂体分泌FSH与LH进而抑制排卵，使体内的雌性激素和孕激素下降而闭经；异位内膜萎缩、退化。用法：每次205mg，每周两次，自月经第一天开始，6个月为一疗程。治疗最初偶有少量出血，必要时可加服一粒，停药后约3周，月经恢复。北京大学医学部使用国产内美通治疗子宫内膜异位症20例，按RAFS分类，I期6例、Ⅱ期1例、Ⅲ期6例、Ⅳ期7例。用药6个月后，症状显著改善率为86.7%，中度改善率为13.3%，体征改善率为66.7%，不良反应发生率为66.6%。不良反应主要为体重增加、痤疮、头痛、恶心、性欲减退、ALT升高。使用联苯双酯保肝，未停止治疗，ALT升高，停药2周后恢复正常。用药期间总胆固醇下降，但仍在正常值以内，血压、肾功能均无变化，肝功能影响也较达那唑轻。此药服用简便，易为病人所接受。

③棉酚是从棉籽中提取出来的一种双醛化合物，最初用于男性避孕，后来发现其有抑制卵巢和子宫内膜的作用，试用于治疗子宫内膜异位症。用法：口服醋酸棉酚，每天20mg，2个月后减为每周2次，每次20mg，6～8个月为一疗程。治疗后近期效果，闭经为62.3%，痛经减轻有效率为94.8%，异位结节触痛减轻率为91%，结节不同程度减少率为76.5%，子宫缩小率为84.7%，80%的病人在停药后半年内恢复月经。不良反应有恶心、食欲不振、心慌、水肿、乏力、潮热等。棉酚有排钾的作用，服药期间应定期检查肝功能和补钾。

（5）药物切除卵巢：丘脑下部的弓状体合成促性腺激素释放激素（GnRH，也称LHRH），接受中枢神经介质的刺激或卵巢激素反馈刺激脉冲式分泌GnRH，经门脉循环进入垂体前叶，促进FSH与LH的合成与分泌，促性腺激素经血循环进入卵巢，促进卵巢激素的合成与分泌，并促进卵泡的发育成熟。

当外源性、大剂量、持续的GnRH进入血循环，卵巢中的GnRH受体被这些外来激素占满和耗尽时，对卵巢产生调降作用，即促性腺激素和卵巢的性腺激素下降而导致闭经。

现已知GnRH是一种十个氨基酸的结构，并已在1978年人工合成成功。有的人工合成GnRH效果超过天然GnRH几十倍甚至上百倍。

1982年Meldrum等首先用GnRH治疗子宫内膜异位症5例，每日皮下注射给药，28天治疗结束时血清雌激素水平已降至阉割水平，故称之为"药物切除卵巢"。以后陆续有许多学者使用GnRH治疗子宫内膜异位症成功的报道。

北京大学医学部大1987至1993年用人工合成的GnRH（GnRH-a）治疗子宫内膜异位症60例，全部经腹腔镜或剖腹确诊。按RAFS分期，Ⅰ期1例、Ⅱ期5例、Ⅲ期10例、Ⅳ期44例。其中年龄为28～42岁，平均年龄为33.7岁，其中24例伴有不孕，使用上海生化研究所生产的9肽D-丙氨酸，每12小时皮下注射200μg，连续6个月。用药后痛经、小腹痛、性交疼痛、低热、便血等症状迅速消失，用药结束前盆腔触痛和后穹窿紫点消失，巧克力囊肿及附件增厚区缩小或消失。不良反应为低热、阴道干燥、性欲低下、情绪波动、胃肠不适和头晕头痛等，但均在病人的忍受范围内。59例病人于停药后34～72天恢复月经，另1例月经未来，已怀孕。

目前世界上各种合成的GnRH已近2 000种，并已有长效释控剂，每4周用药1次，6个月为一疗程。

常用有戈舍瑞林（Goserelin）、诺雷德（Zoladex），每支 3.6mg，供皮下注射，醋酸亮丙瑞林（Leuprorelin）每支 3.75mg，供肌肉注射，曲普瑞林（Triptorelin，De‐capeptyl CR）每支 3.75mg，供皮下或肌肉注射，国外还有喷鼻用药如 Nafarelin、Buserelin 等，一天 3 次，每次 200～400μg。

（6）RU486 米非司酮（Mifepristone）是 19‐去甲类固酮炔诺酮的衍化物。与孕激素受体有很强的亲和力，具有抗孕激素和抗糖皮质激素的活性，有研究称米非司酮可干扰内膜完整性和抗排卵，因此可用于有症状的子宫内膜异位症。剂量为 50mg/d，6 个月为一疗程。治疗一个月内，60% 的症状明显改善，治疗结束腹腔镜复查，RAFS 评分明显减少。停药 20～36 天恢复月经，不良反应少。

（7）手术治疗。

手术可以在直视下基本明确内膜异位的病灶性质、范围，从而采取相应的手术治疗。手术治疗疗程短，解除症状和促进生育的效果较好，所以是治疗子宫内膜异位症的主要措施。尤其是对重度患者，比如病灶累及范围大、黏连紧密、巧克力囊肿较大而药物治疗无效者，手术是重要的治疗方法。

①保留生育功能手术：手术包括烧灼、切除可见的异位病灶，分离黏连，剥除或切除巧克力囊肿，输卵管通液术等都可在腹腔镜或剖腹手术中完成。目前腹腔镜技术的普及和发展，使得绝大多数子宫内膜异位症的治疗都可由腹腔镜完成。腹腔镜可以使检查、诊断和治疗同时完成。术后巧克力囊肿的复发率为 10%～20%，术后一年的妊娠率为 34%～75%，而且多数患者在术后半年妊娠。

②保留卵巢功能手术：此手术适用于 45 岁以下无生育要求的病人。切除盆腔内病灶并切除子宫，以杜绝子宫内膜再次逆流和蔓延的可能，但需保留正常组织的卵巢，最少为一侧或部分卵巢，卵巢即使保留 1/10 也足以维持功能。上海医科大学手术治疗子宫内膜异位症 443 例，其中 48 例采用保留卵巢功能手术，术后复发率为 3%～4%，24% 出现绝经期综合征。北京协和医院保留卵巢手术 84 例，随访 58 例，复发率为 24.1%，其中切除子宫 51 例，复发率为 19.6%，而未切除子宫 7 例，复发率为 57.1%，说明不考虑生育，为减少复发，还是切除子宫为宜。

③根治手术：即切除子宫、双侧附件及所有病灶。此手术适用于 45 岁以上近绝经期的重症患者。当卵巢切除后，即使留下部分病灶，其也将自行萎缩而消失，术后均无复发。对重症 35 岁左右而药物治疗无效者也可根治，术后可用性激素替代治疗绝经期综合征。

子宫内膜异位症虽属良性疾病，但它具有浸润、转移等肿瘤的特征，无论与周围组织发生黏连还是病灶的浸润都可能造成周围器官的损害，尤其手术时可能造成器官的损害、坏死、阻塞或形成瘘管。若术前估计手术治疗较为困难，应先用药物治疗 3～4 个月，改善局部血循环，松解局部黏连，术后继续给药，共 6 个月。如果手术时发现不可能切除所有病灶，术后用 GnRH‐a 治疗是必要的。

子宫黏膜下肌瘤症合并不孕，尤其是重症子宫内膜异位症合并不孕的患者，北京大学医学部有 6 例，Ⅳ期患者有单侧或双侧直径为 5～8cm 的巧克力囊肿，经手术加 GnRH‐a 治疗后，4 例妊娠，明显高于单纯采用药物治疗的效果。对年龄较大的重症患者以及输卵管明显病变或阻塞者建议采取体外受精或胚胎移植的方法。

八、子宫腺肌病（Adenomyosis）

该病是指子宫内膜侵入子宫肌层的一种良性病变。它与子宫内膜异位症在病理变化上虽然有些相似，但在发病机制、临床表现及对孕激素的反应等均有不同。本病多发生在 30～50 岁的产妇身上，约有半数并发子宫肌瘤，约有 15% 并发盆腔子宫内膜异位症。1972 年 Bird 报道，在子宫切除的标本中子宫内膜异位症的发病率为 38.5%。1977 年 Green 报道，尸检中发病率为 50%～60%。此常因没有典型症状而漏诊。

1. 病因

子宫腺肌病的标本切片中常可见到正常在位的子宫内膜与深层或浅层的异位内膜相连，因此，一般认为子宫腺肌病是子宫内膜基底层直接向肌层浸润，在肌层中生长。

正常情况下，子宫肌层与内膜基底层之间没有黏膜下层，但可能具有某

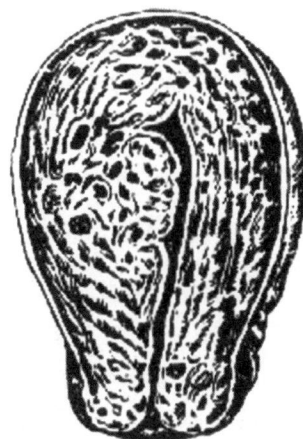

图 8‐19　子宫腺肌病

种因素使内膜不向肌层生长。当某些因素如损伤、炎症、多次妊娠分娩的刺激或刮宫等引起子宫壁的损伤，而使内膜向肌层生长，或高雌激素的刺激，使内膜过度生长，助长其向肌层扩散。某些导致经血排出不畅的疾病如残角子宫、宫颈闭锁、阴道闭锁、宫腔黏连等，因宫腔压力增大，致使内膜向肌层挤压。也有人认为少数位于深层的病灶是经血经淋巴管或血管扩散形成的。

2. 病理变化

（1）大体所见：子宫腺肌病是子宫内膜在肌层内呈弥漫性浸润生长，刺激周围平滑肌与纤维组织增生，使子宫均匀增大且质地较硬，子宫增大一般不超过妊娠3个月大小，子宫过大往往并发子宫肌瘤。偶见子宫为正常大小或小于正常大小的绝经期后的患者，剖开其子宫壁，可见肌壁明显增厚且硬，肌壁剖面遍布漩涡状结构，夹有纤维条纹。肉眼可见肌壁层有多个微小囊腔或空隙，一般直径多在5mm以内，其内常有暗红色或紫褐色的陈旧血液（见图8-19），由于囊腔周围组织致密，虽然囊腔不大，却可引起严重的痛经。由于局部漩涡肌束增生，形成结节或团块，子宫表面呈不规则突起。这些团块或肌瘤样结节与肌瘤的不同之处在于没有包膜，故难以剥离。

（2）镜下所见：镜下见肌层内有呈岛状分布的子宫内膜与间质，周围的平滑肌与纤维组织有不同程度的增生，但异位内膜必须距离正常内膜基底层一个低倍视野以上，才能诊断为本病。Emge统计的文献显示，异位内膜多数呈增殖期变化，分泌期变化的仅占15%～20%，而且分泌期变化不典型或较差，一般认为异位内膜的与内膜基底细胞一样，是一种不成熟的细胞，尤其是对孕激素不敏感，这就是子宫腺肌病患者对孕激素治疗不满意的原因。

3. 临床表现

约25%的子宫腺肌病患者无症状，本病的常见症状有：

（1）痛经：多为继发性、进行性加重，痛经的程度与内膜浸润的大小和深度成正比。

（2）月经失调：主要表现为月经过多与经期延长。月经量多与异位内膜的严重程度有关，也与子宫增大有关，而且子宫壁的纤维增多会影响子宫收缩的止血作用。

（3）子宫增大：子宫均匀增大呈球形，质硬，有时有压痛。月经期子宫增大而较柔软，压痛较平时明显，月经后又复原，这种子宫随月经周期的变化而改变大小的现象，对诊断本病有意义。继发性痛经、月经量多和子宫增大是子宫腺肌病的三大典型症状。

4. 诊断

根据典型的症状和体征，子宫腺肌病的诊断并不困难。凡35岁以上妇女，月经量增多，经期延长，继发性痛经逐渐加重，检查发现子宫增大且质地较硬，月经前后其大小有变化，则应考虑病人患有子宫腺肌病的可能。病人无明显症状常易误诊。

B超检查可能见到肌层有不规则光点，但易与子宫肌瘤图像混淆。彩色多普勒对两者的鉴别诊断有较大的帮助，子宫腺肌病周围不显示环状血管，病变部位内彩色分布稀少。

5. 治疗

手术切除子宫是子宫腺肌病的主要治疗方法，对近绝经期妇女应用甲基睾酮，每日10mg，可减少充血，使月经量减少、痛经减轻，这不失为保守治疗的手段。近年来逐渐有用GnRH-a治疗的个案报道，曾报道一例已用剖腹探查，确诊为子宫腺肌病的19岁妇女病例。应用GnRH-a间断治疗5个疗程，历经4年，停药后妊娠。

九、宫颈疾病

月经中期排卵前，宫颈黏液在雌性激素作用下，宫颈腺细胞分泌微碱性、稀薄、不含细胞的黏稠液体，这些液体由许多单独黏液丝组成，丝之间具有许多刚容精子通过的间隙，活动良好的精子可以沿着这些间隙迅速进入到宫颈，避免阴道酸性环境的影响。因此，宫颈黏液既是精子朝向子宫运动的筛查和引导的介体，也是筛查精子的机制。精液中的细胞、不能运动或运动迟缓的精子以及畸形精子都被排除。英国学者在猩猩的精子顶体用放射物质进行标识，观察精子在雌性猩猩体内运动的过程，发现精子在雄性猩猩生殖道中，精子顶体表面覆盖多层糖蛋白，抑制顶体酶被激活，精子通过子宫时，这层糖蛋白被水解，顶体酶被激活，这就是精子在女性生殖道中"获能"的实质过程。精子获能需要 6 小时才能完成，而精子从被激活开始至顶体失活一般不超过 24 小时，所以推断人类的精子在女性生殖道中能受精的时间不会超过猩猩。

精子到达宫颈后并不会立刻离开，而是逐批穿过子宫再至输卵管峡部。在子宫内，精子在获能过程中，没有顶体的精子因不能获能而被淘汰，获能后的精子在输卵管峡部再进行一次淘汰，一般在阴道中有上亿的精子，但真正能到达输卵管峡部的精子只有几十个。精子需要有稀薄的、合适的宫颈黏液才能进入宫颈和宫腔，进入宫腔后需要获能，而获能的过程需 6 小时，精子从宫颈外口到达输卵管峡部一般需要 9～10 小时。如果这些部分发生病变，就可能导致精子通道出现障碍，这也是引起不孕的因素。

一般的宫颈炎症会发生一定影响，主要表现为宫颈管内的感染。在临床实践中，常规检查宫颈管内的柱状细胞，常可发现有雷伯氏菌、葡萄球菌、大肠杆菌等细菌，霉菌和柱状细胞空泡化及包涵体，柱状细胞包涵体与支原体属、衣原体和病毒均有明显的相关关系；而在霉菌中，尤其是毛霉菌和隐球菌的感染，它们的代谢产物直接影响精子的存活，在精液检验中也可见到这种损害情况。其次是宫颈黏液中产生的分泌型抗精子抗体（sIgA）也可阻止精子运动。常用相和试验或性交后试验来了解精子穿透宫颈黏液的情况，相和试验可以看到精子停止在黏液的界面边缘上。广东省妇幼保健院宁云霞医师曾于 1992 年在排卵期前做相和试验及用宫颈黏液测定 IgA，发现两者具有高度相关性。正常精液中，由于精子是天然的优质抗原，经许多学者证实，前列腺分泌液中含有免疫抑制物质，它可掩饰精子的抗原性，使精子在生殖道中不被免疫细胞吞噬。若男性前列腺功能低下，免疫抑制物质不足，精子不能掩饰，则可能被女性的吞噬细胞吞噬而产生抗精子抗体，WHO 在《宫颈黏液与精子相关关系》一书中提出相和试验和性交后试验就是检测女性宫颈 sIgA 的方法，但现在大多数人仍然以血清中抗精子抗体总量来评价——这是 18 世纪的检测方法。许多学者认为血清中的抗精子抗体绝大多数为 IgM，IgM 是抗精子抗体的痕迹反应，并不影响受孕过程。宫颈黏液的分泌型抗精子抗体，可用避孕套使精子不直接接触女性生殖道，吞噬细胞不再吞噬精子，宫颈中的 b 淋巴细胞记忆逐渐淡化，sIgA 分泌自然减少；DES 类甾体类药物治疗效果也不错。

第三节　女性免疫与免疫性抗体检查

一、抗精子抗体

正常情况下，男性精浆中的免疫抑制物质随精液进入女性生殖道，对女性抑制全身与局部免疫应答起了重要作用，由此，避免了女性发生免疫反应或使受精卵受到排斥，男性也很少出现自身免疫情况。但另一方面也正是由于这些免疫抑制物质的存在，促进了性传播疾病的感染和散播。当男性患有前列腺炎症，免疫抑制物质分泌减少，或免疫抑制物质抗体增加时，女性就可能产生抗精子抗体。18 世纪在国外已发现女性血清中存在抗精子抗体，此后发现女性血清抗精子抗体阳性病人并没有因此影响受孕率，直到 20 世纪对免疫检测进行分类后，才发现血清中大部分为 IgM，而在宫颈的排卵期白带中会出现 sIgA 或 IgG，这时大部分精子被凝集在宫颈而不能再继续前进，或顶体被封闭而不能获能，或不能被识别而引起不孕。

二、抗子宫内膜抗体（Antiendometrium Antibody，EMAb）

抗子宫内膜抗体产生的原因可能是夹杂子宫内膜碎片的经血逆流入盆腔，导致子宫内膜异位，异位的子宫内膜诱导引起自身的免疫病理反应，机体自身免疫功能发生紊乱。子宫内膜异位症是妇科常见疾病，在育龄妇女中发病率为 4%～17%，不育为其主要的临床表现，发生率为 30%～40%。抗子宫内膜抗体是子宫内膜异位症的标志性抗体，其靶抗原主要存在于内膜腺上皮细胞液中的一种孕激素依赖糖蛋白，它在补体参与下，对子宫内膜可能产生细胞毒，对孕卵产生抗植入作用，严重干扰妊娠。

三、抗卵巢抗体（Antiovarian Antibody，AOAb）

抗卵巢抗体是一种靶抗原在卵巢颗粒细胞、卵母细胞、黄体细胞内的自身抗体，在卵巢早衰、早绝经患者中的检出率为 50% ~ 70%，与不孕症和体外人工授精也有密切关系。临床研究表明，卵巢早衰常伴有自身免疫性疾病，如桥本甲状腺炎、重症肌无力、Graves 病、Addison's 病、全身性红斑狼疮、类风湿性关节炎等，糖尿病、肾小球肾炎、念珠菌病等也易伴发卵巢早衰。而这些患者中有 8% ~ 30% 的病人的血清中可测出抗卵巢抗体，而正常妇女中仅有 1.2% 呈阳性。Rabinowe、Muechler、Aksec 等的报告指出，在原因不明的卵巢早衰病人的卵巢切片中，除发现淋巴细胞浸润外，还有卵母细胞数量减少的情况。

抗卵巢抗体的产生也与体外人工授精（AIH）有关。Gobert 等在 30 例体外人工授精 2 ~ 7 次的妇女中检测抗卵巢抗体时发现 IgG、IgA 阳性 14 例，IgM 阳性 14 例。Barbarino - Monnier 等对 110 例接受体外人工授精的妇女进行检测抗卵巢抗体，阳性率为 51.0%，其中 31 例经过多次穿刺取卵，阳性率高达 80.0%，有 8 例收集的卵泡未见卵泡分裂。

四、抗透明带抗体

透明带是由 4 条多肽通过二硫基键结合而成的复合糖蛋白，由卵细胞及其外周的卵泡细胞于卵的生长发育过程中共同分泌，并围绕在卵细胞周围，在精卵结合及保护早期孕卵发育中具有重要作用。透明带上特异的竞争受体能防止异种精子及同种多精子受精。胚泡植入子宫内膜前，透明带自行剥脱，以利于着床成功。Shivers 等发现透明带带有抗原性，发现一些原因不明的不孕妇女存在抗透明带抗体，除不孕患者外，输卵管结扎术后的妇女也有较高的检出率，且随着检测对象年龄的增长及不孕时间的延长，抗透明带抗体的检出率亦呈上升趋势。

抗透明带抗体与透明带结合能干扰卵细胞与卵泡细胞的信号交流，致使卵泡和卵细胞闭锁，这已在小鼠、大鼠、仓鼠、绒猴、狒狒等动物试验以及人的体外精卵融合试验中得到证实，抗透明带抗体能遏阻精子的吸附，妨碍胚囊着床前透明带的生理性脱落，而产生抗生育的效应。抗透明带抗体产生的机制尚不清楚。有人认为在生理状态下，每次排卵后，透明带在体内局部反复被吸收，其免疫应答多表现为免疫耐受，在机体遭受与透明带有交叉反应性抗原攻击时，以及某些致病因子使透明带变性或在体内产生识别障碍时，即可诱发抗透明带抗体的产生。

抗透明带抗体的测定方法有酶联免疫吸附法（ELISA）、间接免疫荧光法、精子透明带结合或穿透试验、间接乳胶试验及放免等，其中以 ELISA 最为特异、敏感，并能定量和确定抗体 Ig 的类别。

五、自身免疫抗体

（一）抗心磷脂抗体（Anticardiolipin Antibody，ACA）

抗心磷脂抗体是自身抗体中最常见的一种，在正常生理条件下不存在，只有在机体局部或全身发生炎症反应，细胞表面的磷脂成分发生结构性变化时才会存在。这些各种带负电荷的磷脂抗原，包括心磷脂（Cardiolipin）、磷脂酰肌醇（Phosphatidylinositol）、磷脂酰丝氨酸（Phosphatidyl Serine）、磷脂酸（Phosphatidic Acid）等，它们均为细胞膜（包括血小板和血管内皮细胞）的主要成分，也参与构成某些凝血因子，其中以心磷脂最具代表性。异构后的磷脂与脂蛋白成分形成抗原物质，产生抗心磷脂抗体，所以抗心磷脂抗体是一组酸性磷脂的异质性自身抗体的总称，并可分为 IgA、IgG、IgM。大多数学者认为抗心磷脂抗体可以和滋养细胞膜表面的心磷脂结合，使细胞受到损害，抑制合体细胞的形成。此抗体还可以抑制血管内皮细胞，产生前列腺环素，导致血管内血栓形成、胎盘栓塞。一些研究表明，抗心磷脂抗体在体外呈抗凝作用，而在体内则与血栓的形成有关。抗心磷脂抗体与血管内皮细胞或血小板的细胞膜上的磷脂发生抗原抗体反应，改变了膜的功能和通透性，并且可以抑制血管内皮细胞合成前列环素（Prostacyclin，PGI_2）、血栓调节素（Thrombo - modulin）、纤维蛋白溶酶原、蛋白 C 和蛋白 S 系统的活性，抑制凝血酶的活化而导致血栓形成。

Geoffery 发现盆腔性疾病造成的不孕患者中有 46% 的患者有抗心磷脂抗体。在抗体阳性组中，IVF - ET 的临床妊娠率为 16%，明显低于阴性组的 27%。有报告统计，抗体阳性者临床妊娠率为 9.5% (2/21)，阴性者为 26.3%（34/129），采用小剂量阿司匹林及肝素治疗，可提高妊娠成功率。

抗心磷脂抗体阳性也常见于抗磷脂抗体综合征、各种自身免疫性疾病（如 SLE、RA、干燥综合征、皮肌炎、硬皮病、白塞氏综合征等）、心脑血管疾病、某些肿瘤治疗药物的诱发、感染性疾病（如梅毒、AIDS、麻风、疟疾）以及淋巴细胞再生障碍性疾病。一些研究发现，复发性动脉血栓、血小板减少、习惯性流产和胎儿发育迟缓与抗心磷脂抗体阳性有密切的关系。

有研究发现在习惯性流产病人中抗心磷脂抗体阳性率高达 42.4%，抗心磷脂抗体阳性使流产的危险度增加 10 倍。故有人提出 ACA 是预测是否会高危妊娠的一个敏感指标。

（二）封闭抗体

从胚卵开始就具有的父本的抗原，对母体来说就是一种异种优质抗原。在妊娠期，母体对胎儿的免疫反应是生殖免疫学的重要问题。它不仅涉及一些免疫学的基础理论，也直接影响产科临床的结果，即正常妊娠或病理妊娠（不孕、流产、宫内生长迟缓和妊娠高血压综合征）。

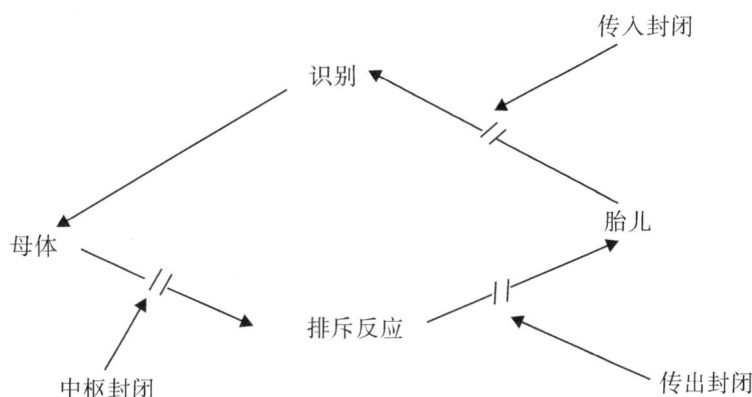

图 8 - 20　孕期胎盘免疫反应调节

免疫的基本功能在于识别"自我"与"非自我"，这是通过主要组织相容性基因复合物（Major Histocompatibility Complex，MHC），即移植抗原来实现的。MHC 抗原分为 MHC I（包括 HLA - A、B、C），在绝大多数成人细胞中存在；MHC II（HLA - DP、DQ、DR），仅在免疫细胞上存在，如 B 淋巴细胞、吞噬细胞。

胎儿的基因一半来自母亲，一半来自父亲，因此胎儿对于孕妇而言是半同种移植物，这是涉及母胎之间复杂的免疫相互作用的结果。

虽然母体接触许多胎儿和胎盘抗原，但孕妇并未对这些抗原致敏，即使偶尔发生免疫效应，也不会伤害胎盘。孕期免疫反应可在 3 个阶段被阻断，包括传入相（识别相）、中枢相（免疫发生相）和传出相（效应相）。

（1）传入相免疫反应阻断：

母体无法识别胎盘移植抗原可能的原因有：

①胎盘所表达的抗原不能引起免疫反应。

②母体免疫反应受到非特异性抑制。

胎盘中由于滋养体细胞缺乏经典的 MHC I 抗原，而非绒毛滋养体不表达 MHC II 类抗原，故构成对母体识别的主要屏障，体现胎盘免疫屏障的作用。

胎盘可释放抑制淋巴细胞活化因子，抑制淋巴细胞的活化，这种抑制在妊娠早期就可出现。

（2）免疫性反应的中枢抑制：

不管传入免疫机制如何，携带 MHC 抗原的胎儿识别有可能在孕期偶尔进入孕妇血循环，使孕妇致敏。所以必须有抑制存在，以制止这种致敏引起的免疫效应产生，这种免疫效应称为中枢性抑制，它可以抑制 T 细胞或封闭抗体。

封闭抗体可通过与母体反应的淋巴细胞结合，或通过与抗原结合，从而达到阻断细胞中介免疫反应的目的。这类抗体的产生将取决于对胎儿抗原的识别。妊娠血清中存在的封闭抗体有以下几种：

① 非特异性反应的封闭抗体：即以完全非特异性方式抑制细胞中介反应。

②特异性细胞毒抗体：特异性抑制母—父间和母—胎之间混合淋巴细胞反应此种抗体。这是一种经典的、由妊娠引起的抗 B 淋巴细胞的细胞毒抗体（抗 HLA – DR），因结合到刺激细胞而引起封闭作用，然而仅在 50% 的经产妇的血清中可以测到。

③特异性的非细胞毒抗体：对父亲 B 淋巴细胞呈特异性，在早孕中 16 例初产妇有 11 例存在这种抗体，经产妇中有 11 例均可测到，而在复发性流产病人中，10 例中有 9 例不存在这种抗体。但这种抗体尚未特征化，不知是否对混合淋巴细胞反应有抑制作用。

④抗独特型抗体：此类抗体与母体 T 淋巴细胞上父亲 HLA 受体结合。其在经产妇的血清中可以测出，它可以调节母体对滋养层的免疫反应，此种抗体在输血后的病人的血清中也可测到。

上述封闭抗体均不是针对滋养层，所以不大可能参与对母体免疫反应的调节。目前认为封闭抗体是由妊娠引起的。

（3）传出免疫反应的封闭：

在某些妊娠母体，对胎儿之父系 HLA 细胞中介致敏确实会发生，但不管如何，其妊娠还是成功的，这是因为胎盘在母—胎之间起着抗原惰性屏障的作用。细胞毒的 T 淋巴细胞不能溶解缺乏 HLA – A 或 HLA – B 抗原的滋养层细胞，所以滋养层并不是一种适当的靶细胞。

①胎盘因素：胎盘因子也起到很大作用，如妊娠激素、小鼠滋养层细胞可溶性提取物和培养的上清液以及人合体滋养层的微绒毛制剂，有报道称其有抑制细胞毒 T 淋巴细胞和 NK 淋巴细胞、增强滋养层细胞和 K562 靶细胞的溶细胞活力的作用。这可能是通过合体滋养层衍生的转铁蛋白因子中介，它可以通过封闭细胞毒 T 淋巴细胞及靶细胞的转铁受体，阻止细胞膜间的相互作用或掩盖靶细胞的结构。

②母体因素：母体可以通过结合胎盘抗原或母体抗独特性抗体，直接结合到细胞毒 T 淋巴细胞表面之受体，从而阻止它破坏靶细胞。母体针对胎儿抗原的细胞毒抗体，如果闯过胎盘，进入胎儿的血循环，则可能对胎儿造成巨大损害。但绒毛组织含有许多胎儿抗原和 FC 受体阳性细胞，包括胎盘绒毛血管内皮及间质中的吞噬细胞和能结合聚集抗原复合的 IgG，这种母体抗体和胎儿抗原相结合，在原位形成免疫复合物，能够起到保护胎儿免受损伤的作用。

③胎儿因素：学者对母体细胞能否进入胎儿血循环仍有争议，至今尚无确切的资料可以证明母体细胞能够进入胎儿血循环，但脐血中存在一种胎源性 IgM 抗体，所以胎儿免疫系统必定能接触到这种抗原。这些抗体对母亲混合淋巴细胞反应反应和抗胎儿淋巴毒细胞均有特异性抑制作用。脐血淋巴细胞可以通过释放可溶性因子，以非特异性方式抑制成人淋巴细胞的增殖。这种反应被认为是必要的防护性机制。但胎儿免疫系统尚未充分发育，当和母体淋巴细胞混合培养时仅会出现增殖反应，而不会发生溶淋巴细胞现象。正常妊娠时，一方面胎儿在不断生长，另一方面母体一系列不同的免疫机制也在发展。当这些免疫功能发育失败时就可能导致病理妊娠，如流产、IUGR、妊高征等。所以孕期母体对胎儿正常免疫反应的建立是很重要的。

表 8 – 7　原因不明性习惯性流产主动免疫治疗

作者	年份	例数	免疫原	免疫剂量	免疫途径	免疫次数		成功率（%）
						妊娠前	妊娠后	
Talyor	1981	1	无关第三个体白细胞	250mL	静脉	0 ~ 4	4 ~ 5	100
Beer	1981	2	丈夫淋巴细胞	100×10^6	皮内	2	0	100
Unander	1986	25	无关第三个体白细胞	250mL	静脉	3	0	88

（续上表）

作者	年份	例数	免疫原	免疫剂量	免疫途径	免疫次数		成功率
						妊娠前	妊娠后	（%）
Beer	1988	121	丈夫淋巴细胞	50×10^2	皮内	2	0	83
		21	无关第三个体淋巴细胞					71
		51	对照组（空白）					25
林其德	1993	34	丈夫/无关第三个体淋巴细胞	20×10^2	皮下	4	1	85
		12	对照组（空白）					42
Cbris-tiansen	1994	43	无关第三个体白细胞	150mL	静脉	2	0	71
		23	对照组（空白）					48
林其德	1996	22	丈夫/无关第三个体淋巴细胞	20×10^6	皮下	4	4	86
		16	丈夫/无关第三个体淋巴细胞	30×10^6		2	2	88
		19	丈夫淋巴细胞			2~4	2~4	84
		19	无关第三个体淋巴细胞			2~4	2~4	90

（三）病原体免疫

近几十年发现由弓形虫（Toxoplasma）、风疹病毒（Rubella Virus）、巨细胞病毒（Cytomegalo Virus）和单纯性疱疹病毒（Herpes Simplex Virus）等一组病原体引起的感染，特别是孕妇在妊娠早期的原发感染，可能导致不良的妊娠结果，有学者将这组病原体的第一个英文字联合起来，合称为"TORCH"（火炬），TORCH已经逐渐引起人们的重视，并作为早孕的常规检查。虽然这些病原体检出困难，手续烦琐，但都可以用免疫检测方法进行检测。

1. 弓形虫感染

弓形虫是刚地弓形原虫（Toxoplasma Gonaii）的简称，弓形虫病是一种人畜共患的寄生虫病。弓形虫的终末宿主是猫科动物的消化道，而人与其他动物均为其中间宿主。人或其他动物接触带有包囊子的粪便或粉尘时，弓形虫通过其消化道进入人体或动物体内，多寄生在横纹肌有核细胞中，可以在寄主体内生活很长时间。因为它的体积很小（只有疟原虫环状体大小），一般没有什么症状。若细胞破裂，弓形虫会通过血流感染到其他有核细胞中；若弓形虫在眼球，则会引起视力障碍；若弓形虫感染睾丸，则会引起少精子症；若妊娠则弓形虫可感染胚卵、胎盘及胎儿，引起流产、早产、死产、胎儿畸形以及新生儿先天性疾病。一般检查很难发现弓形虫感染，只有通过免疫检测才能发现它的蛛丝马迹。

在猫的肠上皮细胞中有性繁殖的卵囊体，随着细胞破裂后混入粪便而被排出体外。这些卵囊体被人或其他动物吞进肠道后，卵囊体外壳被消化，内中的滋养体逸出，侵入肠壁淋巴管内，寄生于单核吞噬细胞并随淋巴液扩散到全身各个组织，在组织细胞中进行无性繁殖，形成假包囊。当被寄生的细胞破裂后，假包囊中的滋养体又逸出，进入另一个细胞中繁殖。当宿主身体产生一定的抗体后，可使包囊体繁殖减慢，滋养体则聚集并分泌形成具有囊壁的包囊体。当抵抗力下降时，包囊体又可重新破裂，变成滋养体侵犯新的细胞或经淋巴、血流感染远方细胞。因为这种生存方式反复进行，故弓形虫可在体内存留很长时间。因此，包囊体是慢性感染时虫体在体内重要的存在形式。

人体内的弓形虫最常见寄生于横纹肌、淋巴结及脑组织等有核细胞内。弓形虫染除了经消化道感染外，也有报道称其亦可通过破损的皮肤、黏膜以及输血或器官移植进行传播，母婴垂直传播也引起广泛的关注。动物饲养者、屠宰者、兽医以及家庭养猫者都是易感人群。当中间宿主被猫科动物吞噬后，其囊合子又成为滋养体，进到终末宿主的肠道上皮进行有性繁殖。而中间宿主中的虫体也很难主动消亡，由于滋养体、包囊体都很小，所以临床很少有所表现，易被人忽视。

弓形虫对人体的致病性主要表现在虫体对有核细胞的破坏，尤其是在弓形虫寄生于横纹肌组织时为多，在大部分组织中，由于细胞数量多，且虫体细小，不易表现出细胞功能的障碍，但对某些细胞的影响可出现临床症状，特别是对脉络膜、生精细胞和胚卵的损害，可能出现明显的临床表现。

脉络膜细胞受到损害，会影响脑脊液循环和血脑屏障，引起一系列脑部症状。动物试验中，弓形虫若感染了睾丸，就会侵犯生精细胞，导致生精细胞的死亡，影响生精功能，致使精子数量减少。小鼠急性弓形虫感染的动物模型在睾丸切片中，在精原细胞和初级精母细胞的核及胞浆中均有发现弓形虫的滋养体，部分细胞浆和核会出现空泡，而损害以精原细胞为主，而不感染次级精母细胞、精子细胞和精子。有人将弓形虫的滋养体与精液混合置于37℃的温箱中孵育，定时进行观察，发现弓形虫虽可附在精子上，但未发现弓形虫滋养体进入精子内繁殖，但精子活动率下降，并发生精子断尾和卷尾现象，这提示弓形虫的代谢产物可能会直接毒害精子。

弓形虫感染睾丸组织可导致局部炎症，引起抗体产生，抑制弓形虫的繁殖，而弓形虫就会产生包囊，形成机体带虫免疫的慢性炎症状态，导致抗精子抗体的产生，形成免疫性不育。因此，弓形虫感染可造成少精子症、无精子症及死精子症，产生高度自身免疫、高畸形精子等不育因素。

弓形虫对母体的影响主要表现在对胚卵的影响。在妊娠时感染弓形虫，弓形虫可通过胎盘感染胎儿，尤其是在早孕时期，弓形虫可破坏胚胎细胞发育而致卵裂过程障碍或染色体畸变，引起流产、死胎、早产或胎儿畸形，也可造成胎儿脑积水、大脑钙化灶、视网膜脉络炎、运动障碍等先天性弓形虫感染的典型症候群。新生儿可伴有全身性症状，如发热、皮疹、呕吐、腹泻、肝脾肿大、黄疸、贫血和癫痫等。国内资料报道，在242例先天性弓形虫感染病例中，各种畸形103例、弱智儿48例、小儿癫痫8例。

人体感染弓形虫后，早期出现的是IgM抗体，以后逐渐为IgG抗体所代替，因此，IgM抗体是诊断急性感染的可靠指标之一，但有时因滴度不足而难以检出。故此，当IgM抗体消退而IgG抗体尚未出现时，测定IgA抗体也是一个弓形虫早期感染的标识，有人发现年龄较大及流产次数较多的患者，检出弓形虫抗体的机会也较大，因此对原因不明的少精子症或多次流产的病人应及时做弓形虫血清学检测，以明确诊断。但经充分治疗后，抗体依然会存在很长时间，因此不能用抗体作为治愈的指针。

2. 风疹病毒感染

风疹病毒含单链感染性RNA。在自然界，人是风疹病毒重要的宿主。风疹感染可分为原发感染、再感染和既往感染等类型，其中与我们关系最密切的是原发感染。感染风疹后可有不同程度的急性发生的全身及上呼吸道感染症状，几天后胸腹部及四肢出现麻疹样斑丘疹而退热。孕妇感染风疹后的菌血症期可通过胎盘感染胎儿，导致流产、早产、死胎、胎内发育迟缓及胎儿先天性缺陷，主要有白内障、耳聋、心脏病、智力低下和血小板紫癜等，对先天性风疹胎儿和出生后1~3个月死亡病例尸解的器官和细胞发育进行研究发现，患儿器官重量低于同龄儿童，器官中细胞数较正常同龄儿少，发育迟缓并有染色体断裂和畸形现象。病毒影响器官的程度与孕周有关，孕龄在12周以下，胎儿先天性风疹感染率在80%以上，妊娠中期感染率在25%~50%，因此妊娠早期孕妇原发性感染的诊断尤为重要。

妊娠早期风疹病毒检测，可于9~12周从宫腔吸取少量绒毛组织进行病毒分离，或用免疫斑点法直接检测绒毛组织中的病毒抗原。检测到阳性则可确诊，但检测到阴性也不能排除感染的可能。妊娠中期可经腹部穿刺，获得羊水，进行病毒分离或核酸分子杂交及PCR检测病毒。

检测常用的是ELISA法。有亲和ELISA法，测量特异性IgG的亲和力；DSV（Diethylamine Shift Valuemethod）法，测量低亲和力的特异性IgG抗体。Thomas等用"捕获"放射免疫法，检测171名原发风疹病毒感染者不同时期的血清206份，发现感染后15~28天血清中风疹特异性IgM抗体100%为阳性，感染3~4个月后，血清中仅9%为阳性。而用亲和ELISA法和DSV法检测感染3~4个月后的血清，阳性检出率分别为38%和91%。Diment创立的"捕获"放射免疫法测定风疹特异性IgM抗体，分别可用于妊娠期妇女原发感染检测和妊娠中期胎儿脐带血的检测。近年来还有人采用自动化微粒酶免疫测定法（Automated Microparticle Enzyme Immun Oassay，IMX）测定血清中的风疹 IgG 抗体。

3. 巨细胞病毒（CMV）感染

CMV 是具有高度种属特异性的双链 DNA 病毒，在人群中广泛存在。由于它具有整合于宿主细胞共存的特性，其在体内时间愈长，对人体生长发育的危害就愈严重。巨细胞病毒广泛存在于消化道中，文献报道，CMV 在孕妇中的感染率，在发达国家为 2%，而在发展中国家为 20%。其感染途径可以通过胎盘引起胎儿先天性感染，也可通过分娩过程或分娩前后感染新生儿。发现受感染的胎儿约有 10% 的神经系统有缺陷，包括耳聋、脑积水和智力低下。严重的可导致宫内发育迟缓、小头畸形等，亦可引发流产、早产、死胎和巨细胞包涵体病（CID）。一组治疗表明，201 例孕妇的血清中，6 例 IgM 类巨细胞病毒抗体呈中，阳性占 3.96%，其中 1 例为习惯性流产、2 例为死胎、1 例为小头畸形。因此，对 IgM 类巨细胞病毒抗体阳性的孕妇，及时采取相应措施，具有重要意义。

在病原学检查方面，用分离病毒的方法检查巨细胞病毒，难以快速诊断，国内有人用双重聚合酶反应（PCR）检测巨细胞病毒 DNA 和新生儿巨细胞病毒感染。在 26 份标本中，10 份标本单次 PCR 为阳性，7 份在第二次扩增后呈阳性，这 17 份阳性标本中有 13 例分离出巨细胞病毒。

巨细胞病毒抗体的检测有间接 ELISA 法和具体是利用单克隆抗体酶标法建立抗体捕获 ELISA 法，这种方法特异、敏感，又可避免类风湿因子的干扰，是一种较理想的早期快速诊断巨细胞病毒感染的方法。

4. 单纯疱疹病毒（HSV）感染

单纯性疱疹病毒感染是常见的疾病。HSV 分为两型，Ⅰ型多引起腰部以上的皮肤、口腔、眼部疱疹感染；Ⅱ型多引起腰部以下皮肤及生殖器官的感染，属于性传播疾病。感染疱疹病毒的孕妇发生自然流产和早产的概率是未感染者的 2~3 倍，分娩期感染单纯性疱疹的新生儿的感染率为 8%~40%。Balducci 指出先天性疱疹综合征的发病率为 0~9%，研究 36 例怀孕早期合并疱疹感染孕妇的新生儿，先天异常的发生率为 3%，无论Ⅰ型或Ⅱ型病毒感染，婴儿预后均体质较差，死亡率高，存活者后遗症较重，以中枢神经系统损害为主，也可表现为小头、脑钙化、呼吸困难和出血倾向等。

单纯疱疹病毒抗体检测也是以 ELISA 方法为主，可检测 IgM、IgG 抗体，也可进行 PCR 检测疱疹病毒。鉴于 IgM、IgG 抗体多出现于病毒攻击后早期，因此对孕妇和曾有不良孕产史的妇女，最好能常规检测弓形虫 IgM、IgG、IgA 抗体，风疹病毒抗体，巨细胞病毒抗体和疱疹病毒抗体。妊娠期办理 TORCH 监测管理卡，有助于提高妊娠保健质量和优生优育。

第九章
月经异常

第一节 闭 经

遗传、解剖及性功能正常的妇女，都会有规律的周期性月经来潮。闭经是一种生理症状，不是对一种疾病的诊断，只是表现为无月经或月经已经停止。闭经也可以是一种生理性现象，如青春期前、妊娠期、哺乳期及绝经后期，月经停止来潮或尚未来潮。闭经可分为原发性闭经和继发性闭经。原发性闭经是指18岁性成熟期后仍未有月经来潮，并多伴有乳房发育不良，阴毛、腋毛稀少或内、外生殖器官发育不良。原发性闭经大多为遗传或先天性解剖异常。继发性闭经即曾经有月经来潮，以后超过3个月经周期未有月经者，说明其下生殖道通畅，内膜对甾体激素有反应，卵巢对垂体的促性腺激素也有反应，一般为非先天性疾病。根据对570例继发性闭经患者的调查，多囊卵占36.9%、卵巢早衰占23.6%、高泌乳素血症占16.9%、体重下降占9.8%、低促性腺激素及低性腺素占5.9%、垂体功能低下占4.4%、过度运动占2.5%。

从生理与病理的角度，闭经还可分为生理性闭经和病理性闭经。由于生殖系统的局部病变和全身性病引起的闭经，称为病理性闭经。引起病理性闭经的原因很复杂，如中枢神经异常，丘脑下部、垂体、卵巢及其靶器官中任何一个环节发生功能性或器质性变化都可引起闭经。一般可分为丘脑性闭经、垂体性闭经、卵巢性闭经以及子宫性闭经四大类，需经过一系列的临床检查才能作出明确的诊断。由于闭经原因不同，治疗方法及预后也有所不同。不论原发性还是继发性闭经，大部分患者都生育能力低下，或完全没有生育能力。

一、子宫性闭经

（一）生殖道发育异常

1. Mayer – Rokitansky – Kuster – Hauser 综合征（先天性无子宫、无阴道或短阴道综合征）

促性腺激素正常，卵巢功能正常，有排卵，双向基础体温，染色体46，XX。副中肾管是输卵管、子宫发育的始基组织，在胚胎37天开始出现，按其行走方向分为头、尾两段，头段形成输卵管，向内向下斜行并在中段合并成一个管道，膨大成为子宫体，尾段形成宫颈和阴道上段。胚胎发育至6~7周时，因某些因素导致副中肾管发育停止，而只有实心的子宫实体和完全不发育的阴道。患者副中肾管头部发育正常，输卵管可以正常发育，也可能有发育不全的子宫，如有部分宫腔存在，则可能有宫腔积血，引起阵发性腹痛。患者染色体没有Y染色体成分，无睾丸，睾酮水平正常，中肾管退化。

表9-1 先天性无子宫鉴别诊断

原因	R-K-H综合征	睾丸女性化综合征
性腺	卵巢	隐睾
第二性征	女性，有毛发	女性，无腋毛，无阴毛
T测定值	女性范围 0.7~2.97nmol/L（20~85ng/dl）	男性范围 大于 10.5nmol/L（303ng/dl）
核型	46，XX	46，XY
排卵	有排卵（根据基础体温和孕酮测定）（通过BBT，P测定）	无

2. 睾丸女性化综合征（Testicular Feminization Syndrome）或称雄激素抵抗综合征（Androgen Resistance Syndrome）

患者呈女性体型，无阴毛，无腋毛，原发性闭经，腹股沟见下降肿大睾丸，腹腔无卵巢，染色体核型为46，XY。

（二）后天性子宫内膜损伤

（1）子宫腔黏连。表现为继发性闭经，发生在产后出血刮宫或人工流产后，特别是过期流产、过分刮宫，子宫腔内发生疤痕并发生黏连，称为Asherman综合征。有的患者可能有正常月经，但经血量少，这和宫腔内疤痕多少有关。人工流产时如吸头反复进出内口，创伤黏连最易发生在宫颈内口处，若经血不能排出，可引起周期性腹痛。宫腔内黏连尤其底部黏连可引起不孕与流产。宫腔黏连使子宫缩小，子宫肌层纤维化，血流供应减少。输卵管造影可明确诊断，进一步在宫腔镜下鉴定并分离黏连。有急性炎症时不宜进行手术。

表9-2 子宫腔粘连分级

分级	宫腔镜所见
重度	>3/4 宫腔壁黏连，包括输卵管开口处及宫腔上方
中度	1/4~3/4 宫腔内有黏连，输卵管开口及上方只有部分黏连
轻度	<1/4 宫腔内有薄膜样黏连，输卵管开口处及上方很少

（2）严重感染。如结核、衣原体感染及产后感染等。
（3）放射镭锭治疗后。
（4）子宫反应不良。

由于长期缺乏性激素，使雌性激素、孕激素受体下降，子宫内膜失去反应，哺乳过长或长期使用避孕药后，子宫内膜发生过度萎缩。

二、卵巢性闭经

（一）染色体异常的卵巢衰竭

1. 托纳氏综合征

染色体核型为45，XO，表现为身材矮小，第二性征缺如，原发性闭经，性腺呈条索状，毛发少，颈蹼，肘外翻，盾状胸乳头外移，常伴有主动脉狭窄或肾脏畸形。染色体异常，常可表现为许多嵌合体，如45，XO/46，XY，45，XO/47，XXX，45，XO/46，XX。

不同程度的嵌合体可出现许多不同的症状。如嵌合体为46，XY或含有Y的碎片都可能出现男性第二性征，而46，XX中，其中一个X常出现长臂或短臂缺失、呈环形或含有碎片。

2. 隐性卵巢衰竭或卵巢抵抗

卵巢内仍有始基卵泡，偶有妊娠发生，10%的妇女在 40 岁以前闭经，最常见的原因除了染色体异常外，还有卵巢感染、手术后保留不大卵巢，或曾有过放射、化疗等病史，或卵巢产生自身抗体。在青春期前发现有男性体征或有男性化趋向，应做染色体检查，若发现有 Y 染色体，则需进行剖腹探查，如果睾丸髓质部分在性腺中存在，即是肿瘤发生的因素。切除后可避免男性化趋向和肿瘤的发生。术后应用激素替代治疗，以防止骨质疏松。

（二）染色体正常的卵巢衰竭

1. 单纯性卵巢发育不良

双侧卵巢呈纤维化条索状，卵巢内有少量始基卵泡，身高正常，因雌性激素低下，有原发性或继发性闭经。偶有几次月经，对促性腺激素有反应，但第二性征发育不良。

2. 17α - 羟化酶缺乏

此病少见，表现为原发性闭经，乳房不发育，子宫存在，外阴发育正常，染色体核型为 46，XX。在卵巢和肾上腺生物合成途径中，缺乏 17α - 羟化酶，合成到孕酮和孕烯醇后，不能转化为 17α - 孕烯醇酮和 17α - 羟孕酮，性激素合成不能完成，并使皮质酮下降、ACTH 上升，引起钠潴留、钾丢失和高血压。血清检查发发现，黄体酮升高（$\geqslant 3ng/mL$）、脱氧皮质酮（DOC）升高（正常妇女为 $4\sim17ng/mL$）和 17α - 羟孕酮下降（$\leqslant 0.2ng/mL$）。高 DOC 和皮质酮上升促使钠离子和醛固醇酮上升，可诱发心血管疾病和骨质疏松。治疗需用考的松及雌性激素、孕激素替代治疗。

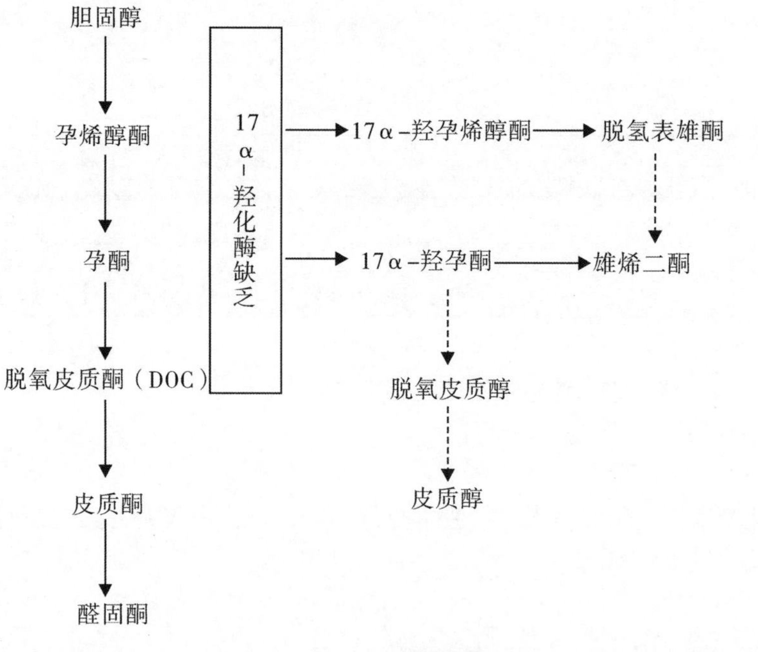

图 9-1 17α - 羟化酶缺乏

3. 睾丸女性化综合征或称睾丸素不敏感综合征（参见第八章"染色体疾病"相关内容）

女性外形，乳房发育，毛发稀少，原发性闭经，体检无子宫，阴道短，血清促性腺激素轻度升高，E_2 稍升高，约为 $111pmol/L$（$30pg/mL$），而睾酮同男性水平，染色体核型为 46，XY，睾丸位于腹股沟、大阴唇或腹腔内，22% 有性腺恶变，故宜手术切除，术后用雌性激素替代治疗，因无子宫而不需孕激素。患者无生育能力，但最好不要告诉患者其染色体核型，以免对其造成心理创伤。

4. XY 单纯性腺发育不良或称 SWYER 综合征

染色体核型为 46，XY，但无睾丸，性腺呈纤维条索状，血清睾酮低下，第二性征发育不良，外阴女性化，妇检可摸及宫颈甚至宫体。原因是睾丸 SRY 基因缺失或突变，致使睾丸早期退化而导致女性化。虽然性腺退化，但仍呈纤维化变化，也有恶变的可能。如果早期睾丸仍存在，则副中肾管退化，生殖器官呈男性化，但睾丸细小，无精子及生精细胞，活检曲细精管缺失，称为睾丸消失综合征。

5. 两性畸形（参见第八章"染色体疾病"相关内容）

表 9 - 3 四种染色正常原发性闭经鉴别诊断

诊断	R - K - H	XX 单纯性腺发育不良	XY 单纯性腺发育不良	睾丸女性化综合征
染色体核型	46，XX	46，XX	46，XY	46，XY
性腺	双侧卵巢正常	双侧卵巢索条状	双侧性腺索条状	睾丸位于腹腔、腹股沟或大阴唇内
内生殖器	先天性无子宫、无阴道或阴道短呈盲端	有子宫，有阴道	有子宫，有阴道，个别例子无子宫，无阴道	无子宫，可有阴道
第二性征	女性，有毛发	缺乏	缺乏	缺乏，无腋毛
促性腺激素	正常	增高	增高	稍增高
睾丸素	低（正常女性）0.7 ~ 2.97nmol/L	正常女性稍低	正常女性稍低	正常男性（ > 10.5nmol/L）

（三）卵巢功能早衰

绝经发生于 40 岁之前，则称之为卵巢功能早衰。可有绝经期症状，卵巢大多呈纤维组织，表面光滑，无卵泡，少数尚有一些始基卵泡，但发育形成腔后自然萎缩，而且对 FSH 无反应，因此亦称为卵巢抵抗综合征。引起卵巢功能早衰的原因常是染色体异常（45，XO/46，XX/47，XXX）、自身免疫性疾病（如类风湿病、重症肌无力、甲状腺功能低下、甲状腺炎）、手术、化疗、放疗等。血清或卵巢中常可测出抗卵巢组织抗体、抗结核抗体以及风湿因子。

三、垂体性闭经

（一）垂体损伤

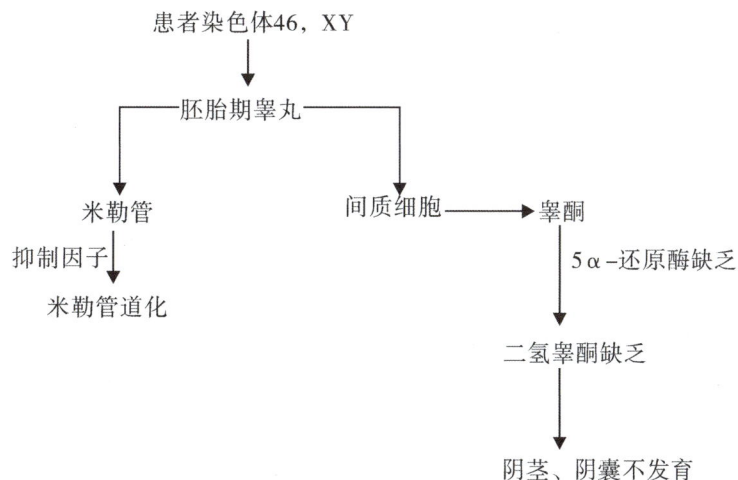

图 9 - 2 男性假阴阳，5α - 还原酶缺乏

头颅损伤、放射和手术等都可以使垂体受到损伤，致使促性腺激素下降，卵巢功能低落进而导致闭经，常伴有其他内分泌低落症状，如 ACTH 下降而致肾上腺功能不全、TSH 下降引起甲状腺功能低下以及

低血糖等症状。损伤可直接或通过丘脑下部影响垂体功能。若损伤至50%就可产生症状，达到90%则可出现典型症状，称为西蒙氏病（Simond Disease），如发现与妊娠有关的因素则称之为席汉综合征（Sheehan Syndrome）。妊娠期间垂体前叶增大，血液供应增加，分娩时需氧量增加3倍，产后垂体缩小。如产后大出血，垂体缺血，血栓形成，垂体发生缺血性梗死，出现闭经、早衰和恶液质。

垂体损伤的程度不同，席汉综合征的症状程度也不尽相同。患者有产后出血和休克病史，会有产后无乳汁分泌、闭经、乏力、畏寒、性欲减退、情绪淡漠、恶心、心悸等症状，其他症状还有毛发脱落、第二性征消失、生殖器官萎缩、贫血、低血压、基础代谢低和低血糖检测垂体功能全部低下，包括 Gn、TSH、ACTH、TSH、PRL、FSH、LH、INS 等。患者多数到内科诊治，治疗须根据累及靶器官的轻重程度进行替代治疗。

（二）垂体肿瘤

常见肿瘤有腺瘤及颅咽管瘤，包括：①嗜碱细胞腺瘤分泌 ACTH，是导致成库欣病（Cushing Disease）的原因。患者的症状有闭经、肥胖、多毛、满月状面、水牛背、糖尿病和高血压。②嗜酸细胞腺瘤分泌生长激素，未成年人呈巨人症，成人骨骺继续增粗成为大骨节病。③嫌色细胞腺瘤不产生激素，但可压迫垂体引起高泌乳素血症。④颅咽管瘤多见于青年患者，与内分泌无关，但可压迫垂体柄，引起垂体分泌障碍，造成低性腺激素闭经。

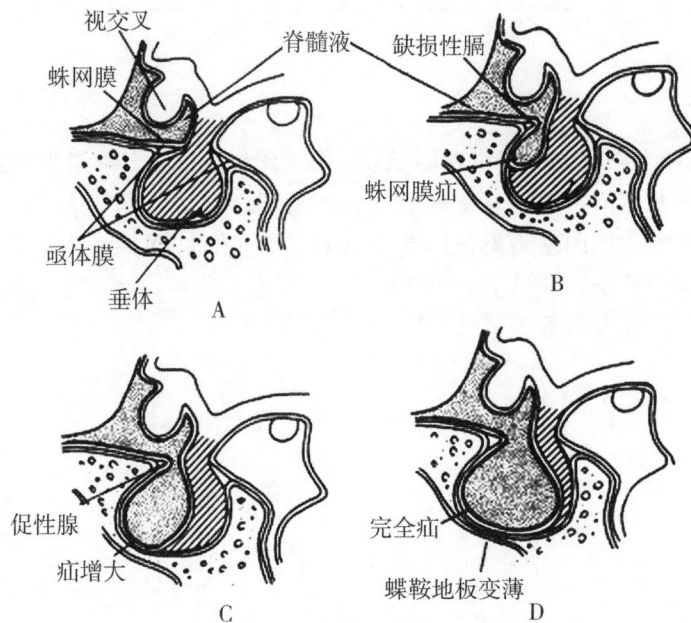

图9-3 空蝶鞍综合征示意图

空蝶鞍综合征（Empty Sella Syndrome）属于先天性疾病，图中 A 提示正常解剖关系，B、C、D 提示疾病的进展。蛛网膜下腔进入垂体窝，蝶鞍增大，垂体变扁，促性腺激素下降，一般不会使垂体衰竭。

四、丘脑下部性（中枢性）闭经

（一）精神神经因素

突然或长期的精神压抑和精神紧张、恐惧忧虑、环境变化、寒冷、精神分裂症都可致神经内分泌障碍及排卵紊乱，盼子心切或妊娠恐惧都可引起假孕闭经现象。内分泌的变化为暂时或长期持续，而无周期的 LH 释放逐步发展到 FSH、LH 的降低。大脑控制内分泌的产生和调整反馈机制，丘脑下部功能与外界神经活动密切关联。在20世纪五六十年代的经济困难时期，北京许多女大学生发生闭经，经实验测定，其垂体功能与卵巢功能并没有受到影响，闭经主要与过度劳累、精神压抑以及营养不良有关，属于丘脑性闭经。生活得到调整后，她们都恢复了月经，以后的生育功能也正常。

体力、情感、社会压力都可活化交感神经系统，而引起 CRF 释放增加，CRF 使 ACTH 及内啡肽上升，促性腺激素分泌下降，持续的 CRF 上升和 SFH、LH 的下降会导致假孕发生。闭经后血清 PRL、E_2、LH 和 P 值上升。

（二）营养因素

不思饮食可继发精神压力和全身性疾病，消耗性疾病引起的营养不良可影响垂体促性腺激素的合成和分泌。精神性厌食最严重见于青年妇女，患者的体重下降量达正常体重的 20%，虽然其精神活跃、肤色正常、阴毛仍存在，但促性腺激素减少，GnRH 脉冲减少，卵巢多呈多囊形态。疾病发生与心理因素、过度运动有关，运动员中少经或闭经的人占 10%～20%。闭经还和人们每日跑步的里数有关，跳足尖舞者闭经发生率较高。为保持能量，TSH、T3、IGF-1 均下降，当营养改善、体重恢复后，月经也可恢复正常。

（三）药物因素

少数服用避孕药（长期或短期）的妇女停药后发生闭经，这是因为药物长期抑制丘脑下部而影响了促性腺激素释放激素的释放。对于原有月经不调、体重过低的妇女，这与产后或流产后过早服用避孕药有关，这种闭经常可自然恢复。某些吩噻嗪类药物如氯丙嗪、利血平等也可能引起闭经。

（四）肥胖性生殖无能营养不良症

丘脑下部病变包括颅咽管瘤，可使丘脑下部和垂体之间神经联系失调，促性腺激素下降。临床表现为闭经、肥胖及第二性征发育不全，脂肪分布特殊，积聚在臀部、腹部、大腿上段、肩部及乳房，称为肥胖性生殖无能营养不良症（Dystrophia Adipose Genital）。

（五）闭经泌乳综合征

患者除闭经外，尚有不随意持续性的乳汁分泌，同时伴有生殖器的萎缩。这是由于丘脑下部泌乳激素抑制因子（PIF）及 GnRH 分泌减少，致使 PRL 上升、雌性激素减少，也可能由嫌色细胞腺瘤、泌乳细胞增殖或垂体腺瘤引起，吩噻嗪类药物亦可诱发此症。通过 X 光检查明确诊断后应给以药物或手术治疗。

（六）先天性促性腺激素低下症（Kallmann 综合征）

由于常染色体异常，致使丘脑下部缺陷，不能合成促性腺激素释放激素，引起原发性性器官发育幼稚，原发性闭经，一次 GnRH 刺激无反应，连续刺激或静脉点滴可能有微弱反应。

Prader-Willi 综合征是一种少见的基因缺陷的促性腺激素低下症，突出表现为智力低下和原发性闭经，治疗可直接使用 FSH、LH 或 Hgm，或者不经垂体，直接采用雌性激素、孕激素进行周期治疗。

（七）其他内分泌的影响

肾上腺、甲状腺胰腺功能紊乱都能通过丘脑下部影响垂体功能进而引起闭经，如 Addison 病、库欣病、糖尿病、甲状腺功能低下等，特别是在男性素过多的情况下。如先天性肾上腺皮质增生，由于羟化酶缺乏而影响皮质酮及皮质醇的合成，反馈 ACTH 分泌增加，引起皮质增生使睾酮合成增加，致使阴蒂增大，形成假性两性畸形；或者少见的肾上腺肿瘤引起睾酮分泌增加，出现闭经、多毛、高血压及声音变化等男性特征。常见为多囊卵巢综合征，持续的 LH 增高、胰岛素抵抗、E_1 多于 E_2、睾酮增高，临床表现为月经稀发、闭经、多毛、肥胖等。

五、闭经原因的分析及鉴别诊断

（一）病史

注意患者发病前的生活、疾病、饮食、环境变化、情绪创伤、月经史、生育史、家庭史、避孕情况等，避孕情况包括避孕药和避孕器的使用等，并要排除妊娠的可能。

（二）体格检查

包括身长、体重、体重指数、第二性征（乳房发育、毛发分布及体型），同时要挤压乳房观察有否分泌物，分泌物在显微镜下游离脂肪滴即为乳汁。妇检包括卵巢有无增大，特别是原发性闭经患者应注意有无子宫大小及大小情况、阴道通畅情况。为了了解卵巢功能，可做基础体温、阴道涂片检查，了解成熟指数及宫颈黏液情况。

（三）临床试验

1. 黄体酮试验

肌注黄体酮 10mg qd × 5 ~ 7d 或口服安宫黄体酮 10mg qd × 5 ~ 7d。停药后 2 ~ 7 天发生撤退性出血者，试验呈阳性，出血量与内生雌性激素水平有平行关系。如出血很少甚至只有几滴，为弱阳性，提示雌性激素很少，阳性结果表示卵巢有雌性激素分泌但无排卵。预后较好，但仍需进一步做血清性激素检查。试验呈阴性患者，提示其为子宫性闭经，应进一步做人工周期试验。

2. 人工周期试验

用乙烯雌酚 1mg、炔雌醇 0.02mg、戊酸雌二醇 2mg 或倍美力 0.625mg，口服 21 天，最后 5 ~ 7 天加用黄体酮或安宫黄体酮 10mg。观察有无撤退性出血，无出血者为阴性，表示是子宫性闭经；阳性者应进一步做血清性激素试验。

（四）内分泌测定

1. 泌乳素（PRL）

血清正常值 > 30ng/mL，为高 PRL 血症，应做 CT 或 MR 检查，排除丘脑和垂体疾病，如丘脑肿瘤及垂体腺瘤等。

表 9 - 4　闭经原因在垂体或卵巢的鉴别诊断

原因	基础 FSH	基础 LH	E_2
在垂体	低(< 10IU/L)	低(< 10IU/L)	低(< 40pg/mL)
在卵巢	高(30 ~ 100IU/L)	高(30 ~ 100IU/L)	低(< 40pg/mL)

2. 促性腺激素

子宫内膜增殖期前为基础值，内膜症、增殖其后 FSH 已开始升高，基础期 FSH/LH 一般在 1.2 ~ 1.5IU/L；到排卵期 FSH 已升高 2 ~ 3 倍，而 LH 出现一个陡峰，峰值也比基础高 3 ~ 4 倍；排卵后 LH 下降，而 FSH 仍维持高值，高峰一般在月经前 14 天。若为原发性闭经，则按图 9 - 4 所示顺序进行检查，以明确诊断。

如果峰值到月经来潮时间不足 12 天，一般提示黄体功能不足，如果峰值后 14 天仍增高，表示为卵巢性闭经。

继发性闭经要特别注意高泌乳素血症，低促性腺激素和低性腺激素应考虑中枢性疾病，对高促性腺激素、低性腺激素需进行染色体检查，应考虑有否 Y 染色体或 SRY 基因的存在。

闭经

病史、检查、基础体温、阴道涂片、宫颈黏液
黄体酮试验

有撤退性出血 ← → 无撤退性出血

人工周期试验

不排卵

无撤退性出血 有撤退性出血

下丘脑或中枢性 继发性闭经 FSH、LH测定

原发性闭经

除外出口阻塞 宫腔镜除外宫腔黏连 低 正常 高

垂体或下丘脑 下丘脑闭经 卵巢性闭经

PRL测定 染色体核型检查

PRL高

蝶鞍及垂体CT

不正常 正常

垂体或下丘脑器质性变 泌乳素瘤、颅咽瘤 下丘脑功能性

TSH测定

正常 高

甲状腺功能低下

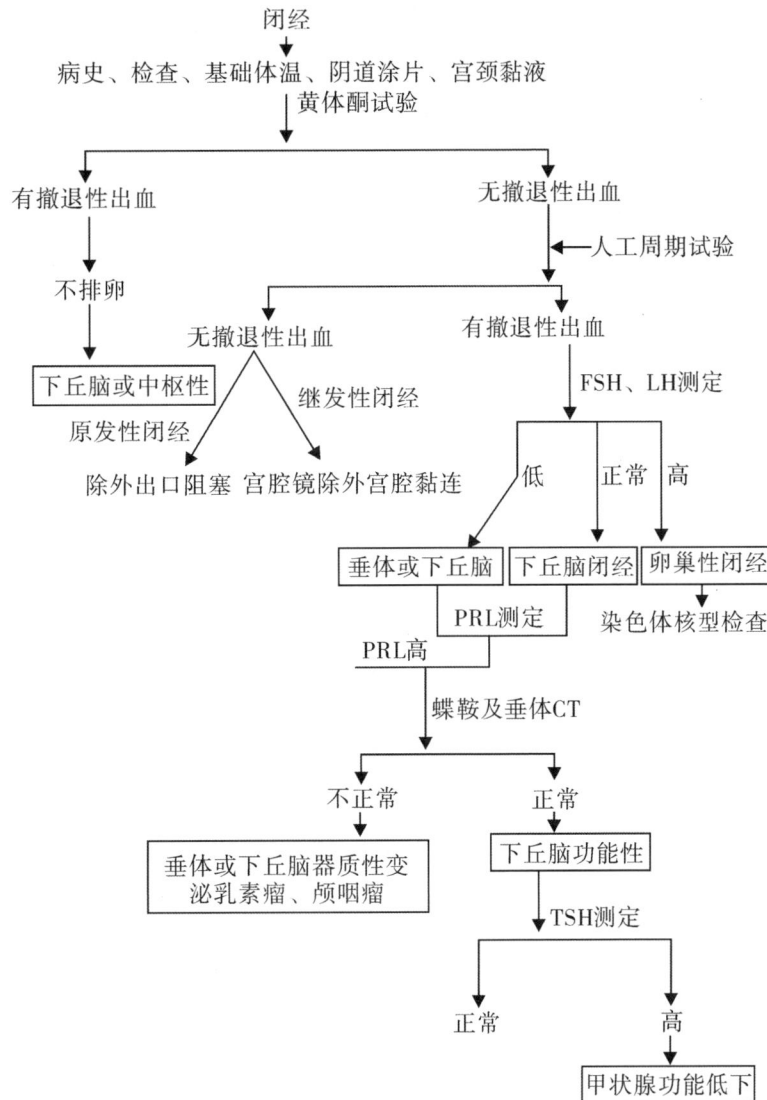

图 9 - 4 闭经原因示意图

3. 其他内分泌

（1）睾酮（T）。

女性雄性激素的来源，约25%来自卵巢、25%来自肾上腺、其余50%来自腺外合成，主要转化部位有脂肪和肌肉。女性月经周期中的 T 值为 2.1 ± 0.8 nmol/L，而血清中的雄烯二酮正常值为 5.28 ± 1.33 nmol/L，脱氢表雄酮（DHEA）正常值为 6.9 ± 18.0 nmol/L，卵巢中的睾酮升高受 LH 影响，肾上腺中的雄性激素升高受 ACTH 影响。高雄激素血症见于 PCOS、卵巢间质包膜细胞增生、21 - 羟化酶缺乏、肾上腺功能亢进或雄激素肿瘤。

（2）TSH 升高提示甲状腺功能减退。

垂体兴奋试验：指用人工合成的促性腺激素释放激素注射后，观察垂体的反应结果、判断垂体的功能的方法。具体应用是用国产的 LHRH - As，商品名为阿拉瑞林（Alarelin），$25\mu g$ 溶于生理盐水静脉注射，15 分钟后取血，LH 值比基础值提高 2.5 倍，60 分钟后提高 3.1 倍，呈阳性，提示垂体功能正常。

诊断时从病史上就可区分是继发性闭经还是原发性闭经。若是继发性闭经，应先进行体格检查和妇检，测定血清性激素，第二个月重复检查一次，根据血清性激素结果逐步进行鉴别诊断。

闭经
血清FSH测定

FSH上升
下月重复FSH
FSH仍上升

过早绝经
卵巢衰竭

FSH低或正常

PRL上升
蝶鞍CT

PRL正常
黄体酮试验

有瘤

泌乳素瘤

颅咽瘤

正常
TSH测定

TSH上升

正常

甲状腺功能低下

垂体微腺瘤

有撤退性出血

无撤退性出血
人工周期试验

下丘脑垂体问题

无撤退性出血
宫腔镜检查

不正常

正常

宫腔黏连

下丘脑问题

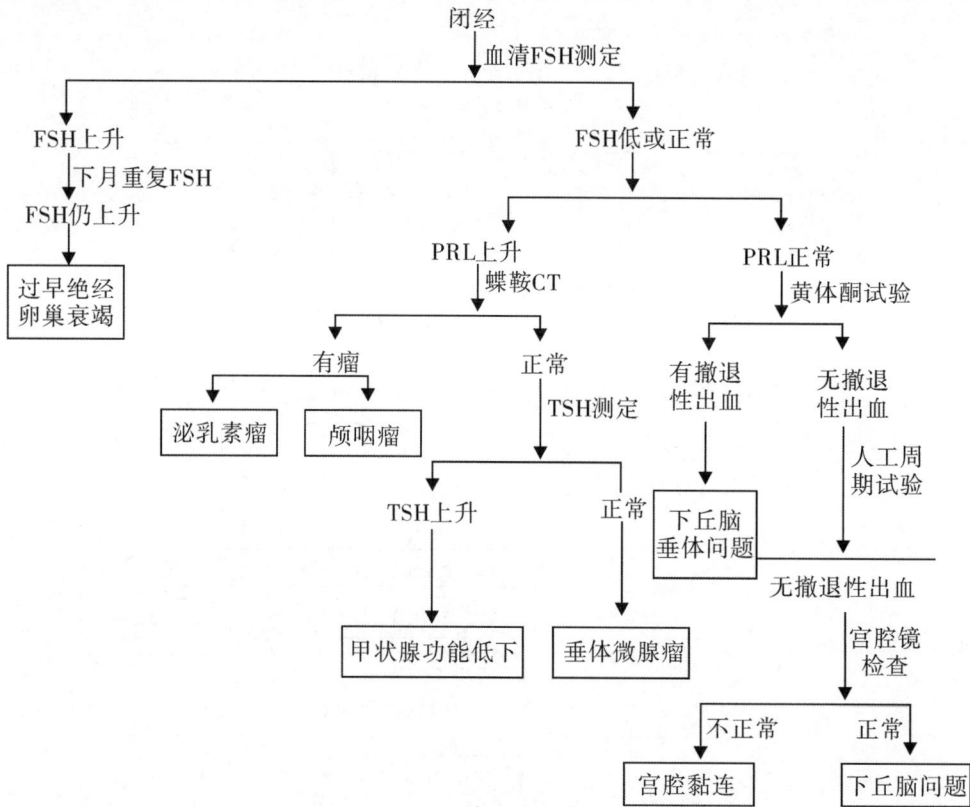

图9-5 继发性闭经的原因鉴别诊断（A）

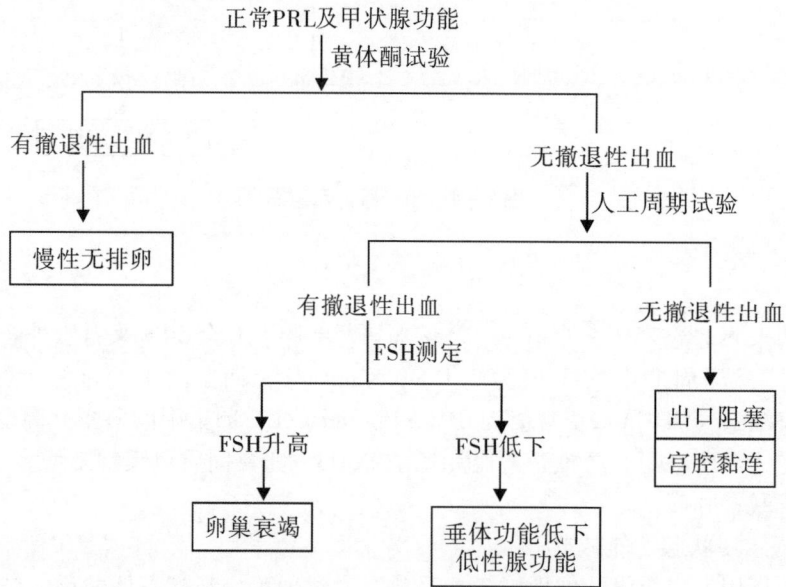

正常PRL及甲状腺功能
黄体酮试验

有撤退性出血

无撤退性出血
人工周期试验

慢性无排卵

有撤退性出血
FSH测定

无撤退性出血

FSH升高

FSH低下

出口阻塞
宫腔黏连

卵巢衰竭

垂体功能低下
低性腺功能

图9-6 继发性闭经的原因鉴别诊断（B）

六、闭经的治疗

闭经的治疗主要是根据诊断结果给以不同的治疗。为了能更好地调整丘脑—垂体—卵巢轴的功能，需要解除顾虑、改善环境、调整生活规律和增加营养，此外还可以应用中医中药，调整全身状态。

（一）对原发性闭经的治疗

（1）脑下部功能低下：可用 GnRH - a 静脉脉冲给药进行替代治疗。

（2）垂体促性腺激素不足：采用 hMG 进行治疗。

（3）单纯性性腺发育不良：可采用雌性激素、孕激素人工周期替代治疗，如需生育可采取赠卵 IVF - ET；如果染色体核型为 46，XY 或含有 SRY 基因，需切除性腺以防恶变，再以人工周期按女性维持女性体征。

（4）17α - 羟化酶缺乏：需用泼尼松抑制增高的 ACTH，降低血压，并用雌性激素、孕激素进行替代治疗。

（5）先天性无子宫、无阴道或短阴道综合征：阴道可用成形术加长。需生育者可用代孕 IVF - ET。

（6）原发性睾丸女性化：青春期后应切除睾丸，防止恶变，并用雌性激素保持女性角色，但已无生殖能力。

（7）原发性卵巢衰竭或单纯性性腺发育不良：有乳房和子宫发育者，采用雌性激素、孕激素替代治疗，用赠卵达到生育目的。

（8）垂体泌乳素瘤的治疗（参见分第八章"高泌乳素血症"相关内容）。

附：原发性闭经原因图解

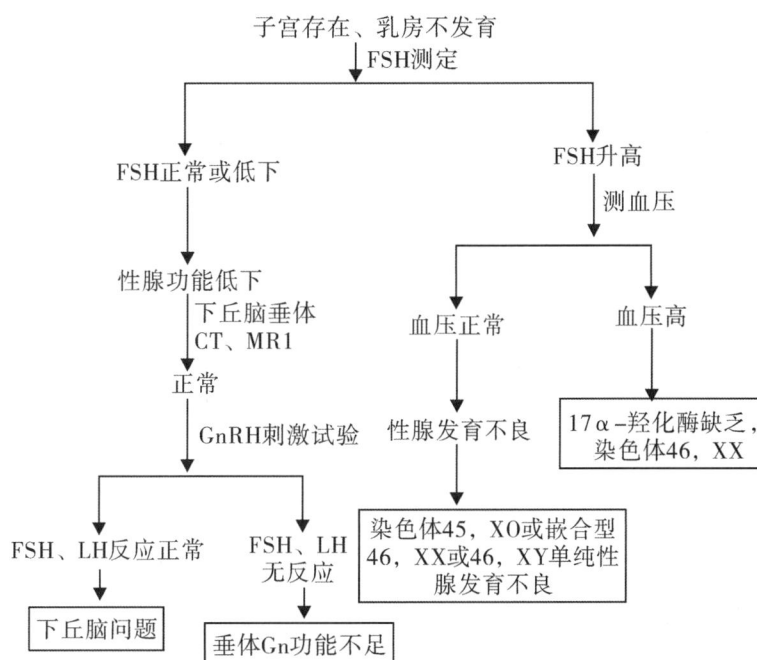

图 9 - 7　原发性闭经的鉴别诊断（A）

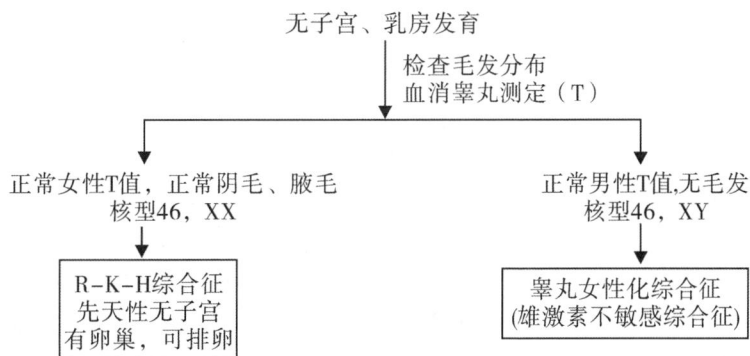

图 9 - 8　原发性闭经的鉴别诊断（B）

子宫存在、乳房发育

PRL测定

PRL正常 —— PRL上升

黄体酮试验 → 垂体瘤

有撤退出血 —— 无撤退出血

LH测定 —— FSH测定

LH升高 — LH正常 — FSH正常或低下 — FSH升高

PCOS — 下丘脑问题 — 下丘脑-垂体衰竭 — 卵巢衰竭

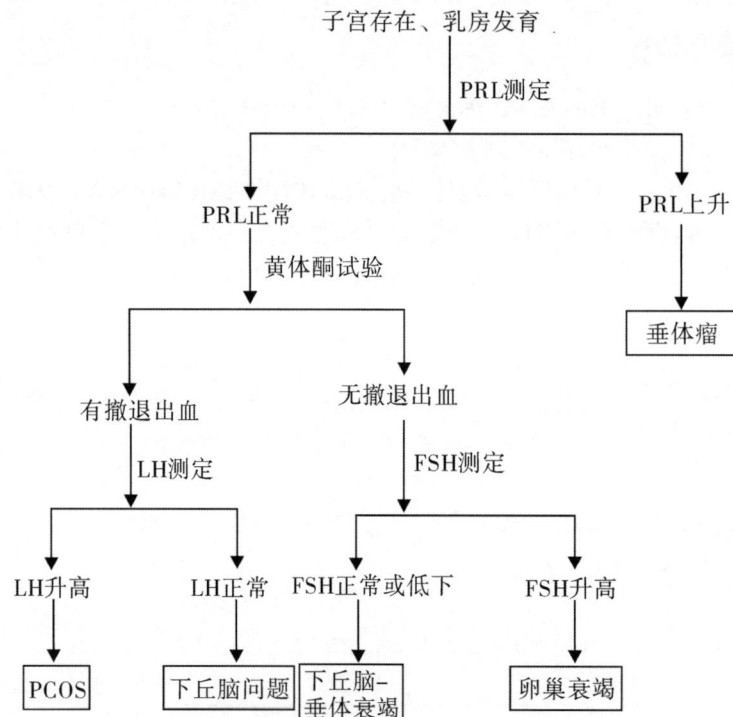

图9-9　原发性闭经的鉴别诊断（C）

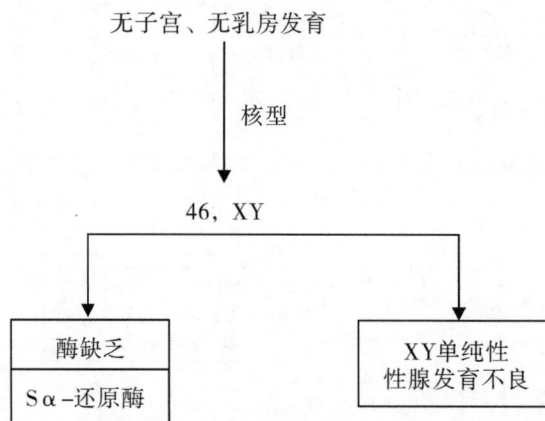

无子宫、无乳房发育

核型

46，XY

酶缺乏 / Sα-还原酶 —— XY单纯性性腺发育不良

图9-10　原发性闭经的鉴别诊断（D）

（二）继发性闭经的治疗

（1）甲状腺低下致使 PRL 上升者，应用甲状腺素治疗。

（2）泌乳素大腺瘤、颅咽管瘤，采用手术治疗。

（3）过早绝经，进行雌性激素、孕激素人工周期治疗。

（4）丘脑、垂体功能低下，采用 GnRH-a 或 hMG 治疗。

（5）宫腔黏连：宫腔镜直视下分开黏连，然后用宫腔内支撑及大剂量雌性激素治疗，这种疗法创伤最小，效果最佳。在治疗后准备怀孕前，子宫腔须恢复正常。术后置圆形避孕环两个月，避免黏连部分再黏连，如此再黏连率为10%，而未置环者再黏连率为50%。大量雌性激素、孕激素可刺激内膜生长，使疤痕上皮化，采用这样的治疗，248 例继发性闭经患者中 217 例恢复月经，18 例月经量少，13 例未恢复月经。219 例少经患者中80%恢复正常，治疗后总妊娠率为60%～75%，无一例出现植入性胎盘，而过去报道的妊娠率为5%～35%。

第二节　功能性子宫出血

功能性子宫出血可表现为：

（1）月经规律，但持续时间延长或量增多，月经量＞80mL。

（2）月经频发，间隔周期＜21天。

（3）月经周期不准，间隔时间延长，有时次数过频且伴有月经量增加及持续时间延长的现象。

（4）月经中期出血，妇检发现生殖器官有器质性疾病。

功能性子宫出血有50%的概率发生在更年期，20%的概率发生在青春期，大多数无排卵，但二者的发病机制迥然不同。更年期妇女卵巢衰退且卵泡缺乏，或者少数卵泡发育到一定程度即闭锁而无卵泡排出。而青春期少女正处于发育阶段，其卵巢中含有上万个卵泡。动物试验证明，青春期与中枢神经系统的发育有关，与垂体本身的发育无关。当中枢神经系统发育成熟后，解除对丘脑下部的抑制，就能刺激垂体前叶周期性分泌促性腺激素。青春期的内分泌调节还可能直接受松果体控制，松果体分泌的降黑素有抗促性腺激素的活性，能起到调节作用。

一、分类

（一）无排卵性子宫功能出血

它是指卵巢无排卵，子宫内膜在单纯雌性激素的刺激下，当雌性激素超出或低于阈值时则发生出血，当一批卵泡闭锁，雌性激素水平的下降，内膜不能维持时，即来月经。青春期垂体、FSH呈持续低水平，无LH形成；近绝经期雌性激素低落，失去对垂体的负反馈作用，而使FSH、LH都升高，特别是FSH，基础体温呈单相，阴道涂片受雌性激素影响或低落，宫颈黏液也表现为不典型羊齿状结晶。月经周期后由于雌性激素的波动，增殖的内膜不能维持而发生坏死、脱落及出血。

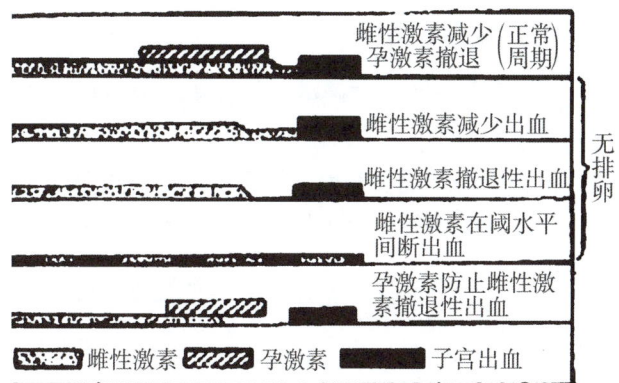

图9-11　无排卵月经示意图

根据体内雌性激素水平不同及内膜反应性的差异，可将内膜分为：①增殖期内膜，与正常月经周期的卵泡期相同；②子宫内膜增生，腺体数目增多，排列不规则，大小不一，有的呈囊样扩张，如蜂窝状，有的进一步呈乳头状向腺腔突出，即腺瘤样增生，子宫内膜增生是单一雌性激素大量、长期刺激所致；③萎缩性子宫内膜，占少数，发生在年长妇女身上，由于雌性激素低落而致内膜薄，间质致密而腺体少。

（二）有排卵性的功能性出血

1. 正常分泌期子宫内膜

月经周期变短，可能是由于卵泡过早成熟。可用基础体温变化来鉴定，同时必须排除其他疾病，如黏膜下子宫肌瘤、炎症及血液病等。

2. 持续性黄体（Halban's Syndrome）

子宫内膜不规则脱落，即患者黄体萎缩延长，持续分泌孕激素，子宫内膜不能在短期内全部脱落。出血时间延长，淋漓不尽，有的长达10～20天。月经周期规律，基础体温呈双相，但月经来潮后，仍有孕激素的影响，体温下降缓慢，于月经的第5天取宫内膜活检，仍可见有分泌期腺体，部分内膜已呈修复期和增殖期的变化。

3. 黄体功能不全或黄体过早萎缩

黄体功能不全或黄体过早萎缩，使内膜不能维持，引起月经前出血淋漓不尽直到月经来潮。基础体温呈双相，但黄体期短或体温上升不足。子宫内膜腺体和基质发育不同步，血管周围蜕膜样变化不显著。

表9-5　无排卵型和有排卵型

项目	无排卵型	有排卵型
发生情况	多见	少见
年龄	青春期和绝经期	生育期，特别是流产后
月经周期	不规则	规则
经前或经期腹痛	无	可有
经前期征候群	无	可有
痛经	一般无	有或无
基础体温	单相	双相
宫颈黏液	后半期仍为羊齿状结晶	后半期见小圆体
诊断性刮宫	经前内膜为增殖期或增生过长	经前内膜为分泌不良，月经 第5天内膜仍有部分分泌不良
血清孕酮测定	后半期 <9.6nmol/L	后半期 >9.6nmol/L

二、鉴别诊断

鉴别诊断时应先了解患者的有关病史及身体状况，并考虑对其做适当的检查，这对鉴别和诊断具有十分重要的意义。

（1）全身情况、营养、体重，并要注意全身疾病，肝、肾、甲状腺功能。

（2）了解和妊娠有关的疾病，如流产、葡萄胎、宫外孕等，询问有无使用宫内避孕器或服用避孕药物等。

（3）内分泌药物应用情况。

（4）生殖道损伤史。

（5）生殖道器质性病变。Sutherland 曾报道 200 例青春期功能性出血，其中有内膜器质性病变 18 例（10 例为慢性内膜炎，8 例被证实为结核），近绝经期妇女须警惕恶性肿瘤和黏膜下肌瘤，需进一步进行宫腔碘油造影，阴道 B 超也有辅助诊断价值，宫腔镜可直接见到宫腔内部的肿物、息肉和黏膜下肌瘤。

三、治疗

治疗的目的在于控制出血、预防复发、保持生育能力和促排卵。

（一）一般治疗

如出血量不多，在观察下不需作特殊处理，可采取支持疗法，临床休息，给以一般止血药物，如维生素 C、维生素 K、安络血、止血敏、麦角或云南白药等。同时叮嘱患者注意个人卫生，保持规律生活，避免过劳等。

（二）止血

（1）刮宫：如出血过多，刮宫是简便而有效的止血方法，同时还可以刮取内膜，送病理检查。半数患者经刮宫后症状可以缓解一个时期。未婚患者在药物难以止血时仍需进行刮宫手术。

（2）内分泌治疗。

（3）雌性激素：可即刻提高体内雌性激素水平，使内膜在短期内修复，从而达到止血目的，止血后应继续维持雌性激素水平，避免子宫内膜因再次坏死、脱落而出血，使用大量雌性激素可有恶心、呕吐等不良反应，可同时加入氯丙嗪等类药物，减少副作用。雌性激素可用不同的药类：

①结合雌性激素：如倍美力（Premarin）0.625mg，口服，4小时一次，12小时后可止血，以后每天1.25mg，口服21天，最后7天每天加服醋酸甲孕酮10mg。

②乙烯雌酚：第1天药量为10mg，分2次肌注，第2天8mg，第3天6mg，出血一般在给药的24~48小时内即可停止，止血后绝不可停药，停药立刻会再次发生撤退性出血，应该每日逐渐减量，直到可以改为每日口服1~2mg为止，以维持不出血，2周后，开始加用孕激素如黄体酮，每日肌注10mg或口服安宫黄体酮2~4mg tid，共7日，雌性激素和孕激素同时撤退，此时内膜已经出现分泌期的变化，再次脱落时，内膜是完整的。炔雌醇的不良反应较少，其0.05mg相当于乙烯雌酚1mg。

③苯甲酸雌二醇：肌注，量基本同上，减量后可改用炔雌醇口服。

（4）孕激素：使增殖期子宫内膜转变为分泌期，停药后3~5天分泌期内膜全部脱落并出血，故此法又称药物刮宫。为了避免出血过多，可加用睾丸素。睾丸素有对抗雌性激素的作用，并可直接作用于子宫内膜，减少内膜血流量。具体方法：①黄体酮20~30mg肌注，连续5天，一般在24小时内止血。②口服合成孕激素如安宫黄体酮4mg或甲地孕酮4~8mg或炔诺酮2.5~5mg，1日3次，连用5天。③睾丸素25~50mg肌注，连续3天，结合孕激素使用。停药后3~5天月经来潮。

（三）调整周期

（1）人工周期：模仿正常月经周期激素的变化给药，一方面引起周期性出血，另一方面通过反馈机制调节丘脑、垂体功能。以3个月为一疗程，月经周期第2~5天开始用乙烯雌酚1mg，共21~22天，最后7天和黄体酮同时使用，每日肌注黄体酮10mg。也可用炔雌醇或倍美力替代乙烯雌酚。

（2）孕激素治疗：于月经第15~16天，每日肌注黄体酮10mg，连续7~10天，或口服安宫黄体酮，由18天开始每日8~12mg，共8天。因患者有内生雌性激素，故单纯黄体酮的意义和人工周期相似。

（3）雌性激素、孕激素合并疗法：于周期5~25天应用短效避孕药，可以减少出血量并使月经规律，周期延长。

（4）睾丸素：对年长妇女可口服睾丸素5mg，每日2次，连服20天，停10天。一般剂量以每月不超过300mg为妥，否则可造成男性化，但停药后可自行消退。

（四）促进排卵

参考第八章"多囊卵巢治疗"的相关内容。

（五）外科治疗

（1）子宫内膜切除：这是近年来较新的一种治疗方法，用激光凝固内膜，或在前列腺切除镜下用金属套环或滚动球电凝。原理是将热引入组织，使内膜凝固或坏死。激光的作用有被吸收、反射及传递3种。Nd：YAC激光易于穿入组织，很少发生反射，为暗色组织吸收并被深色组织反射吸收。氩很容易被红色组织吸收，内膜坏死，直达肌层，不保留任何可再生的内膜。CO_2激光波长较长，不宜在宫内手术。激光只能穿透内膜3~4mm，如内膜厚达5~7mm，则不适合进行激光治疗。或宜先用GnRH-a预先处理，使内膜变薄，然后再进行激光治疗。此疗法的治疗对象是无排卵，并经内分泌治疗无效而无器质性疾病的妇女。亦可采用宫腔镜切除内膜。

（2）子宫切除术：对药物或刮宫手术治疗无效，而出血造成严重贫血者，可采取子宫切除。

第三节 经前期综合征

正常育龄妇女在月经来前出现心理和身体上感觉异常而影响到正常生活者，则称其所患病症为经前期综合征（Premenstrual Syndrone，PMS），此病与雌性激素、孕激素相联合对中枢神经系统的影响有关。但其确切的病因仍不够清楚，因而为治疗带来了一定的困难。月经前有轻度症状，仍属生理范围的约占育龄妇女的 80%～95%，完全无症状只占 5%，仅 2.5%～5% 属于经前期综合征，个别十分严重者甚至会有自杀或杀人的行为。

一、定义

重复性、周期性的情绪紧张、压抑、易激动，或疲劳、腹胀、乳房痛、偏头痛，其中至少有一项发生于黄体期，月经过后症状消失。有部分患者的心理病态变化在月经后仍不消失。

二、病因

目前病因尚不清楚，但从早分泌期至晚分泌期，内生鸦片碱类逐渐上升，而在分泌期末突然下降，血清中的 β 内啡肽下降，可能会引起去甲肾上腺神经受体的敏感而过度活跃，造成焦虑、易激动及过分行为。5-羟色胺（5-HT）下降，使患者对雌性激素、孕激素撤退的敏感性增加，导致压抑和食欲的变化。

三、症状

一般可分为 5 种：焦虑、水潴留、低血糖、压抑和疼痛。在精神状态上表现为焦虑、紧张、易怒、行为和情绪不能自控，心理压抑、情绪低落、易哭，对他人语言行为过于敏感，易产生怀疑，思维不集中，健忘，办事效率低，甚至不愿与人交往。身体上的症状有腹胀、下肢水肿、乳房胀痛、经前盆腔疼痛、头痛、偏头痛和食欲增加。

四、诊断

大多数患者的主诉，须与器质性疾病相区别，如子宫内膜异位症、甲状腺功能异常以及与月经无关的心理变化。可使用 GnRH-a 制剂如 Goserelin 或 Buserelin 3 个月，形成人工去势，月经停止，如症状仍然持续，表明是其他心理疾病。

五、处理

（一）一般处理

让患者认识到该症状属于自然正常现象，使其消除顾虑，保持乐观的情绪，同时建议其改善环境，加强营养，不食用过甜、过咸食品和咖啡等兴奋食品，每天增加钙剂可改善疼痛，对少数患者体重突然增加的情况，可给利尿剂。

（二）药物治疗

（1）利尿药：螺旋内酯（Spironolactone）20mg，每日 2～3 次，可减少水潴留，对血管紧张素功能有抑制作用。

（2）溴隐亭：可解除乳房胀痛。

（3）前列腺素抑制剂：甲灭酸（Mefenamic Acid）250mg tid，口服，月经前 12 天开始服用，可以缓解乳房胀痛、头痛及痛经。

（4）达那唑（Danazol）：每日 400mg，可以抑制排卵和月经，对解除症状有效。但男性化作用大，且对肝有损害，现已不用。

（5）GnRH-a：长效的 GnRH-a 如 Goserelin，每月注射 1 次，两个月后可抑制月经，应用 12 个月，对解除症状有效。但长期雌性激素低下易引起骨质疏松，故应用两个月后须每月加用雌性激素、孕激素。

（6）其他：如 5-羟色胺增强剂对改善症状有效。氟西汀（Fluoxetine）是 5-羟色胺再摄取抑制剂，每日 20mg 晨服，经双盲试验有效，但有头痛的不良反应。镇静剂如安定、利眠灵、鲁米那均对经前期综合征有效。过去曾有人应用过避孕药或黄体酮，但已证明无效。

参考文献

1. 武建国等主编：《检验医师必读》，南京：南京师范学院出版社 1995 年版。
2. 张丽珠主编：《临床生殖内分泌与不育症》，北京：科学文献出版社 2001 年版。
3. 郭应禄主编：《男科学》，北京：人民卫生出版社 2004 年版。

附 录
弓形虫感染

一、弓形虫的生活史

弓形虫是刚地弓形虫（Toxoplasma Gonaii）的简称，弓形虫病是一种人畜共患的寄生虫病。弓形虫的终末宿主是猫科动物的消化道，而人与其他动物均为中间宿主。

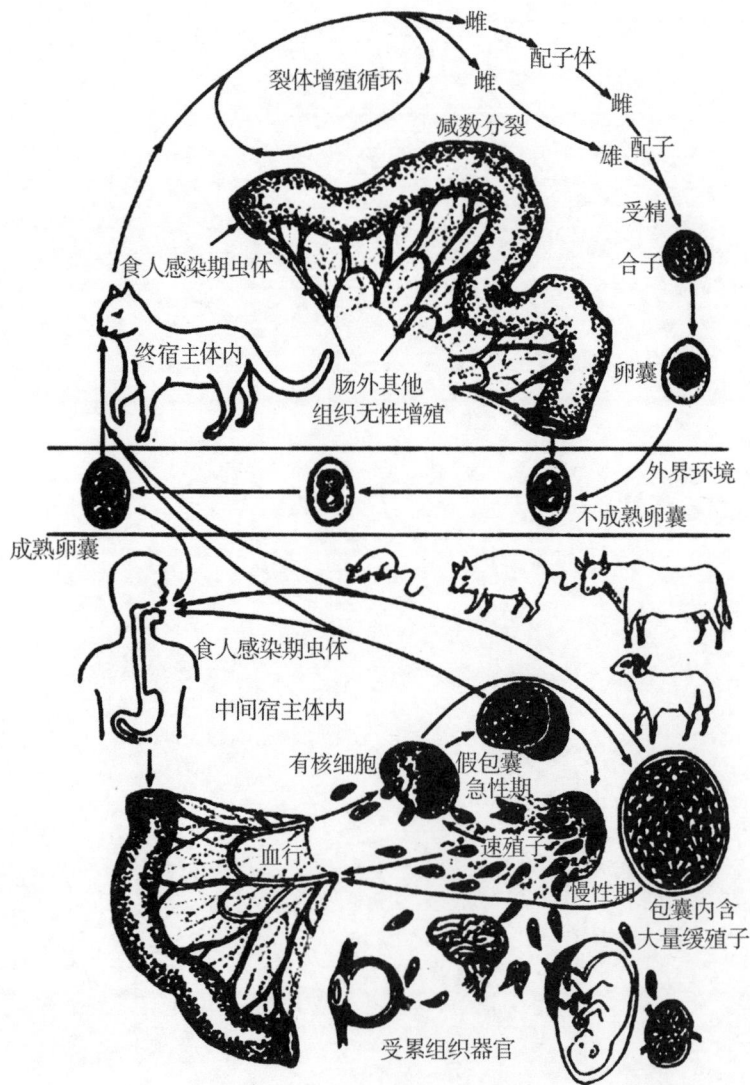

图 1　刚地弓形虫生活史图解

弓形虫整个生活史中共有五种形式：滋养体（速殖子）、包囊体（缓殖子）、裂殖体、配子体和卵囊体（囊合子）。

（一）滋养体

滋养体呈纺锤形或新月形，长 4 ~ 7μm，宽 2 ~ 4μm，在组织细胞中以二芽分裂方式进行繁殖，活虫体无色透明，瑞氏染色后胞质呈淡蓝色，核呈紫红色。当滋养体在细胞中繁殖数个或十几个后，仍在细胞内，称为假包囊，细胞破裂后滋养体逸出再侵犯其他细胞。

（二）包囊体

包囊体呈圆形或椭圆形，直径为 5 ~ 100μm，当机体产生一定抗体时，虫体自行分泌形成囊壁，内含数个至数百个滋养体，虫体在囊内可以继续繁殖，但速度缓慢，故又称缓殖体。当包囊体破裂后，缓殖子也可侵犯新的细胞，形成假包囊体，逐步变成滋养体。

（三）裂殖体

寄生于终末宿主小肠绒毛上皮细胞内，成熟的裂殖体呈椭圆形，内含 4 ~ 29 个新月形裂殖子，呈扇形排列。

（四）配子体

由裂殖子发育成雌雄配子。

（五）卵囊体

卵囊体又称囊合子，由雌雄配子结合后发育而来，直径 10 ~ 12μm，呈椭圆形，囊壁分 2 层，光滑透明，内含 2 个孢子囊，每个孢子囊内含 4 个子孢子。

前 2 种形态见于终末宿主和中间宿主体内，而后 3 种形态仅见于终末宿主，也就是说，有性生殖期只在猫科动物里，而无性生殖可在终末宿主和任何中间宿主中发生。爬行动物、鸟类乃至哺乳类动物（包括人）都可以是中间宿主，种类繁多，而且弓形虫对寄生的细胞没有选择性，除红细胞外所有的有核细胞均可以被感染。

在猫的肠上皮细胞中有性繁殖的卵囊体，随着细胞破裂后随粪便排出体外，若这些卵囊体被人或其他动物吞进肠道，卵囊体外壳就会被消化，里面的滋养体就会逸出，入侵肠壁淋巴管，寄生于单核吞噬细胞，并随淋巴液扩散到全身各个组织，在组织细胞中进行无性繁殖，形成假包囊，当被寄生的细胞破裂后，假包囊中的滋养体又逸出，进入另一个细胞中繁殖。当宿主身体产生一定的抗体后，可使繁殖减慢，滋养体则聚集并分泌，形成具有囊壁的包囊体，当抵抗力下降时，又可重新破裂，变成滋养体，侵犯新的细胞或经淋巴、血流感染远方细胞。因为这种生存方式反复进行，故可在体内存留很长时间。因此，包囊体是慢性感染时虫体在体内存在的重要形式。

卵囊体在人体内最常见寄生于横纹肌、淋巴结及脑组织等有核细胞内。弓形体感染除了经消化道感染外，有报道显示它亦可通过破损的皮肤、黏膜以及输血或器官移植进行传播，母婴垂直传播也引起了广泛的关注。动物饲养者、屠宰者、兽医以及家庭养猫者都是易感人群。当中间宿主被猫科动物吞噬后，其囊合子又成为滋养体，进入终末宿主的肠道上皮进行有性繁殖。而中间宿主中的虫体也很难主动消亡，由于滋养体、包囊体都很小，所以临床上很少有所表现，易被人忽视。

二、对人体致病性

弓形虫对人体的致病性主要表现在虫体对有核细胞的破坏，尤其是以横纹肌组织为多。在大部分组织中，由于细胞数量多，而虫体细小，不易表现出细胞功能的障碍，但对某些细胞的影响可出现临床症状，主要是对脉络膜、生精细胞和胚卵的损害可能出现明显的临床表现。

（一）感染脑脉络膜细胞

脉络膜细胞损害影响脑脊液循环和血脑屏障，引起一系列脑部症状。

（二）对男性生殖功能的影响

动物试验中弓形虫若感染了睾丸，则主要会侵犯生精细胞，导致生精细胞的死亡，从而影响生精功能以致精子数量减少。急性弓形虫感染的小鼠，在睾丸切片中，发现在精原细胞和初级精母细胞的核及胞浆中均有弓形虫的滋养体，部分细胞浆和核会出现空泡，以损害精原细胞为主，而不感染次级精母细胞、精子细胞和精子。有人将弓形虫的滋养体与精液混合置于 37℃ 温箱中孵育，并定时进行观察，发现弓形虫虽可附在精子上，但未出现弓形虫滋养体进入精子内进行繁殖的现象，同时还观察到精子活动率下降，出现精子断尾和卷尾的现象，这提示弓形虫的代谢产物可能会直接毒害精子。

弓形虫感染睾丸组织导致局部炎症，从而引起抗体产生，抑制弓形虫的繁殖，而弓形虫就产生包囊，形成机体带虫免疫的慢性炎症状态，导致抗精子抗体的产生，形成免疫性不育。因此，弓形虫感染可造成少精子症、无精子症及死精子症，高度自身免疫，高畸形精子等不育因素。

（三）对母体的影响

弓形虫对母体的影响主要是对胚卵的影响，在妊娠时感染弓形虫，弓形虫可通过胎盘感染胎儿，尤其在早孕时期，弓形虫可影响胚胎细胞发育，从而导致卵裂过程障碍或染色体畸变，从而引起流产、死胎、早产或胎儿畸形，也可造成胎儿脑积水、大脑钙化灶、视网膜脉络炎、运动障碍等先天性弓形虫感染的典型综合征。新生儿可伴有全身性症状，如发热、皮疹、呕吐、腹泻、肝脾肿大、黄疸、贫血和癫痫等。根据国内资料，242 例先天性弓形虫感染病例中，各种畸形 103 例、弱智儿 48 例、小儿癫痫 8 例。

三、弓形虫的检验

（一）直接检验

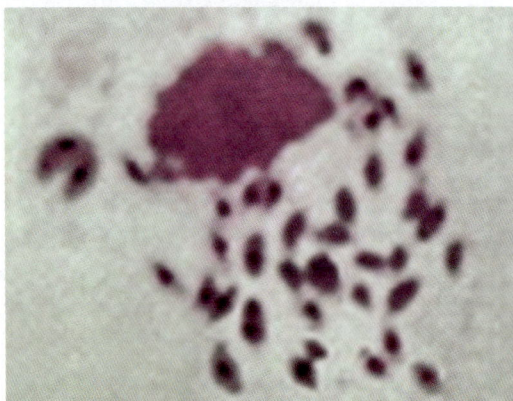

图 2　弓形虫滋养体

取病人血液、体液（胸水、腹水、脑脊液等）、精液、尿液、宫颈液等进行离心沉淀，取沉渣涂片，骨髓、血液、宫颈液等直接涂片，如果是组织块可直接印片，在空气中自然干燥，用瑞氏或姬姆萨氏染色，用油镜检查。

弓形虫滋养体长 4～7μm，宽 2～4μm，呈新月状，一端钝圆，另一端较细长，染色后弓形虫胞浆呈蓝色或紫蓝色，内含一个较大的核，偶尔有 2 个，核位于中央或偏于一侧，外观很像疟原虫的配子体，通常多在网状内皮细胞中寄生，亦可在其他细胞中寄生，一个细胞中有时可含多个虫体，在组织中则可见有包囊。染色时染液的稀释液最好用 pH 值为 7.0 的磷酸盐缓冲液稀释，姬姆萨氏染色 30 分钟，效果较好，视野清晰，对比显著，虫体容易辨认，染色效果不佳时，可使虫体与宿主细胞对比不明显而导致漏诊。

（二）间接荧光染色

此法需要单抗和二抗，操作比较复杂，费用也较高，但效果比较好，比姬姆萨染色更容易检出，镜检速度也快得多。IFA 在检测时容易出现荧光淬灭的情况，紫外线较强时，观察一次就会导致弓形虫滋养体所染的荧光淬灭，无法重复或长时间观察一个视野。

（三）动物接种分离法

用无菌操作将标本捣碎混于洛氏（Locke）液中，尽快接种到白鼠或豚鼠的腹腔或脑中，腹腔接种量为 0.1mL，脑为 0.03mL，豚鼠和兔可增加一倍，接种后观察二周，一般 6～10 天即发病，若不发病则在 4～6 周后进行解剖，取脑、肺、肝、腹水等涂片检查弓形虫，用脑或内脏组织的混悬液接种另一只动物作传代用。在整个操作过程要严格操作，防止实验室感染。

（四）血清学检查

以上方法由于直接检查成功率低且较困难，培养分离操作烦琐而费时，不利于快速诊断，并且需特殊设备，不宜推广。故目前临床诊断有赖于血清中弓形虫抗体的检测。

人体弓形虫感染后早期出现的是 IgM 抗体，以后逐渐为 IgG 所代替，因此，IgM 抗体是诊断急性感染的可靠指标之一，但有时因滴度不足而不易检出。因此，当 IgM 抗体消退而 IgG 抗体尚未出现时，IgA 抗体也是弓形虫早期感染的标识，有人发现年龄较大及流产次数较多的患者，检出弓形虫抗体的概率比较高。因此对原因不明的少精子症或多次流产的病人应及时作弓形虫血清学检测。

弓形虫抗体的血清学检测方法，有 ELISA 法、间接血凝法、固相血凝法等，而 ELISA 法又可分为间接法、夹心法和 IgM 抗体捕获法。应用辣根过氧化酶（HRP）标识的抗人体 IgG 抗体（简称抗人 IgG）、抗人体 IgA 抗体（简称抗人 IgA）及抗人体 IgM 抗体（简称抗人 IgM）的 F（ab）2 片段，可进行三种弓形虫抗体类别的抗体检测，并可避免类风湿因子的干扰，有助于提高弓形虫的检出率和早期诊断的正确率。

此外检测弓形虫还有 PCR 法和流式细胞仪等方法，但因其需特殊的设备与技术，不宜推广使用。

四、弓形虫的治疗

（一）抗弓形虫药物

1. 抗叶酸代谢药物

二氢叶酸是核酸和蛋白合成的重要物质，抑制二氢叶酸的合成就可抑制弓形虫的生长和繁殖。

（1）磺胺与砜类药物：是对氨基苯甲酸（PABA）的拮抗剂，可与 PABA 竞争二氢叶酸合成酶，阻止二氢叶酸的形成，多种磺胺药物都可以治疗弓形虫病。如磺胺嘧啶（SD）、磺胺甲基异恶唑（SMZ）等，磺胺类单独使用所需的剂量大，易发生过敏反应和抑制骨髓造血功能。砜类药物筛选以氨基砜（DDS）和磺酰胺基 4，4'-二氨基二苯砜（SDDS）为好。

（2）乙胺嘧啶和甲氧苄啶（TMP）：都属二氢叶酸还原抑制剂，能阻碍二氢叶酸还原成四氢叶酸，使病原体的核酸减少，从而抑制其生长繁殖。而乙胺嘧啶活性最强、吸收最完全，但排泄缓慢，易产生毒性反应，大部分病人都会产生抗叶酸类药物毒性反应，如巨红细胞贫血、白细胞和血小板减少。大剂量的乙胺嘧啶可对大白鼠产生致畸作用，但常用量则未见有致畸作用，但对迅速生长的胚胎细胞可能会有影响。而乙胺嘧啶与 SD 合用可使疗效增加 8 倍，且又可进入脑脊液屏障，所以是脑弓形虫常用药物，一般不对孕妇使用。TMP 与 SMZ 合用的疗效相当于乙胺嘧啶与 SD 合用效果，且毒性较低。

（3）抗肿瘤药物：三甲氧蝶呤（Trimetrexate，TMTX）和吡哆蝶呤（Piritrexin，PTX）对弓形虫的二氢叶酸还原酶有抑制作用，比乙胺嘧啶和 TMP 强 40～100 倍，在动物试验和有限的临床试验中都被证实有很强的抗弓形虫能力，近年来已试用于弓形虫脑炎的治疗。

2. 抗生素

（1）大环内酯类抗生素。

①螺旋霉素（Spiramycin）：口服后吸收完全，能迅速分布到组织和血液中，脏器中浓度往往高于血液，故适宜治疗孕妇弓形虫感染，乙酰螺旋霉素效果优于螺旋霉素，与磺胺或乙胺嘧啶合用或交替使用效果更好。

②罗红霉素（Roxithromycin）、阿奇霉素（Azithromycin）、克拉霉素（Clarithromycin）：在动物试验中均已证明有抗弓形虫作用，而且这类药物有口服吸收好、组织中的浓度高、排泄缓慢等优点，适合各种弓形虫病的治疗。

（2）半合成四环素类。

①多西环素（Doxycycline）在体外和动物感染实验中都有明显抗弓形虫作用，与乙胺嘧啶联合治疗可增强疗效。

②米诺环素（Minocycline）对小鼠的急性、慢性弓形虫病都有治疗作用，脑部弓形虫包囊数明显减少。

林可霉素（Lincomycin）与克林霉素（Clindamycin）两者对感染弓形虫的小鼠均有治疗效果，其作用机制尚不清楚。克林霉素毒性较大，近来有报道称林可霉素对孕妇有较多副作用，并可影响胎儿发育，因此，对其临床应用价值，仍需进一步观察。

3. 青蒿素

近年来，青蒿素类药物已被证实具有抗弓形虫的作用。甘绍伯等反复试验证实双氢青蒿素与 SD 合用，15 天后可使急性感染弓形虫的小鼠存活率达 93%，比单用 SD 的存活率有明显提高，而且在电镜下可见弓形虫的超微结构发生改变，核固缩，核周间隙增大，胞质溶解形成大量空泡。王崇功等用双氢青蒿素治疗 18 例近期活动性弓形虫感染者（包括 7 例弓形虫病人），每次 40mg，一天 2 次，6 天一个疗程，间隔 5 ~ 7 天重复一疗程，7 例病人临床症状均有明显改善或消失。

（二）免疫治疗

宿主免疫机制的稳定控制着弓形虫病的病程及转归，其中细胞介导的免疫起主导作用。因此，近年来各种免疫增强剂及细胞因子逐步引起人们的注意。

1. 左旋咪唑

左旋咪唑是一种广谱驱虫药，且具有免疫调节作用。国外曾用它来治疗弓形虫病，30 天后复查，发现病人临床表现明显改善，其原因可能是该药物破坏了寄生虫，减少了抗原刺激或者是提高了机体免疫功能。

2. 细胞因子的应用

γ - 干扰素（IFN - γ）是一种重要的细胞活化因子，近年来在抗弓形虫病的治疗中很受重视。在隐性感染中弓形虫是以包囊的形式存在于组织中的，维持这种带虫免疫状态有赖于 IFN - γ，用其他抗弓形虫药物与 IFN - γ 合用，可以明显增强疗效。

（三）各类弓形虫病的治疗

1. 免疫功能正常的急性弓形虫病

乙胺嘧啶 25 ~ 50mg/d 与 SD 4 ~ 6g/d 联合疗法，一个疗程 2 ~ 4 周，视病程需要可重复一疗程。或螺旋霉素 3g/d 加 TMP 2g/d 分次服用，或双氢青蒿素加 TMP，疗程同上。

2. 免疫功能低下者的急性弓形虫病

此类急性弓形虫病，可由新近感染、器官移植或慢性弓形虫感染重新激活（隐性感染显化）所致。这类病人治疗药物剂量宜增大，疗程宜延长。艾滋病患者的急性弓形虫病中，中枢神经感染是最常见的机会性感染，至今乙胺嘧啶与磺胺嘧啶联合使用仍是最有效的办法。加大剂量，疗程最少 6 周，若磺胺过敏或治疗无效可选用阿奇霉素，根据国外报道，首次 1 500mg，以后每天 1 000mg，临床症状有明显改善后改为每天 500mg，治疗期长达 6 个月。

在器官移植时，供体为弓形虫血清学阳性者，而接受者为血清学阴性者，则接受者易感染弓形虫病。移植后每天口服乙胺嘧啶 25mg，连服 6 周可防止发病。也有人主张加服 SD 或螺旋霉素。

3. 妊娠期弓形虫急性感染的治疗

妊娠期弓形虫感染的治疗要考虑孕妇感染和胎儿感染两种情况，治疗目的是防止胎儿的先天性感染和减轻对胎儿的损害。

一旦确诊孕妇初次感染，应立即给予螺旋霉素 3g/d，该药在整个妊娠期间都需服用，至怀孕 33 周则应用乙胺嘧啶加 SD 联合疗法。螺旋霉素在血清和胎盘中能达到高浓度，有增强胎盘屏障的作用，可使胎盘中弓形虫集落减少 60% 以上，但有 50% 能进入胎儿，若胎儿弓形虫感染被确诊，则立即改用乙胺嘧啶 50mg 和 SD 3g/d，连服 4 周，再继服螺旋霉素 2 周，交替使用直至分娩。

若在停经后6～16周证实有胎儿感染者则应考虑终止妊娠,因为这段时间遭受感染的胎儿病损已经很严重。若17周后则用乙胺嘧啶加SD治疗,并定期对胎儿作超声检查,若发现脑室扩张或预后不佳,应劝说孕妇终止妊娠。受感染孕妇和胎儿经正规治疗后,母胎传播率可降低60%,先天性弓形虫病发病率明显降低。

4. 先天性弓形虫病

用乙胺嘧啶1mg/kg,一日2次;加SD 100mg/kg/d,分2次服,3周为一疗程,服药期间每周作2次外周血细胞检查;或螺旋霉素100mg/kg/d,分2～3次服,4～6周为一疗程。2种方法可交替使用,亦可选用其他抗弓形虫药物治疗。

5. 眼弓形虫病

活动性脉络膜视网膜炎可用乙胺嘧啶50mg/d和SD 4g/d,疗程至少4周,若感染仍存在,可延长疗程。林可霉素可高浓度聚集于脉络膜虹膜和视网膜,每次300mg,每天3次,需6周以上。

若视网膜炎威胁到黄斑区,则需加用皮质激素,这有助于减轻急性炎症反应和防止疤痕形成,泼尼松龙首剂量40～60mg/d,之后逐渐减少药量至停药,3周为一疗程。

6. 男性睾丸感染

男性少精子症弓形虫血清抗体阳性可用多西环素(Doxycycline)加复方SMZ,一日2次,治疗6～8周。

(四)治疗中的几个问题

1. 治疗指征

成人弓形虫感染多呈无症状带虫状态,一般不需治疗。
(1)急性弓形虫病如视网膜炎患者;
(2)血清阳性的习惯性流产或男性少精子症、无精子症者;
(3)确诊的孕妇为急性弓形虫感染者;
(4)免疫功能低下尤其是艾滋病并发弓形虫感染者;
(5)先天性弓形虫病患者(包括无症状的患者)。

2. 联合用药

大量动物试验和临床观察表明,治疗弓形虫病时联合用药的疗效明显优于单独用药。
(1)作用于不同环节的抗叶酸代谢药物,如SD加TMP或乙胺嘧啶;
(2)抗叶酸代谢药与抗生素,如螺旋霉素或青蒿素加SD、TMP或乙胺嘧啶;
(3)抗弓形虫药物与免疫增强剂,如左旋咪唑加TMP等;
(4)抗弓形虫药加细胞因子等。

目前全国尚无统一的弓形虫疗效考核标准,疗程一般较长,而且相当数量病人的IgM持续时间不长,但IgG持续时间很长,其存在可能受到抗弓形虫药物的抑制,而不会转阴。因此,不宜用IgM或IgG效价的改变作为疗效的考核标准。

参考文献

1. 叶应妩、李健斋、王玉琛:《临床检验诊断学》(上册),北京:人民卫生出版社1994年版。
2. 沈继龙:《临床寄生虫学和寄生虫检验》,北京:人民卫生出版社2004年版。
3. 武建国、王毓三:《检验医师必读》,南京:南京大学出版社1995年版。
4. 陈兴智、孙新、夏惠等:《弓形虫三种病原学检查方法比较》,《蚌埠医学院学报》2004年第2期。
5. 苑文英:《弓形虫研究进展》,《河北职工医学院学报》2004年第4期。
6. 晋柏、王海琦:《孕早期弓形虫感染致畸胎的防治研究进展》,《国外医学寄生虫分册》2004年第6期。
7. 刘润芳、王新彩、赵荣坡:《弓形虫男性不育研究进展》,《河南科技大学学报(医学版)》2004年第4期。
8. 陈秀春、周世昌、刘锦华:《弓形虫感染与优生》,《泰山医学院学报》2004年第5期。
9. 甘绍伯:《弓形虫病的治疗》,《中国抗感染化疗杂志》2001年第2期。

名词缩写

A	Androstenedione	雄烯二酮
ACA	Anticardiolipin Antibody	抗心磷脂抗体
ACTH	Adreno Corticotropic Hormone	促肾上腺皮质激素
AID	Artificial Insemination by Donor	异源人工授精
AIH	Artificial Insemination by Husband	同源人工授精
ART	Assisted Reproductive Technique	辅助生育技术
BBT	Basal Body Temperature	基础体温
BMD	Bone Mineral Density	骨密度
BMI	Body Nass Index	体块指数
CAH	Congenital Adrenal Hyperplasia	先天性肾上腺增生
CC	Clomiphene Citrate	氯米酚（氯芪酚胺）
CEE	Conjugated Equine Estradiol	结合孕马雌性激素
CES	Cumulative Embryo Score	累积胚胎评分
CO	Cumulus Oophorus	卵丘
COH	Controlled Ovarian Hyperstimulation	控制下促超排卵
CR	Corona Radiata	放射冠
CRF	Corticotropin Releasing Factor	促肾上腺皮质激素释放因子
CRH	Corticotropin Releasing Hormone	促肾上腺皮质素释放激素
CSBG	Cortico – stcroid Binding Globulin	皮质甾体结合球蛋白
CSF	Cohort Stimulating Factor	集落刺激因子
CT	Chlamydia Trachomatis	沙眼衣原体
CT	Computcrized Tomography	计算机断层造影
Del	Deletion	（染色体）缺失
DHEA	Dehydro – epiandrosterone	脱氢表雄酮
DIFI	Direct Intra – follicular Insemination	直接卵泡内受精
DIPI	Direct Intra – peritoneal Insemination	直接腹腔内受精
EGF	Epidermal Growth Factor	表皮生长因子
EIA	Enzyme Immunoassay	酶免疫分析
EM	Endometriosis	内膜异位症
ER	Estrogen Receptor	雌性激素受体
ERT	Estrogen Replacement Therapy	雌性激素替代疗法
ETFA	Early Timed Follicular Aspiration	一侧卵巢早期抽吸
E_2	Estradiol	雌二醇
FGF	Fibroblast Growth Factor	成纤维细胞生长因子
FSH	Follicle Stimulating Hormone	促卵泡激素
GABA	γ – Aminobutyric Acid	γ-氨基丁酸
GH	Growth Hormone	生长激素
GHRIH	Growth Hormone Releasing Inhibiting Hormone or SS Somatostatin	生长激素释放抑制激素
GIFT	Gamete Intra – fallopian Transer	配子输卵管内移植

GIUT	Gamete Intra – uterine Transfer	配子子宫内移植
GnRH	Gonadotropic Hormone Releasing Hormone	促性腺激素释放激素
GnRH – a	Gonadotropic Hormone Releasing Hormone Analogue or Agonist	促性腺激素释放激素类似物或增强剂
GnSIF	Gonadotropin Surge – inhibiting Factor	促性腺激素峰抑制因子
hCG	human Chorionic Gonadotropin	人绒毛膜促性腺激素
hMG	human Menopausal Gonadotropin	人类绝经期促性腺激素
HRT	Hormonal Replacement Therapy	激素替代疗法
HSG	Hysterosalpingography	子宫输卵管造影
IBT	Immunobead Test	免疫球试验
ICAM	Internal Cell Adhesive Molecule	细胞内黏连分子
ICSI	Intracytoplasmic Sperm Injection	胞浆内单精子注射
IGF	Insulin – like Growth Factor	胰岛素样生长因子
i	Isochromosme	等臂染色体
IL – 1	Interfeukin 1	白细胞介素 1
INF – γ	Interferon – γ	γ 干扰素
inv	Inversion	（染色体）倒位
IP3	Inositol Triphosphate	肌醇三磷盐
IUGR	Intrauterine Growth Retardation	内宫生长迟缓
IUI	Intra Uterine Insemination	子宫腔内受精
IVF – ET	in Vitro Fertilization and Embryo Transfer	体外受精—胚胎移植
LAC	Iupus Anticoagulant	狼疮抗凝因子
LDL	Low Density Lipoprotein	低密度脂蛋白
LGC	Large Granular Cell	大颗粒细胞
LH	Luteinizing Hormone	黄体生成激素
LIF	Leukemia Inhibiting Factor	白血病抑制因子
LPD	Luteal Phase Defect	黄体期缺陷
LUFS	Lutein ized Unruptured Follicle Syndrome	黄素化未破裂卵泡综合征
MALT	Mucosa Associated Lymphoid Tissue	黏膜相关淋巴组织
MAR	Mixed Antiglobulin Reaction	混合性抗球蛋白反应
MHC	Major Histocompatible Complex	组织相容性抗原
MI	Maturation Index	成熟指数
MIS	Mullerian Inhibiting Substance	苗勒氏管抑制因子
MSHRF	Melatonin Stimulating Hormone Releasing Factor	降黑素刺激激素释放因子
NK	Natural Killer cell	自然杀伤细胞
OATS	Oligo – Atheno – Terato Spermia	少、弱、畸精症
OC	Oxytocin	催产素
OCCC	Oocyte – Corona – Cumulus Complex	卵冠丘复合物
OHSS	Ovarian Hyperstimulation Syndrome	卵巢过度刺激综合征
OMI	Ovarian Maturation Inhibitor	卵巢成熟抑制因子
P	Progesterone	黄体酮，孕酮
PA	Plasminogen Activator	血纤维蛋白溶酶原活化素
PAI	Plasminogen Activator Inhibitor	纤维蛋白溶酶活化素抑制素
PCOS	Polycystic Ovary Syndrome	多囊卵巢综合征
PDGF	Platelet – derived Growth Factor	血小板生长因子

P_GF_{2a}	Prostaglandin F_{2a}	前列腺素 F_{2a}
P_gI_2	Prostacyclin I_2	前列环素$_2$
PGS	Prostaglandins	前列腺素
PIF	Prolactin Inhibiting Factor	泌乳素释放抑制因子
PIGD	Preimplantation Genetic Diagnosis	着床前或种植前遗传学诊断
PKC	Protein Kinase C	蛋白激酶 C
POMC	Pro-opiomelanto cortin	前阿片降黑皮质
PP14	Pregnant Protein	妊娠蛋白
PR	Progesterone Receptor	孕激素受体
PRL	Prolactin	泌乳素
PROST	Pronuclei Stage Transfer	原核期移植
PVP	Polyvinylpyrrolidone	聚乙醚吡咯烷酮
PZD	Partial Zona Dissection	部分透明带解剖
RAAS	Renin – angiotension – aldosterone system	肾素—血管紧张素—醛固酮系统
Rob	Robertsonian Translocation	罗伯逊移位
S/D	Systolic/Diastolic	收缩压/舒张压
SHBG	Sex Hormone Binding Globulin	性激素结合球蛋白
SIFT	Sperm Intra – Fallopian Transfer	精子输卵管内移植
Sm – c	Somatomedin	促生长因子
SRY	Sex determining Region of Y	Y 性别决定区域
SUZI	Subzonal Insemination	透明带下授精
T	Testosterone	睾酮
t	translocation	（染色体）易位
TBG	Thyroxin Binding Globulin	甲状腺激素结合球蛋白
TBPA	Thyroxin Binding Prealbumin	甲状腺激素结合前白蛋白
TDF	Testicular Determining Factor	睾丸决定因子
TET	Tubal Embryo Transfer	胚胎输卵管内移植
TGF – β	Transforming Growth Factor – β	转化生长因子 β
TLX	Trophoblast Lymphocyte Cross – reactive antigen	滋养层淋巴细胞交叉反应抗原
TNF – α	Tumor Necrosis Factor – α	肿瘤坏死因子 α
TRH	Thyrotropin Releasing Hormone	促甲状腺激素释放激素
TSH	Thyrotropic Stimulating Hormone	促甲状腺激素
TVTI	Transvaginal Intra – tubal Insemination	经阴道输卵管内授精
TXA_2	Thromboxane A_2	血栓素 A_2
UA	Uterine Aggregate	子宫凝集素
UPA	Urease Plasminogen Activator	尿激酶纤维蛋白溶酶激活素
VEGF	Vascular Endothelial Growth Factor	血管内皮生长因子
VP	Vasopressin	加压素
XXGD	XX Pure Gonadal Dysgenesis	XX 单纯性腺发育不全
XYGD	XY Pure Gonadal Dysgenesis	XY 单纯性腺发育不全
ZIFT	Zygote Intra – fallopian transfer	合子输卵管内移植
ZP	Zone Pellucida	透明带
$α_2$ – PEG	$α_2$ – Pregnancy Associated Endometrial Globulin	$α_2$ 妊娠相关内膜球蛋白
β – End	β – Endorphin	β 内啡肽
β – LPT	β – Lipotropin	β 促脂解激素